KB003544

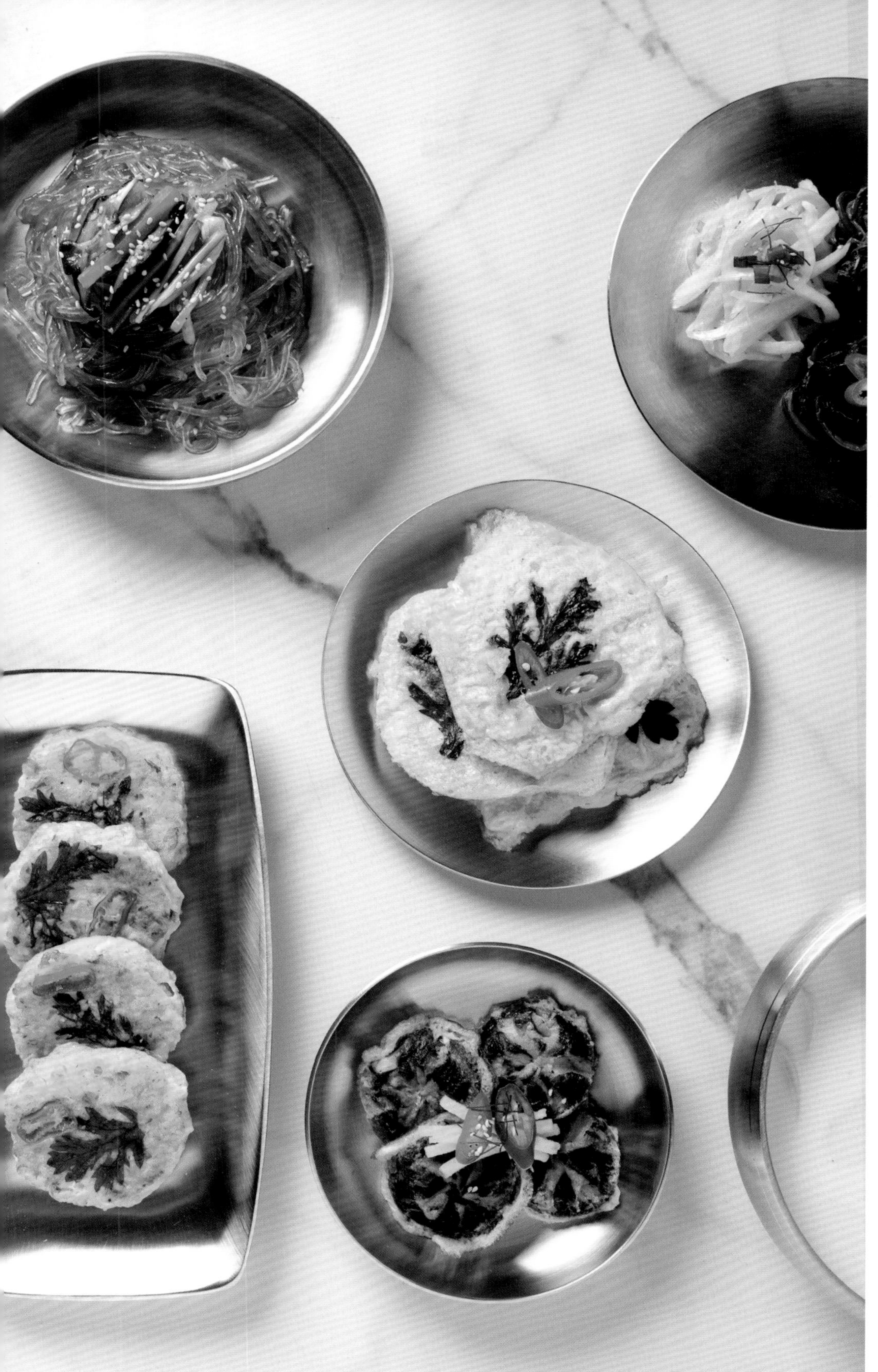

알아두면 쓸모많은 신기한 氣味

알쓸신기 동의보감

CLASS

우리 국보(國寶)319호,
유네스코 세계기록 문화유산,
세계 최초 공중보건의서,
세계 최초 예방의학서

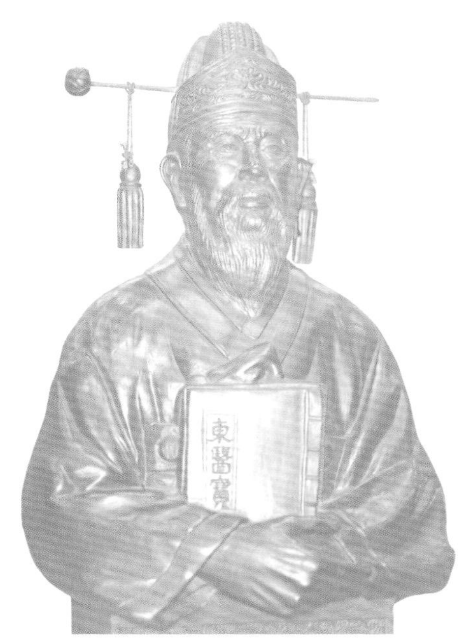

들어가며

<동의보감>은 임진왜란 후에 황폐해진 백성들이 생활 속에서 쉽게 이해하고 편하게 활용할 수 있도록 만들어진 삶의 치유 프로젝트였습니다. 백성을 향한 긍휼한 마음이 중심이 되어 국가정책으로 시작되었기에, 500년이 지난 지금까지도 우리의 국보이면서 세계문화유산으로써 충분한 가치를 박수받고 있습니다.

한의학에서 '영기(營氣)'라는 것은 음식의 기운을 받아 우리의 소화기 비장에서 생겨, 심장의 통솔을 받고, 간에 저장되어, 폐에서 퍼지며, 신장에서 나누어 보내어 우리 인체 전체를 윤택하게 만드는 것입니다. 따라서 좋은 음식으로부터 건강한 '영기(營氣)'가 있어야 우리 몸의 오장은 진액을 만들고, 육부는 진액을 맥으로 보내어, 우리는 눈으로 볼 수 있고, 귀로 들을 수 있으며, 손으로 물건을 들 수도 있고, 발로 걸을 수도 있는 것입니다.

중국 의학서 중 가장 오래된 <황제내경>에는 '혈(血)은 영기(營氣)가 되어 경맥 안을 돌아다닌다. 눈은 혈을 받아야 볼 수 있고 발은 혈을 받아야 걸을 수 있다. 손바닥도 혈을 받아야 쥘 수 있 고, 손가락도 혈을 받아야 쥘 수 있다.'고 영기(營氣)의 중요성을 기록하고 있습니다. 또한, <황제내경>의 「영추」 편에서는 '중초(中焦)가 기를 받아 붉게 변하니, 이를 혈(血)이라 한다.'고 하고, '음식이 위(胃) 에 들어가야 맥이 운행하고, 물이 경맥에 들어가야 혈이 생긴다.'고 자세히 설명해주고 있습니다. 중국 명 나라 의사 유종후 또한 '날마다 음식을 먹으니 양기(陽氣)가 생기고 음기(陰氣)가 자라날 수 있다. 음식물 중에서 정미로운 즙이 붉게 변한 것이 혈(血)인데, 혈이 풍부하면 몸이 튼튼해지고 혈이 부족하면 몸이 쇠 약해진다.'며 먹는 음식의 중요성을 전합니다.

이처럼, 생명의 바다가 되는 혈(血)은 우리가 먹는 음식으로부터 만들어지므로, 좋은 음식을 잘 먹고 건강하게 살아가는 생활이야말로 우리가 할 수 있는 최우선의 양생이라 할 수 있습니다. 우리 선인들은 약이나 음식의 칼로리나 성분보다는, 가지고 있는 특유의 성질을 파악하는 것을 특히 중요하게 여겼습니다. 그래서 한의학을 '기미(氣味)'의학이라고 할 수 있는 것입니다.

<동의보감>「탕액편」을 보다보면, 천지만물이 모두 약이 될 수 있는데요. 땅에서 나는 초목, 곡식은 물론이고, 과실, 금수, 바다생물, 광물 등에 이르기까지 무궁무진한 효능 보여주고 있습니다. 하지만, 음식, 약재를 이해하시면서 중요하 게 여겨야하는 부분은 바로 성질과 맛인, '기미(氣味)' 즉, 약의 '성미(性味)' 입니다. 여기서, '기미(氣味)'라는 것은 자연의 음식이 본질적으로 가지고 있는 성질과 맛을 말하는 데요. '차가운 성질(한寒, 량凉)'과 '따스한 성질(열熱, 온溫)', 그리고, 신맛(산酸), 쓴맛(고苦), 단맛(감甘), 매운맛(신辛), 짠맛(함鹹)의 다섯 가지의 맛으로 약성(藥性)을 결정짓는 성미(性味)를 일컬으고 있습니다.

한의학에서는 음식의 이러한 '기미(氣味)'가 오장육부의 기능과 함께 맞물려 약재의 효과로 시그널을 주고받으며 주파수를 맞추는 채널의학으로 이해될 수 있습니다. 따라서, 약성(藥性)을 알아가는 과정은 더욱 중요한 것입니다. 여기에는, 조선 왕조의 세종과 문종, 단종 그리고 세조대왕에 이르기까지 조선왕실의 '어의(御醫)'였던 전순의가 우리 의학사에 최초로 남긴 명언, '음식과 약의 근원은 같다.'는 '식약동원(食藥同原)'의 원리를 잘 녹아내고 있습 니다. 또한, 후에 전순의는 <의방유취>편찬을 할 때에 이를 가장 의미를 두고 적용하였고, <동의보감>태 동에 큰 동기부여와 깊은 뿌리를 이루게 되었습니다.

본 <알아두면 쓸모많은 신기한 기미 동의보감>의 집필은 민족유산<동의보감>이 품고 있는 세계최초의 공중보건의서이자, 예방의학서로써의 긍지를 겸허한 뭉클함으로 따라가고자 합니다. 알아두면 쓸모 많을 신기한 기미(氣味)를 지닌 우리 땅에서 나는 모든 음식들이 약이 되며, 바로 우리 삶을 결정하는 키워드가 될 수 있습니다. 다만, 여러 약재들 사이의 약성(藥性)을 따 라 '기미(氣味)'를 배합하는 처방이라는 '기술'은 저희 전문 한의사의 몫으로 반드시 남겨두시기 바랍니 다. 각 병증마다 약재들 관계의 다른 조건과 배치를 통해서 '약성(藥性)'과 '기운(氣運)'을 배합하는 치료의 과정이기 때문입니다.

우리 선조들의 지혜를 좇아 탐색의 길을 나서며, 삶 속에서 질병을 예방하고, 면역력을 강화하며, 건강관리의 이해를 주는 플랫폼들 곳곳에서 몸도 마음도 벅찬 감동을 찾을 수 있으실 것입니다.

한의학 박사 박은서

질병예방과 건강관리를 더해주는
선조들의 참살이지혜서

첫째 마당

알아두면 쓸모많은 기미(氣味)

둘째 마당

약으로 쓰이는 물

셋째 마당 일용한 양식 곡식과 견과류

넷째 마당 채소혁명

다섯째 마당

바닷속의 보물

1

첫째 마당

알아두면 쓸모많은 기미(氣味)

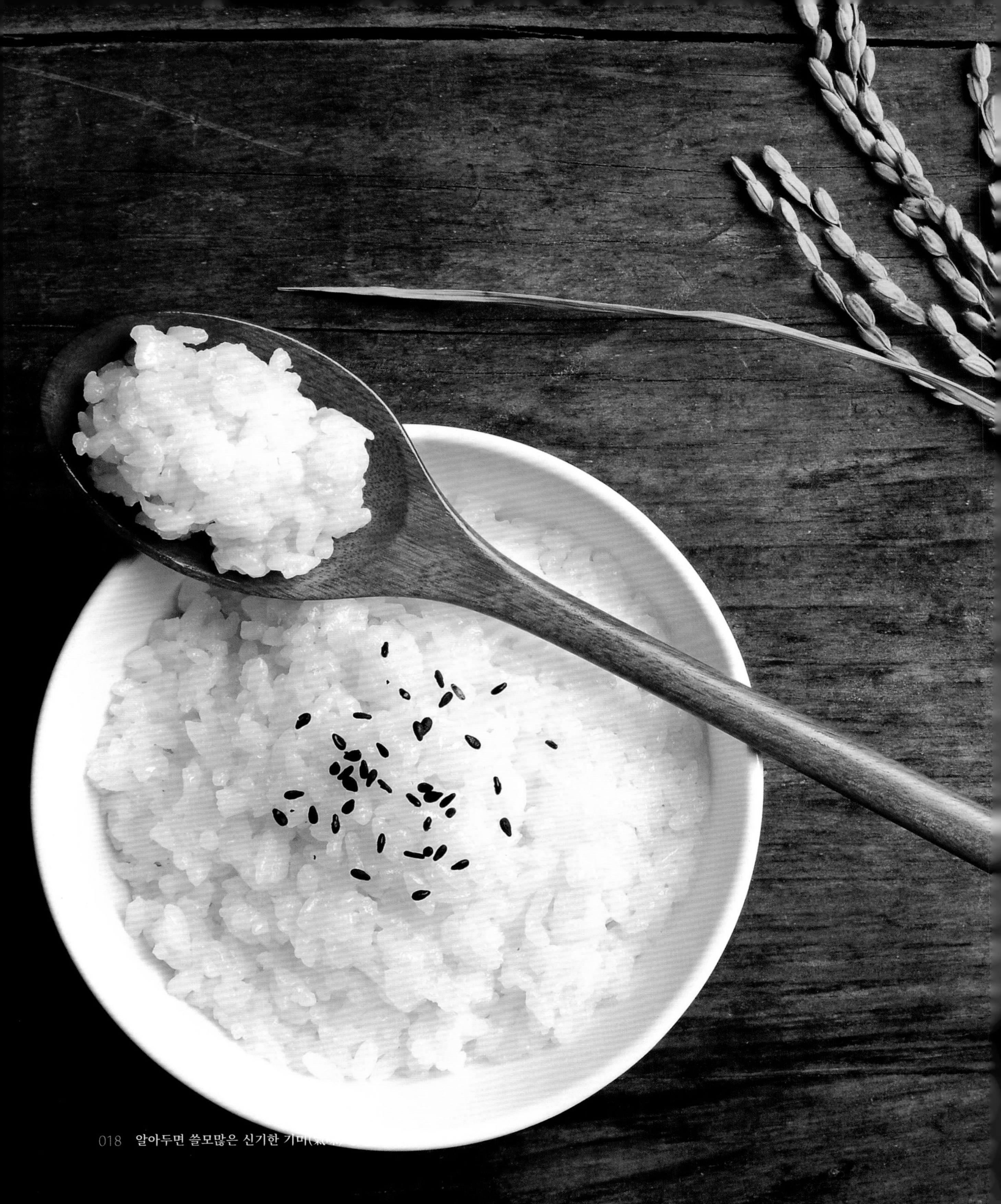

균형 잡힌 영양섭취와 바른 생활습관은 건강한 삶을 살게 하는 매우 중요한 과제입니다. 따라서, 현대화와 삶의 질이 나아질수록 좋은 식자재의 중요성은 더욱 강조되고 있습니다. 각종 식품첨가물뿐만 아니라, 영양제와 비타민, 호르몬제 등 각양각색의 화학 약재가 범람하고, 육류 중심의 식생활, 인스턴트식품이 습관화되면서 우리의 몸과 마음의 균형은 무자비하게 무너져 내리고 있는 상황이기 때문입니다.

우리 선조들은 이 과제를 <동의보감>에 잘 풀어내고 있습니다. 특히, 「탕액편」에서는 우리 땅에서 나는 바른 음식물 양생을 통해 예방과 관리로 삶의 질을 높이는 데 기준을 맞추고 있습니다.

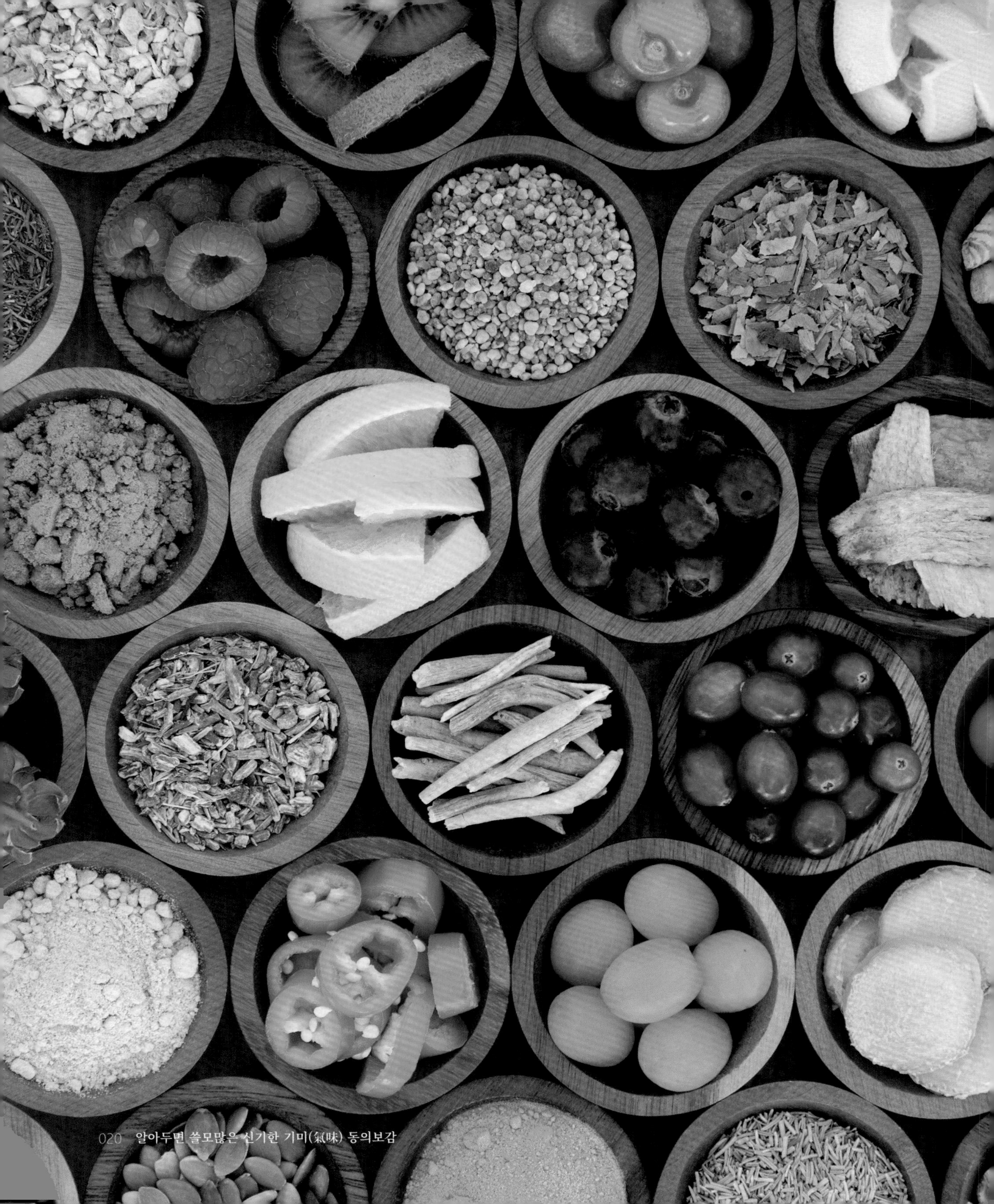

01
기미(氣味)주파와 음양오행프리즘

우리는 구강 내의 미각세포를 통해서 맛을 느끼며 살아가고 있습니다. 하지만, 인체의 생리는 단순히 맛을 느끼는 것에 멈추는 것이 아니라, 음식 종류에 따라 여러 생리적 기능을 항진시키기도 하고, 감소시키기도 하며, 항상성을 이루는 조절기능을 갖추기도 합니다.
따라서, 이러한 미각의 변화와 좋아하는 음식의 약성을 통해 그 사람의 체질과 병증 등을 살펴보면서 건강을 지켜내는 것 또한 의미 있는 일이 될 수 있습니다.

한의학에서는 이를 '기미(氣味)론'이라 하여, '음식의 맛과 색깔이 인체의 오장과 육부에 상호연관성이 있으므로 오장육부(五臟六腑)의 기능을 보강하기도 하고, 기능을 저해하기도 한다.'고 논제를 녹아냅니다. 그래서 건강하고 균형 잡힌 영양섭취를 위해서 먹거리의 효능을 판단하는 콘텐츠로도 많이 활용하고 있습니다.

특히, '기미(氣味)론'과 오장육부(五臟六腑)의 상관관계는 매우 중요합니다. 뿐만 아니라, '음식으로 못 고치는 병은 약으로도 못 고친다.'는 말은 '기미(氣味)론'에서 출발하였으며, 한의학 이론에서 '인간의 모든 질병 발생 근원은 먹는 음식에서 발생한다.'는 관점이 보편적입니다.

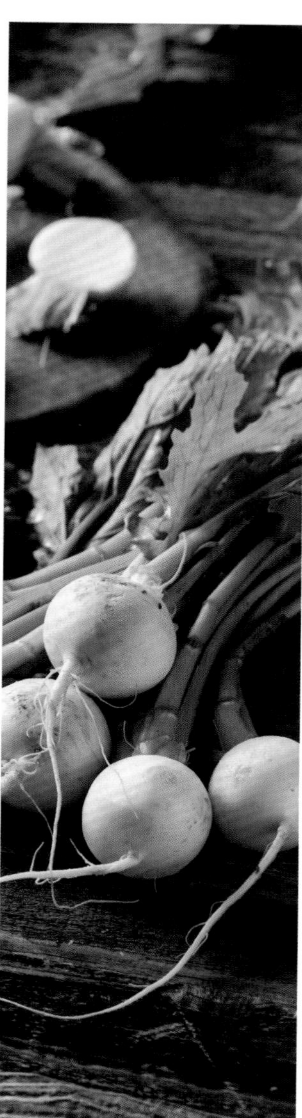

결국, '음양(陰陽)론' 입장에서 보면 음식을 먹는 것 자체가 오장육부(五臟六腑)에 영양을 보강해주는 효능이 있어 건강을 유지해 주는 반면에, 제대로 먹지 못하면 우리 몸의 기능이 저하된다는 것이 주요 내용입니다. 따라서 <동의보감>에서는 올바른 섭생과 양생이 건강을 유지하는 기본이라고 강조하고 있습니다.

'기미(氣味)론'에서 말하는 '기(氣)'는 약재의 약성(藥性)이 뜨거운가 찬가를 의미하며, '미(味)'는 다섯 가지의 맛을 나타냅니다. 여기에서, '기(氣)'라는 것은 구체적으로 한의학적인 음양(陰陽)을 뜻하는 것으로써, 음(陰)은 찬 것을, 양(陽)은 뜨거운 것을 의미하고 있습니다. 따라서 이 기(氣)는 다시, '한(寒)'과 '열(熱)', '온(溫)' 그리고 '냉(冷)'의 네 가지로 살펴 볼 수 있는데, '한(寒)'을 치료하는 데는 '열(熱)약'을 처방하고, '열(熱)'을 치료하는 데는 '한(寒)약'을 사용한다는 원리입니다.

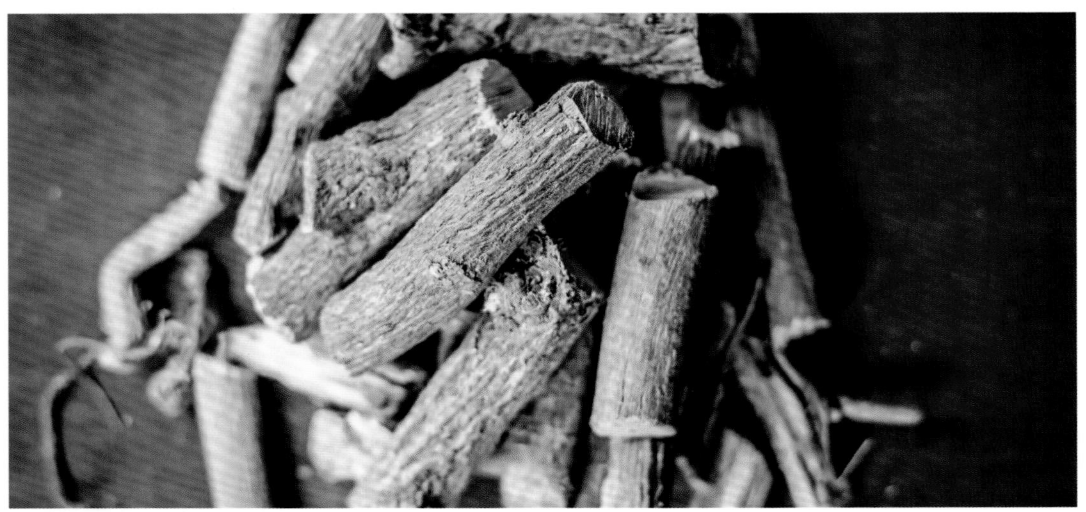

예를 들면, 약방의 '감초'라는 약재는 '기(氣)'로써는 차며, '미(味)'로써는 단맛인 감미를 나타내고 있어, 한여름에도 '감초'를 달여 먹으면 위가 차가워지는 것입니다. 반면에, 보약으로 사용하는 '인삼'은 뜨거운 약성의 기운으로, '열(熱)'이 많은 사람에게는 좋지 않습니다.

02
오행 프리즘과 음식콘텐츠

한의학에서는 인체의 오장육부에 음양오행이 배속되는 것과 같이, 모든 음식에도 음양오행의 프리즘에 맞추어 바라봅니다. 따라서 인체의 각 부위에 음식이 지닌 약성(藥性)을 이해하고 섭취하면 그 장기에 좋은 효과를 기대할 수 있는 것입니다. 예를 들어, 오행에 따른 음식을 색으로 풀어 살펴보면 다음과 같습니다.

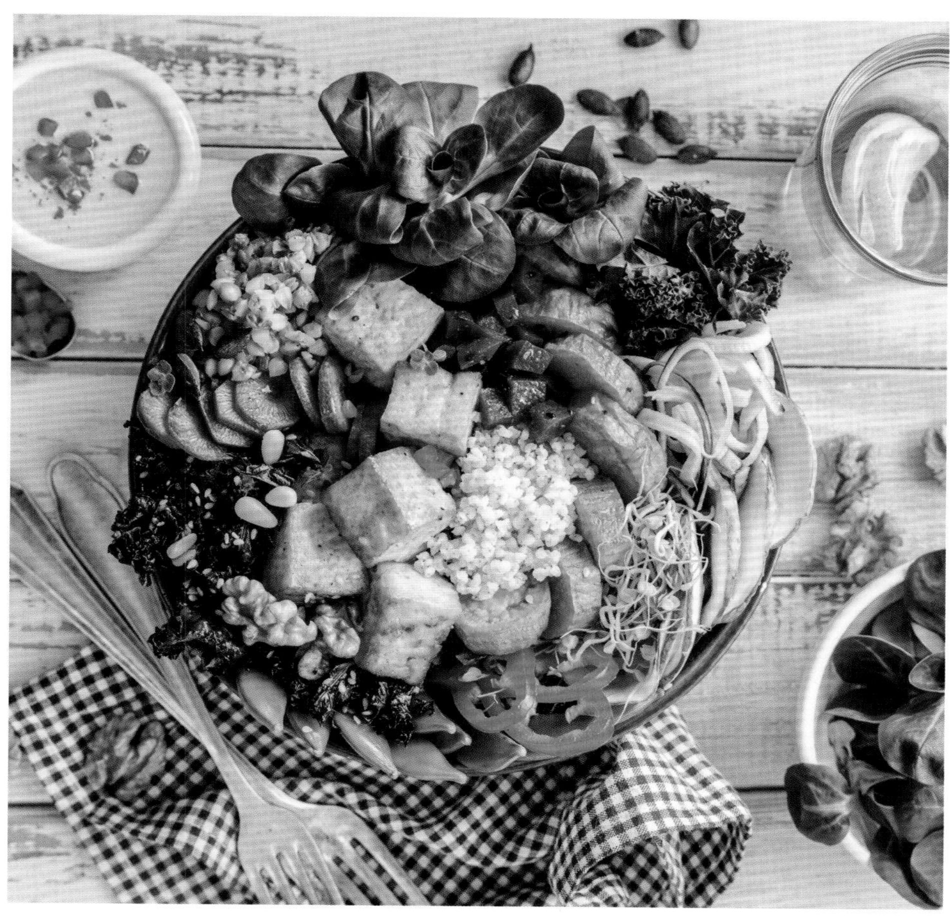

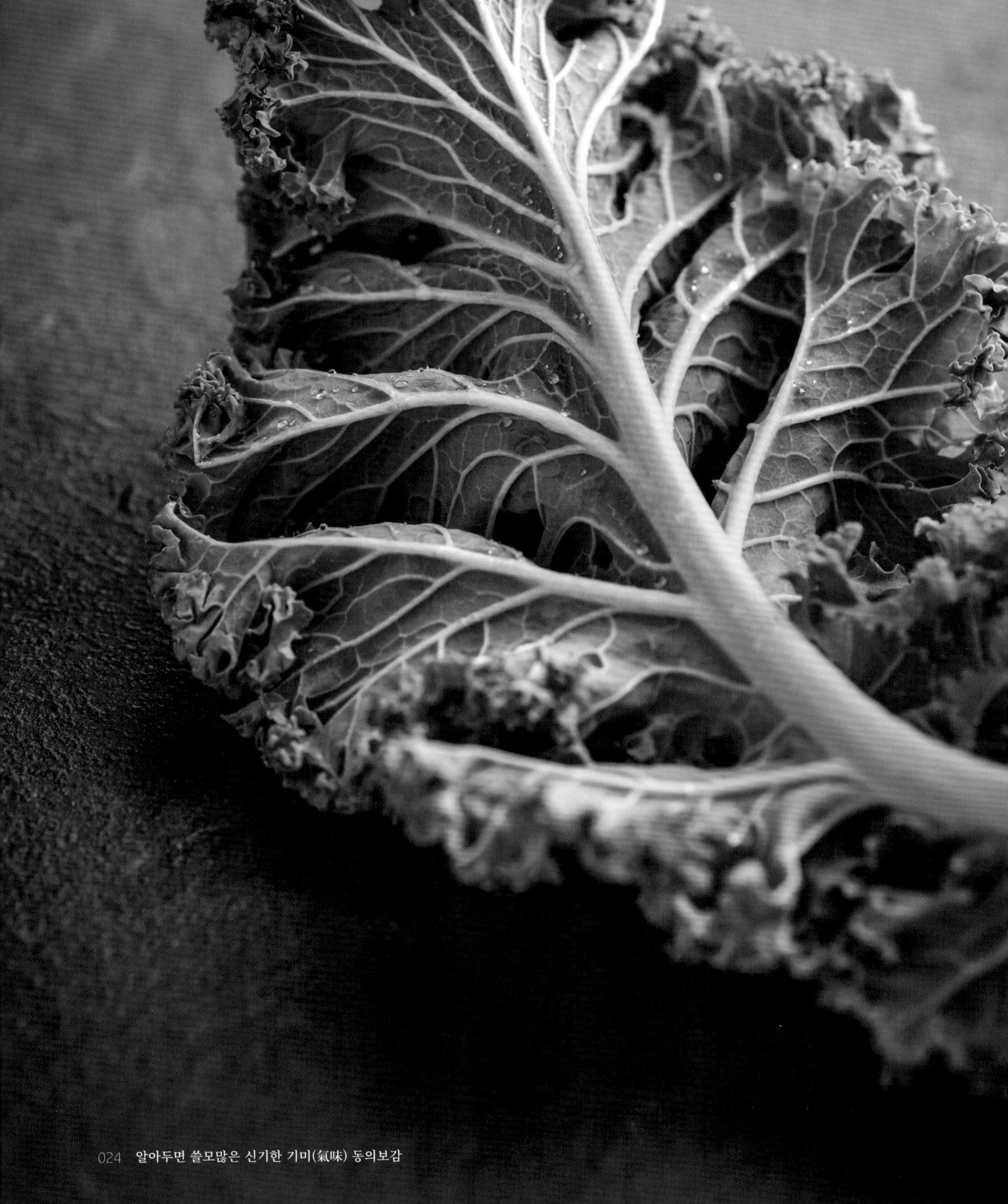

1) 녹색 - 간(肝)

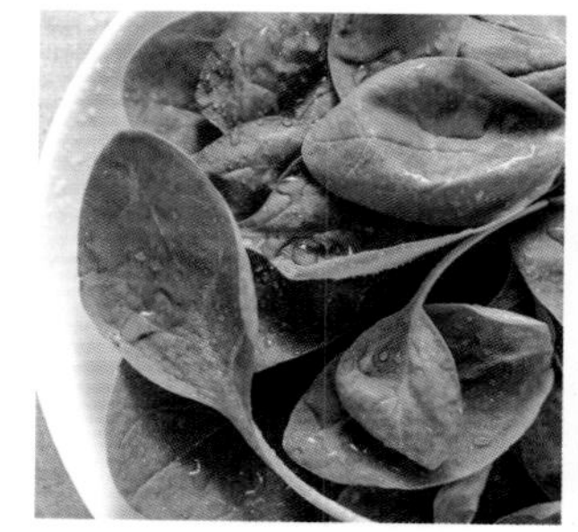
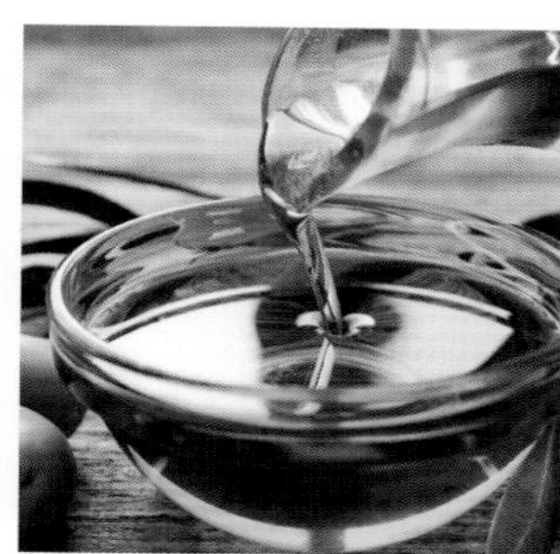
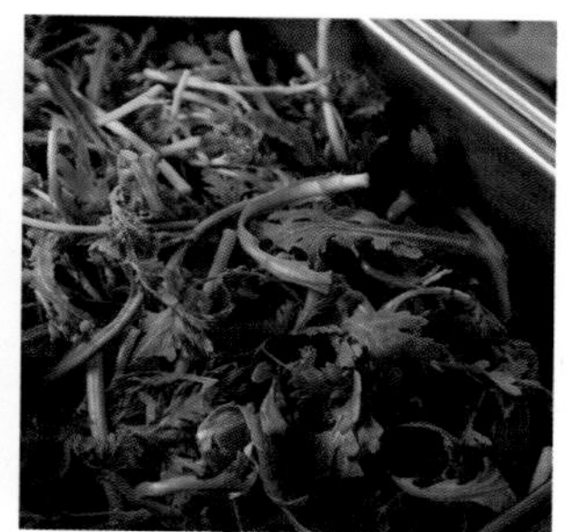

녹색은 한의학에서 목(木)에 해당하는 색깔로 인체에서는 간(肝)과 담(膽), 그리고 근육과 같은 트랙으로 서로의 기운을 주고받습니다.
예를 들면, 싱싱한 샐러드나 녹즙 등 녹색 식품은 간 기능을 도와주며, 신진대사를 원활하게 할 수 있습니다. 특히, 푸른 잎의 엽록소인 '클로로필(chlorophyll)'은 조혈(造血) 작용을 도와 빈혈 예방에도 좋다고 보고되고 있습니다.
또한, 녹색 올리브유는 동맥경화를 일으키는 나쁜 콜레스테롤 LDL 수치를 낮춰주고, 시금치는 각종 비타민과 영양소가 서로 상승효과를 내도록 도와주는 대표적인 녹색 식품입니다. 쑥갓이나 케일, 시래기 등도 간(肝)에 도움 되는 녹색 채소라 할 수 있습니다.

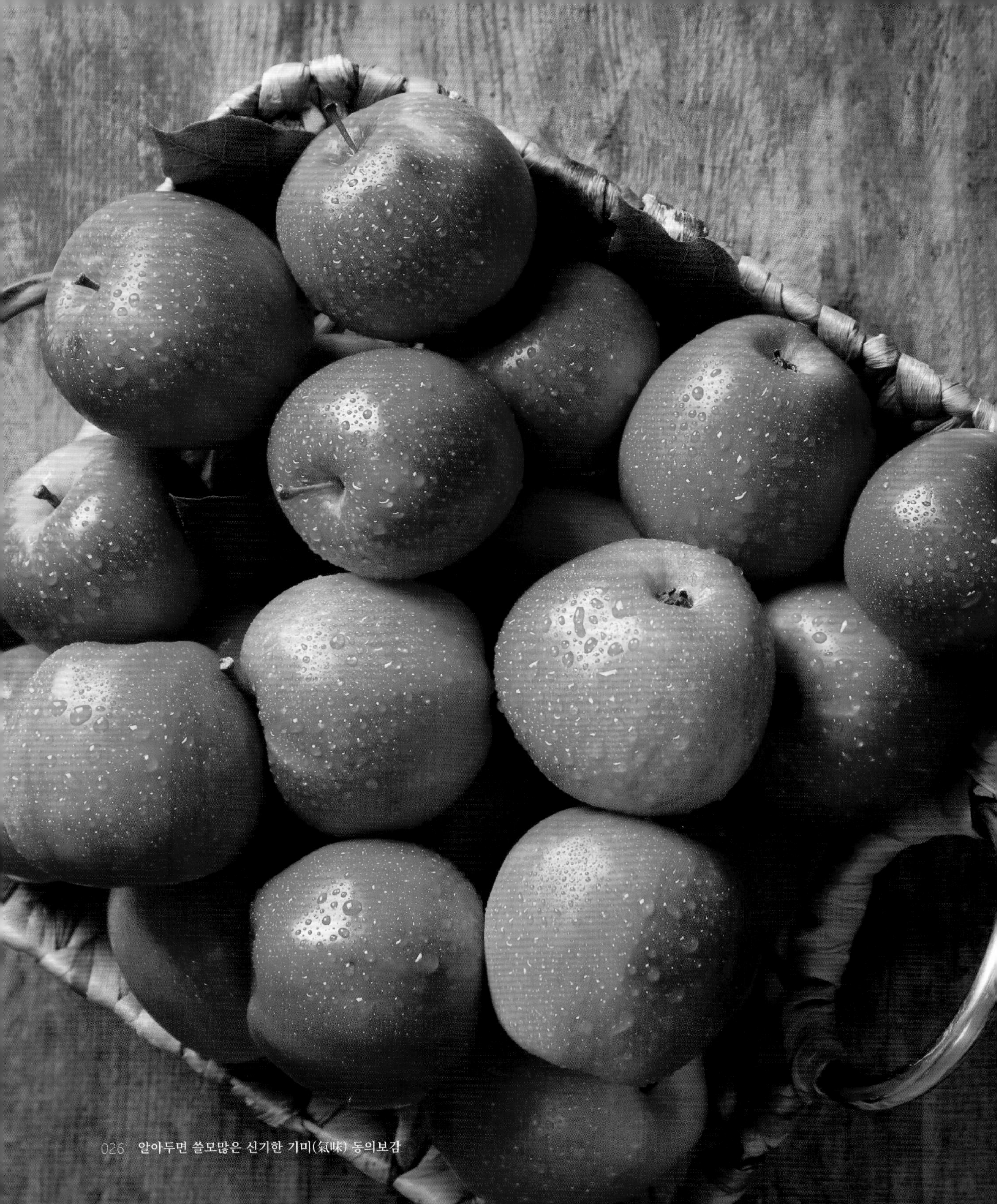

2) 붉은색 - 심장

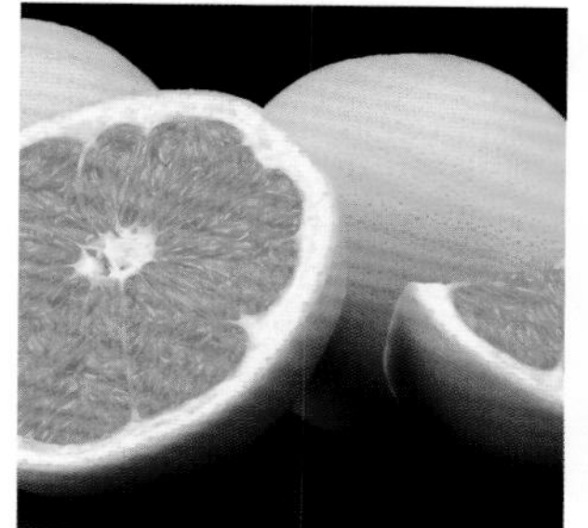
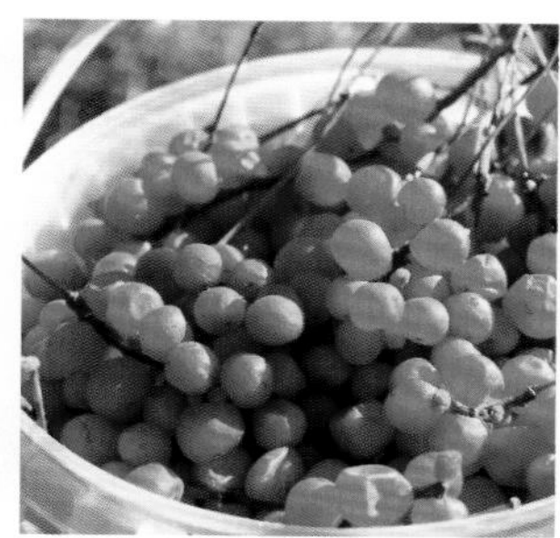
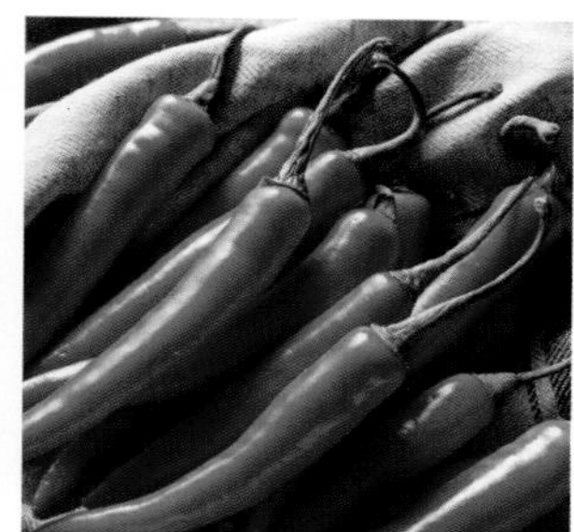

한의학에서 붉은색은 오행의 화(火)에 배속되며, 인체의 심장과 소장, 혀 등과 연결되어 있는 기운입니다. 이 연결 장부들의 트랙에 주파수를 맞추며, 가지고 있는 시그널을 주고 받으면서, 병증과 약효를 보여준다고 이해하면 됩니다.

예를 들면, 빨간 토마토에 들어 있는 '라이코펜(lycopene)'은 고혈압과 동맥경화 예방 성분이 있어 심장을 건강하게 해주는 효과를 보여줍니다. 또한, 사과의 '캠페롤(kaempferol)'이나 포도의 '폴리페놀(polyphenol)', 붉은 고추의 '캡사이신(capsaicin)' 성분 등은 항암 효과까지도 더해줄 수 있습니다. 딸기나 감, 자몽, 대추, 구기자, 그리고 오미자 등의 붉은색 과일 역시 건강에 좋은 적색 식품으로 꼽을 수 있습니다.

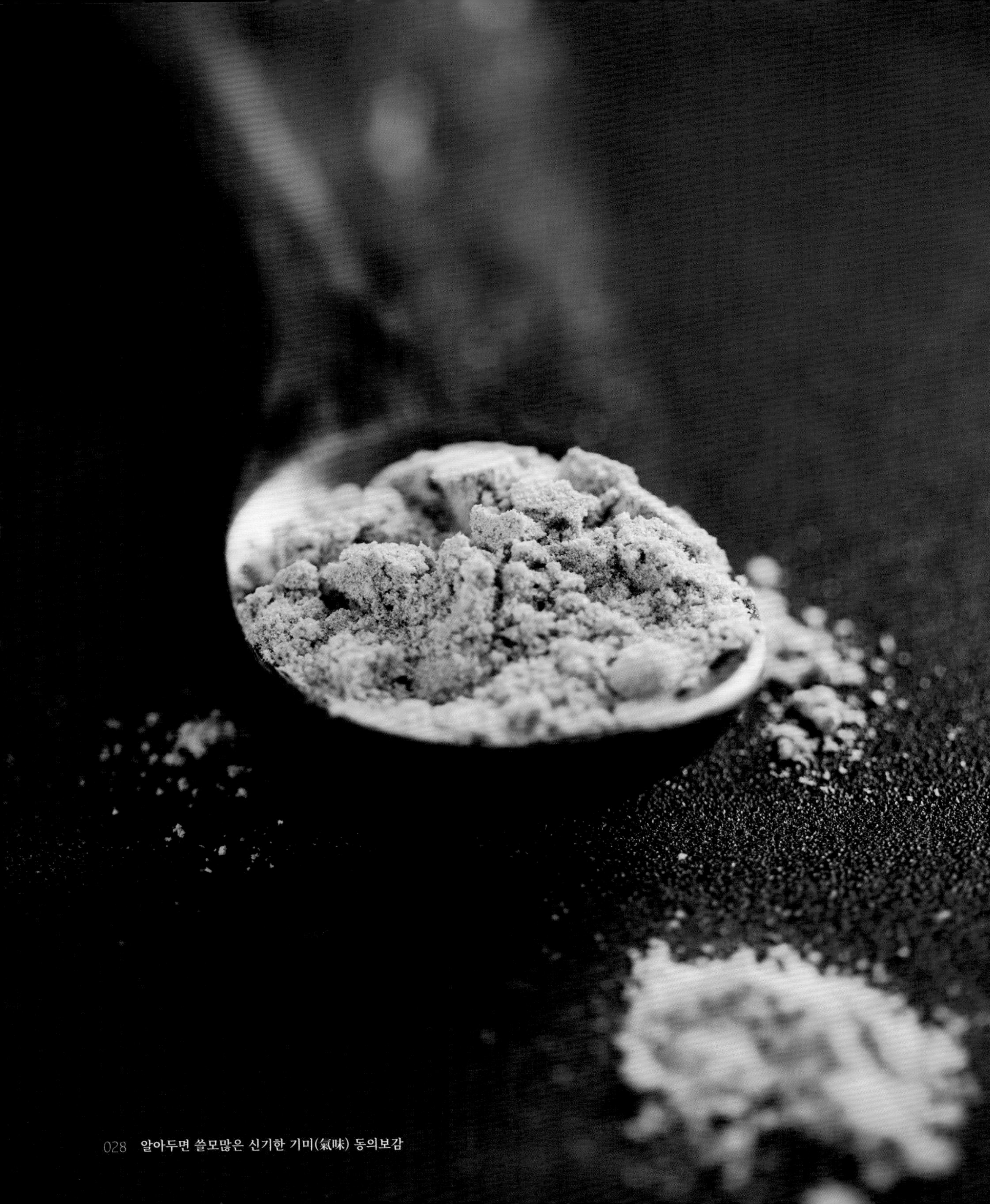

3) 노란색 - 위

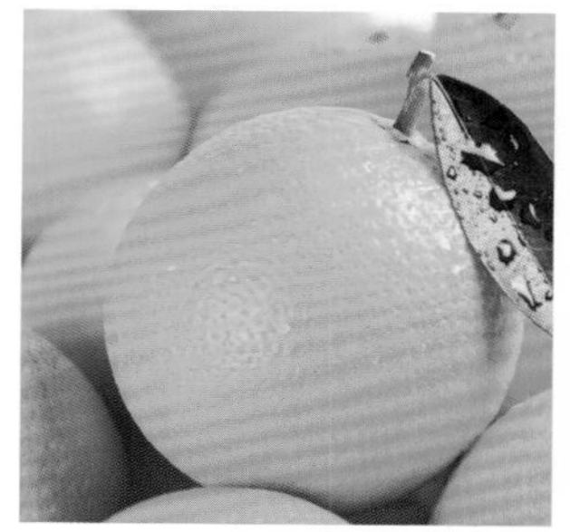
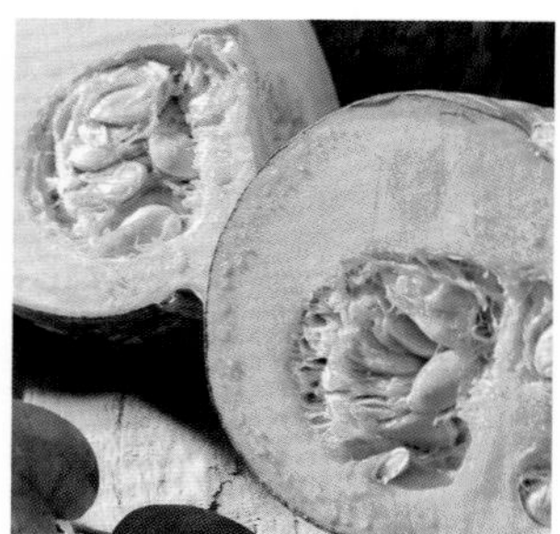
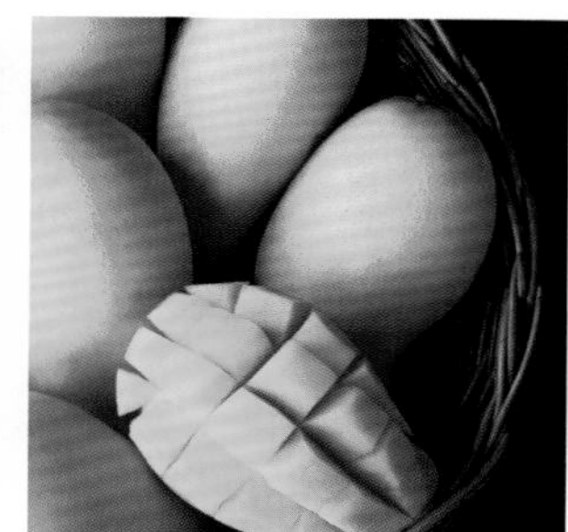

황색은 오행 중 중앙 토(土)에 배속되며, 인체에서는 비(脾)장과 위(胃), 입 등의 소화기계와 연결되는 트랙에 서로의 기운을 주고받습니다. 그래서 황색 음식은 소화력 증진에 효능이 있습니다. 황적색에 많은 '카로티노이드(carotenoid)' 성분은 면역력을 증진하고 혈당 강하와 노화 방지에 효과가 있습니다.

예를 들어, 단호박을 죽이나 찜으로 먹으면 위장기능이 높아지고, 감귤과 오렌지, 망고 등은 비타민 C의 보고(寶庫)라고 할 수 있습니다. 특히, 카레에는 항암 효과가 있으며, 당근이나 파인애플과 감 등도 권장할 만합니다.

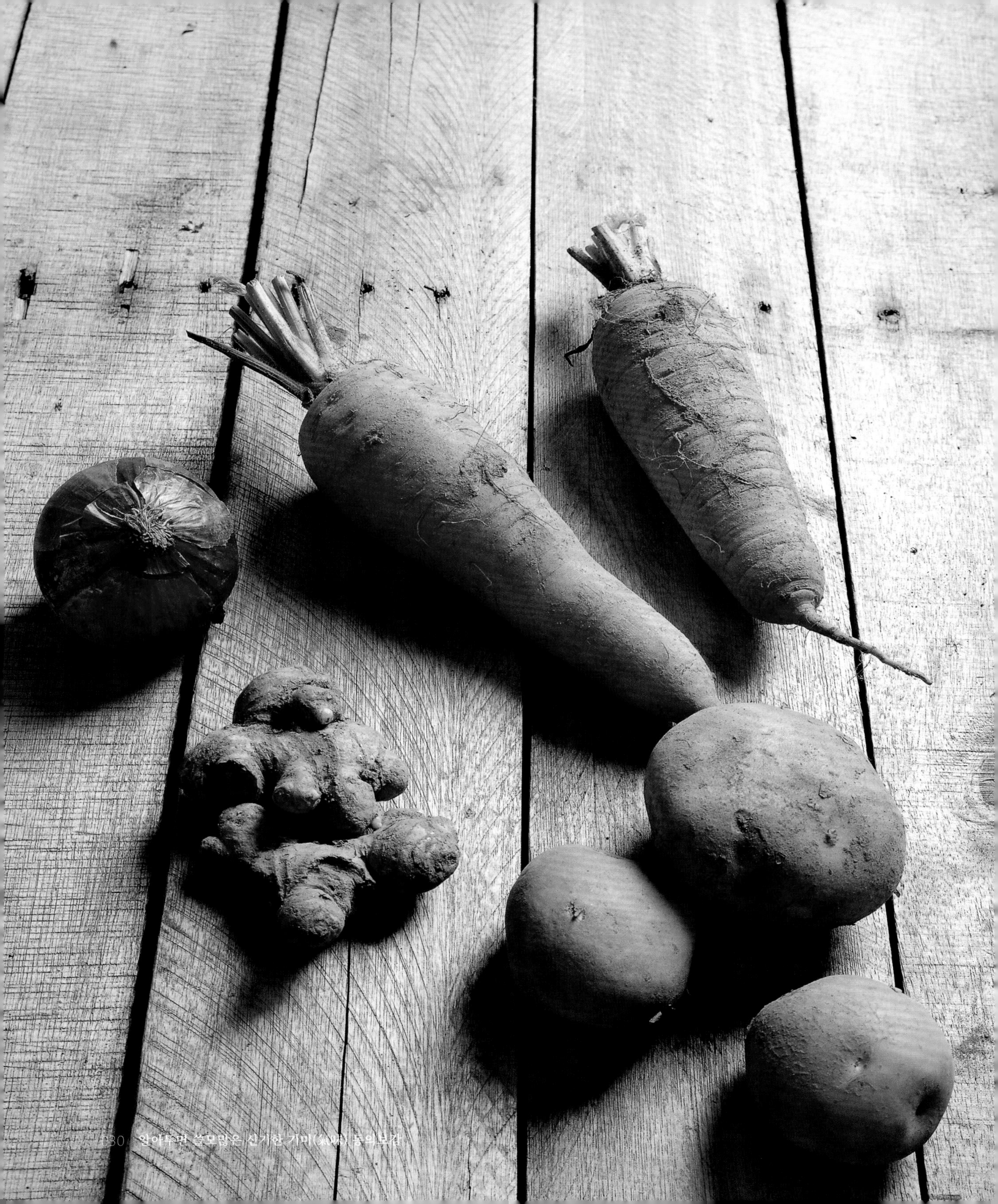

4) 하얀색 - 폐

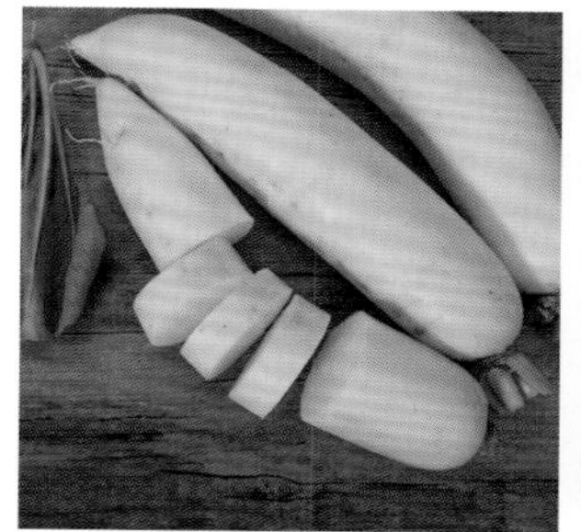
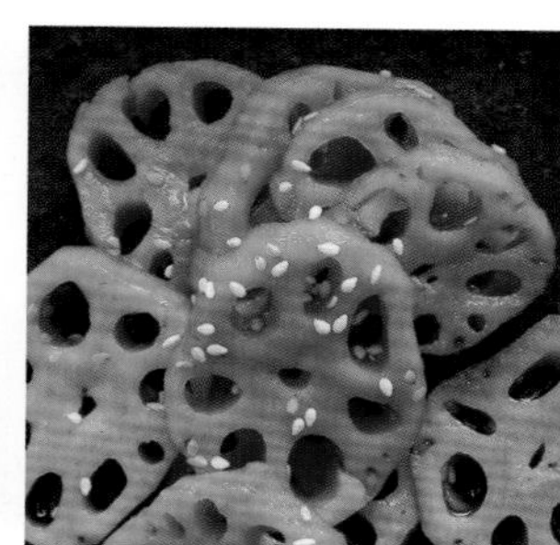
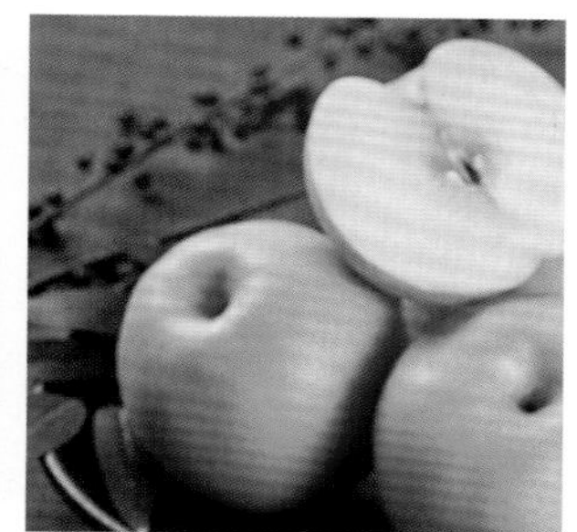

한의학에서 백색은 오행 중 금(金)에 해당하며, 폐장과 대장 그리고 코에 그 주파수가 맞춰져 있습니다. 따라서 백색 채소나 감자 등은 폐나 기관지가 약한 사람에게 도움이 되며 항알레르기와 항염증 기능도 탁월합니다.

예를 들면, 양파의 '케르세틴(quercetin)'은 고혈압을 예방하며, 양배추의 '설포라페인(sulforaphane)' 등은 항암효능이 있는 것으로 밝혀져 있습니다. 이 외에도 도라지의 '사포닌(saponin)'은 기침에 좋으며, 그 밖에 백색 식품으로 마늘이나 무, 배, 연근 그리고 고구마 등이 좋은 예가 될 수 있습니다.

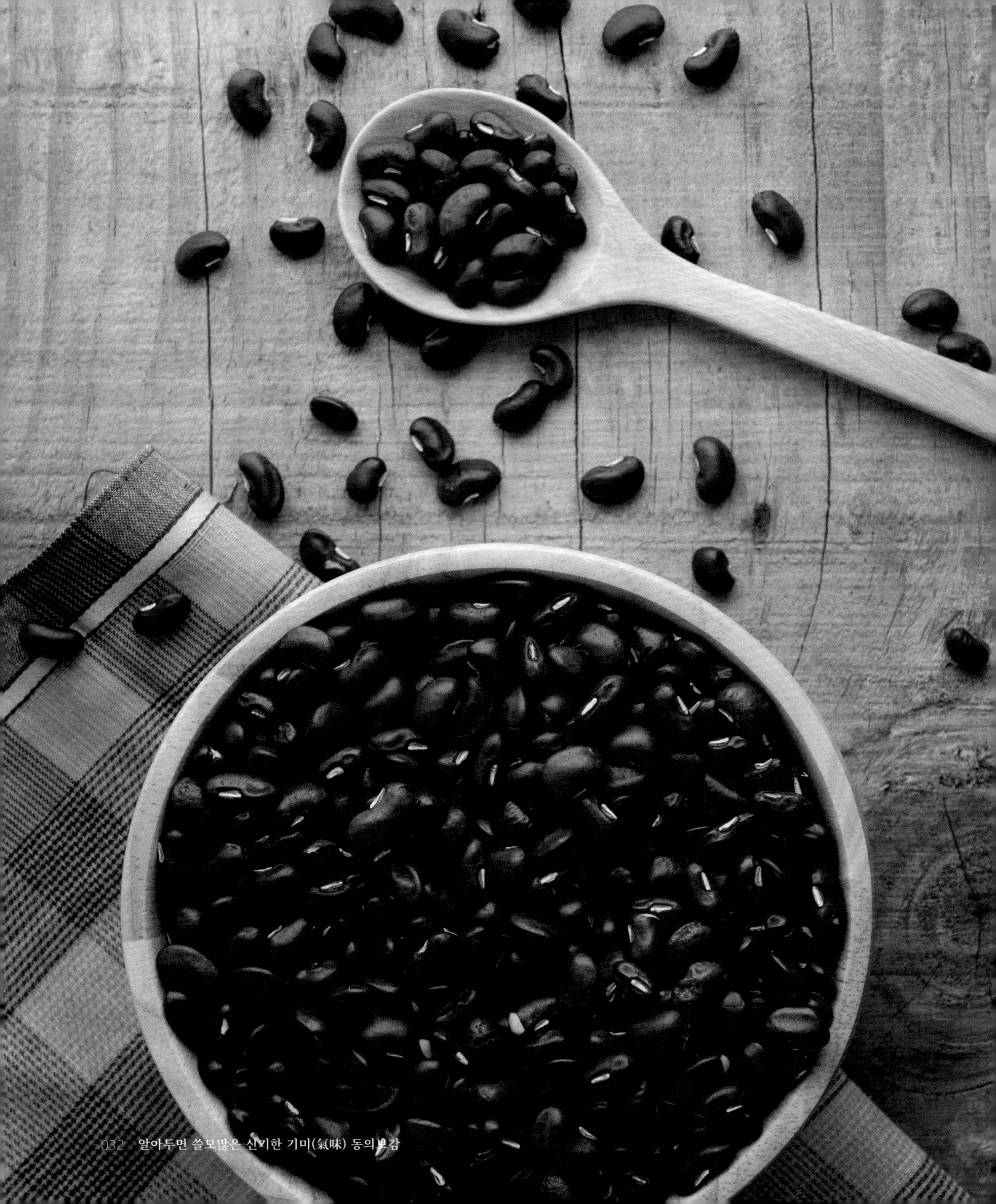

5) 검은색 - 신장

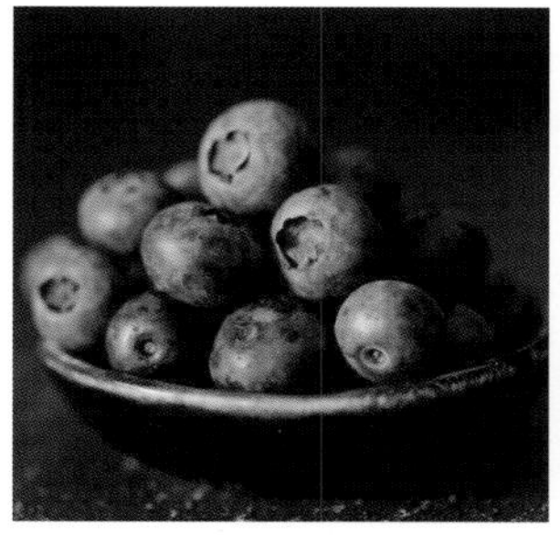
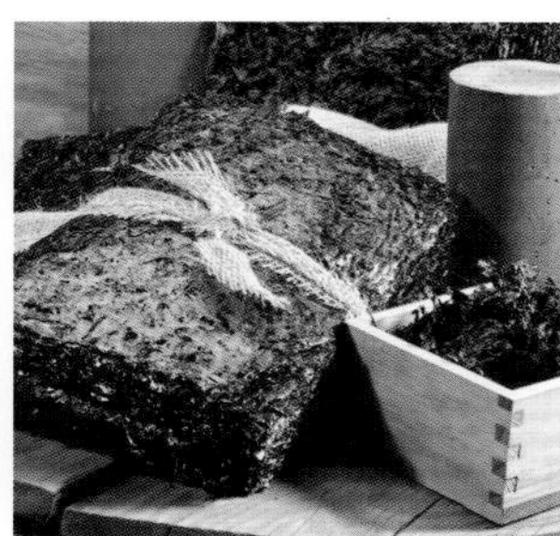
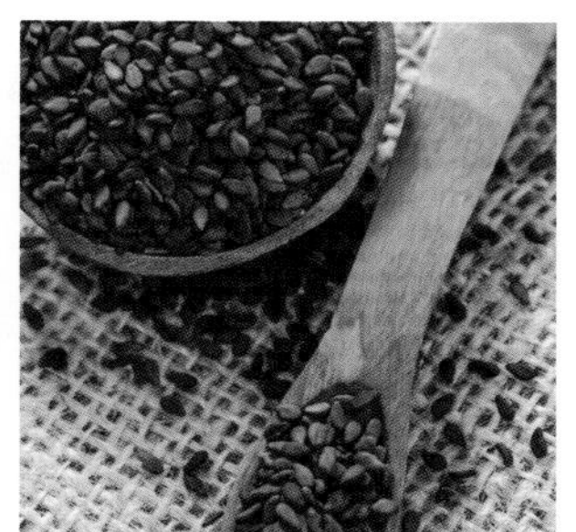

한의학에서 검은색은 수(水)에 배속하며, 인체에서는 신장과 방광, 귀, 뼈 등과 그 효능이 연결되어 있습니다. 따라서 검은콩과 검은깨(흑임자)를 회복기 환자에게 주면 조혈(造血)이나 발육(發育), 생식(生殖) 등을 담당하는 신장 기능을 강화하는 효과가 있습니다. 특히, 검은 색소인 '안토시아닌(anthocyanin)'은 검은콩이나 흑미 그리고, 검은깨 등에 풍부하며, 노화의 원인인 활성 산소를 중화시키는 항산화 효과가 있습니다.

이 외에 블랙 푸드로는 목이버섯과 김, 오골계, 흑염소 등이 있으며 서양에서는 블루베리가 대표적입니다.

< 표 1 > 오행 프리즘과 음식콘텐츠

오행	목	화	토	금	수
장부	간장, 담, 근육	심장, 소장, 혀	비, 위장, 입	폐, 대장, 코	신, 방광, 귀
색깔	녹색	붉은색	노란색	흰색	검은색
음식	샐러드 올리브 시금치 등	토마토 사과 고추 등	단호박 당근 카레 등	양파 도라지 무 등	검은콩 검은깨 김 등

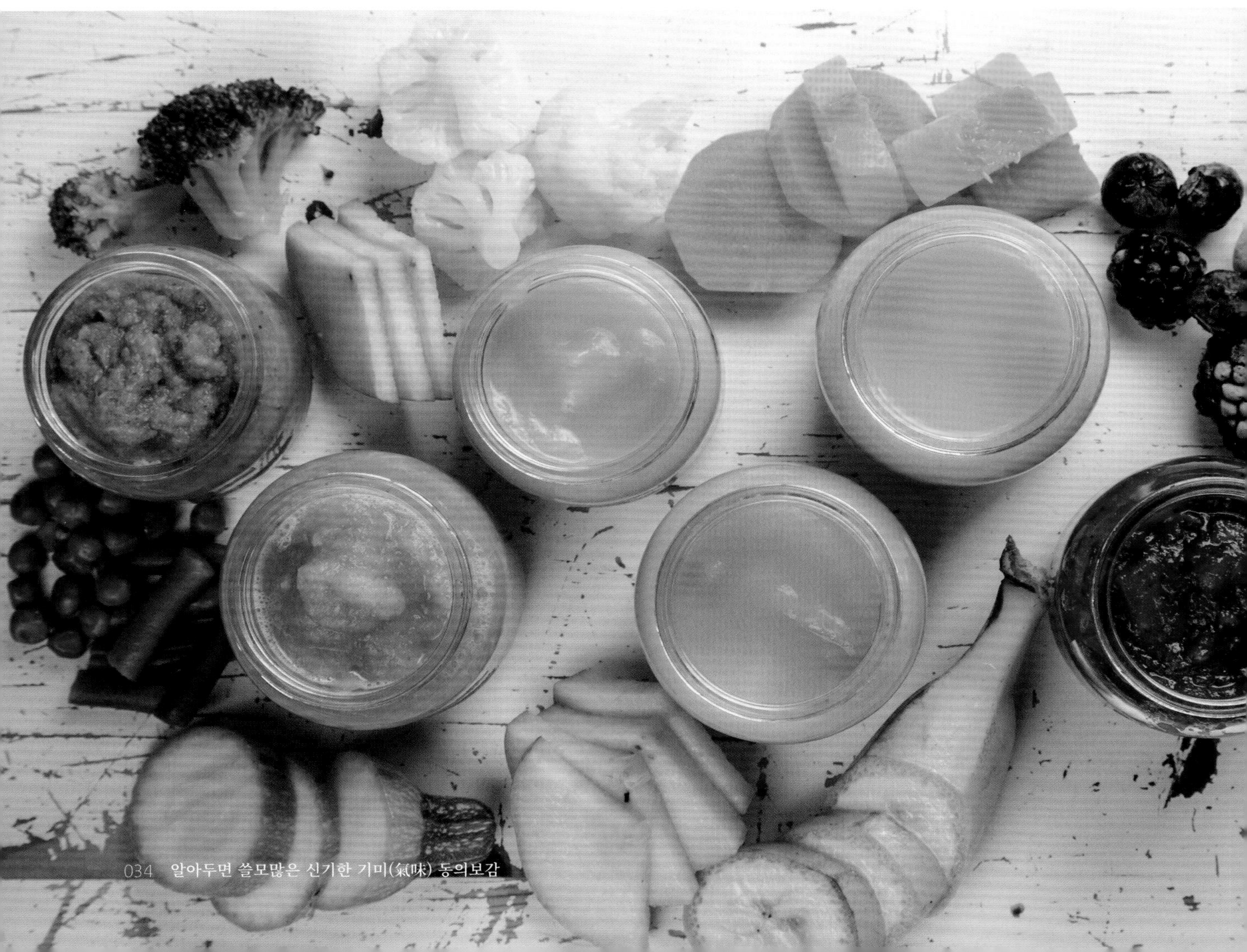

03
신비한 오미
(五味) 채널

3) 쓴맛

한의학에서 고미(苦味)는 아래로 내려가는 성질이 있습니다. 따라서 청열(淸熱) 작용으로 위(胃)를 보강하고, 습(濕 몸에 쌓인 쓸데없는 독)을 말리면서 종창(腫脹)을 해독하고, 소염작용과 함께 보혈(補血)이나 보음(補陰) 효과를 더해주고 사하(瀉下) 작용까지도 해줍니다. 특히, 고미(苦味) 중에서 약간 쓴맛은 기운을 끌어올리고, 식욕을 북돋우며 몸을 가볍게 해주기도 합니다.

따라서 춘곤증으로 식욕이 없고 몸이 무겁고 기운이 없을 때 봄나물을 먹으면 춘곤증 예방에 도움이 될 수 있습니다. 예를 들면, 달래나 냉이, 씀바귀, 쑥, 돌나물, 그리고 두릅 등의 봄나물은 특유의 향기로 식욕을 돋울 뿐 아니라 비타민 A와 B, C 등이 골고루 함유되어 있습니다. 또한, 강한 쓴맛은 설사를 유발하는 약초로 사용되기도 합니다.

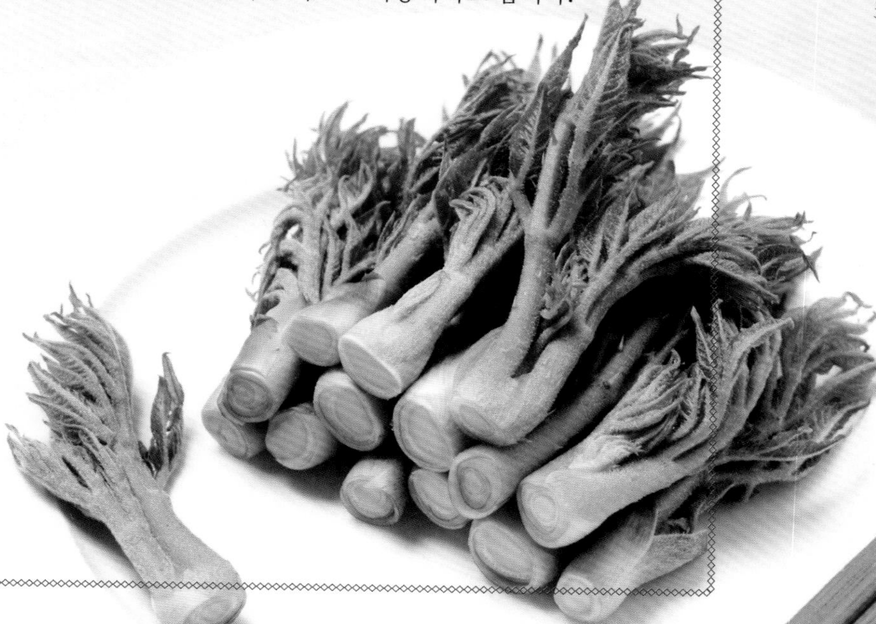

4) 매운맛

매운맛은 인체 내에서 땀을 나게 하여 몸에 들어온 '풍한사(風寒邪)'를 체외로 발산시키는 효능을 보입니다. 따라서 '이목구비(耳目口鼻)'가 막힌 것을 열어주고, 두통을 그치게 하며, '풍습(風濕)'으로 인한 관절통을 치료해줄 수 있습니다.

중국 원나라 의학논술지 <차사난지(此事難知)>에 보면, '매운맛은 하늘의 맛(天之味)'이라 하여 '위로 올라가서, 아래로 내려온다.'고 기록되어 있습니다.

여기서 하늘이라 하면 막힌 곳 없이 위, 아래, 옆으로 소통하는 힘이 강해서 매운맛이 땀을 피부로 발산시키고, '기(氣)'를 잘 순환 시켜서 소통하게 하는 작용이 있는 것으로 이해하시면 됩니다. 그래서 우리가 고추나 생무, 생마늘, 그리고 생양파 등을 먹으면 눈물이 나고 땀이 나며 열이 나는 것입니다.

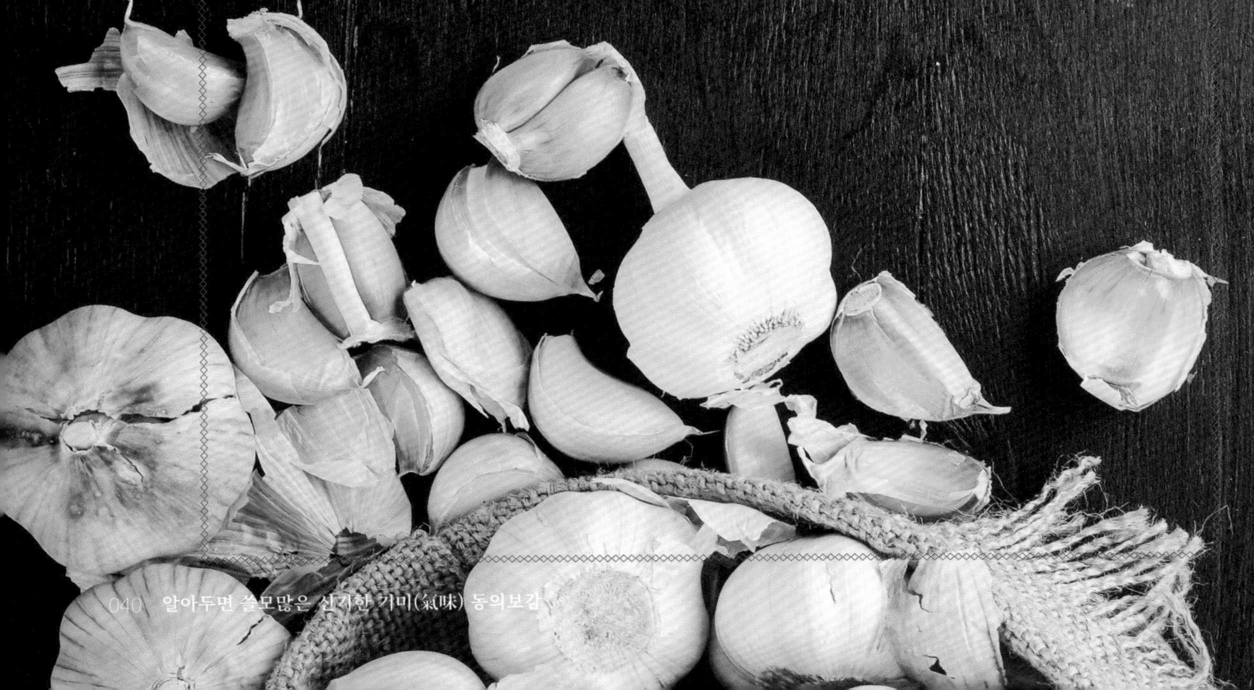

5) 신맛

음식의 산미(酸味)는 체내에 들어가 수렴시키는 작용이 있습니다. 따라서 기침을 그치게 하고, 유정과 소변불금을 치료하며, 진액을 저장하고 만들어내며, 설사와 땀을 그치게 하는 데도 활용될 수 있습니다.

이렇게 '오미(五味)'는 '오장(五臟)'에 배속되어 있으므로 이것을 '장부(臟腑)'에 알맞게 복용했을 때에는 우리 몸의 전체적인 기운을 양생하는 작용을 한다고 할 수 있습니다.

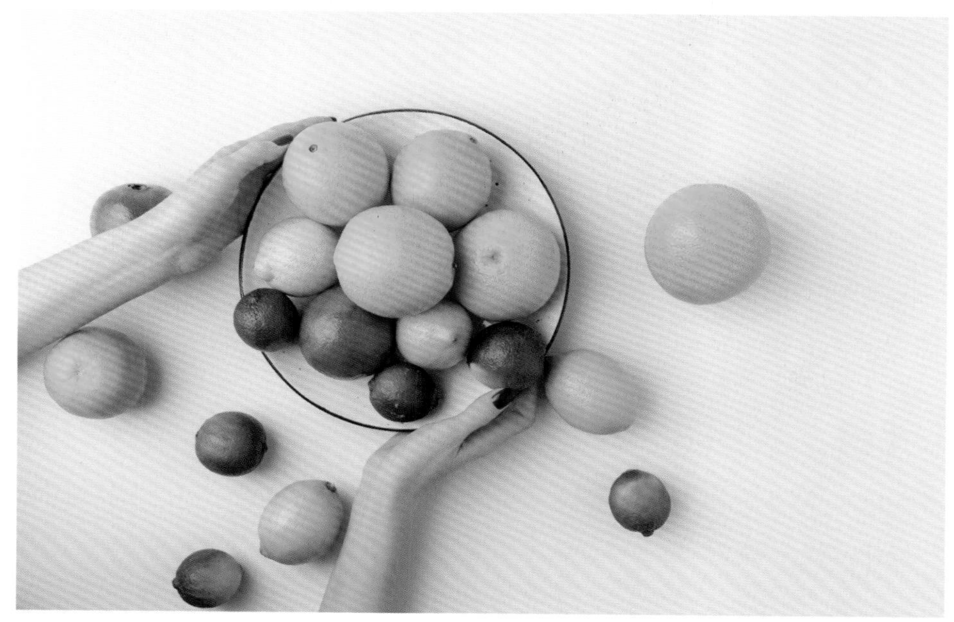

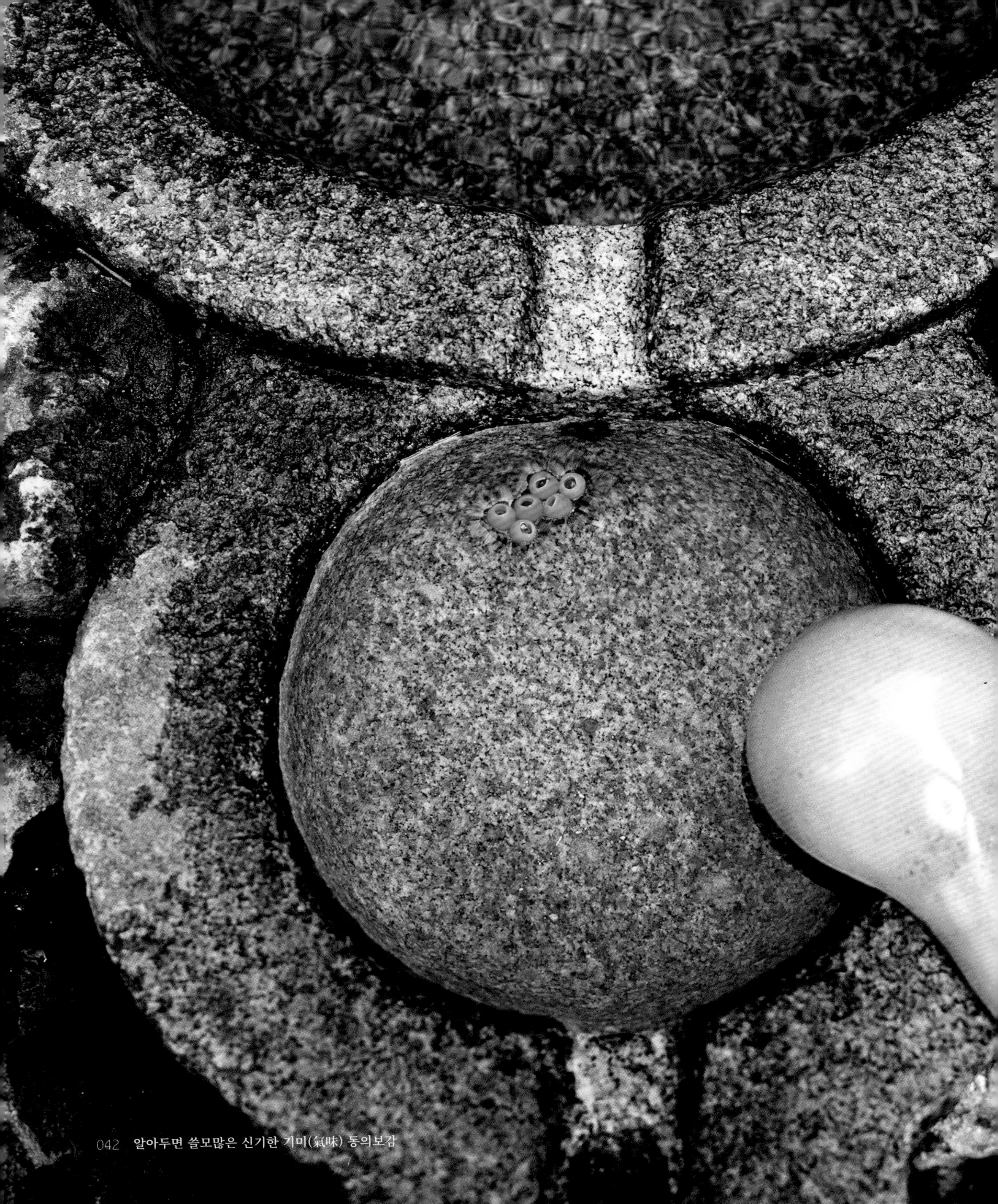

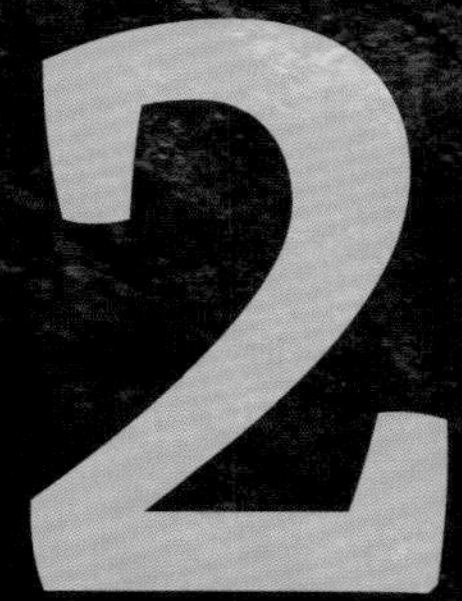

둘째 마당

약으로 쓰이는 물

<동의보감>의 「탕액편」에는 '天一生水, 故以水爲首'라 하여 하늘이 처음으로 물을 낳았기 때문에 약으로 쓰는 물을 첫머리에 놓고 있습니다.
하지만, 우리는 '물은 일상적으로 쓰는 것'이라 하여 홀대하기 쉬운데, 그것은 물이 하늘에서 생겼다는 것을 알지 못하기 때문이 아닐까 싶습니다. 사람은 물과 음식에 의해서 영양되기 때문에 물은 우리 사람에게 매우 중요합니다. 또한, 물은 우리 몸에서 대사를 돕고, 산소나 영양분을 운반하며, 불필요한 성분을 배설하고, 체온과 체액을 조절하는 역할을 하기도 합니다.
따라서 <동의보감>을 통해 우리 조상들이 물을 어떻게 활용하였는지 알아보는 것은 매우 의미 있는 시작이 될 수 있을 것입니다.

01
납설수(臘雪水)

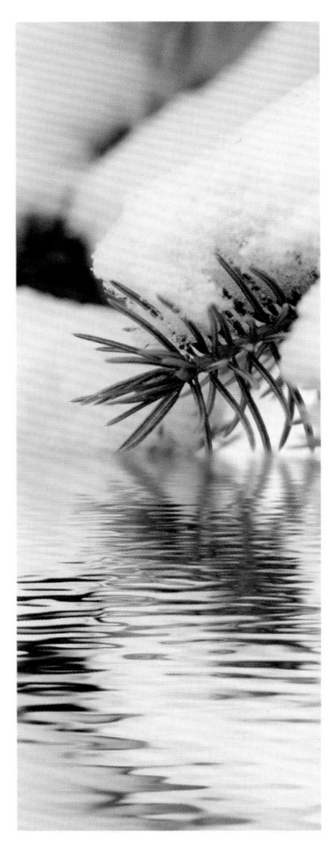

'섣달 납일(臘日, 동지로부터 세 번째 미일(未日))에 온 눈이 녹은 물'을 가리키는 것으로 성질은 냉하며 맛이 달고 독은 없습니다. '납설수(臘雪水)'는 대단히 차가운 물로 비가 내리면서 찬 기운을 만나 엉겨서 눈이 되었는데 이는 모서리가 여섯인 눈꽃이 하늘과 땅 사이의 정기(正氣)를 받은 것이라고 할 수 있습니다. 단지에 담아 응달에 묻어두고 사용하는데, 약을 달이면 약효가 배가되고 이 물로 담근 장(醬)으로 간을 낸 음식은 쉬지 않는다고 합니다. 이 물에 '곡종(穀種)'을 담갔다가 씨앗을 뿌리면 가뭄을 타지 않는 '풍년수(豊年水)'이고, 돗자리에 이 물을 뿌려 두면 파리, 벼룩, 빈대 등 물것이 생기지 않는 '살충수(殺蟲水)'이며, 이 물로 얼굴을 씻으면 살결이 희어지고 기미가 없어지는 '화장수(化粧水)'이고, 환약을 만들 때 반죽으로 사용하며 눈에는 핏발을 없애 주는 '안약수(眼藥水)'가 된다고 기록되어 있습니다. 책이나 옷에 바르면 좀이 먹지 않고 김장독에 넣으면 김장의 맛이 변하지 않아 오래 저장할 수 있다고 합니다. 당시에는 돌림 열병이나 술을 마신 뒤에 나는 열, 황달을 치료하는 등 여러 가지 독을 풀어 주는 데에 활용되었습니다.

02
입춘우수(立春雨水)

'음력 정월에 처음으로 내린 빗물'로 그릇에 받아 약을 달여 먹으면 양기를 위로 오르게 한다고 합니다. 이 물은 봄의 오르고 퍼지는 기운을 처음으로 받은 것이기에, 중기(中氣)가 부족하거나 청기(清氣)가 오르지 못하는 데에 먹는 약을 달일 때 사용할 수 있다고 기록되어 있습니다. 또한, 부부간에 각각 1잔씩 마시고 성생활을 하면 아들을 임신하는 효험이 있다고도 합니다.

03
박(雹)

'우박'은 간장의 맛이 좋지 않아졌을 때 1-2되를 받아 장독에 넣으면 장맛이 전과 같이 된다고 합니다.

04
하빙(夏氷)

'여름철 얼음'으로, 성미(性味)는 대단히 차고 달며 독이 없습니다. <식보(食譜)>에 '여름철에 얼음을 쓸 때 오직 얼음을 그릇 둘레에 놓아두어서 음식이 차지게 해야 한다. 그리고 얼음을 그냥 깨뜨려서 먹지 말아야 한다. 왜냐하면 먹을 때에는 잠깐 시원하지만, 오랫동안 있다가 병이 생기기 때문이다.' 라고 기록되어 있습니다. 또한 번열(煩熱)을 풀어주고, 더위를 가시게 하며, 소주 독을 풀어준다고 전합니다.

05
반천하수(半天河水)

'나무의 구새먹은 구멍과 왕대나무 그루터기에 고인 빗물'을 말하는 것으로 맛이 달며 독이 없습니다. 주로 참대울타리 위 끝이나 큰 나무의 구멍에 고인 빗물로 하늘에서 내려와 땅의 더럽고 흐린 것이 섞이지 않은 깨끗한 물이므로, 늙지 않게 하는 좋은 약을 만들 때 쓸 수 있다고 의서에 기록되어 있습니다. 옛날 중국 전설적인 명의 '편작(扁鵲)'에게 주어서 마시게 한 '상지(上池)의 물'이라고도 전합니다.

심병(心病)과 미친 병, 악독(嶽瀆)을 낫게 하는데, 정신이 얼떨떨하고 헛소리하는 증상도 치료하게 합니다. 예전에는 헌데와 하얘지는 머리를 씻기도 했다고 합니다.

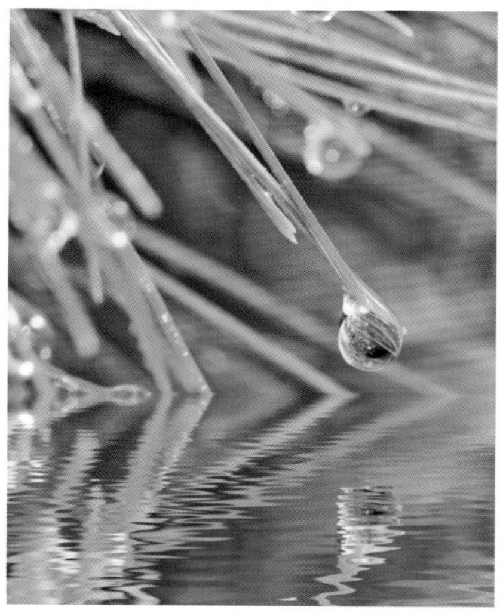

06
감란수(甘爛水)

‘많이 동댕이쳐 거품진 물’을 가리킵니다. 물을 1말 정도 큰 동이에 부은 다음 바가지로 그 물을 퍼 올렸다가 쏟고 퍼 올렸다가 쏟기를 하여, 물 위에 구슬 같은 거품방울이 5-6천개 정도 생길 때 떠서 쓰는 것으로 ‘백로수(百勞水)’라고도 합니다.

이 물은 조개껍데기를 달빛에 비추어 거기에 받은 물과 같은 것으로 맛이 달고, 성질이 따뜻하며, 부드럽기에 음식을 잘못 먹고 체하여 위로는 토하고 아래로는 설사를 하는 급성위장병 증상인 곽란(癨亂)’이나 치밀어 오르는 분돈증(奔豚證)을 치료한다고 전해오고 있습니다.

07
정화수(井華水)

‘새벽에 처음 길은 우물물’로, 성질은 평하고 맛은 달며 독이 없습니다. 하늘의 정기가 수면에 몰려 떠 있기 때문에 여기에 보음(補陰) 약을 넣고 달여서 오래 살게 하는 알약을 만들기도 합니다. 매일 이 물로 차를 달여 마시면 머리와 눈을 깨끗하게 씻는 데 아주 좋다고 전합니다. 또한, 몹시 놀라서 우리 몸의 구멍(9竅)에서 피가 나오는 것을 치료하고, 입에서 냄새가 나는 것도 없애주며, 얼굴빛도 좋아지게 하고, 눈에 생긴 군살과 예막도 없애며, 술을 마신 뒤에 생긴 열리(熱痢)도 다스린다고 기록되어 있습니다. 특히, 그릇에 담아서 술이나 식초에 담가두면 부패하지 않는다고 합니다.

08
온천(溫泉)

‘더운 샘물’로 온천 밑에는 유황이 있기에 성질이 열하고 약간의 독이 있어 마시지는 말아야 합니다. 한의학에서 유황은 여러 가지 헌데를 치료할 수 있으므로 온천물도 여러 가지 풍증이나 냉증을 치료하는 데 아주 훌륭합니다. 예로부터 피부의 감각이 벗어지고 손발을 잘 쓰지 못하는 증상이나 문둥병, 옴, 버짐 등이 있을 때 이 물에 목욕하여 왔습니다.

09
지장수(地漿水)

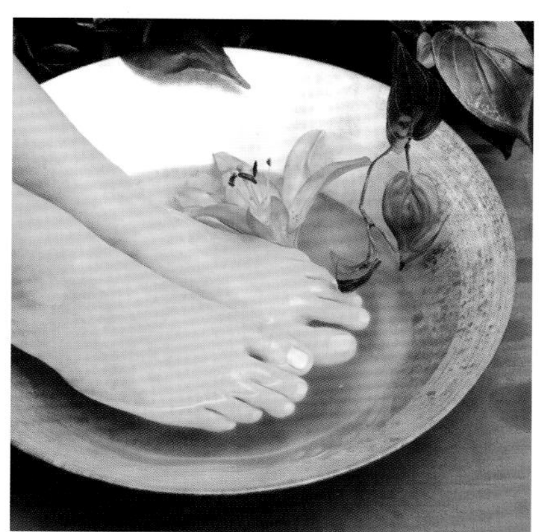

'지장수(地漿水)'는 '누런 황톳물'로 성질이 차고 독이 없습니다. 선인들은 누런 흙이 있는 땅에 구덩이를 파고 그 속에 물을 붓고 흐리게 휘저은 다음, 조금 있다가 윗물을 떠서 마셔 왔습니다. 여러 가지 중독도 푸는 데 이용되어왔는데 특히, 독버섯을 먹어 생명이 위험할 때에 효과가 있다고 기록하고 있습니다. 또한, '토사곽란(吐瀉癨亂 음식을 잘못 먹고 체하여 위로는 토하고 아래로는 설사를 하는 급성 위장병)' 증상이나 더위 먹은 것도 치료한다고 전합니다.

10
백비탕(白沸湯)

'뜨겁게 끓인 물(열탕 熱湯)'로 귀신 들어 죽을 것같은 때와 곽란(癨亂)으로 쥐가 일어나는 데 사용되었다고 합니다. 또한, 양기(陽氣)를 도와주고 경락을 통하게 하므로 냉비(冷痺)증에 다리와 무릎까지 담그고 땀을 내면 효과가 좋다고 전합니다. 열탕(熱湯)은 백여 번 끓어오르게 끓여야 한다고 합니다.

11
생숙탕(生熟湯)

'끓인 물 반 사발과 새로 길어온 찬물 반 사발을 섞은 것'으로 맛은 짜고 독이 없습니다. 여기에 소금을 타서 1-2되 마시면 음식에 체한 것과 독이 있는 음식을 먹어서 '곽란(癨亂)'이 나려하는 것도 토하게 하고 낫게 한다고 합니다. 술에 몹시 취했거나 과실을 많이 먹었을 때 그 물에 몸을 담그고 있으면 물에서 술 냄새나 과실 냄새가 나기도 합니다.

12
장수(漿水)

'좁쌀죽 웃물'로 성질은 약간 따뜻하고 맛은 달면서 시고 독이 없습니다. 새로 좁쌀죽을 쑤어서 시어지게 한 것이 좋다고 기록하고 있습니다. 답답한 증상과 갈증을 풀어주고, 식체를 소화시키며, 곽란이나 설사, 이질을 낫게 하며, 지나치게 졸리는 것을 없애주기도 합니다.

당시에 북쪽 지방에서는 여름에 더위 먹는 것을 막으려 이것을 우물 속에 넣어 얼음같이 차갑게 해서 마시기도 하였다고 전합니다.

13
장류수(長流水)

멀리서 흘러내리는 물로 '천리수(千里水)'로서, 서쪽에서 흘러 내려오면 '동류수(東流水)'라고 합니다. 흘러내리면서 많은 구멍과 웅덩이를 지나왔기 때문에 손발 끝에 생긴 병에 쓰는 약과 대소변을 잘 나오게 하는 약을 달이는 데 쓰였다고 기록되어 있습니다. 또한, 사기(邪氣)와 더러운 것을 확 씻어 버릴 수도 있고, 헌것을 없앨 수도 있으며, 주로 수족사지 말단의 병을 다스리고, 대소변을 잘 통하게 해준다고 전합니다. 하지만, 여름과 가을비가 많이 내린 뒤의 강물에는 산골짜기에서 떠내려 온 벌레나 뱀독이 들어 있을 수 있어 이것을 사람이나 짐승이 먹으면 죽을 수도 있으니 주의해야 합니다.

14
한천수(寒泉水)

'우물물'로 성질이 평하고 맛은 달며 독이 없습니다. 찬 샘물인 좋은 우물물을 새로 길어다가 독에 붓지 않은 것을 말하며, 맑고 아무것도 섞이지 않았기 때문에 약을 달일 수 있습니다.

당뇨병이나 열성이질, 열림(熱淋)을 치료하며, 옻으로 생긴 헌데도 씻고 대소변을 잘 나가게도 합니다. 또한, 조피 열매에 중독된 것을 잘 풀어주며, 목에 물고기 뼈가 걸린 것을 내려가게 한다고 합니다.

15
국화수(菊花水)

'국화 밑에서 나는 물'로 성질은 따뜻하고 맛은 달며 독이 없습니다. 풍비(風痹)증과 어지럼증, 풍증을 치료하며, 쇠약한 것을 보하고 얼굴빛을 좋아지게 하므로 오랫동안 먹으면 늙지 않고 오래 살 수 있다고 기록되어 있습니다.

16
추로수(秋露水)

'가을철 이슬'을 말하는 데, 성질은 평하며, 맛이 달고 독이 없습니다. 아침 해가 뜨기 전에 이슬을 쟁반에 받아먹으면, 오랫동안 살 수 있고 배도 고프지 않다고 합니다.

가을 이슬은 걷어 들이고 숙살(肅殺)의 성질이 있기 때문에, 헌것을 없애는 약을 달이거나 문둥병, 옴, 버짐에 이용되며 여러 가지 충을 죽이는 데 약을 개서 붙이는 데 사용 할 있습니다. 당뇨를 낫게 하고, 몸을 가벼워지게 하며, 배가 고프지 않게 하며 또한 살빛을 윤택하게 한다고 전합니다.

백 가지의 풀 끝에 맺힌 이슬은 여러 가지 병을 치료하며, 백 가지 꽃 위의 이슬은 얼굴빛을 좋아지게 하고, 측백나무 잎 위의 이슬은 눈을 밝아지게 한다고도 기록되어 있습니다.

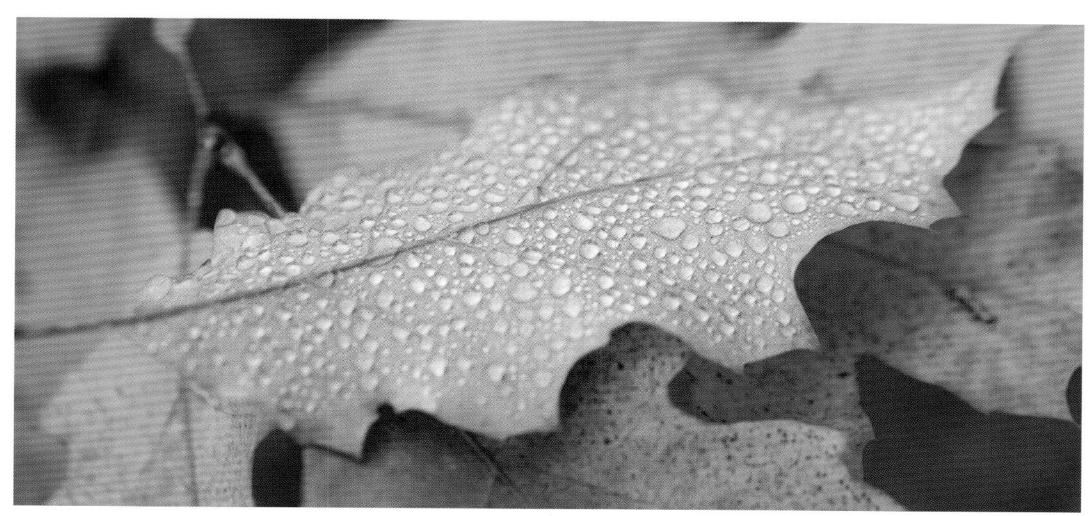

17
동상(冬霜)

'겨울철에 내린 서리'로, 성질이 차고 독이 없습니다. 술 때문에 생긴 열이나 얼굴이 벌겋게 되는 것, 코막힘 등에 사용되었습니다. 여름에 돋은 땀띠가 낫지 않고 벌겋게 진문 것은 진주조개 껍질 가루를 겨울철에 내린 서리에 개서 붙이면 곧 낫는다고 기록되어 있습니다. 해 뜰 무렵에 닭의 깃으로 서리를 쓸어 모아서 사기그릇에 담아두면 오랫동안 썩지 않고 둘 수 있다고 합니다.

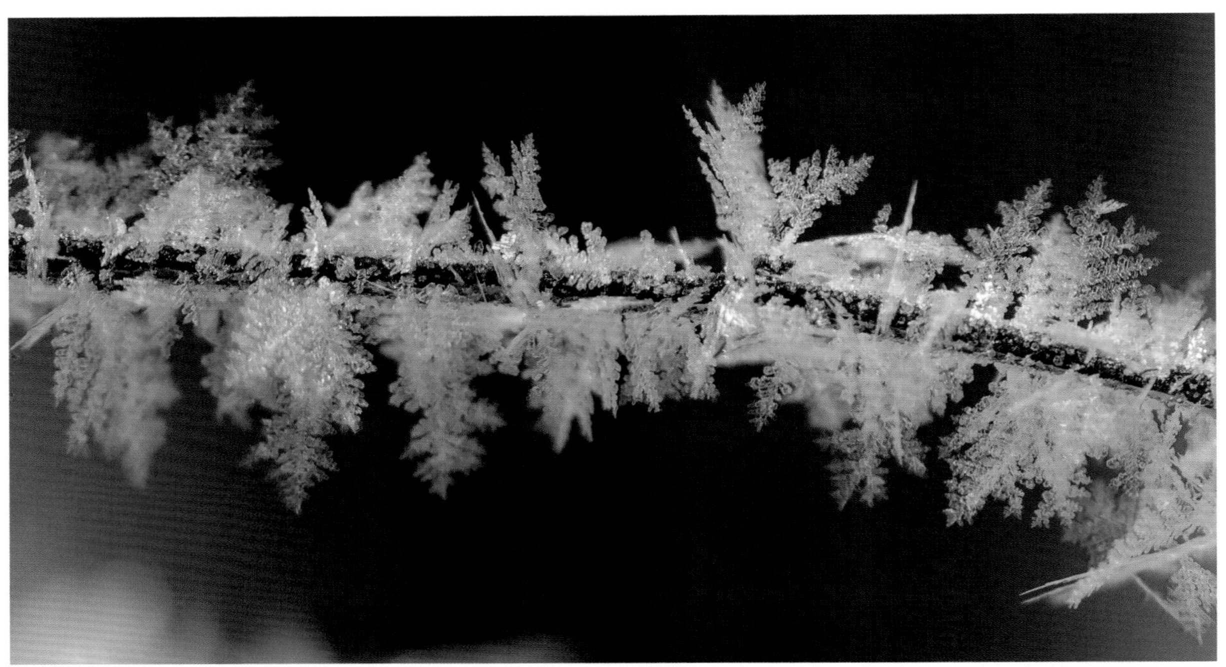

18
방제수(方諸水)

'조개껍질을 밝은 달빛에 비추어서 그것으로 받은 물'로 성질은 차고 맛이 달며 독이 없습니다. '방제(方諸)'라는 것은 큰 조개를 말하는데, 그 조개껍질에 밝은 달빛을 비추어서 2-3홉 받은 물로 눈을 씻으면 눈이 밝아지고, 마음을 안정시키며 어린이의 열과 번갈증을 낫게 한다고 전합니다.

19
매우수(梅雨水)

'매화 열매가 누렇게 될 때(음력 5월)에 내린 빗물'로, 성질은 차고 맛이 달며 독이 없다고 전합니다. 이것으로 헌데와 옴을 씻으면 흠집이 생기지 않고 옷의 때를 없애는 것이 잿물과 같다고 합니다.

20
옥류수(屋流水)

'볏짚 지붕에서 흘러내린 물'로, 지붕에 물을 끼얹고 처마로 흘러내리는 것을 받아쓰기도 합니다. 물을 처마의 흙이 젖도록 끼얹은 다음 그 흙을 걷어서 미친개한테 물려서 생긴 헌데(犬咬瘡)에 붙이면 곧 낫는다고 전합니다. 하지만, 이렇게 한 흙은 독이 심하므로 잘못 먹게 되면 반드시 악창(惡瘡)이 생기므로 주의해야 합니다.

21
모옥누수(茅屋漏水)

'초가집 이엉에서 흘러내린 물'로, 운모독(雲母毒)을 풀기 때문에 운모를 법제할 때에 사용되었다고 합니다.

22
옥정수(玉井水)

'산골짜기의 옥이 있는 곳에서 나오는 샘물'로 성질은 평하고 맛이 달며 독이 없습니다. 오랫동안 먹으면 몸이 윤택해지고 머리털이 희어지지 않는다고 합니다.

23
벽해수(碧海水)

'짠 바닷물'로 성질은 약간 따뜻하고 맛이 짜서 독이 약간 있습니다. 넓은 바다의 빛이 퍼런 물로 끓여서 목욕하면 풍으로 가려운 것(風瘙)과 옴이 낫는다고 합니다. 1홉을 마시면 토하고 설사한 다음 식체로 배가 불러 오르고 그득하던 것이 낫는다고도 기록되어 있습니다.

24
역류수(逆流水)

'거슬러 돌아 흐르는 물'로 도류수(倒流水)라고도 합니다. 천천히 휘돌아 흐르는 물로 거슬러 흐르는 성질이 있기 때문에 여기에 담음을 토하게 하는 약을 타서 사용한다고 합니다.

25
순류수(順流水)

'순하게 흐르는 물'로 성질이 순하고 아래로 흐르기 때문에 하초와 허리, 무릎의 병을 치료하는 데 사용합니다. 대소변을 잘 나가게 하는 약을 달이는 데도 쓰이기도 한다고 전하고 있습니다.

26
급류수(急流水)

'빨리 흐르는 여울물'을 말하며 아래로 빨리 흐르는 성질이 있기 때문에 대소변을 잘 나가게 하는 약이나 정강이 아래에 생긴 풍증을 치료하는 약을 달이는 데 사용되었다고 전합니다.

27
냉천(冷泉)

물밑에 백반이 있어 '맛이 떫은 찬 물'로 민간에서는 '초수(椒水)'라고도 합니다. 편두통이 있을 때나, 등골이 싸늘할 때, 화가 속으로 몰리면서 오한이 날 때 이 물에 목욕하면 곧 낫는다고 전합니다.

28
요수(潦水)

'산골에 고인 빗물'로 '무근수(無根水)'라고도 합니다. 사람의 발길이 닿지 않은 산골짜기 구덩이 속의 빗물로 흐르지 않고 흙 기운이 들어 있기 때문에 비위(脾胃)를 고르게 하여 음식을 잘 먹게 하고 중초의 기운을 보하는 약을 달이는 데 쓸 수 있습니다.

29
마비탕(麻沸湯)

'생삼을 삶은 물'로 주로 당뇨에 사용됩니다. 그 냄새가 약하여 허열을 내리기도 합니다.

30
조사탕(繰絲湯)

'누에고치를 삶은 물'로 회충을 없애는 데 사용합니다. 이것은 고치를 삶은 물이 벌레를 죽이기 때문입니다. 주로 당뇨나 입이 마르는 데 사용한다고 기록되어 있습니다. 끓여서 마시거나 고치 껍질이나 명주실을 다려서 마셔도 효과가 있다고 전합니다.

31
증기수(甑氣水)

'밥을 찌는 시루 뚜껑에 맺힌 물'로 머리를 감으면 머리털이 길어지고 빽빽하게 나오며 거멓게 되고 윤기가 돌기도 합니다.

32
동기상한(銅器上汗)

'구리그릇 뚜껑에 맺힌 물'로 이 물이 떨어진 음식을 먹으면 악창(惡瘡)과 내저(內疽)가 생기게 되니 주의해야 합니다.

33
취탕(炊湯)

'묵은 숭늉'으로 하룻밤 묵은 것으로 얼굴을 씻으면 윤기가 없어지고 몸을 씻으면 버짐이 생기게 된다고 전하고 있습니다.

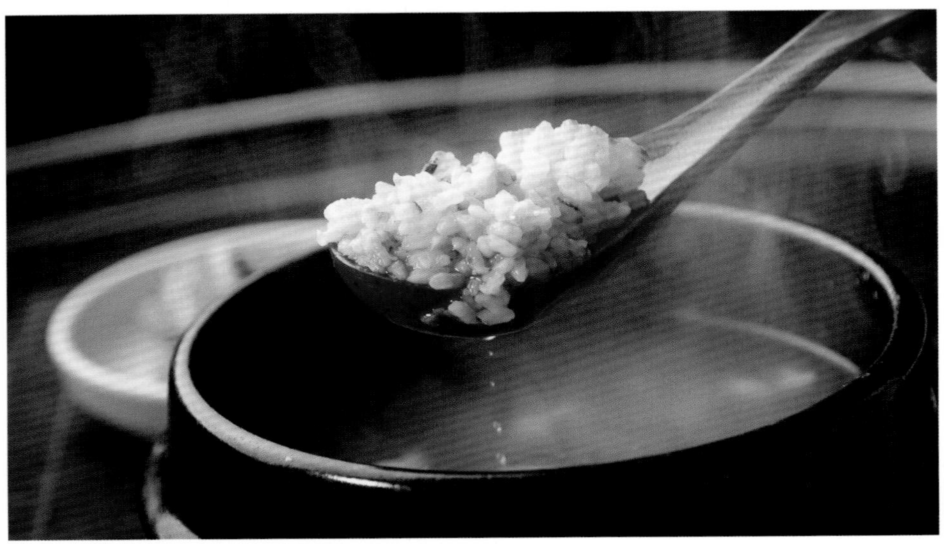

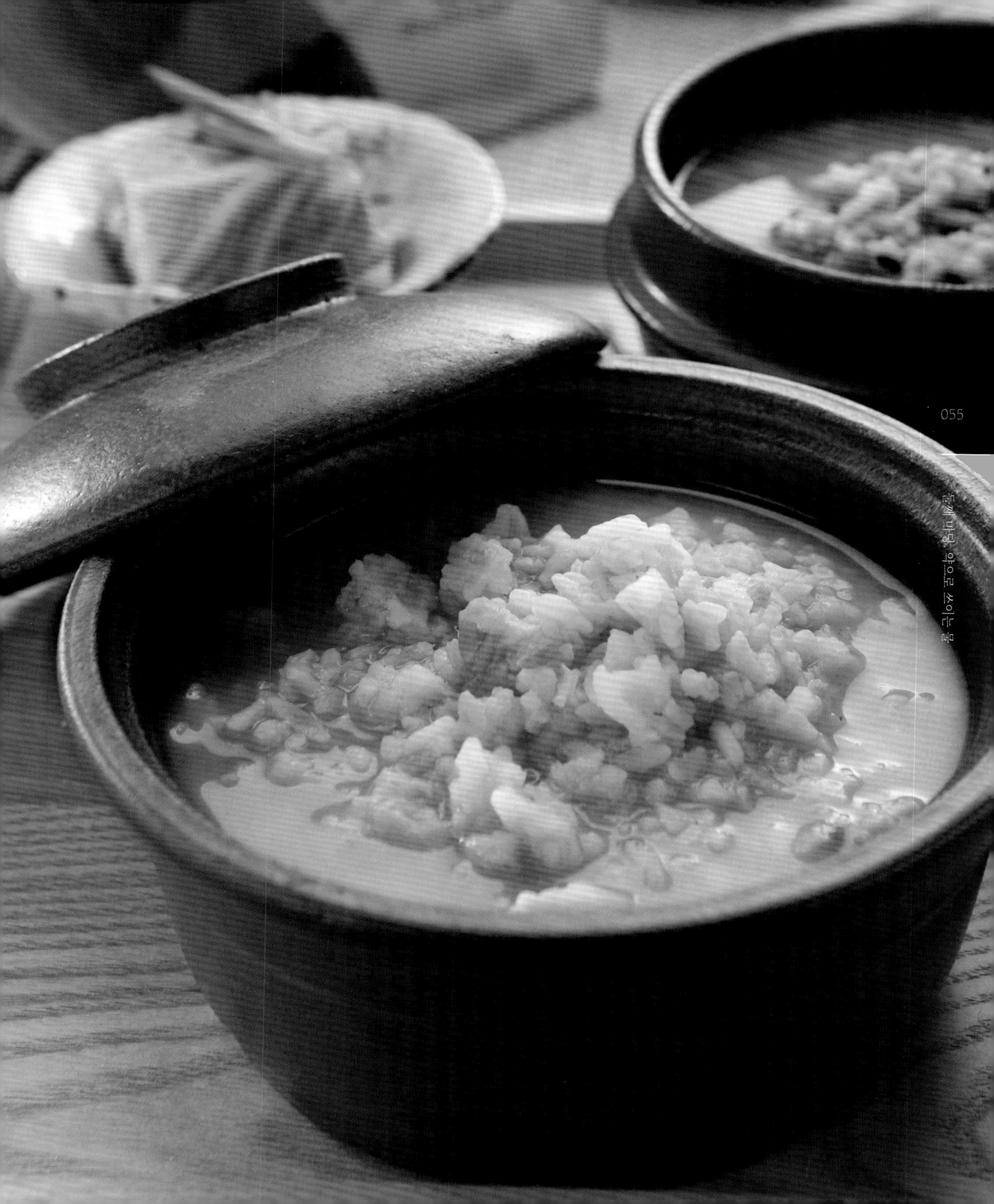

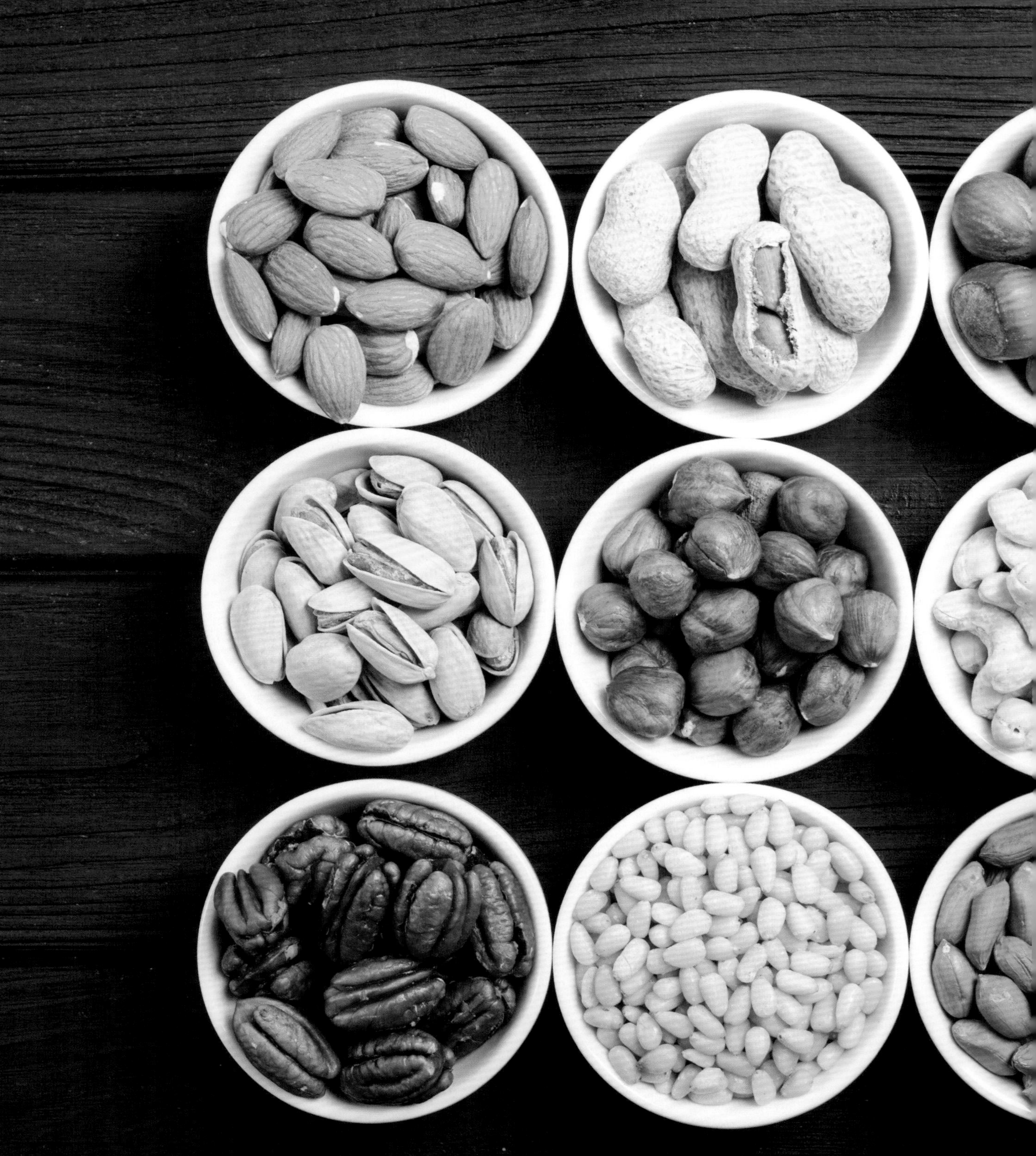

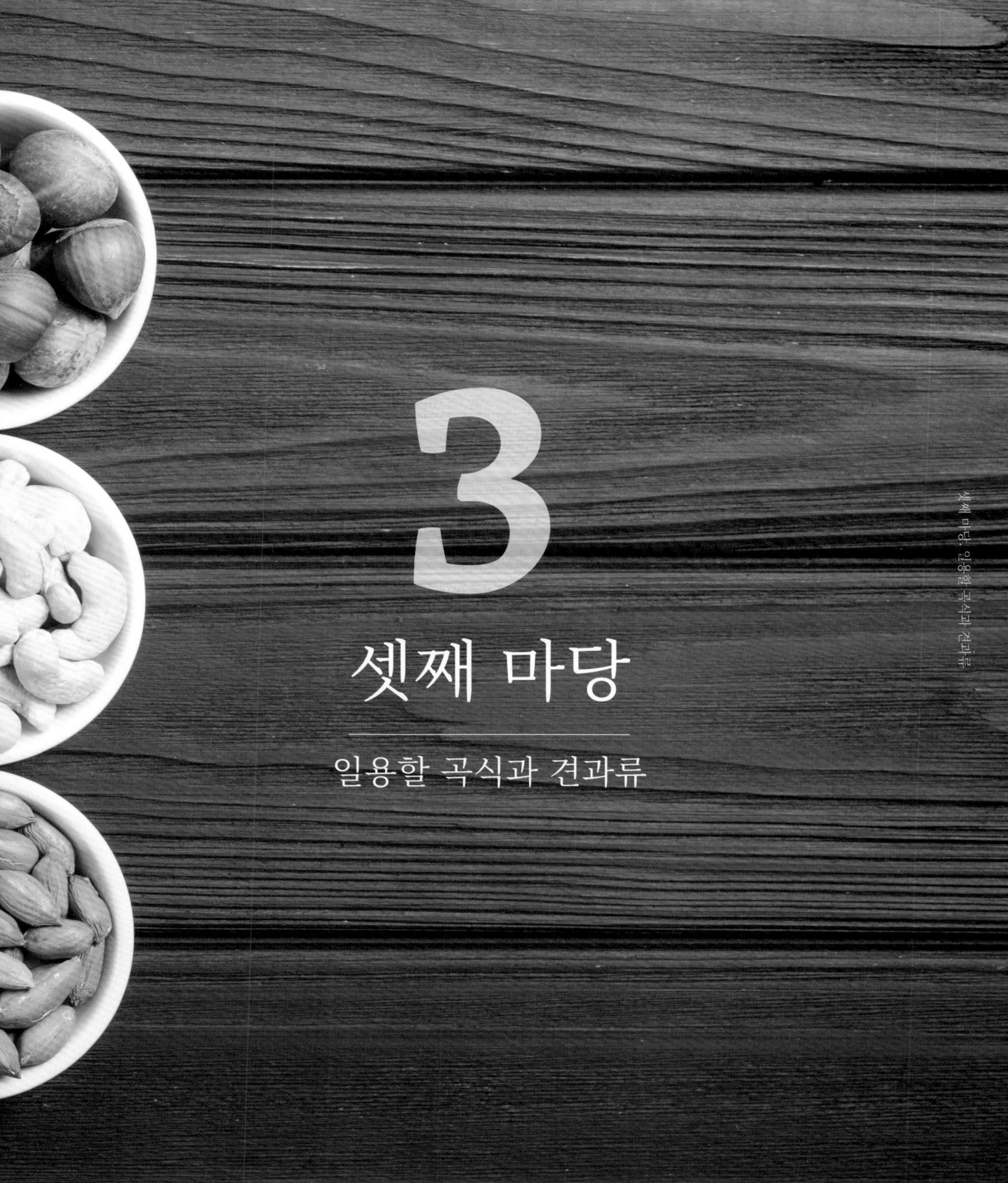

3

셋째 마당

일용할 곡식과 견과류

우리나라 사람들이 주식으로 먹고 있는 음식은 주로 곡식으로, 한의학의 기본 키워드 '정(精)'과 '기(氣)'에 모두 쌀 '미(米)'자가 포함된 이유와 일맥상통합니다. 따라서 <동의보감> 「곡부(穀部)」에 '자연계에서 사람의 생명을 유지하게 하는 것은 오직 곡식뿐이다.'라고 전하고 있습니다. 특히, 우리 땅에서 나는 곡식은 우리 흙의 기운을 받고 자라기 때문에 치우치는 기운 없이 고르고 맛이 담담하면서 달달합니다. 또한, 성질이 평하고 고르며 보(補)하는 것이 세고, 배설이 잘 되기 때문에 오랫동안 먹어도 질리지 않습니다. 이러한 이로움 때문에 한의서에서 '곡류는 사람이 살아가는 동안 건강에 대단히 좋은 것임은 틀림없다.'고 강조하고 있습니다.

옛 선인들은 일 년 열두 달 무사태평하고 부스럼, 뾰루지 하나 나지 않기를 바라는 마음에서 호두나 은행, 땅콩 등과 같은 견과류의 부럼먹기 풍습을 행해왔습니다. <동의보감>에 견과류 중 특히 호두는 '살찌게 하고, 몸을 튼튼하게 하며, 피부를 윤택하게 하고, 머리카락을 검게 하며, 기혈을 보하고, (현대의학에서 내분비샘에 해당하는) 명문(命門)을 보한다.'고 전하고 있습니다. 견과류에 함유된 '불포화지방산'과 '비타민 E(토코페롤 tocopherol)'는 뇌세포 막을 튼튼하게 도와주어 뇌를 튼튼하게 합니다. 또한, 견과류의 지질은 불포화지방으로 인체에 유해한 저밀도콜레스테롤인 'LDL' 수치를 낮춰주면서 인체에 유익한 고밀도콜레스테롤 'HDL' 수치는 높여주는 역할을 합니다. 따라서 순환기에서 발생하는 심혈관질환뿐 아니라 암 발생을 예방하여준다고 보고되어 왔습니다.

특히, '비타민 E(토코페롤 tocopherol)'의 항산화 기능은 주로 세포막에서 작용합니다. 세포막은 세포 내에서 만들어진 활성산소에 의해 쉽게 산화되어 세포에 안 좋은 영향을 미치게 됩니다. 그래서 활성산소는 세포 파괴를 유발하는 노화의 주범으로 알려져 있는데 '비타민 E(토코페롤 tocopherol)'는 이 활성산소를 제거함으로써 세포를 보호하고 노화 지연에 도움을 주는 것입니다. 또한, '비타민 E(토코페롤 tocopherol)'는 뇌의 신경전달물질인 '카테콜아민(catecholamine)' 수치를 높이고 산화적 손상을 예방하여 뇌 건강에 탁월한 효험을 보일 수 있습니다. 이러한 효능 덕분에 알츠하이머 질환의 진행을 늦추거나 간질 어린이 환자의 발작을 억제해주기도 합니다. 또한, 포도당이 풍부한 곡류는 두뇌 세포의 에너지원으로 작용하여 두뇌활동에 활력을 줍니다. 뿐만 아니라, '콜린(choline)'과 '오메가-3'가 풍부하며, 단단한 견과류를 많이 씹게 되면 뇌에 혈류량이 증가하여 두뇌발달과 활성화에 훌륭한 약효가 됩니다. 이처럼, 우리 땅에서 제철에 나는 모든 음식은 버릴 것이 없으며 우리 몸에 약이 되므로 일상생활 속에서 많이 활용하시기 바랍니다.

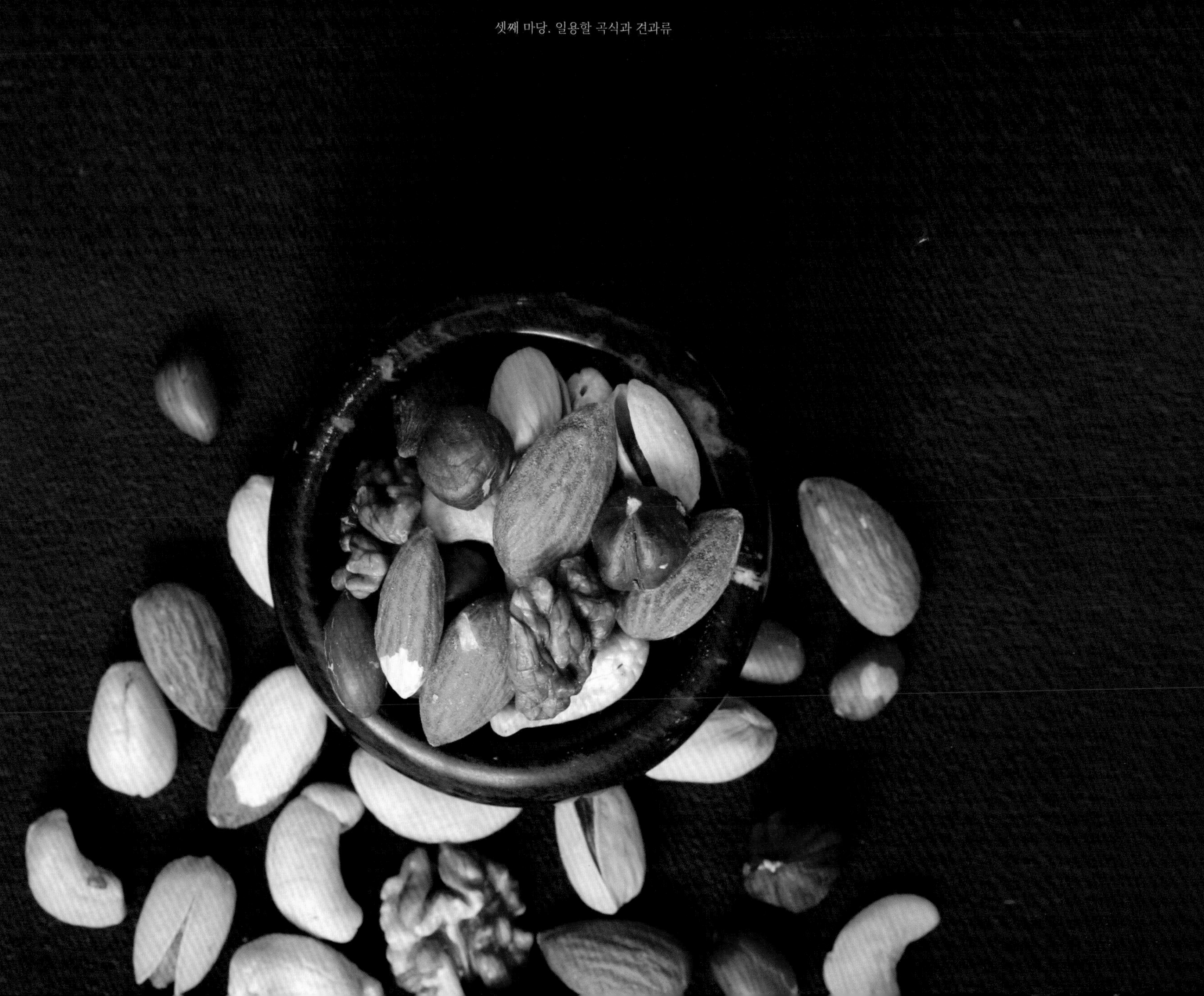

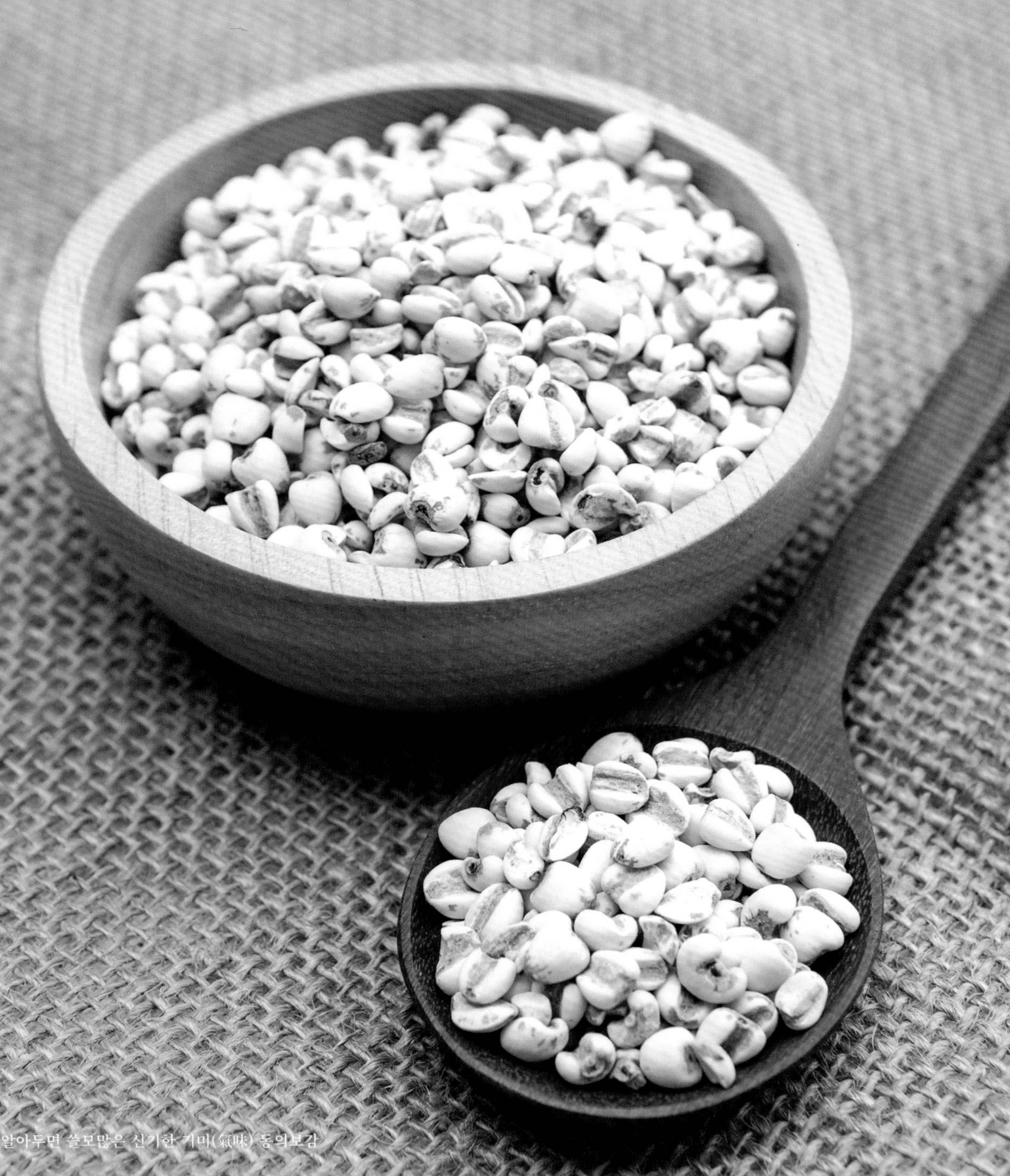

01
몸을 가볍게 하는 율무

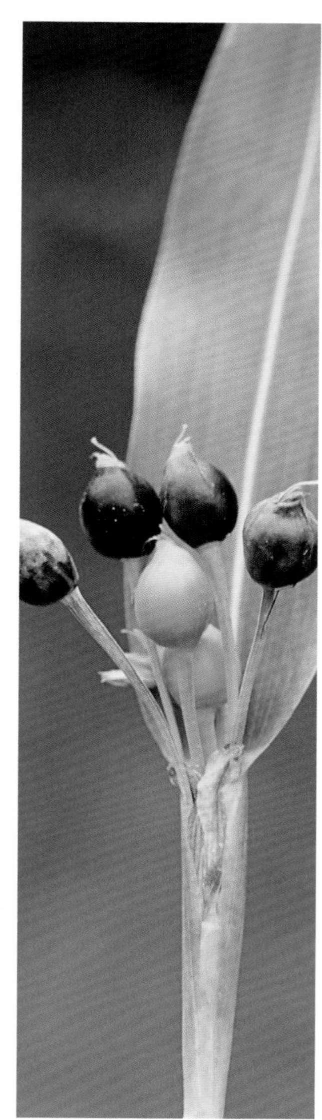

서양에서 율무는 모양이 성경에 나오는 '욥(Job)'을 연상시킨다고 하여 '욥의 눈물(Job's tears)'이라고 불립니다. 성경에서 '욥(Job)'은 하느님이 내린 고난과 시련들을 극복하느라 많은 눈물을 흘렸는데 율무도 인체의 고통과 염증을 해결해주는 효능을 보이므로 이렇게 명칭 되었을 것이라 생각됩니다.

한의학에서는 한약재 이름은 '의이인(薏苡仁)'이라 부르고 있습니다. <동의보감>에 따르면 소화기계 비위(脾胃)를 건강하게 하여 체내에 쌓인 불필요한 찌꺼기인 '습(濕)'을 없애주는 역할을 한다고 합니다. 따라서 비위가 허약하여 팔다리에 힘이 빠지고 설사를 자주 하는 사람에게 도움이 될 뿐 아니라, 신장기능이 약하여 습기로 인해 저리고 아프거나 근육경련이 있는 경우에 근육을 부드럽게 하고 경련을 완화해주는 데에 많이 활용되어 왔습니다.

또한, <동의보감>에 '의이인(薏苡仁)의 성질은 약간 차고 독이 없으며 달아서(味甘: 미감) 폐옹위(肺癰痿)와 구련(拘攣) 따위를 다스린다.'고 합니다. 이는 이뇨(利尿)기능을 활성화하여 열을 내려주고 농(膿)을 배출 시켜주는 작용도 해주기 때문입니다. 그러므로 폐와 장에 염증이 있는 경우에도 활용되며, 급만성 맹장염의 치료에도 응용되어 왔습니다. 뿐만 아니라, 비정상적인 발달을 억제해주는 효능이 있어서 여드름이나 기미, 주근깨, 물사마귀 등과 같은 피부질환에도 훌륭한 약재가 될 수 있습니다.

율무는 효소의 기능도 강해서 세포에 활력을 주면서 노폐물을 체외로 배출 시켜주고, 염증으로 인해 쑤시고 아프며 관절이 부었을 때 효과가 탁월합니다. 진통과 소염작용 뿐만 아니라, 칼로리가 높아 체력을 증진해야 하는 노인이나 허약자에게 활용해 보면 우수한 약효를 보실 수 있습니다. 율무 속에 함유된 '벤족사지노이드(benzoxazinoid)' 성분은 항염작용을 하며 비만세포에서 나오는 '히스타민(histamine)'을 억제해주어 알레르기 예방에도 탁월한 효과를 더해줍니다. 보통 소변을 잘 나오게 하는 약들은 인체의 '진액(津液)'을 손상하는 경우가 많지만, 율무는 별다른 부작용이 없어 약차로도 우수한 효능이 있습니다.

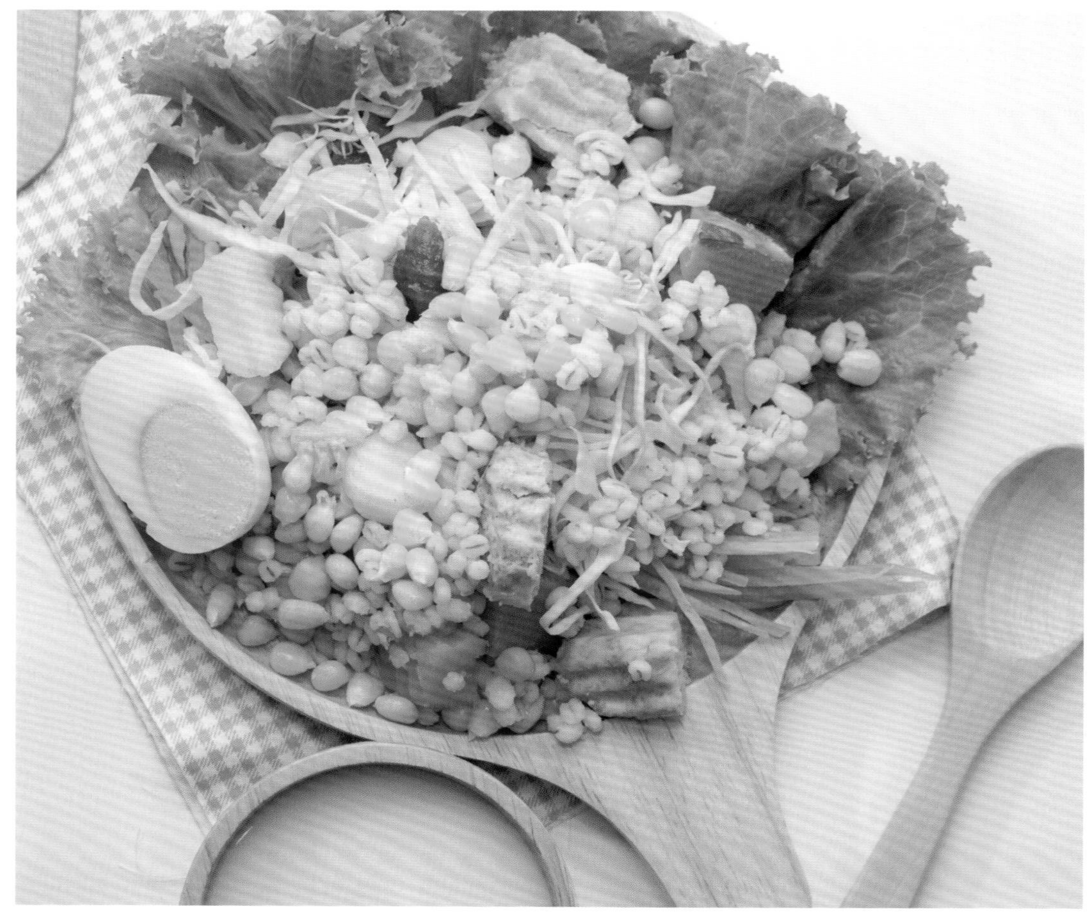

특히, '덱스트린(dextrin)'이라는 성분이 장 연동을 활성화 해주어 속이 더부룩하거나 소화가 안 될 때 그리고 변비를 해소하는 데 도움이 됩니다. 게다가, 위장을 튼튼하게 하는 약효가 있어서 위장의 열로 인한 구취(口臭)에 활용해보면 효과를 얻을 수 있습니다.

예전에 부인들이 화병으로 인해 잘 붓는 경우 억울 심리를 진정시키려고도 사용했다고 합니다. 율무가 부인과 계통의 호르몬 기능을 강화할 뿐 아니라, 체내 노폐물을 없애주기 때문에 스트레스 완화에 효과가 있습니다. 특히, 체내의 수분이 제대로 대사가 되지 못하고 비만해지기 쉬운 태음인 체질에 활용하면 약효가 아주 훌륭합니다. 뿐만 아니라, 감기에 잘 걸리고 호흡기가 약한 경우도 평소에 자주 먹으면 체질을 개선할 수 있으므로 꾸준하게 섭취하길 권해드립니다.

또한, 다른 곡류에 비해 단백질이나 지질이 많은 편이고, 탄수화물의 대부분은 녹말 성분으로 찰기가 많습니다. 따라서 면역력을 키우는 대표적 음식으로 옛날부터 '율무를 먹여 키운 말들은 몸이 날렵하고 강해서 병이 들지 않고 하루에 천 리를 달려도 피로를 모른다.'고 전하고 있습니다. 예를 들면, 선천적으로 비습(肥濕)한 태음인 체질들이 오래도록 먹으면 신진대사가 활발해져서, 몸속 노폐물을 배출 시켜주어 몸이 새처럼 가벼워지므로 살이 찐 사람들에게는 좋은 보약이 될 수 있습니다.

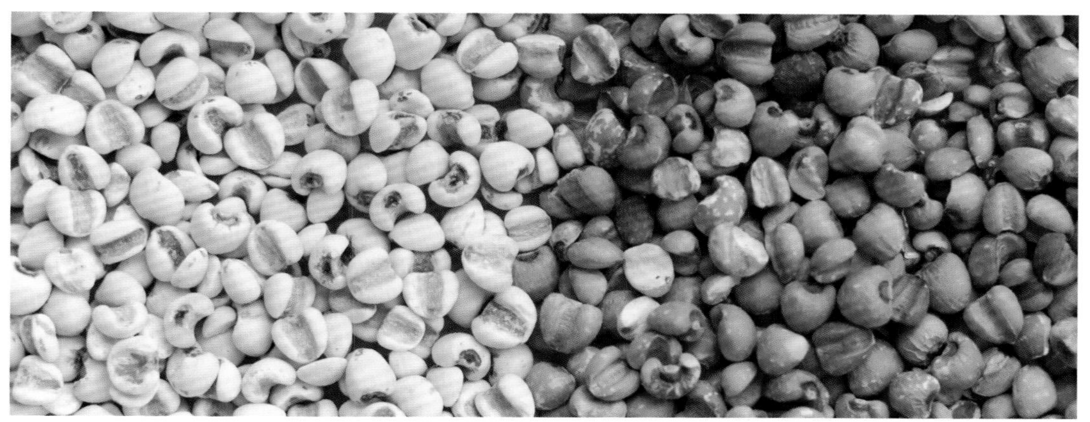

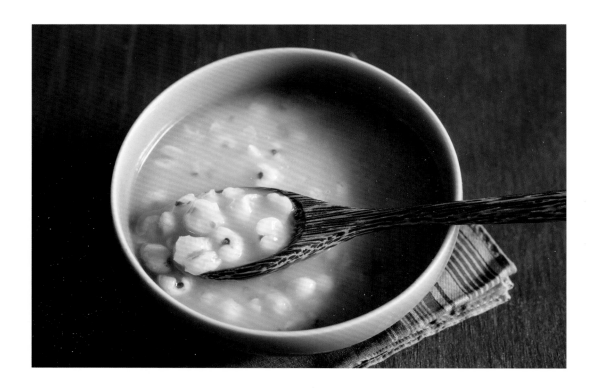

최근에는 체내에 쌓인 나쁜 콜레스테롤을 감소시키고 인슐린 분비를 촉진해준다는 연구도 보고되었습니다. 율무에는 '알리신(allicin)'이라는 성분이 함유되어있어 혈관에 쌓인 혈전을 제거해주어 뇌졸중과 같은 혈관성 질환을 예방하는데 도움이 됩니다. 따라서 혈액을 맑게 할 뿐 아니라, 혈액순환을 도와주므로 혈압을 안정 시켜주고 혈당을 낮춰주므로 고혈압이나 당뇨 환자들에게 효과적입니다. 또한, 동맥경화와 심장병을 예방해주고 대사질환과 성인병 예방에 도움이 되기도 합니다.

간 기능을 활성화해주므로 간의 해독능력을 높여주며, 몸을 편안하게 안정 시켜주어 수면유도 효과를 가져와 불면증 개선에도 좋은 효과를 보여줄 수 있습니다. 또한, '칼슘' 성분도 풍부하게 함유되어있어 골다공증 예방뿐 아니라 뼈 건강에도 좋은 효능을 가져다줍니다.

특히, '비타민 E'와 '단백질'이 현미보다 2배 이상 풍부하게 함유되어 있으며, '루테인(lutein)' 성분도 들어있어 눈 건강에 많이 도움을 주어 시력을 보호해줍니다. '엽산(folic acid)' 성분은 산모의 양수막을 튼튼하게 하여 태아 건강을 지켜주기도 하며, 강력한 항산화 물질인 '코익세놀라이드(coixenolide)' 성분은 암대사 과정에 관여하는 'cox-2'라는 효소를 억제 시켜 암세포의 생성과 증식을 억제해서 암 예방에도 효과가 있다고 보고되었습니다. 이 외에도 식이섬유와 '칼륨, 철분, 비타민, 칼슘' 등 다양한 영양소를 함유하고 있어서 다이어트 시 부족한 영양분을 보충해줄 뿐 아니라, 식사량을 조절하는데도 좋은 효과를 보여줍니다.

하지만, 성질이 서늘하여(涼) 임신 중에는 주의해야 합니다. 율무에는 여성호르몬이 많이 함유되어 유즙의 생성을 도와주지만 찬 성질로 인해서 태아가 잘 자라지 못하기 때문입니다. 또한, 비위(脾胃)가 약하거나 배가 찬 사람들에게는 소화불량을 초래하며, 땀이 적게 나며, 변보기가 곤란한 사람에게도 적합하지 않으니 주의하시기 바랍니다.

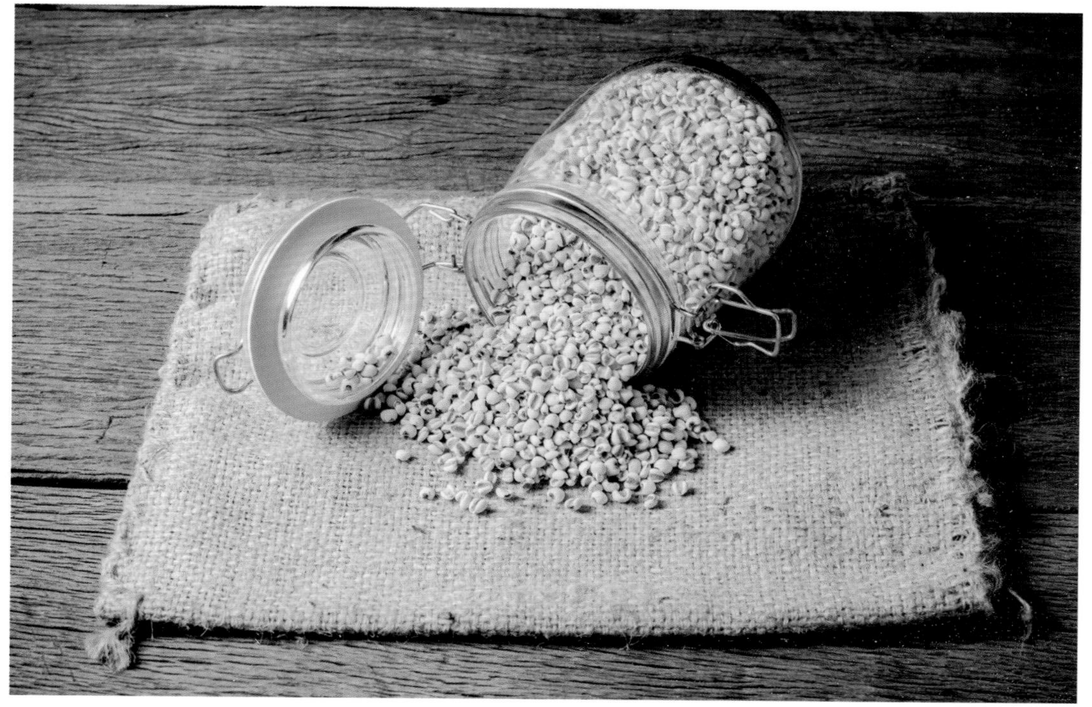

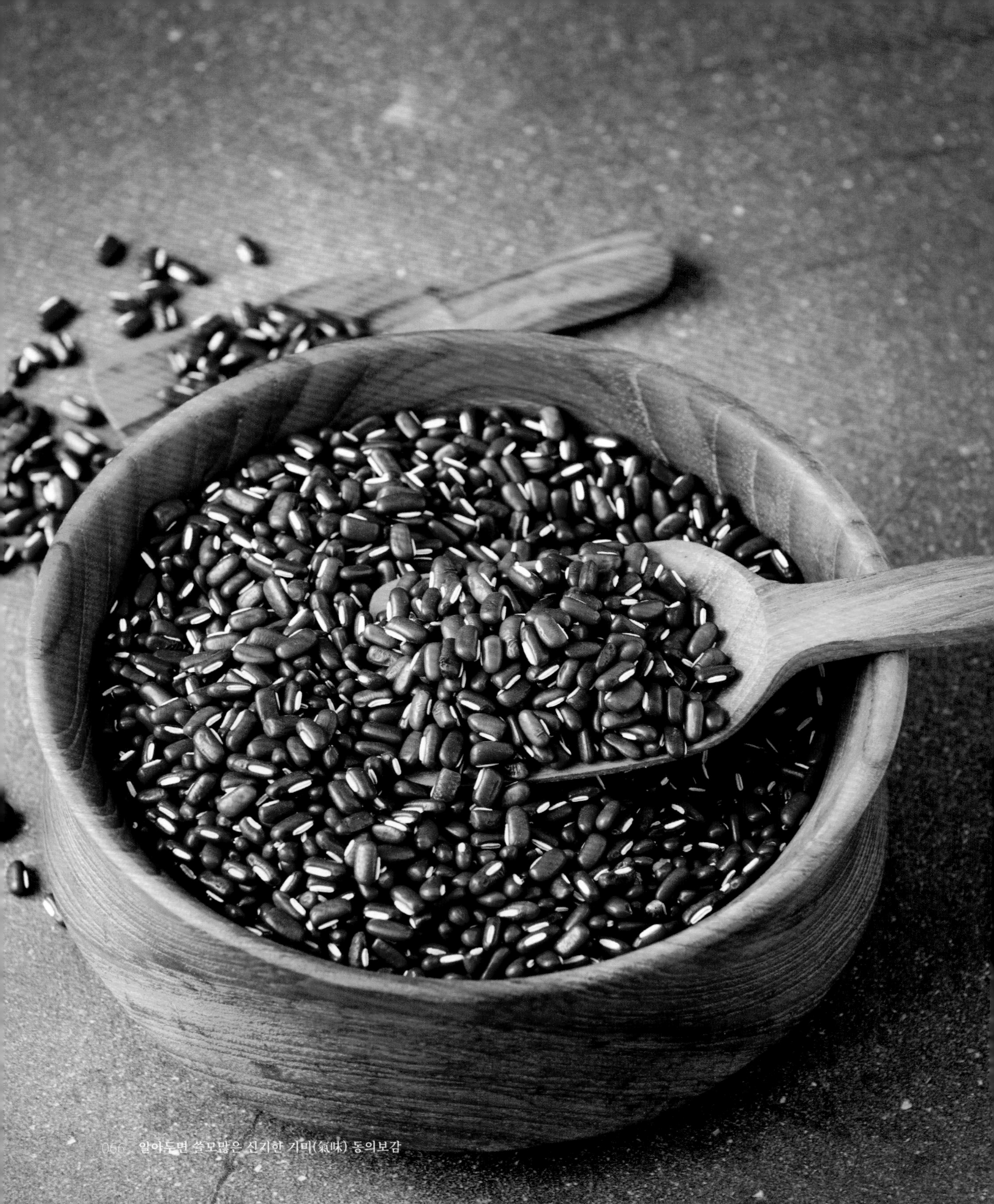

02
심장의 곡식, 붉은 팥

팥이 붉은색(陽)을 띠고 있어서 동양에서는 예로부터 액운을 피하거나 잡귀를 쫓는다고 믿어 왔습니다. 불가(佛家)에서도 팥죽을 대중들에게 공양(供養)하는 것을 보면 마구니(마귀)를 멀리 쫓을 수 있고 마음의 사악함을 씻어낼 수 있다고 믿었던 것 같습니다.

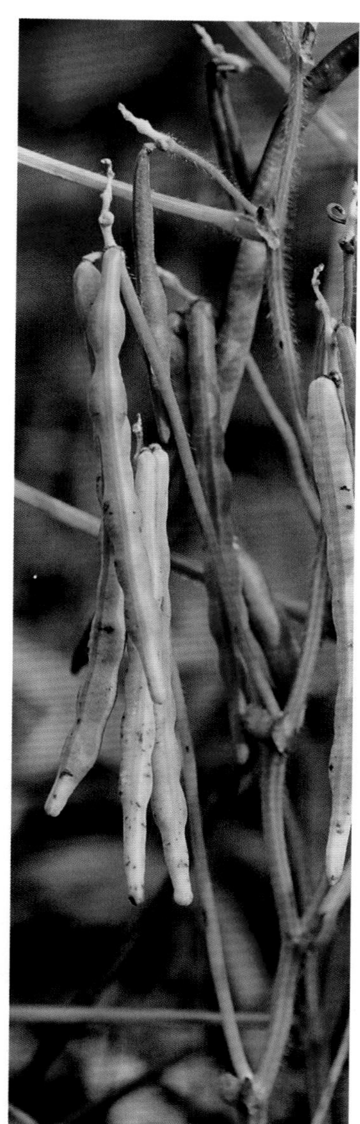

<동의보감>에서는 '성질이 평하고 달면서 시고 독이 없다.'고 전합니다. '적소두(赤小豆)', '홍두(紅豆)'라 부르며, 이뇨작용이 뛰어난 약재로 밀에 중독된 것(小麥毒)을 풀어주는 효과가 있습니다. <본초강목>에 팥은 '작지만, 붉은색을 띠고 있어 심장(心臟)의 곡식으로 아래로 내려가려는 성질로 말미암아 소장(小腸)을 통하여 음분(陰分)으로 들어가 형체가 있는 질병을 치료할 수 있다.'고 기록하고 있습니다. 따라서 '진액을 움직여 소변을 잘 보게 하고, 창만(脹滿)과 종기를 없애주며, 구토를 그치게 하고, 이질 설사를 치료하며, 술병을 풀어주며, 한열로 인한 종기를 제거하고, 고름을 배출시키고 악혈을 풀어준다.'고 전합니다.

소화기계 비위(脾胃)를 튼튼하게 하여 수기(水氣)를 다스리므로 체내의 불필요한 진액을 소변으로 내보내는 작용을 보여주기도 합니다. 또한, 몸이 붓거나 배가 더부룩한 병증과 간경화로 인한 복수를 치료하는 데는 열매인 팥 외에 꽃과 잎도 마찬가지의 효능을 보인다고 전하고 있습니다.

이처럼 팥은 예전부터 췌장이나 신장강화 및 당뇨 개선에 효험을 보여 왔습니다. 몸의 수분 대사를 원활하게 하므로 열기(熱氣)를 삭이고 몸에 나쁜 피 즉, 남아도는 지방이나 어혈들을 정화해 줍니다.

팥은 '칼륨'을 풍부하게 함유하고 있어서 몸에 쌓여 체액 순환을 방해하여 노폐물을 축적하고 부종을 발생시키는 '나트륨'을 배출 시켜 줍니다. 한의학에서는 인체의 기(氣)를 원활하게 통하게 하고 췌장의 나쁜 기운을 씻어낸다고 설명될 수 있는 것입니다. 따라서 한의학에서 팥을 혈액이나 지질의 질을 좋게 하여 혈액순환을 촉진하는 성질이 있는 약재로 보고 있습니다. 또한, 백미보다 혈당지수(GI)가 낮아서 혈당을 서서히 올려주므로, 당뇨나 다이어트식으로 탄수화물을 팥으로 섭취하는 것도 좋은 추천이 될 수 있겠습니다.

특히, 쌀밥의 당질이 체내에서 쓰일 때는 '비타민 B1'이 많이 필요한데, 팥밥을 지어먹으면 당질 대사를 용이하게 해줄 뿐 아니라, 당질 대사에서 남는 연소 찌꺼기들을 제거해 주는 역할도 해줍니다. '비타민 B1'이 부족하게 되면 당질 대사가 잘 안 되어서 몸속에 피로물질이 잘 쌓이게 되므로, 팥은 각기병을 예방하고 치료하는 것은 물론 피로회복에도 큰 도움이 됩니다. 더욱이 '비타민 B1'은 신경과 관련이 깊어 식욕부진이나 수면장애, 기억력 감퇴, 신경쇠약 등으로 고생하는 수험생이나 직장인에게도 아주 좋습니다.

혈압을 낮추고, 혈관 벽을 확장해주고, 혈액순환을 개선해주는 '칼륨' 외에도 팥에는 '엽산(folic acid)'이 일일권장량의 3배 이상 들어있어서 심혈관 질환이나 뇌졸중 등에도 매우 효과적입니다.
팥에 풍부한 '사포닌(saponin)' 성분은 이뇨작용을 도와주어 몸이 잘 부을 때나 섬유질과 함께 장을 자극해서 변비나 다이어트 등에 도움을 주므로 일상생활에서 활용도가 높습니다. 껍질에는 '비타민 B1'과 '식물성 섬유'가 곡물에서 배어 나와서 비만과 변비 예방에 효과를 볼 수 있습니다. 하지만, 위가 약한 사람이 많이 먹게 되면 가스가 많이 발생하므로 주의해야 합니다.

뿐만 아니라, 손발 저림, 만성 신장염이나 요로결석의 치료와 산모의 유즙을 잘 나오게 하기도 합니다. 해독효능이 풍부하여서 연탄가스 등으로 인한 중독증에도 쓰이며, 구토를 치료하고, 갈증을 풀어주며, 열을 식혀 주므로 과음으로 인해 생긴 당뇨병 즉, 주갈(酒渴)에도 효험이 있습니다.
또한, 어혈을 풀고 곪은 상처를 완화해주므로, 환부에 직접 붙여 유방습진이나 유선염 등의 염증 치료에 쓰이기도 합니다. 민간에서는 종기를 치료하는 데 매우 유용하게 사용하였습니다. '자시(볼거리 痄腮)'에 팥을 분말로 만들어 붙이면 도움을 받을 수 있다고 전하고 있습니다.

<본초강목>에는 야뇨증에 '팥의 잎을 갈아 먹여도 좋으며, 낮에 자주 소변을 보면 메주랑 같이 끓여 국을 만들어 먹이면 효과가 있다.'고 전하고 있습니다.
열을 내려주는 작용을 하므로 땀을 많이 흘리는 사람이라면 베게 속 재료로 팥을 넣고 자는 것도 권해드립니다. 특히, 팥에는 약 23%의 '단백질'을 함유하고 있으므로 훌륭한 단백질 공급원뿐만 아니라, 포화지방산이 없어서 고기보다 소화도 잘됩니다. 찬 성질의 팥은 뜨거운 성질의 계피와 음식궁합을 이뤄 체내에 흡수되어 신장으로 혈류 흐름을 촉진해주는 등 상호보완 효과를 보여주기도 합니다.

하지만, 팥의 약성은 기운을 가라앉히고 물기를 많이 빠져나가게 하므로 오래 먹으면 사람을 마르게 하기도 합니다. 그래서 팥물을 장복하면 살이 빠지고 단단해져 다이어트에 도움이 되므로 배가 나오고 통통한 열성 체질에는 적합합니다. 그렇다고 너무 많이 먹으면 피부가 거칠어지고 몸이 검어지면서 몹시 마르므로 주의해야 합니다. 반면에, 평소 소화기가 약하고 야윈 사람에게는 마땅하지 않고, 소변량이 많은 경우도 적합하지 않으니 삼가시기 바랍니다. 또한, '렉틴(lectin)'이라는 독성물질이 있어서 복통이나 메스꺼움 등을 유발할 수 있으니 삶아서 사용하셔야 합니다. 삶으면 독성물질이 없어지고 소화력도 향상되며 영양소의 체내흡수율도 높아진다는 것은 염두에 두고 활용하시기 바랍니다.

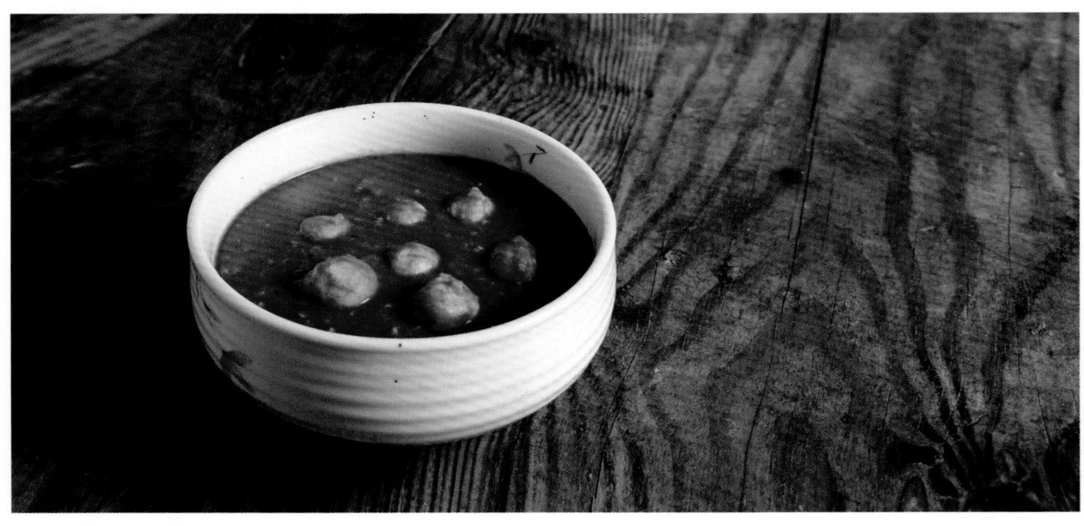

03
회복기 환자의 찹쌀

찹쌀(糯米 나미, 粘米 점미)은 여름철 보신으로 삼계탕에 넣어 드시는 것처럼 몸보신이나 회복기 환자들에게 대표적인 곡류입니다. 찹쌀 '나(糯)'자는 '연할 연(耎)'자의 뜻을 따왔는데 연하고 찰기가 있으니, 찰진 벼의 쌀(稻米)이라 합니다.

위벽을 자극하지 않고 편안하게 해주는 좋은 식자재로 한의학적으로 볼 때 멥쌀(粳米 갱미)에 비해 성질이 따뜻하고 달며 무독합니다. <동의보감>에 '중초(中焦)를 보하고 기를 도우며 곽란을 멎게 한다.'고 전합니다. 따라서 오장을 따뜻하게 하고, 신체를 튼튼하게 하므로, 기력을 불어 넣어주는 온화한 보양 식품이 될 수 있습니다. 그러나 '열을 많이 생기게 하여, 대변을 굳어지게 한다.'고 기록되어 있습니다.

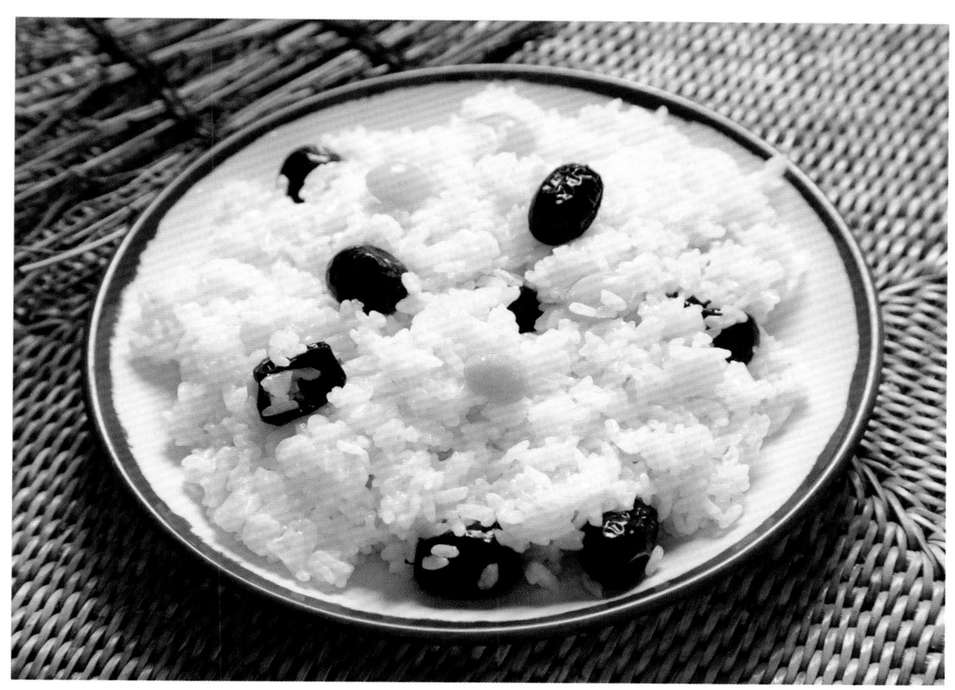

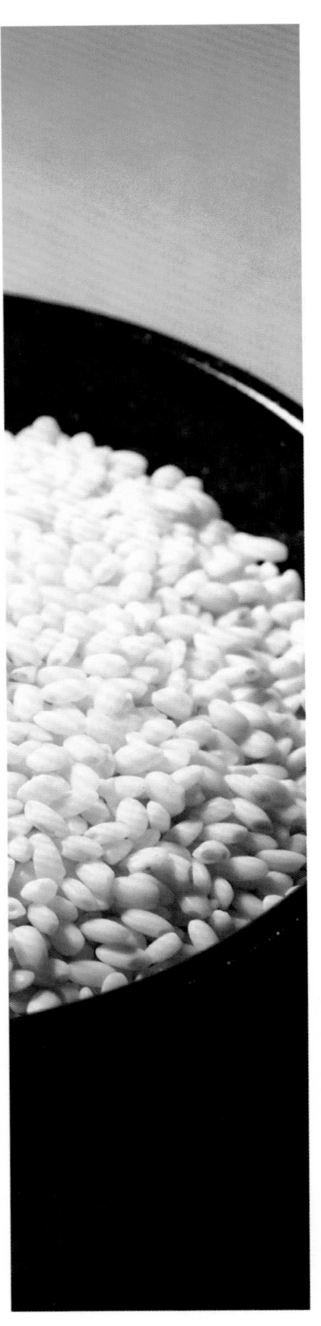

찹쌀의 점성이 강하고 차진 것은 '아밀로펙틴(amylopectin)'이라는 단백질로, 이것이 소화를 촉진해주어 소화흡수를 도와줍니다. 비위와 폐의 정기가 허하고 냉하여 소화가 잘 안 되는 사람들이 섭취하면 효과가 좋습니다. 특히, 오랜 설사를 멎게 하며, 기운이 허약하여 저절로 땀이 흘러내리거나 추위를 탈 때도 효험을 볼 수 있습니다.

또한, 거두어 주는 효능이 있으므로 중병을 앓고 난 환자의 회복식으로 가루를 내어 먹거나 죽을 쑤어 먹기도 합니다. 예를 들면, 삼계탕처럼 기(氣)와 혈(血)을 보해 주는 음식에 함께 넣어 먹으면 약효가 더해질 수 있습니다. 위장이 약해서 조금만 과식해도 속이 늘 거북한 사람이 찹쌀죽을 먹으면, 소화 기능을 정상화해주기도 합니다. 찹쌀 미음은 오랫동안 설사하던 환자에게는 지사제가 되고, 마시는 링거 역할도 겸하여 위궤양 또는 십이지장궤양으로 통증이 있을 때는 위벽을 덮어주어 위점막 보호 약이 되어줍니다. 만성 변비 중에 상용하면 변을 부드럽게 하는 윤변제의 약도 되고, 토사곽란에는 명약으로 응용되기도 합니다. 노인의 귀 울림에도 찹쌀 미음을 장복하면 가벼운 난청증이 가시며, 굶주리고 허약할 때 그 효과가 더 크다고 합니다.

찹쌀에는 뼈 건강에 좋은 '비타민 D' 성분이 풍부하게 함유되어 있어서 체내 '칼슘' 섭취를 도와 뼈를 튼튼하게 해주는 효능이 있으므로 성장기 어린이나 골다공증 예방에 도움이 됩니다. 또한, 한의서에는 태아의 태(胎)를 튼튼하게 하는 효능도 있어 태동이나 태루를 치료하는 처방에 찹쌀을 한 숟가락씩 넣기도 하였다고 전하고 있습니다. 산모의 젖이 부족할 때 모유 대용으로 사용하였고, 또한 산모가 마시면 젖의 양이 늘어나기도 합니다.

찰떡을 구워 꿀에 찍어 먹으면 소변 억제작용에도 효과를 보여줍니다. 특히, 비위가 약해서 오는 야뇨증이나 힘없이 소변을 자주 보는 노인병 증상을 개선해주기도 합니다. 또한, 불면증에 숙면제 구실도 하고 마른 가래가 꽉 차 있을 때는 거담제로 활용되기도 합니다. 민간에서는 술을 빚어 마시서 당뇨병의 약효를 얻기도 했습니다. 찹쌀 겨를 태워 치약과 함께 양치하면 황치나 흑치가 하얗게 된다고 전하고 있습니다.

하지만, 찹쌀의 성질이 열성(熱性)이라서 위염이나 위궤양에 효과가 있으나 끈끈하고 소화가 힘들어 체하기 쉬우므로 조금씩 자주 먹는 것을 권해드립니다. 몸에 열이 많은 분들에게는 오히려 소화 장애를 가져오거나 열을 일으켜 좋지 못합니다. 특히 몸에 담열(痰熱)이 있어 풍병이 들었거나 위장병으로 소화흡수에 장애가 있는 사람에게는 뱃속에 덩어리를 생기게 할 수도 있으므로 주의해야 합니다. '지방과 철분, 칼슘, 섬유소' 함량이 적으므로 약밥처럼 대추를 넣어 함께 먹으면 훌륭한 건강식이 될 수 있으니 식탁에서도 많이 활용해보시길 권해드립니다.

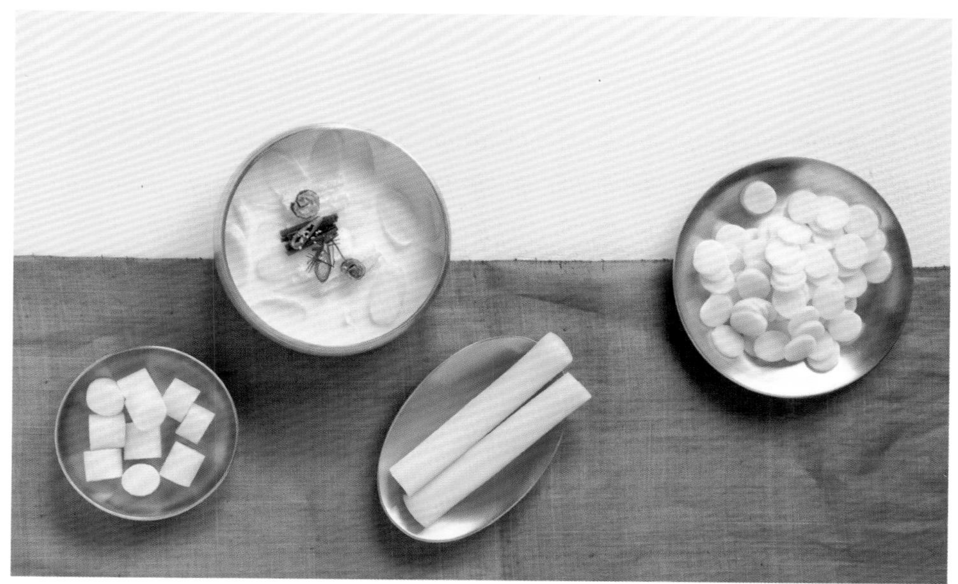

04
민족고유 에너지원, 맵쌀

백의민족에 뿌리를 둔 우리 조상들은 설날에 흰색의 음식을 먹고 시작함으로써 천지 만물의 부활 신생을 기원했다고 합니다. 그래서 새해 첫날에 밝음의 표시로 흰색 멥쌀 떡을 먹었으며, 떡국의 떡을 둥글게 한 것은 태양의 둥근 것을 본뜬 것으로 고대의 태양숭배 신앙에서 유래한 것으로 보입니다.

정월 초하루에 길고 하얀 멥쌀 떡을 먹었던 것은 심신이 그릇된 욕심 없이 흰떡처럼 깨끗하고 때 묻지 않길 바라는 마음에서입니다. 길다는 것은 한 해 동안 '길한'(좋은)일만 있으라는 뜻인데, 하얀 떡에 복과 건강 장수의 바람을 담은 '수복강령(壽福綱領)' 이라는 것과 같은 글씨를 떡살로 꾹 눌러 새긴 긴 절편을 먹기도 했습니다. 곡식을 주식으로 하는 우리나라에서 특히 탕 음식이 발전한 이유는 고기가 귀했기 때문에 많은 사람들이 나눠 먹기 위해서라고 합니다. 한의학에서 음식물의 건더기는 음기(陰氣)를 돕고 물기는 양기(陽氣)를 돕는 것이므로, 탕국은 주로 양기를 도와준다고 이해하시면 됩니다. 집집마다 찾아다니며 세배를 드리고 떡국 한 그릇 대접받는 풍습은 일 년을 건강하고 복 받으며 잘 지내보자는 기원이었을 것입니다.

<동의보감>에 의하면, 쌀(粳米 갱미)은 우리 민족 고유의 영원한 에너지원으로 맛이 달며 성질이 평합니다. 따라서 '위를 평안하게 하고, 뼈를 건강하게 하며, 양기를 더해주고, 갈증과 설사를 낫게 한다(甘平和胃主 壯骨益陽渴瀉愈)'고 전하고 있습니다.

한의학 원리에 의하면 '벼(禾)'는 목(木)과 토(土)를 생성하고, 수(水)와 화(火)의 삶고 익히는 작용을 얻어, 금(金)으로 나아가 완전히 죽는다는 논리가 됩니다. 즉, 목(木)이 왕성할 봄에 씨를 뿌려 발생하고, 금(金)이 왕성할 가을에 추수하여 거둬들이므로, '화목(禾木)'이라고 불리기도 합니다. 따라서 기(氣)를 보하는 '익기(益氣)', 번갈증을 멈추게 하는 '지번(止煩)', 설사를 다스리는 '지설(止泄)'하는 점에서는 보리와 효능이 비슷하나, 쌀은 모든 기(氣)와 번(煩)과 설(泄)에 보편적으로 쓰이고 있습니다. 뿐만 아니라, 쌀밥이 뜨거울 때 '종독(腫毒)'에 붙이면 효험이 있으며, '쌀뜨물은 갈증을 멈추며, 소변을 잘 통하게 한다.'고 의서에서 전하고 있습니다.

영양학적으로도 섬유질이 풍부해 장운동을 자극하여 대장암을 예방하는 데도 한몫을 합니다. 더구나, 섬유질 성분이 '구리, 아연, 철' 등과 결합해 우리 몸에 해로운 중금속을 거르는 역할을 하기도 합니다. 쌀은 빵보다 소화되는 시간이 길고 인슐린 분비량이 적어 혈당치가 높아지는 것을 억제해줍니다. 체내 혈당량이 높으면 인슐린이 분비되어 혈액 속의 당을 '글리코겐(glycogen)'으로 합성해 간과 근육에 저장하게 합니다. 쌀밥은 이 혈당량을 완만하게 올라갔다 내려오게 하여 체지방 합성을 촉진하는 인슐린 분비를 자극하지 않습니다. 결국 적당량의 밥을 꼬박꼬박 먹는다는 것은 항상성을 유지하려는 신체 시스템에 거스르지 않으려고 노력한다는 말이 됩니다.

이런 효능은 나아가서 비만이나 동맥경화증, 혈압개선 및 성인병을 억제하는 데 도움이 될 수 있습니다. 뿐만 아니라, 영양이 풍부하면서도 조금만 먹어도 포만감을 느낄 수 있는 장점이 있습니다. 쌀에는 '당질(탄수화물)과 단백질, 지질, 무기질, 비타민' 등 균형 있는 영양소가 들어 있어 혈중 콜레스테롤을 낮춰주기도 합니다. 따라서 콩과 함께 양질의 단백질 식품군으로 손꼽히며, 쌀에 포함된 지질은 주로 쌀겨층이나 배아에 분포돼 있는데 백미보다 현미에 더 많이 포함되어 있습니다. 이 외에도 미강(쌀겨)은 현미에서 백미로 도정되는 과정에서 쌀눈과 쌀겨로 이루어진 속껍질 가루로 지방과 단백질, 식이 섬유 등 영양성분을 함유하고 있습니다. 특히, 노화를 예방하는 효능으로 잘 알려진 비타민 E의 원료인 '토코트리에놀(tocotrienol)'이 쌀겨기름에 많이 들어 있어서 인체에 유해한 산소를 퇴치하는 항산화 작용을 합니다.

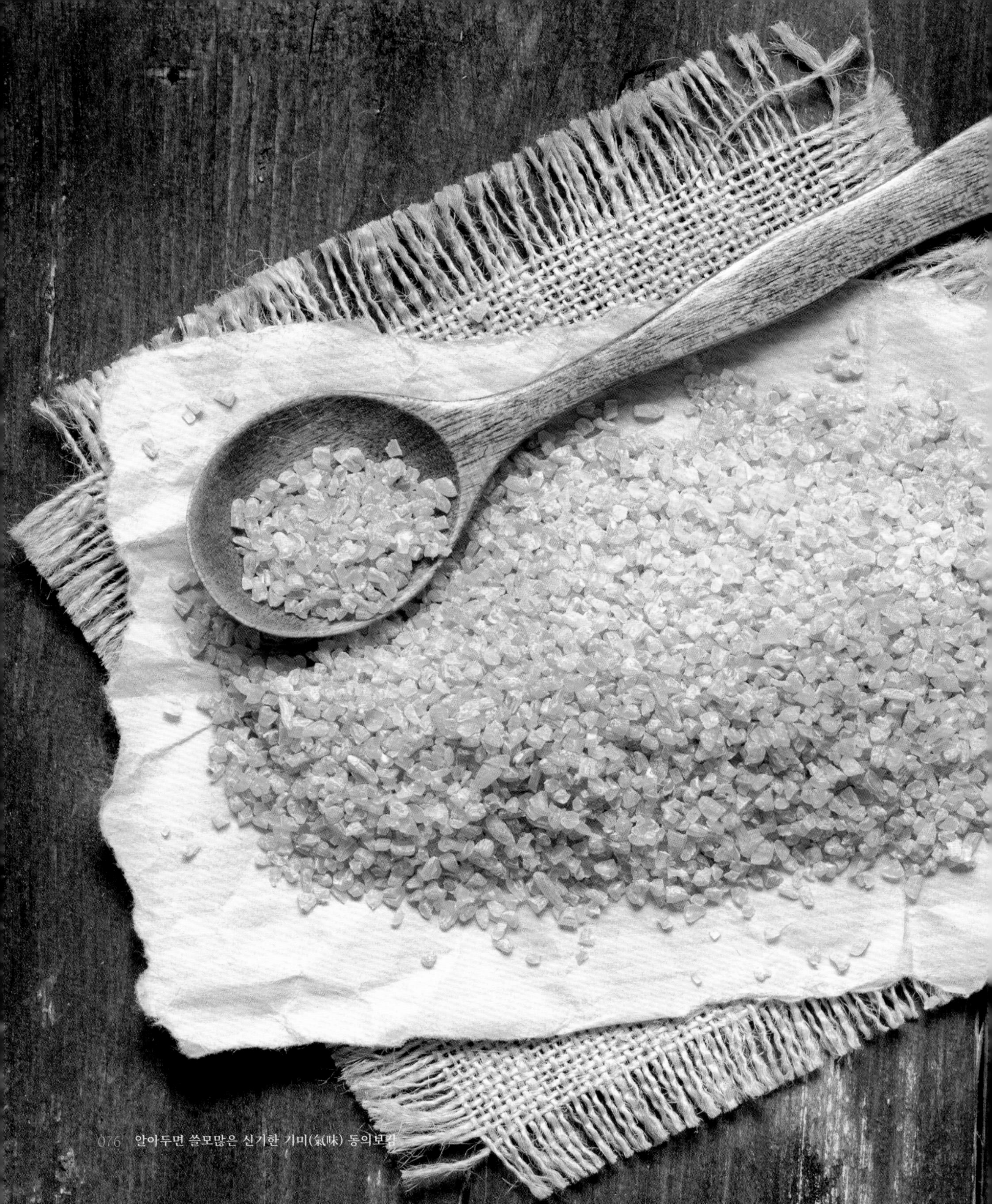

05
뇌신경전달물질, 현미

현미는 <동의보감>에 따로 소개되어 있지는 않지만, 영양학적 가치는 현대에 와서 계속 보고되고 있습니다. 따라서, 현대인의 건강식뿐 아니라 비만 환자나 당뇨 환자들에게는 필수식으로 추천되고 있습니다. 도정하지 않은 곡물로 '단백질, 섬유소, 각종 비타민, 특히 비타민 B 복합체(비타민 B1, 비타민 B2, 비타민 B3, 비타민 B6 등), 칼슘' 등 다양한 영양성분의 함량이 높아서 많은 신경세포의 활성을 도와주는 효과가 높습니다. 또한, '리놀레산(linoleic acid)'과 '토코페롤(tocopherol)' 등이 풍부하게 함유되어 동맥경화와 노화를 예방해주기도 합니다.

현미에 함유된 포도당은 뇌 활성화에도 큰 효능을 보여줍니다. 곡류에 들어있는 성장촉진물질인 '감마오리자놀'(Gaba:γ-Oryzanol)은 현대인에게 매우 부족하지만 꼭 필요한 성분입니다. 뇌와 신경을 조절하는 신경전달물질로써 뇌 혈류를 증가 시켜 산소 공급량을 늘리고, 뇌세포 대사 기능을 활발하게 하여 자율신경실조증과 중풍, 치매를 예방하고, 기억력을 증진하며, 갱년기 증상과 불면증에도 효과가 있기 때문입니다. 또한, 지방의 과산화를 방지하고, 혈중 콜레스테롤과 혈당을 낮추어 주며, 체내 중금속 등 독성물질을 배출 시켜주어 혈관을 강화할 뿐 아니라, 혈압을 떨어뜨려 순환기 질환에도 도움이 될 수 있습니다. 따라서 신경세포를 활성화해 나쁜 자극에 의해 뇌신경 세포가 사멸되는 것을 막아주므로 자연적으로 뇌 건강을 지키는 데 도움을 받을 수 있습니다.

무엇보다 섬유질 함량이 높아 저작 운동을 강화하여 뇌 혈류를 증가시키고 장운동을 활성화하므로 변비 예방에도 좋습니다. 이 외에도 간 기능을 활성화하고 알코올 대사를 촉진해주어 숙취제거 음료 성분으로 최근에는 활용되고 있습니다. 하지만, 현미는 단단한 쌀 껍질, 겨 때문에 멥쌀보다 소화흡수율이 크게 떨어지므로 꼭꼭 씹어 천천히 먹는 것이 좋습니다. 현미를 발아 시켜 먹으면 까칠한 식감도 감소하고 소화 장애도 없어지므로 추천될 수 있겠습니다.

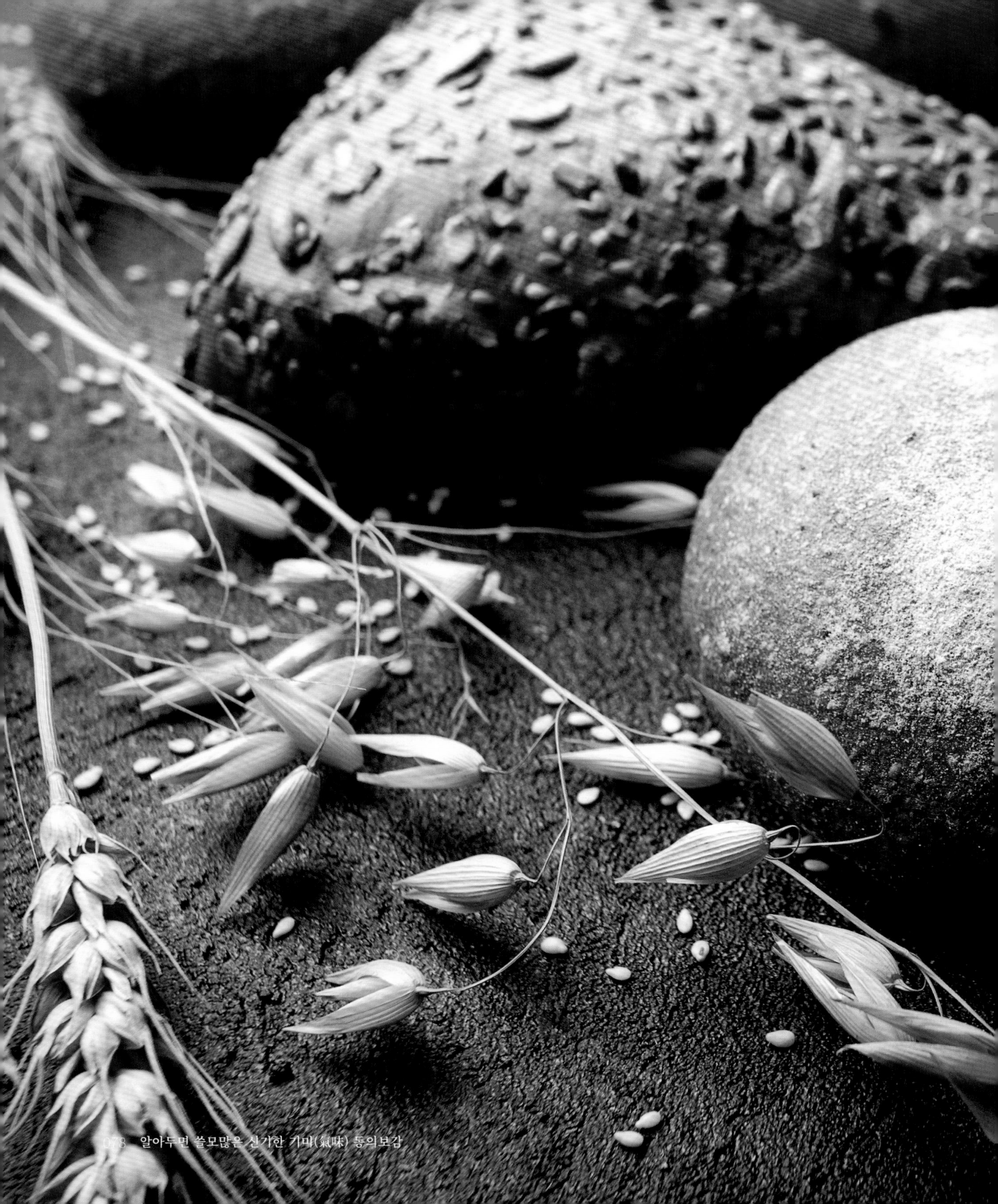

06
사철의 기운을 받는 밀

밀의 뿌리는 보리보다 땅에 더 깊이 들어가므로 수분과 양분의 흡수력이 강하여 가뭄과 척박한 땅에서도 잘 자랍니다. 또한, 가을에 심고, 겨울에 자라며, 이듬해 봄에 이삭이 패고, 여름에 익기 때문에 사철의 고른 기운을 충분히 갖게 됩니다. 그래서 예로부터 5곡에서 제일 귀한 것이라고 전하고 있습니다. 한의학에서 밀이 약재로 사용될 때는 '소맥(小麥)'이라고 하며 성질은 약간 차고 맛이 달며 독이 없습니다. <동의보감>에는 주로 '번열(煩熱)을 없애고, 잠을 적어지게 하며, 조갈(燥渴)을 멎게 하고, 소변을 잘 나가게 하며, 간기(肝氣)를 보양한다.'라고 전합니다. 밀의 껍질(소맥피 小麥皮)은 성질이 차고, 밀알은 열(熱) 해서 탕약에 넣을 때는 껍질째로 넣어서 껍질이 터지지 않게 달여야 한다고 기록되어 있습니다. 껍질이 터지면 성질이 따뜻해지기 때문입니다.

가루를 낸 '면(麵)'은 '중초(中焦)를 보하고, 기(氣)를 도우며, 장위(腸胃)를 튼튼하게 하고, 기력이 세어지며, 오장을 돕는다.'라고 기록되어 있습니다. 하지만, 밀가루는 열(熱)을 몰리게 하고 풍기(風氣)를 약간 동하게 하는 성질이 있습니다. 더구나, 밀은 많이 먹을 경우 기운을 뭉치게 하므로 당뇨 환자는 조절이 필요합니다. 한의학에서 밀을 물에 담갔을 때 물 위에 뜨는 것을 '부소맥(浮小麥)'이라 하며 약재로 많이 사용되고 있습니다. 물에 뜨는 잘 여물지 않은 열매를 건져서 햇볕에 말리거나 '소맥(小麥)'이 완전히 성숙하기 전에 채취하여 햇볕에 말려서 한약재로 활용합니다. '부소맥(浮小麥)'은 기를 북돋아 주고, 열을 꺼주어 허하여 흘리는 땀을 멈추게 하는 효능이 있으므로 신체가 허약하여 땀을 흘리는 병증을 다스려줍니다. 약재로 식은땀이 나는 것을 멈춰주고, 부인들의 허해서 오는 허로열(虛勞熱), 뼈가 쑤셔대며 열나는 골증열(骨蒸熱) 등을 치료할 때는 약간 볶아서 사용해 왔습니다. 옛 어른들은 '신국(神麴)'이라고 하여 따뜻한 성질의 단맛인 '약누룩'을 만들어서 입맛이 돌게 하고, 비위(脾胃) 소화 기능을 좋게 하며, 토하고 설사하는 곽란(癨亂) 증상을 멎게 하는 데도 활용하여 왔습니다.

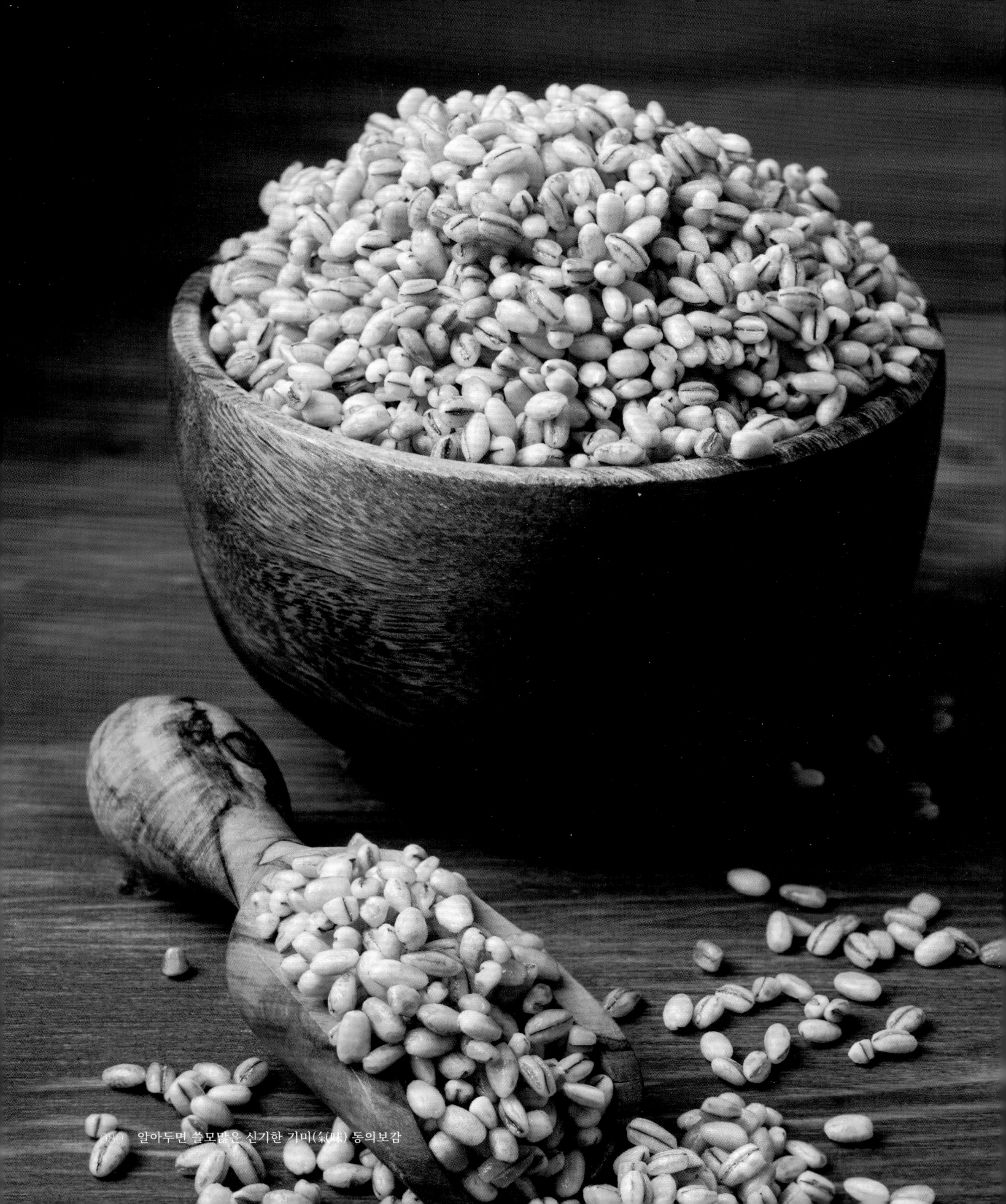

07
슈퍼푸드, 보리

보리는 아무 흙에서나 잘 자라는 곡물로써 재해에 강하고 잡초를 뽑아주지 않아도 됩니다. 따라서 세계 4대 작물 중의 하나로 쌀을 주식으로 삼을 수 없었던 서민들은 삼국시대 이래로 보리를 주식으로 삼아왔습니다. 예전에는 가난으로 쌀이 모자라 혼식 때문에 보리를 섞어 먹었지만, 요즘에는 건강을 위해 일부러 꽁보리밥을 찾는 분들이 많아졌습니다.

<동의보감>에서는 보리를 '대맥(大麥)'이라고 하며 '기(氣)를 도와주고 위장의 기능을 튼튼히 하여준다.'라고 기록하고 있습니다. 설사를 그치게 하고, 오장(五臟)을 튼튼하게 하며, 이뇨작용이 강하고 부종을 없애주는 효과가 있다고 합니다. 성질은 온화하고 맛은 짭짤하며 독이 없어서 식생활에서는 밥, 감주, 누룩, 막걸리, 고추장, 수제비, 식혜, 엿기름, 차 등 그 쓰임새가 넓습니다. 예를 들어, 엿기름을 만들어 소화제로 쓴다든지, 얼굴에 부스럼이 많은 아이는 볶아서 감초와 함께 달여 먹어도 효과가 좋습니다.

보리밥을 먹었는데 소화가 잘 안 되고 방귀가 많이 나오는 것은 겨울에 자란 보리의 찬 성질 때문이므로 속이 냉하고 소화 기능이 약한 사람에게는 적합하지 않습니다. 그래서 열성(熱性) 체질인 소양인에게 적합하고, 한성(寒性) 체질인 소음인에게는 해로운 음식으로 이해하면 됩니다.
따라서 보리는 열을 내리고 소변을 잘 나오게 하는 효능이 있으므로 열과 함께 입이 마르고 소변이 시원찮게 나오면서 아픈 경우에는 약효가 좋습니다. 또한, 비. 위장을 건실하게 하고, 소화 작용이 있으므로 '식체(食滯)'로 인해 배가 더부룩하고 막힌 것을 치료하며, 유아가 젖을 먹고 체한 경우에도 효과적입니다.

보리는 영양학적으로도 쌀보다 식이섬유 성분이 5배나 많아 창자의 연동운동을 활발하게 하여 변비에 도움을 줍니다. 특히, '베타-글루칸(β-glucan)' 성분은 콜레스테롤 수치를 떨어뜨려 주므로 혈액순환을 개선해 혈관 건강에 좋은 효과를 보이고 있습니다. 따라서 보리는 최고의 자연 강장제뿐만 아니라, 동맥경화나 심장질환, 고혈압에도 도움이 되고 혈당 조절제로도 손색이 없습니다. 또한, 장 속의 박테리아를 번식시켜 '판토텐산(pantothenic acid)'을 많이 합성하여 혈관의 노화를 방지하고 소화를 도우며 위장의 점막을 만들어 스트레스나 소화액에 의해 발생하는 위궤양을 예방하기도 합니다.

보리의 '비타민 B2'는 입맛을 돋워주어 성장발육을 촉진하고, '비타민 B6'는 두뇌활동을 좋게 하여 집중력을 더해줍니다. 또한, '칼슘'이나 '철분', '아연' 등도 다량 함유되어 성장하는 어린이나 청년, 골다공증 등에 좋은 식품입니다. 특히, 단백질 함량이 높고 필수아미노산도 많이 함유되어 혈관의 노화 방지나 위장보호, 성인병 예방에도 효과를 보여준다고 보고되고 있습니다.

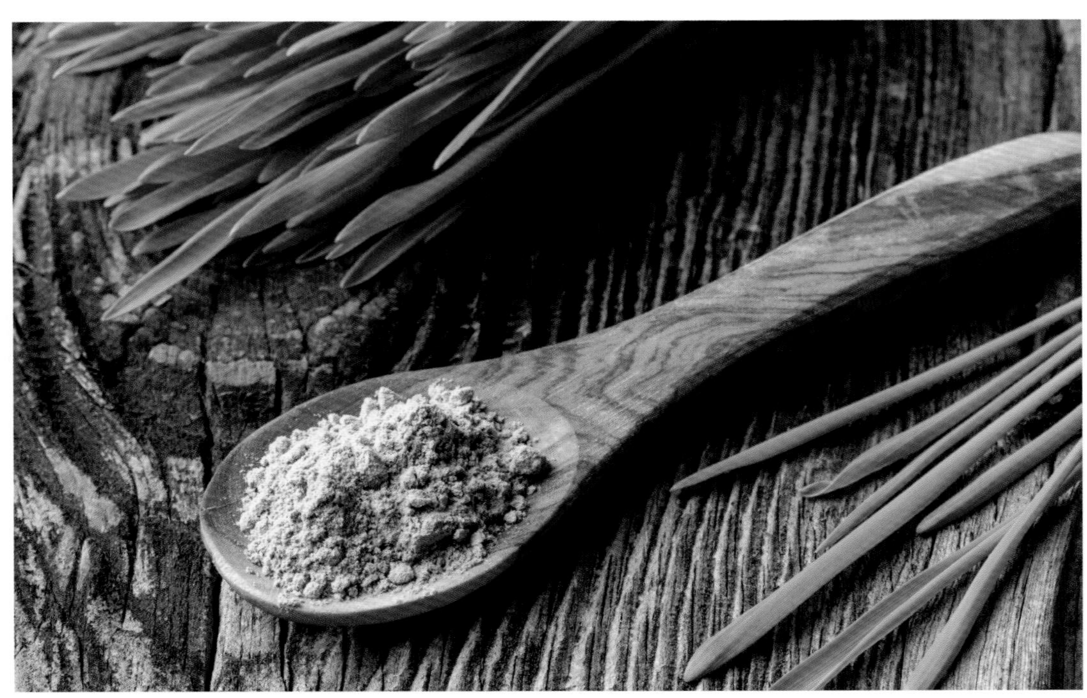

매서운 겨울을 지낸 어린 보리 잎은 '동맥(冬麥)'이라고 하여 예부터 우리 한의학에서는 귀중한 약재로 사용되어왔습니다. 영양학적으로도 인체에 꼭 필요한 온갖 영양소가 풍부하게 들어있을 뿐만 아니라, 몸 안에 쌓인 독을 풀어주는 데도 효과가 탁월하기 때문입니다. 찬 성질로 간(肝)의 지친 기능을 도와줄 뿐 아니라, 간(肝)의 열을 내리고 독을 풀어주며, 소화를 잘되게 하므로 간병 환자의 치료에 크게 도움이 됩니다. 하지만, 몸이 찬 사람은 인삼이나 꿀 등의 더운 음식과 함께 먹는 것을 추천해 드립니다. 쌀과 보리는 탄수화물 함량에 따른 칼로리는 유사하지만, 쌀의 전분과는 달리 보리는 구조성 탄수화물로 분해가 느리기 때문에 위나 장내에 오래 머물면서 천천히 소화하므로 공복감도 쌀밥보다 늦게 나타납니다. 따라서 소화되면 물론 같은 칼로리지만 소화 속도에 따라 흡수율도 달라져서 방귀를 뀌면 냄새가 지독하게 되는 것입니다.

오래 먹으면 두발이 하얘지지 않으며 가루를 먹으면 체증을 제거하고 죽을 쑤어 먹으면 장을 이롭게 하므로 매일 한 끼씩 먹는다면 여느 보약 못지않을 것입니다. 하지만, 찬 성질이므로 속이 냉하거나 위장이 약한 분들이 과하게 드시면 설사나 소화불량 등 위장장애가 발생할 수 있으니 주의해야 합니다.
또한, 자궁을 자극해서 수축하는 효과를 일으킬 수 있으므로 임산부는 될 수 있으면 많이 먹지 않는 것이 좋습니다.

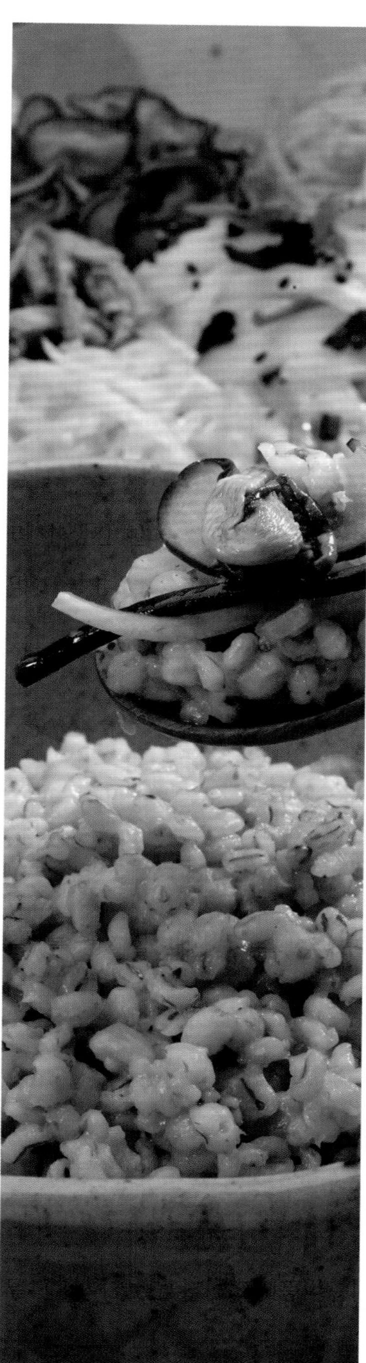

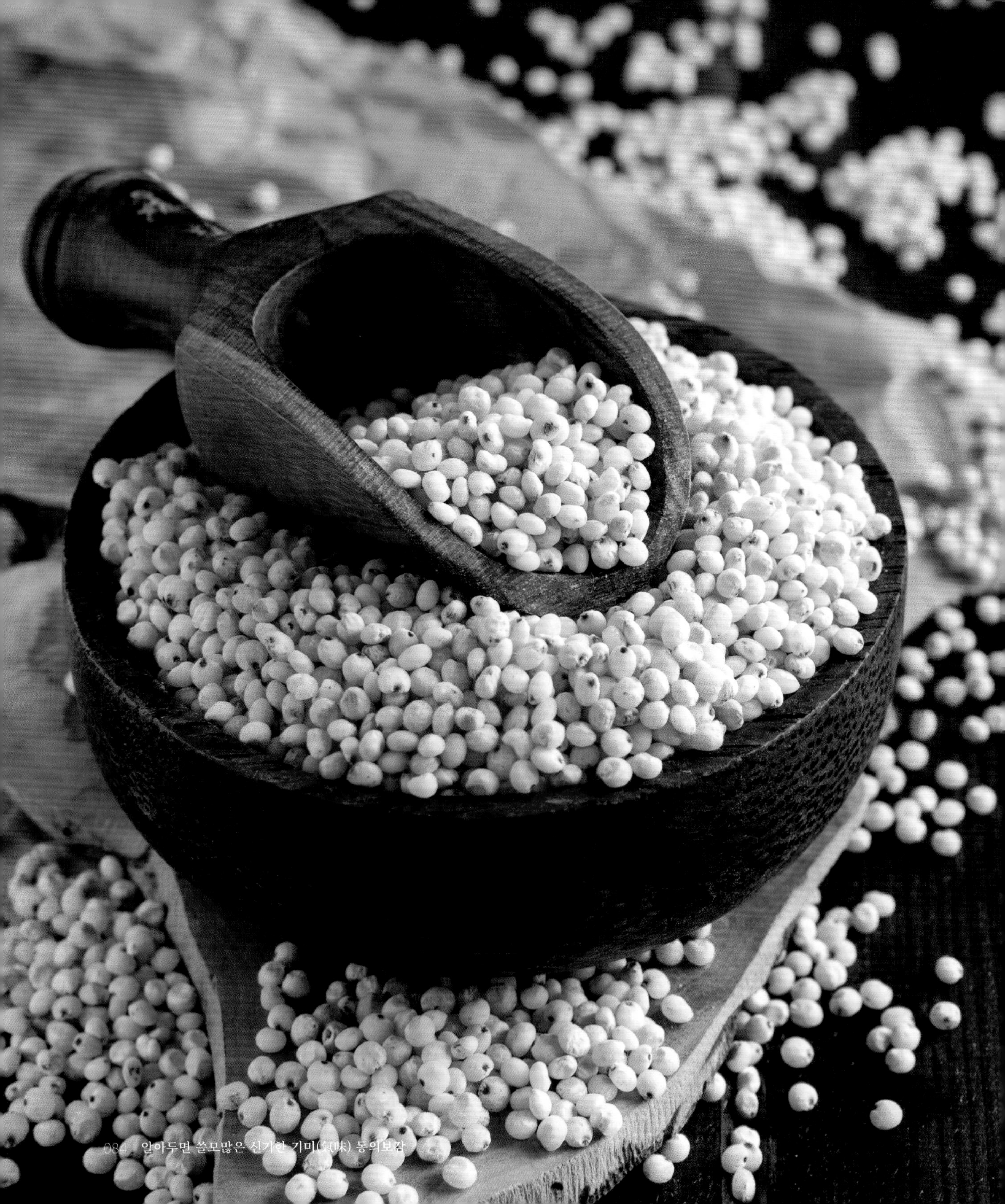

08
밭의 혈당강하제, 수수

옛 어른들은 아이들의 돌상에 수수를 올려놓으면 무병장수한다고 믿었다 합니다. 곡식 가운데 키가 제일 크고 알도 크면서 많이 달린 '수수'는 한약재로는 '출촉(秫薥)'이라고 부릅니다. 주로 북쪽 지방에서 주식으로 먹지는 않았고, 다른 곡식이 떨어졌을 때를 대비하여 먹었고, 주로 소나 말에게 먹였다고 전하고 있습니다. <동의보감>에서 수수의 약성은 '따뜻하여 비위 소화기계를 따뜻하게 한다.'라고 합니다. 따라서 소화 기능을 도와주고, 장을 편안하게 하므로 변이 묽거나 설사를 할 때 효과를 보실 수 있습니다. 쌀과 비교하면 칼로리는 비슷하지만, 섬유질이 네 배 이상 많으므로 쉽게 포만감을 느낄 수 있어 다이어트식으로도 우수합니다. '칼슘'과 '인' 등 영양성분도 많이 들어있어 미네랄을 충분하게 보충해줄 수 있습니다.

수수의 붉은 색소, '안토시아닌(anthocyanin)' 성분은 소염작용과 암을 예방해 주기도 하여 최근에는 방광염 치료에도 활용되고 있습니다. '타닌(tannin)'은 활성산소를 제거해주어 세포 노화를 막아주고, '폴리페놀(Polyphenol)'이라는 항염증 물질도 염증과 체내 노폐물을 제거해주는 효과가 있습니다. 또한, 수수는 혈당강하제와 비슷할 정도로 혈당분해속도를 낮춰주고, 혈압상승을 억제해주어 혈전 생성을 막아주고, 중성지방을 제거하며, 콜레스테롤의 체외배설을 도와주므로 혈액을 맑게 해주어 혈관을 건강하게 하는데 도움을 줍니다. 뿐만 아니라, '히스티딘(histidine)'이라는 아미노산이 풍부하게 들어있어 뇌 기능을 활성화하여 기억력 저하를 막아주므로 공부하는 학생과 노인들의 치매 예방에도 효과가 있습니다.

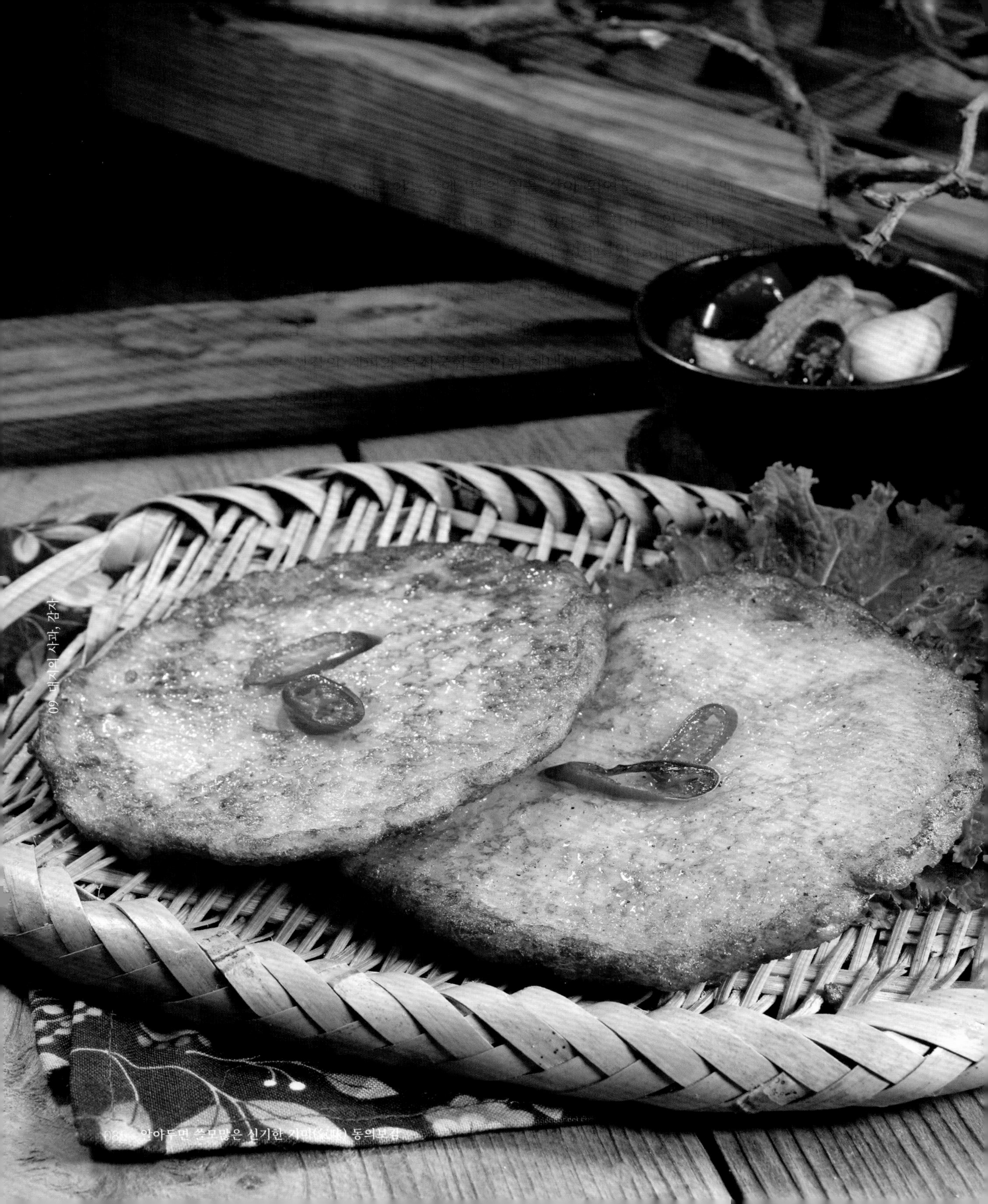

09
대지의 사과, 감자

감자는 고구마와 함께 우리의 대표적인 간식거리로 자리 잡아 왔습니다. 혈액을 맑게 하고 배 속을 든든하게 하며 기운을 더해주기에 옛 선인들은 콩만큼 영양이 좋다며 '토두(土豆)'라고 하였습니다. 한의학적으로 '토(土)'의 기운은 소화와 흡수의 효능이 좋아서 소화기관을 튼튼하게 할 뿐 아니라, 진액이 건조해진 것을 윤택하게 해주므로 갈증도 풀어주기 때문입니다. 소화기가 약하고 체력이 떨어지기 쉬운 사람에게는 3대 독소(식독 食毒, 수독 水毒, 혈독 血毒)에 의한 '담음(痰飮)'을 제거해 면역능력을 높여주기도 합니다.

또한, 항궤양 작용이 뚜렷하여 속 쓰림이나 메스꺼움, 상복부 불쾌감을 없애줄 뿐 아니라, 설사에도 효능이 있는데, 감자 생즙에 들어있는 '알기닌(arginine)'은 위벽에 막을 만들어 위를 보호하여 위장질환을 예방하고 치료해 주며, 진정작용을 하는 '아트로핀(atropine)' 성분은 위, 십이지장궤양 등의 통증을 감소시켜준다는 연구보고가 있습니다.

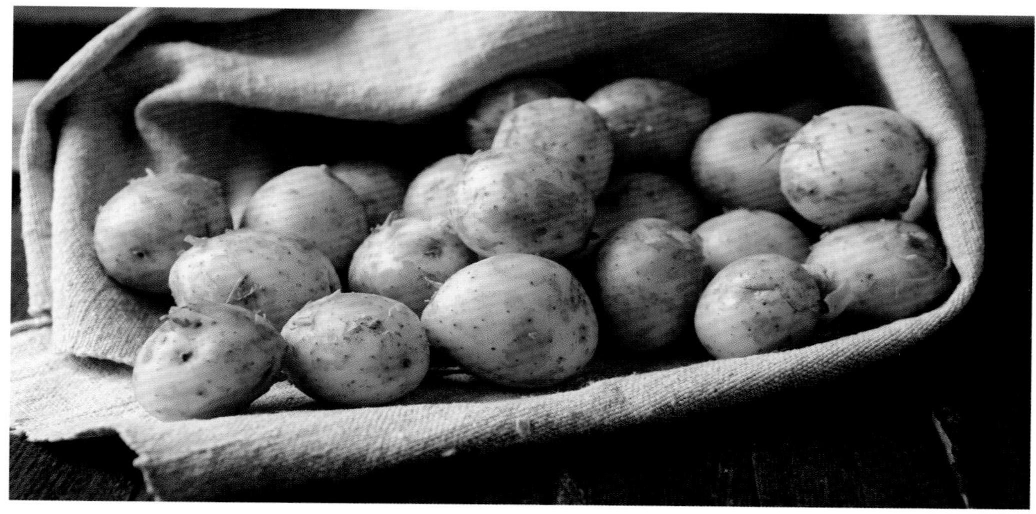

치매를 예방하려면 뇌 효소를 만드는 '지방'과 '단백질'의 에너지원인 '포도당'이 필요한데, 감자에는 이러한 포도당을 만들어내는 데 필요한 '비타민 B1'이 충분히 함유되어 있으므로 인지기능에도 도움이 될 수 있습니다. 또한, 어린 시절 밥 대신 먹었던 기억 때문에 '감자'하면 '탄수화물'만을 연상하기 쉬운데, 감자에는 사과의 2배나 되는 '비타민 C'가 함유되어 있어 유럽에서는 '대지의 사과'라고 부릅니다. 이 감자에 들어있는 '비타민 C'는 '전분'으로 쌓여 있어서 가열해도 파괴되지 않아 해독뿐만 아니라 세포조직의 재생을 촉진해주고, 부신피질호르몬의 생산을 촉진하여 '비타민 B1'과 함께 우리를 스트레스로부터 지켜줍니다. '마그네슘'이 심신안정과 수면을 유도하는 물질인 '세로토닌(serotonin)'의 생성을 활성화해 주므로 불면증에도 도움이 됩니다. 따라서 감자는 스트레스로부터 우리 몸을 보호하여 뇌 건강을 지켜내는 치매 예방의 대표 식품이라 할 수 있습니다.

감자의 '식이섬유'는 소장에서 당의 흡수를 지연시켜주므로 혈당수치가 급격히 오르지 않도록 조절해주어 당뇨 환자에게도 효과가 있습니다. 최근에는 '케르세틴(quercetin)'이라는 성분이 항암작용과 심장을 보호하는 효과까지 있다고 보고되고 있습니다. 뿐만 아니라, 당질 대사와 성장, 근육수축에 중요한 역할을 하는 '칼륨' 대사에도 관여하며 고혈압이나 동맥경화 또는 중풍 등에 위험한 여분의 나트륨을 배출시켜주기도 합니다. 감자에 풍부한 '사포닌(saponin)'이 콜레스테롤이 쌓이는 것을 막아 고지혈증을 예방하고 치료하는 데에 도움이 됩니다. <동의보감>에 따르면 감자는 '충치를 예방하고 해충이나 기생충 따위를 없애는 구충작용과 술독을 푸는 해독작용을 할 뿐 아니라, 피부병을 예방하고 알레르기 체질 개선에도 탁월한 효과가 있다.'라고 전하고 있습니다. 최근에 와서는 훌륭한 정장작용과 풍부한 '콜라겐(collagen)' 덕분에 다이어트뿐만 아니라 피부치료 및 변비 예방에 민간에서 많이 활용하고 있습니다. 하지만, 감자가 녹색으로 변했거나 싹이 났을 때는 '솔라닌(solanine)'이나 '차코닌(chaconine)'이라는 독성물질을 품고 있으므로 먹지 말아야 합니다. 껍질 밑에 많고 햇볕에 노출될수록 그 독성 농도가 증가하며, 두통이나 근육경련, 의식불명, 혼수상태와 같은 증상을 유발하므로 아까워하지 말고 그냥 버리기 바랍니다. '비타민과 칼슘, 인' 등이 풍부한 치즈와 함께 먹으면 영양을 더해주므로 식생활에 활용해보시기 바랍니다.

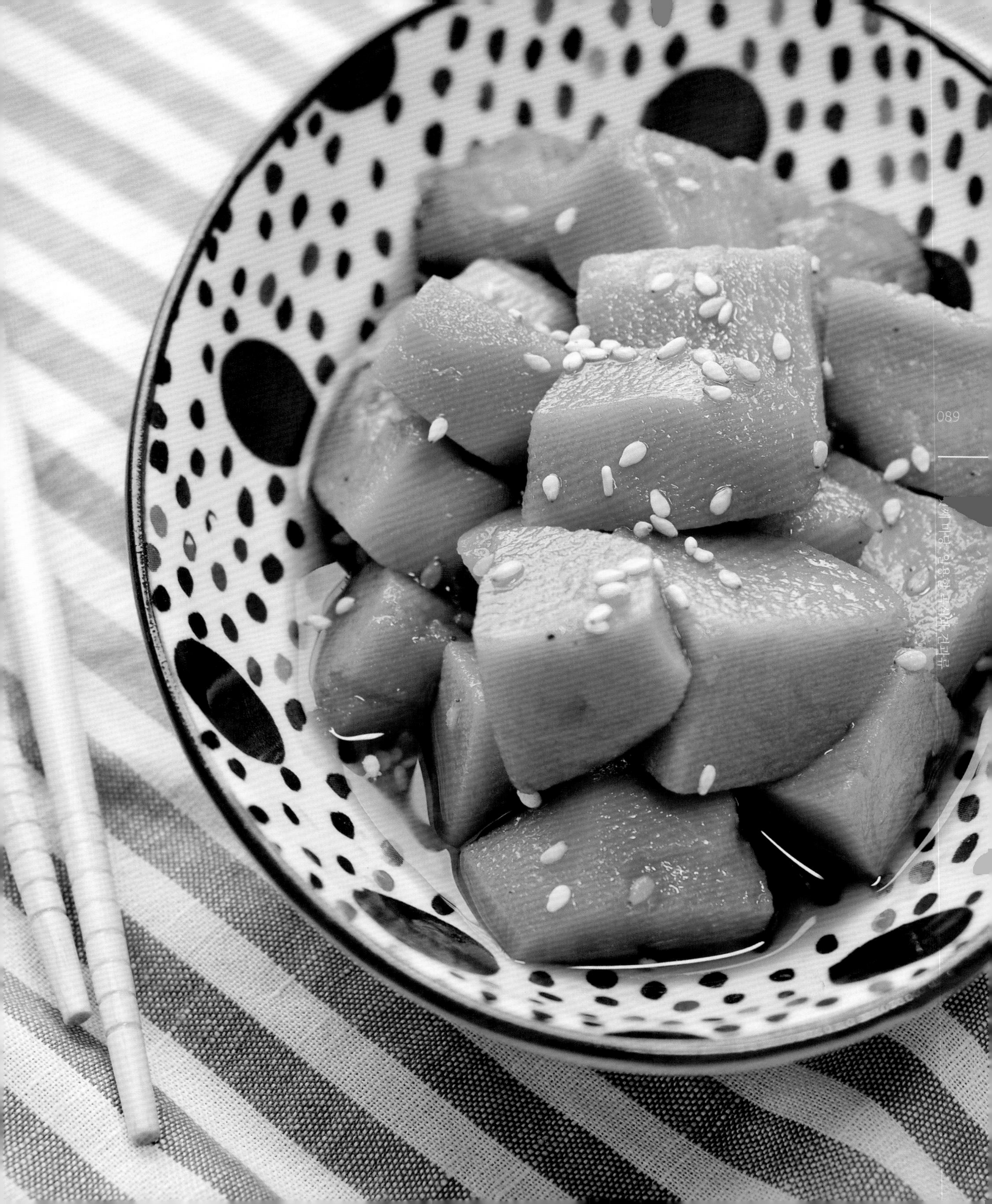

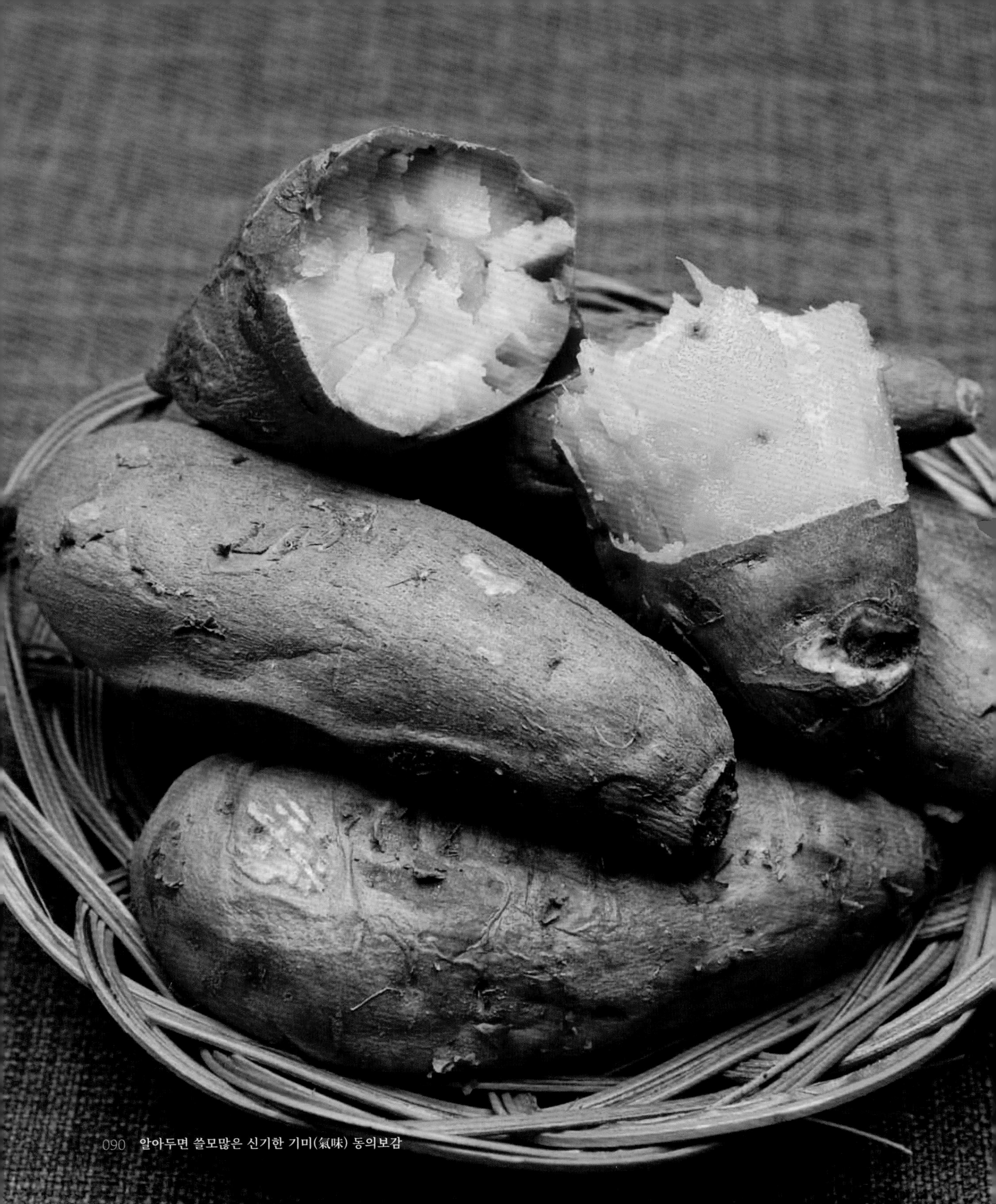

10
섬유소의 대명사, 고구마

고구마는 잎과 줄기, 뿌리 하나도 버릴 것이 없는 보약보다 뛰어난 1등 식품입니다. 호박, 당근과 함께 암을 예방하는 3대 적황색 채소 중 하나로 녹말 위주의 당질 뿐 아니라 탄수화물, 단백질, 지방 등 풍부한 영양성분으로 이루어진 우수한 알칼리성 식품으로 추천되고 있습니다.

<동의보감>에서 고구마는 '맛이 달고 성질은 평하며 주로 비장과 신장에 들어가 효능을 보인다.'라고 합니다. 한약재로는 '감저, 감서, 번저, 번서'등 여러 가지로 불리며 기력을 도와주고, 허약한 증상을 보해주며, 소화기계, 비장과 위를 건강하게 하고, 혈액순환을 원활하게 하는 효능이 있습니다. 또한, 진액생성을 도와주고 대변을 잘 보게 해주며 위와 장을 편안하게 이완시켜주기도 합니다.

민간에서는 소화가 안 되면 고구마와 멥쌀을 섞어 죽을 만들어 먹었다고 전해오는데, 주로 설사나 만성 소화불량증 등에 쓰여 왔습니다.

고구마의 줄기와 잎은 '번서등'이라고 부르며, '맛은 달고 떫은맛이 있으며 약성(藥性)은 약간 서늘하다.'라고 합니다. 주로 '토하고 설사하는 증상, 젖이 잘 안 나오거나, 옹창, 대변 출혈, 자궁 출혈 등에 활용하였다.'라고 전합니다. 고구마에 풍부한 '칼륨'은 몸 속에 쌓인 나쁜 독, '나트륨'을 배출시켜주므로 고혈압이나 당뇨병 등 성인병과 뇌졸중 등의 뇌 심혈관질환 발생을 막아주는 역할도 우수합니다. 풍부한 '셀룰로오스(cellulose)'와 '식이섬유'는 대장 운동을 활발하게 만들어 변비를 풀어줄 뿐 아니라 장 속의 이로운 세균을 증가시켜주고, 나쁜 콜레스테롤 LDL의 배출을 도와주므로 혈액 내 콜레스테롤의 농도를 정상화해줍니다. '비타민 C' 뿐만 아니라, 노화를 막는 '비타민 E'도 많이 들어있어서 다양한 호르몬생성을 촉진하고 콜레스테롤 수치를 떨어뜨려 노화를 방지해줍니다. 특히, '비타민 B1'은 당질의 분해를 도와주므로 피로 회복에 좋고, '카로틴(carotene)'은 야맹증과 시력을 좋아지게 하는 효과가 있습니다. 또한, 식후 혈당수치가 빠르게 올라가는 것을 완화해주므로 인슐린 분비를 줄여주기도 합니다.

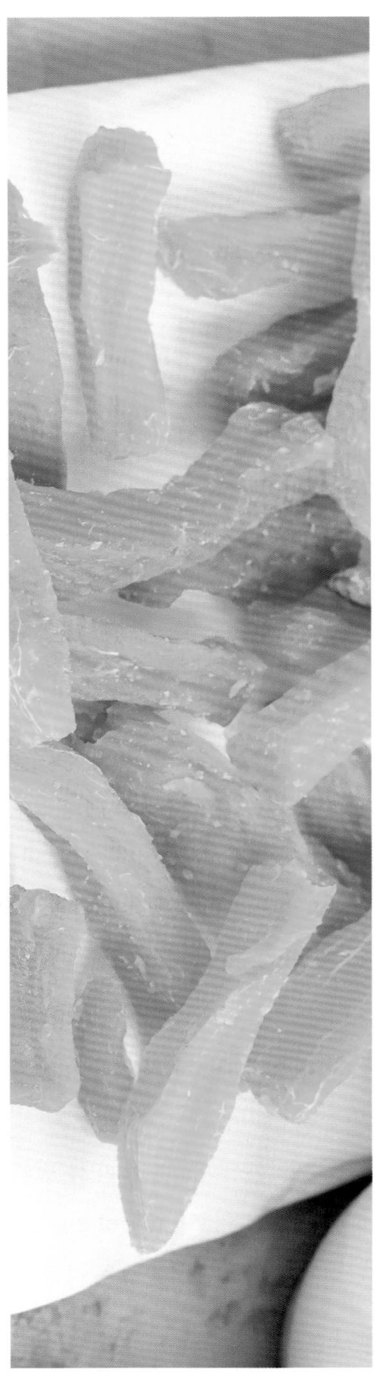

뿐만 아니라, 고구마의 '카로티노이드(carotinoid)' 성분은 긍정적인 생각을 도와줘 우울증이 있는 사람에게 좋은 간식이 될 수 있습니다. 뿌리와 줄기보다 잎에는 '칼슘'과 '철분'의 함량이 훨씬 높으며 노화 방지에 좋은 '베타카로틴(β-carotene)'이 200배나 더 들어있습니다. 고구마의 '베타카로틴(β-carotene)'과 '안토시아닌(anthocyanin)' 성분은 세포의 노화를 막아주고 암세포증식을 억제해주고 예방하는 데 도움이 된다고 보고되고 있습니다. 줄기에도 '비타민 C'가 많이 함유되어 있어 피로 회복에 좋습니다.

이 외에도 '고구마'에는 '슈퍼옥사이드 디스무타아제(Superoxide Dismutase, SOD)'와 '카탈라아제(catalase)' 같은 강력한 항산화제 함량이 높아 뇌 신경세포 건강에 도움이 됩니다. 따라서 뇌혈관을 튼튼하고 맑게 지켜주어 치매 예방과 인체에 해로운 활성산소를 해독시키는 효과가 있습니다. 하지만, 고구마의 '아마이드(amide)' 성분이 장 속에서 이상 발효를 일으켜 속이 부글거리고 방귀가 나오기 쉬우므로, 이때는 '펙틴(pectin)' 성분이 풍부한 사과나 동치미를 함께 먹으면 가스 차는 것을 예방할 수 있습니다. 한의서에 의하면, 비만한 사람이 고구마를 많이 먹으면 '기체증'이라는 순환장애를 유발할 수 있는데, 고구마의 껍질에 함유된 미네랄들이 당분의 이상 발효를 억제해주므로 껍질째 먹는 것을 더 권해드립니다.

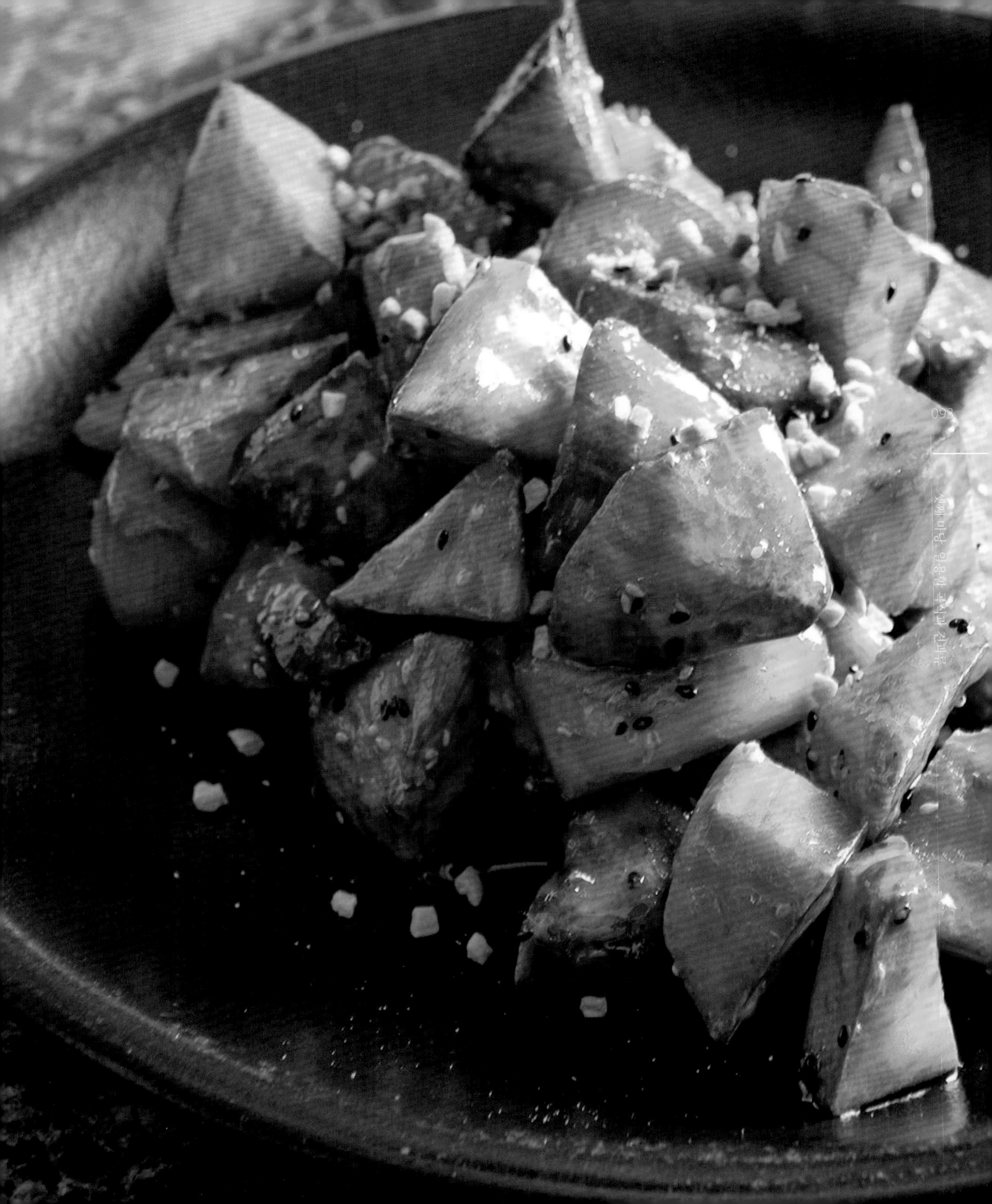

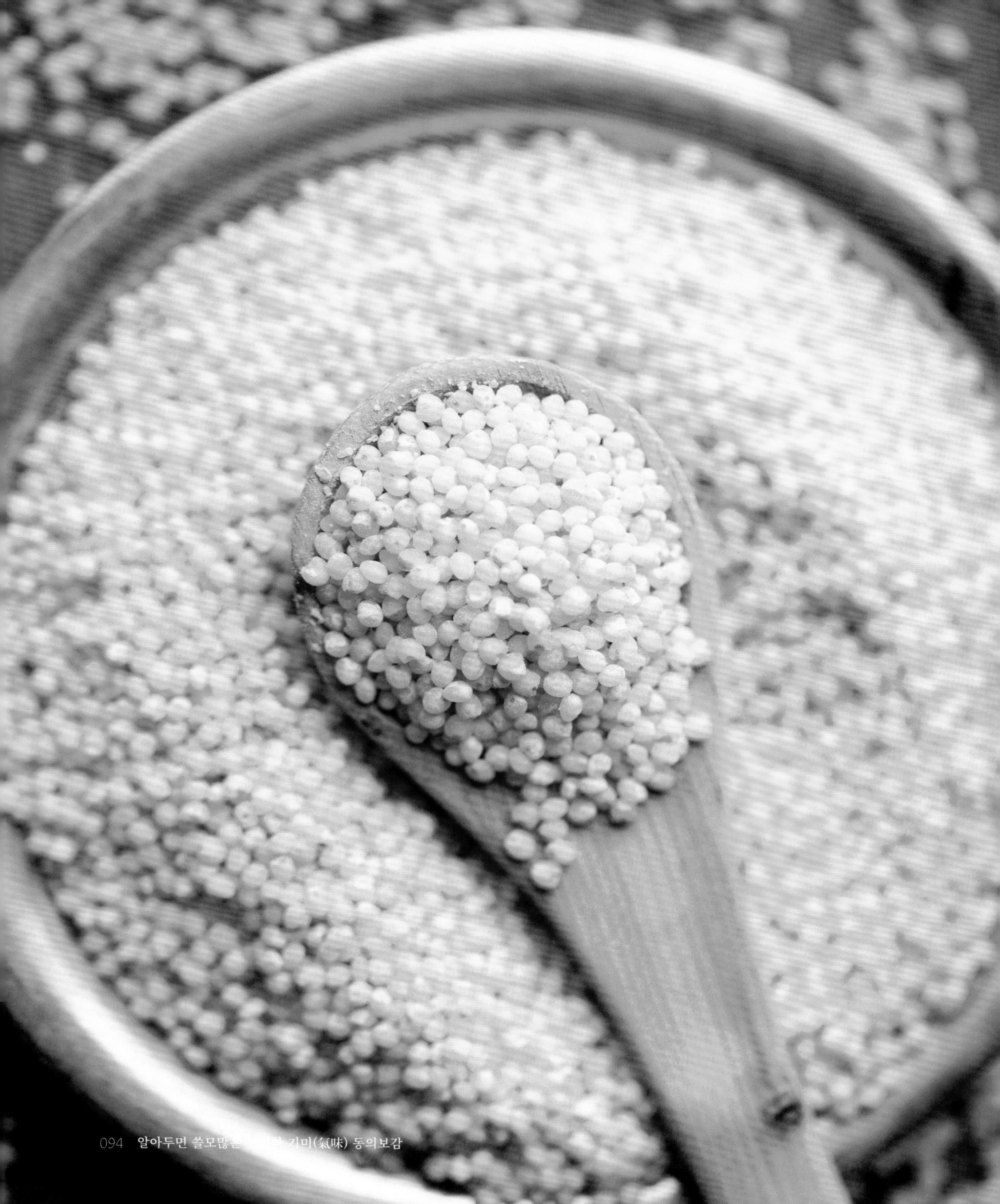

11
식이섬유가 많아 대장에 좋은 조

조는 우리 선조들의 대표적인 구황작물로써, 흉년이 들거나 보릿고개 시절에 서민들의 목숨을 연명해주었던 고마운 곡식입니다. 땅이 척박하거나 비가 적게 와도 잘 자라며 병충해를 잘 입지 않을 뿐 아니라 수확 기간도 짧기 때문입니다.

'서숙'이라고 부르는 '차조'와 '좁쌀'이라고도 부르는 '메조'가 있는데, 메조를 한자로 '속(粟)', 차조를 '출'이라고 합니다. '차조'는 '메조'보다 찰지고 열매도 작지만, 빛깔도 훨씬 누르고 약간 파르스름합니다. 성질도 약간 차고 맛이 달며 독이 없습니다. 우리가 밥에 넣어 먹는 일반 좁쌀은 '차조'로 새에게는 소화가 잘 안 됩니다. '메조'는 그것보다 좀 더 건조되었고 말라보이므로 구별이 가능합니다.

'기장'은 '차조'와 비슷하면서 조금 더 큰 것으로 성질이 따뜻하고 맛이 쓰며 독이 없습니다. 기침하면서 기운이 치미는 것과 곽란을 치료하고 설사와 갈증도 멎게 하는 데 도움이 되어왔습니다. 또한, 비위를 보호해주고 복통이나 구토, 설사, 이질에 효과가 있습니다. 소아의 아구창이나 불에 데었을 때는 즙이나 가루를 내어 환부에 바르면 효험을 본다고 전합니다. <동의보감>에는 좁쌀을 약재로 사용할 때 '속미(粟米)'라고 부르며, '성질이 차고 맛이 시며 독이 없다.'라고 기록하고 있습니다. 신장을 튼튼히 하고, 비장과 위장의 열을 없애며, 소변을 잘 통하게 하는 효능이 있다고 합니다.

영양학적으로는 식이섬유소가 다량 함유된 알칼리성 식품으로 대장 운동을 촉진하여 장내 독소생성을 막아주므로 변비뿐 아니라 생활습관병과 대장암에도 효과를 볼 수 있습니다. 멥쌀보다 '단백질'과 '비타민'이 풍부하며 '칼로리'도 훨씬 높아 병약자의 원기회복에 효험이 있습니다. 또한, '칼슘'과 '철분' 등의 무기질 함량이 많아서 피로 회복이나, 고혈압, 당뇨와 같은 성인병을 예방해 주고 빈혈을 개선해주므로 임산부에게 좋습니다.

좁쌀의 찬 성질은 비위 소화기계통의 열을 내려주어 소화를 잘되게 하고 구토와 설사를 멎게 합니다. 따라서 묵은 좁쌀로 미음을 만들어 먹으면 소갈증과 이질에도 효과가 있습니다. 따끈한 미음은 약효뿐만 아니라, 여름철이나 장마철에 장염을 예방하기도 합니다. 어떤 발열성 질환에도 좁쌀 미음은 소화흡수율을 높여 원활한 소화기의 기능과 몸의 영양을 돕고, 피부병이 있어 가려울 때도 좁쌀 뜨물로 닦아주면 치료 효과가 빠릅니다.

좁쌀 껍질을 끓여 땀띠를 씻으면 특효이며 발아시킨 싹은 비장을 튼튼히 하고 식체를 없애 식욕부진에 도움이 된다고 합니다. 예전 민간에서는 시큼한 냄새가 나는 좁쌀 신 뜨물(속미감즙)로 피부에 난 악창(악성 피부질환)을 씻어내기도 하였다고 합니다. 베개로 만들어 사용하면 아기 머리의 미열을 식혀주며 숙면을 취할 수 있도록 도와준다고 전합니다. 또한, 차조는 소화흡수가 잘되어 위를 다스려 줄 뿐 아니라, 대장을 이롭게 하여 배변을 촉진하고, 내장을 고르게 하여 오래된 속병도 다스려준다고 전하고 있습니다.

단전의 힘을 기르고 허약체질을 개선하여 소화력을 높여줄 뿐 아니라, 토사곽란 후에는 위의 경련을 멈추게도 합니다. 찹쌀과 함께 밥을 지어 먹으면, 소음인 체질의 수험생에게 특히 좋습니다. 특히, 폐에 관련된 곡식으로 폐병과 음허를 다스리며 혈당조절과 황달 치료에도 좋을 뿐 아니라, 정력을 보강해주고 갈증을 없애주기도 합니다.

따라서 당뇨와 빈혈에 효험이 있어 식이요법으로 매일 밥을 지어 먹으면 혈당을 조절하여 번열(煩熱)을 없애주며 황달 치료에도 효력을 발휘하며, 묵은 좁쌀(진속미: 陳粟米)로 죽을 끓여 먹으면 더 도움 됩니다. 또한, 임산부에게는 유즙분비를 더해주는 '최유촉진(催乳促進)' 작용과 산후회복 및 조혈을 빠르게 도와주고, 어린이에게는 뼈대 발육 등 성장에 많은 도움을 줍니다. 허약한 사람, 오랫동안 병으로 고생하는 환자의 건강 회복에 활용해보시면 더욱더 좋습니다. 이 외에도 몸을 따뜻하게 해주고 습열을 내려주며 해독작용이 뛰어나 위장, 무릎, 소변이 자주 마려운 것, 구역질, 딸꾹질, 설사 등에 효험이 있으며 혈액순환에 탁월한 효능을 보입니다. 하지만, 오장의 기(氣)를 막고 풍(風)을 동하게 하므로 많이 먹는 것은 좋지 않고 살구씨와 함께 먹으면 토하고 설사를 하므로 주의해야 합니다.

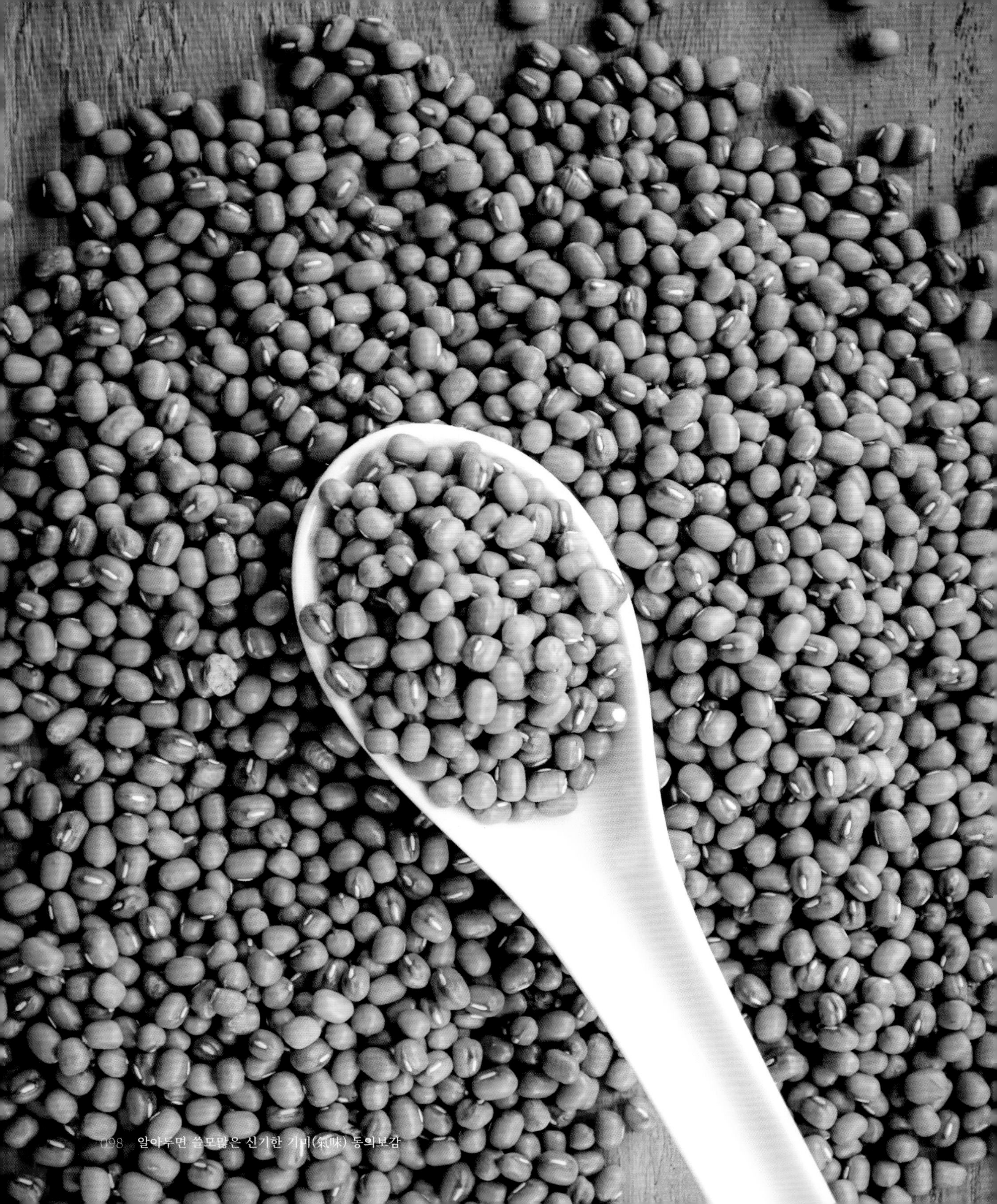

14

아홉구멍(구규 九竅)을 잘 통하게 하는 겨자

겨자는 한약재로 '개채(芥菜)'라고 불리는데, <동의보감>에는 '성미가 따뜻하고 맛이 매우며 독이 없다.'라고 전하고 있습니다. '신(腎)에 있는 사기(邪氣)를 없애고, 몸의 아홉 구멍(九竅)을 잘 통하게 하며, 눈과 귀를 밝게 하며, 기침과 기운이 치미는 것도 멎게 한다.'라고 기록되어 있습니다. 또한, '속을 따뜻하게 하며, 두면풍(頭面風)을 없애기도 한다.'라고 합니다. 생김새가 배추와 비슷한데 털이 있고, 맛은 몹시 맵고 알알하며, 잎이 큰 것이 더 좋은 겨자입니다. 하지만, 삶아 먹으면 기를 동하게 하는데, 다른 여러 채소보다도 더 기운이 세므로 주의해야 합니다.

색깔에 따라 황개(黃芥), 자개(紫芥), 백개(白芥)가 있는데, 황개(黃芥)와 자개(紫芥)는 김치를 만들어 먹으면 좋고, 백개(白芥)를 주로 약으로 사용합니다. 백개(白芥)는 성질이 따뜻하고 맛이 매우며 독이 없으므로, 주로 몸이 찬 증상을 치료해 주고, 오장을 편안하게 하는 효과가 있습니다. 한의학에서 백개(白芥)의 씨를 '백개자(白芥子)'라고 하여 한약재로 많이 사용합니다. <동의보감>에 '맛은 맵고 시며 성질은 따뜻하다.' 하여, 몸이 찬 사람에게 유익한 식품입니다. '기운이 치미는 것을 낫게 하고 땀을 나게 하며, 가슴에 담이 있고 냉하여 얼굴이 누렇게 된 것을 치료한다.'라고 전하고 있습니다. <방약합편>에도 '폐를 통하게 하며, 가래를 삭이고, 가슴을 이롭게 하며, 식욕을 돋운다.'라고 합니다.

또한, 폐에 습담(濕痰)이 생겨서 생긴 해수나 천식, 가래와 기침을 멈추게 하며, 항염작용이 우수하여 만성기관지염이나 폐렴, 류머티즘, 통풍, 신경통, 관절염 등에도 효과가 있다고 보고되고 있습니다. 백개(白芥)의 씨는 알이 굵고 흰데, '담이 피부 속 근막 밖에 있을 때 이것을 쓰지 않으면 약 기운이 그곳까지 도달하지 못한다.'라고 합니다. 약재로 사용할 때는 약간 볶아서 가루 내어 사용합니다.

다양한 비타민 B 복합체(B1 티아민(thiamin), B2 리보플라빈(riboflavin), B3 니아신(niacin), B5 판토텐산(pantothenic acid), B7 바이오틴(biotin), B9 엽산(folic acid) 등)과 비타민 E, 비타민 K가 들어있을 뿐 아니라, 항산화제인 '셀레늄(selenium)'과 '나트륨, 칼슘, 철분, 마그네슘, 칼륨, 망간, 인' 등의 미네랄이 풍부하게 함유되어 있어 영양학적으로 우수합니다. 민간에서는 통증치료를 위해 가루 내어 겨자찜질 등으로도 활용하는데, 매운 성분인 '시날빈(sinalbin)'이 피부에 흡수되면서 신경 말단을 자극해서 굳어진 혈관을 이완시켜 염증을 없애주므로 통증 완화 효과를 보여줍니다. 하지만, 약성이 맵고 자극적이기 때문에 많이 먹으면 위장병을 일으킬 수 있고 복통과 설사를 일으키므로 주의해야 합니다. 알레르기성 피부염이나 위출혈, 위궤양이 있는 사람은 섭취를 피하는 것이 좋습니다.

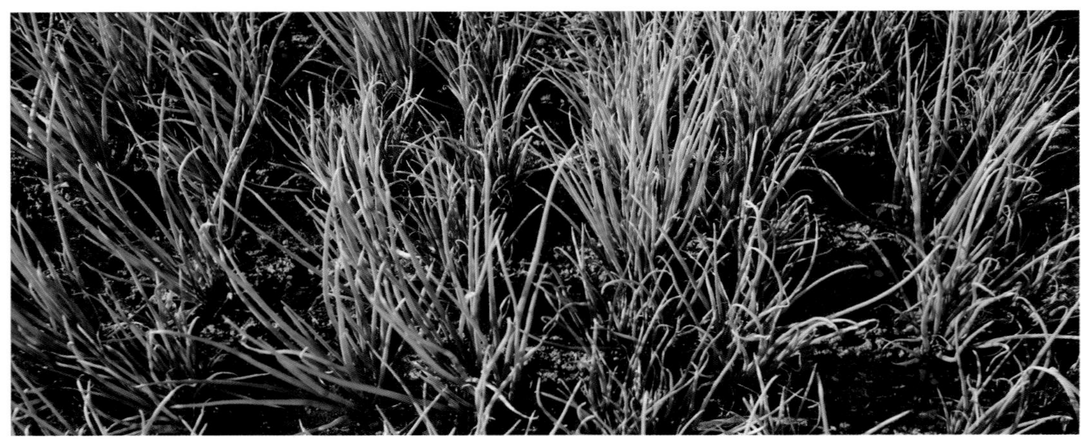

15
눈건강을 지켜주는 결명자

눈을 밝게 해주는 씨앗이라는 '결명자(決明子)'는 <동의보감>에 '성질이 약간 차고 맛이 짜고 쓰며 독이 없다.'라고 전합니다. 간화(肝火)를 내려주므로, '청맹(靑盲 겉으로는 멀쩡하나 실제로는 앞을 보지 못하는 눈)과 눈이 충혈되면서 아프고 눈물이 흐르는 경우, 살에 붉고 흰 막이 있는 데에 사용한다.'라고 기록되어 있습니다. 또한, '간기를 돕고, 정수(精水)를 보태어 주며, 머리가 아프고 코피 나는 것을 치료하고 입술이 푸른 것을 낫게 한다.'라고 합니다. 베개를 만들어 베면, 두풍증을 없애고 눈을 밝게 해주니 활용해보시기 바랍니다. 결명자의 영양성분에는 비타민 A, C, 비타민 A의 전구체 '카로틴(Carotene), 켐페롤(kaempherol)' 함유량이 많습니다. 따라서 망막의 신경조직을 단단하게 해주고 눈 건강을 해치는 바이러스의 침입을 막아주어 눈질환 예방에도 효과가 좋습니다. '베타카로틴(β-carotene)' 등은 강력한 항산화 작용으로 간세포를 보호하고 활성화하여 간의 독소 배출에도 좋습니다. 따라서 간에 흡수되는 알코올 분해에도 이로운 작용을 하여 빠르게 해독 배출하여 숙취 해소에 큰 효과를 보입니다.

'안트라퀴논(anthraquinone)' 성분은 장의 면역력을 높여주어 변비를 개선해주고 이뇨작용을 도와주어 피로한 신장을 회복시켜 줍니다. 이 외에도 '에모딘(emodin)'과 '오브투신(obtusin)' 성분이 함유되어 혈관수축을 도와주므로 혈압을 내려주고, 콜레스테롤 수치를 떨어뜨려 고지혈증이나 동맥경화 등 성인병을 예방해 주기도 합니다. 하지만, 차가운 성질이므로 평소 몸이 차갑거나 수족냉증이 있고, 설사나 복통을 자주 겪는 사람은 먹지 않는 것이 좋습니다. 또한, 저혈압을 더 내려주어 저혈압인 사람은 주의해야 합니다.

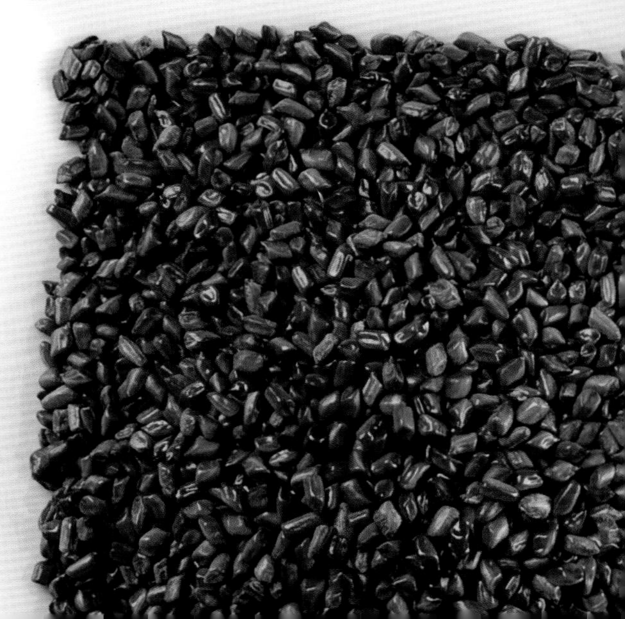

16
서태후 보양식, 호두

호두는 껍데기가 단단하여 농약이 침투하지 못하므로 식품공해도 없으며 열량이 높고 영양가가 풍부하여 이상적인 약식(藥食)입니다. 한약재로 '당추자(唐楸子)'라고 불리는데, <동의보감>에서는 따뜻한 성질로 하복부를 따뜻하게 해주고 신장의 양기(陽氣)를 북돋아 경맥을 잘 돌게 하는 등 몸을 윤택하게 하고 강장효과가 뛰어난 식품이라고 전합니다. '단백질, 비타민, 칼슘, 인, 지방질' 등 영양분이 풍부하기 때문에 신장 기능이 허약해져 체력이 떨어지고 귀울림이 있거나 불면증, 신경쇠약증을 겪는 환자에게 효과가 있다고 보고되고 있습니다. 최근에는 호두가 노화를 촉진하는 물질로 알려진 활성산소를 억제하는 강력한 항산화 작용도 하는 것으로 밝혀졌습니다. 특히, 호두의 속살은 뇌의 모습과 흡사해 뇌를 보강하는 효능도 있어 뇌의 노화 방지와 치매 예방에 좋다고 민간에게 대중적으로 알려져 왔습니다. 호두에는 뇌 신경세포의 60%를 구성하는 '불포화지방산' 성분이 많아서 뇌 건강에 효과가 있는 것입니다. 또한, 기억력을 향상해주는 '아연'과 두뇌발달을 돕는 'DHA' 전구체를 많이 함유하고 있으며 두뇌발달에 필요한 '무기질과 비타민 A, B'도 풍부합니다.

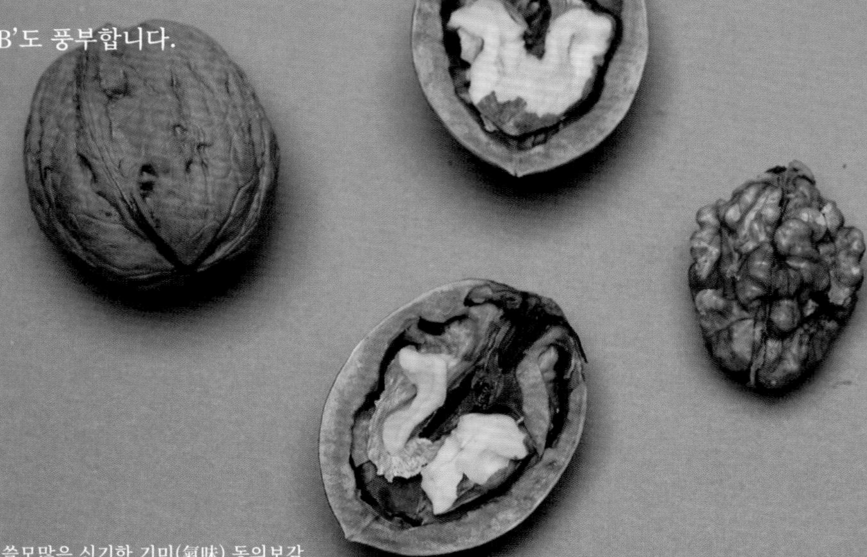

호두에 들어있는 풍부한 불포화지방산 '리놀레산(linoleic acid)'과 '비타민 E'는 동맥경화를 예방할 수 있고, 항산화 작용을 도와서 피부 노화 방지에도 탁월한 효과가 있다고 보고되었습니다. 이 '리놀레산(linoleic acid)' 성분은 스트레스로 인해서 지친 뇌를 회복시켜 주는 작용을 해주므로 뇌 건강을 지켜야 하는 학생이나 노인, 스트레스가 많은 현대인의 간식 대용으로도 바람직합니다. '마그네슘'도 다량 함유되어 있어 뇌 건강에 탁월한 식품입니다. 피부는 물론 위와 장에도 윤기를 주어 피부미용과 변비 및 치질 치료에 효과가 좋습니다. 중국 청나라 말기의 서태후도 호두죽을 먹음으로써 아름다운 피부를 유지했다고 합니다. 또한, 정(精)을 굳건하게 하므로 정력제로도 우수하고, 머리카락을 검게 하며, 소변량을 적절하게 조절하는 데도 효험이 있습니다.

한의학에서는 특히 호흡기를 보강해주는 효과가 탁월하다고 보고 있습니다. 그래서 기침과 천식을 앓고 있는 환자에게 호두와 은행, 밤, 대추, 생강을 곁들여 달인 '오과(五果)차'를 마시면 도움이 될 수 있습니다. 그러나 <동의보감>에 '성질이 열(熱)하므로 많이 먹으면 눈썹이 빠지고 풍을 동하게 하므로 많이 먹어서는 안 된다.'라고 전합니다. 대변이 묽고 설사를 하는 경우나 따뜻한 체질로 몸에 열이 많은 사람에게는 적당치 않으니 주의하시기 바랍니다.

17
노인변비에 좋은 잣

잣은 우리나라 전통음식에 고명으로 사용되어왔지만, 최근에는 견과류가 타임스지의 '세계 10대 슈퍼푸드'에 선정될 만큼 현대인들의 필수영양식이 되었습니다. 잣나무는 깊은 산속에서 자라는데 소나뭇과 측백나무와 비슷하고 열매는 오이씨와 같은데 그 잣나무의 씨를 깨뜨려서 속꺼풀을 벗겨 버리고 씨앗을 먹는 것입니다. <동의보감>에서 한약재로 '해송자(海松子)'라고 불리는 잣은 '성질이 조금 따뜻하고 맛이 달며 독이 없다.'라고 전합니다. 따라서 '골절풍(骨節風)과 풍비(風痺), 어지럼증을 치료하며, 피부를 윤기 나게 하고, 오장을 좋게 하며, 허약하고 여위어 기운이 없는 것을 보한다.'라고 기록되어 있습니다. <본초경>에는 '기(氣)와 혈(血)을 다 보하며, 폐기를 도와 기침을 멈추게 하고, 내장을 녹여주며, 속을 덥게 한다.'라고 전하고 있습니다. 따라서 몸이 허약할 때 원기를 보하며, 폐결핵으로 인한 마른기침이 날 때, 노인의 변비 증상 등에 효과를 보입니다. 영양학적으로도 단백질이 풍부하고 불포화지방산, 섬유질과 비타민이 많이 함유되어서 원기를 회복시켜 주는 우수한 자양강장식품입니다. 또한 '철분'이 풍부해서 조혈작용을 하므로 빈혈이 있는 사람에게도 좋습니다. 또한, '레시틴(lecithin)' 성분이 뇌세포를 활성화해 주므로 수험생이나 성장기 어린이, 치매 노인들에게 도움이 될 수 있습니다. 식이섬유도 충분하여 장의 연동운동을 활성화하므로 변비 예방에도 우수한 효능을 보입니다. 하지만, 고지방 식품이므로 많이 섭취하였을 경우에는 설사를 하게 되고, 소화기가 약한 사람에게는 좋지 않은 영향을 줄 수 있습니다. 따라서 소량만 적당히 먹고 설사를 할 때나 유정, 몽설(夢泄)이 있는 경우와 습담(濕痰)이 성하는 증상을 보이면 먹지 말아야 합니다.

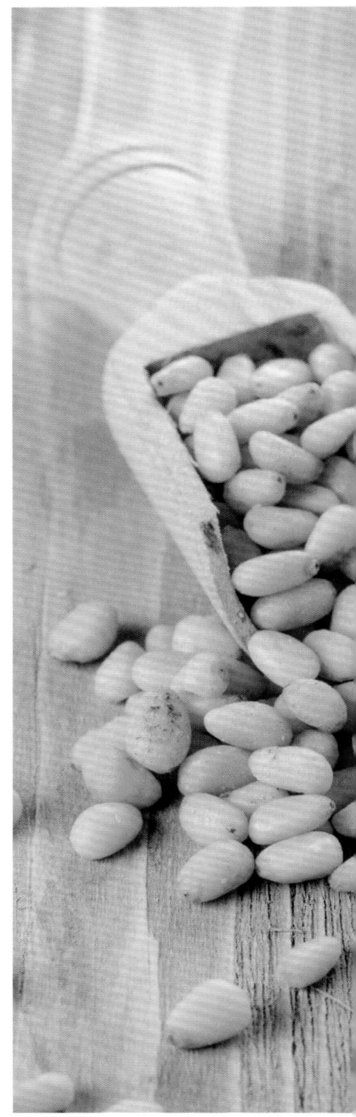

18
오방지영물, 메밀

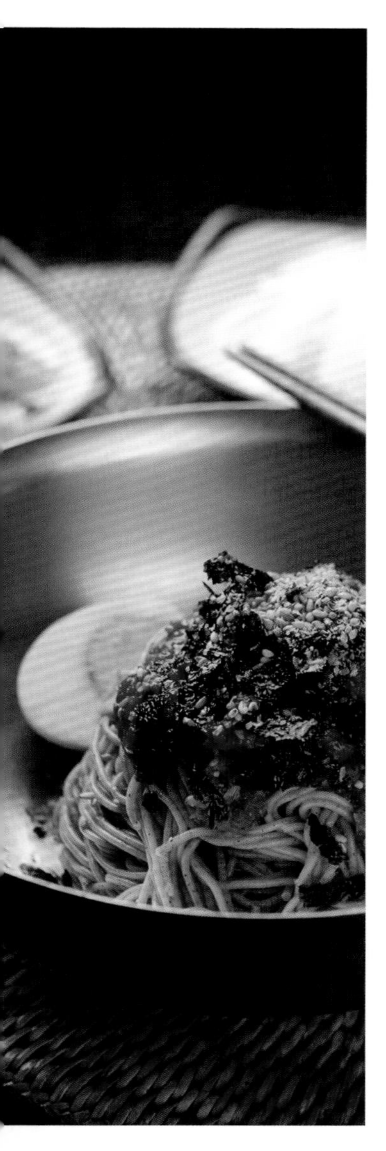

우리 선조들은 푸른색 잎, 붉은색 줄기, 하얀색 꽃, 까만색 열매, 노란색 뿌리의 오색을 갖춘 메밀을 '오방지영물(五方之靈物)'이라 아주 귀하게 여기며, 약으로도 많이 이용해 왔습니다. 한의서 <본초강목>에는 '정신을 맑게 하고 오장의 노폐물을 훑는다.'라고 추천하고 있습니다. <동의보감>에는 성질이 평하면서 차고 맛이 달며 독이 없으며, 약재 명으로는 '교맥(蕎麥)'이라 하여 '위장을 튼튼히 하고, 기력을 도와주는 효과가 있다.'라고 전합니다. 특히, '비·위장의 습기와 열기를 없애주며 소화가 잘되게 하는데, 비위에 1년 쌓인 체기(滯氣)가 있어도 메밀을 먹으면 내려간다.'라고 기록되어 있습니다. 냉면이 오래전부터 전통음식으로 내려온 것은 메밀이 척박한 토양이나 찬 이후에 잘 자라기도 하지만, 바로 이러한 약효 탓이기도 합니다. 추운 북쪽의 겨울은 거의 집안 생활만 하여 운동이 부족해지기 쉬우므로 몸속에 열기와 노폐물이 쌓이고 대변이 원활하지 못하게 되므로, 이때, 얼음 동치미 국물에 찬 성질의 메밀사리를 말아먹는 것은 좋은 음식궁합이라 할 수 있겠습니다. 또한, 소변에 쌀뜨물처럼 뿌연 것이 섞여 나오는 백탁(白濁) 증상이나 여성의 냉증(대하)에도 활용하시면 좋습니다. 몸에 열이 많아 머리에 부스럼이 계속 생기거나, 피부에 종기가 생기거나, 반진, 림프샘결핵 및 염증성 질환에도 효과가 있습니다. 외피를 덜 벗겨 검은 메밀에는 섬유질이 많아 변비를 풀어주며, 이뇨 및 노폐물을 몸 밖으로 내보내는 역할이 있어 혈액을 깨끗이 정화하므로 피부를 곱게 해주기도 합니다. 또한, 메밀에는 성인병의 원인으로 알려진 활성산소를 억제하는 항산화 물질이 들어있어 콜레스테롤을 떨어뜨리고 기억력을 향상시키기도 합니다.

따라서 동맥경화나 고혈압, 당뇨병 등에 좋은데, 이는 모두 열과 습기를 내려주기 때문입니다. 메밀은 성인병을 예방하거나 치료하기 위해 기본적으로 기(氣)를 아래로 끌어내리며 위장과 창자 속에 쌓인 노폐물을 비우게 하는 효과가 있습니다. 이처럼 메밀은 기가 왕성하고 열과 습기가 많은 분께 좋습니다. 중국에서 메밀의 줄기와 잎은 고혈압과 뇌출혈을 예방하는 데 사용한다고 합니다. 특히 변비가 있는 경우나 체중 감량에도 효과가 있습니다. 또한, 장에 습과 열이 쌓여 배가 아프면서 적은 양으로 여러 번 설사하는 열성 설사에도 효과가 있으며, 술을 많이 마시고 체해서 응어리가 쌓인 것도 풀어줍니다. 메밀은 다른 곡물에 비해 우수한 단백질을 갖고 있을 뿐 아니라, '플라보노이드(flavonoid)' 화합물인 '루틴(rutin)'을 함유한 특징이 있습니다.

이는 일반적으로 혈관의 지나친 투과성을 억제해주며 혈압상승을 유도하는 'ACE(angiotensin converting enzyme)'의 활성을 억제하므로 항고혈압 인자로 알려져 있습니다. 따라서 혈류를 순조롭게 하여 고혈압이나 동맥경화 등 순환기 계통의 질병에 효과가 있습니다. 따라서 대소변을 수월하게 하는 한편, 모세혈관을 강화하므로 성인병으로 고생하는 환자들을 위한 권장식이 될 수 있습니다. 또한, 메밀의 '플라보노이드(flavonoid)' 성분은 손상된 간세포의 재생을 촉진하고 간의 해독기능을 강화하며 소화를 돕습니다. 그 밖에 위열로 오는 설사나 식은땀, 편두통, 자반병, 창상, 간염, 치루, 수은중독, 대하증에도 쓸 활용될 수 있습니다. 복수(腹水)가 찰 때 메밀을 볶아서 가루 내 뜨거운 물을 붓고 반죽한 다음 창호지 위에 발라 배에 붙여도 효과를 볼 수 있습니다. 화상을 입었을 때는 메밀을 볶아서 맑은 물에 개어 붙이면 열이 내리고 진물이 덜 흐르게 되며, 상처 부위에 새살이 잘 돋아나도록 도와주기도 합니다. 메밀 잎은 나물로 만들어 먹기도 하는데, 이것은 기(氣)를 내리고 귀와 눈을 밝아지게 한다고 기록되어 있습니다.

한편, 메밀껍질은 베갯속으로 많이 쓰이는데 서늘한 성질이어서 머리를 시원하게 하므로 건망증이나 치매 예방에 도움이 될 수 있습니다. 하지만, 메밀의 약리효능이 뛰어나다 해서 모든 사람에게 다 좋은 것은 아닙니다. 비위가 허약하고 찬 사람이 먹으면 소화도 잘 안 되고 설사가 날 수 있으며, 기운이 떨어지게 됩니다. 사상체질 가운데 소음인은 소화 기능이 약해서 찬 음식을 먹으면 배가 아프고 설사가 잘 나는 체질이므로 메밀이 맞지 않습니다.

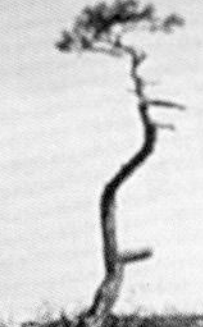

특히, 몸이 찬 사람이 계속 먹을 경우에는 원기가 크게 빠져나가고 심하면 수염과 눈썹이 빠지게 됩니다. 또한, 돼지고기나 양고기, 조기와 같이 먹으면 풍라(風癩, 문둥병)를 유발하거나 모발이 빠질 염려도 있어 조심하라는 기록이 있습니다. 이러한 체질에 해당하는 사람이 아닐지라도 너무 많이 먹으면 어지럼증이 생길 수 있고 풍(風)이 발동할 우려가 있으니 조심하여야 합니다. 혹시 메밀을 잘못 먹어 몸에 이상이 발생한 경우, 독을 풀기 위해 무를 찧어서 즙을 마시거나 무씨를 갈아서 물로 마시면 효과를 볼 수 있습니다. 메밀국수의 겨자는 메밀의 찬 기운을 완화해주고, 무는 메밀의 독을 풀어줍니다. 그러나 오이나 배는 서늘한 기운이 보강되어 속 열을 풀어주는 효과가 더 강해지게 됩니다.

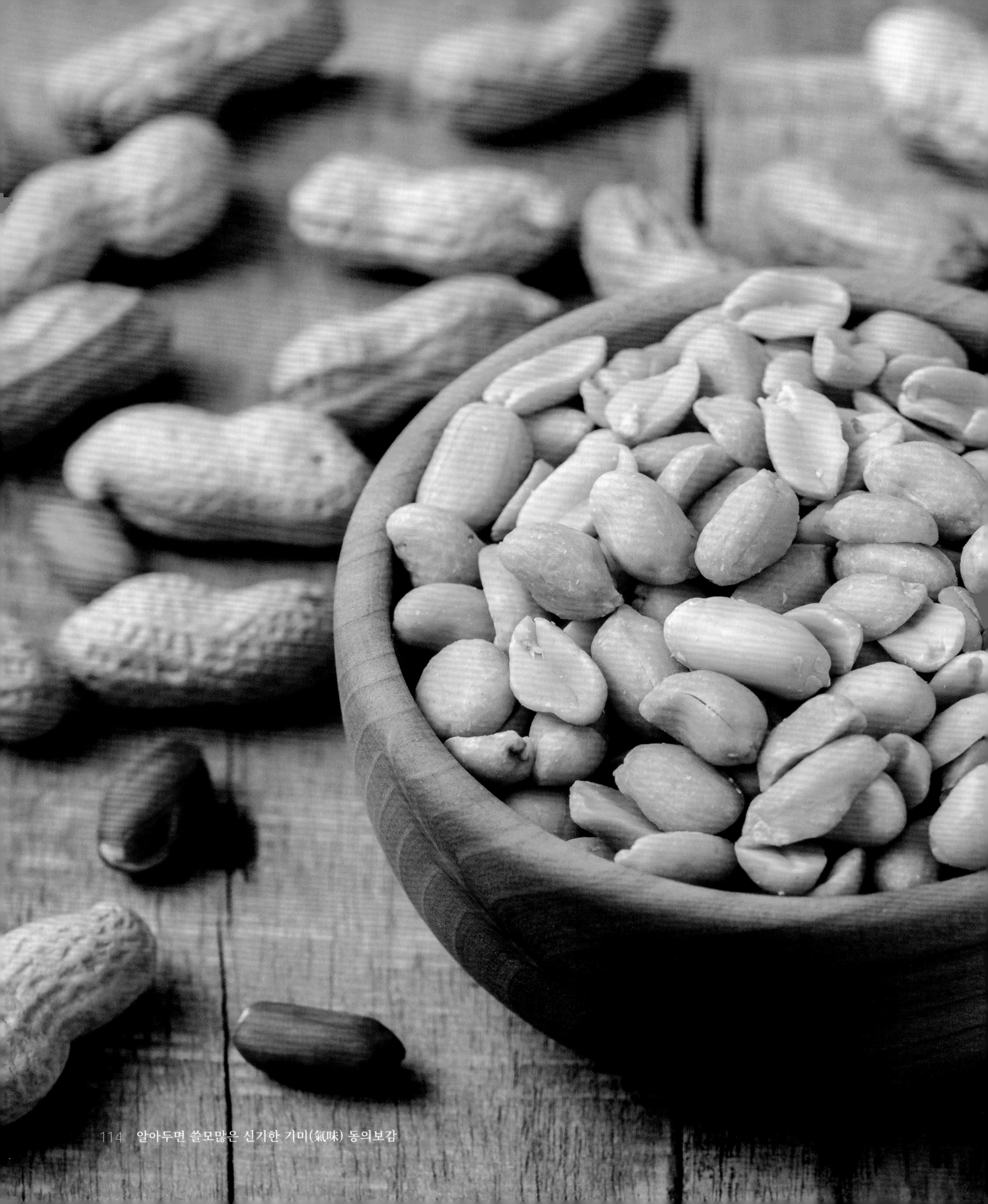

19
콜레스테롤 개선하는 땅콩

땅콩을 많이 먹으면 젊어지고 정력이 세진다고 하여 '장생과', '만세과'라고 합니다. 한약재명은 '낙화생(落花生)'이라고 하는데, 혈을 자양(滋養)시켜주며, 소화기를 보하고 폐를 윤활하게 하며 피부를 윤기 있게 합니다. <동의보감>에서는 '맛이 달고 성질은 평하여, 소화 기능이 약한 체질, 피부가 건조한 사람, 노인과 체력이 쇠한 환자, 장이 건조하거나 무력해서 생기는 변비, 아이들 백일해 기침 등에 효과를 볼 수 있다.'라고 전하고 있습니다. '비타민 E'의 함량이 높아 세포를 튼튼하게 하고 적혈구를 증가시키고 체내에서의 '철분' 흡수를 돕습니다. 땅콩에 가장 많이 들어있는 '불포화지방산'은 많이 먹어도 살이 찌지 않으며 고혈압의 원인이 되는 콜레스테롤 수치를 높이지 않습니다.

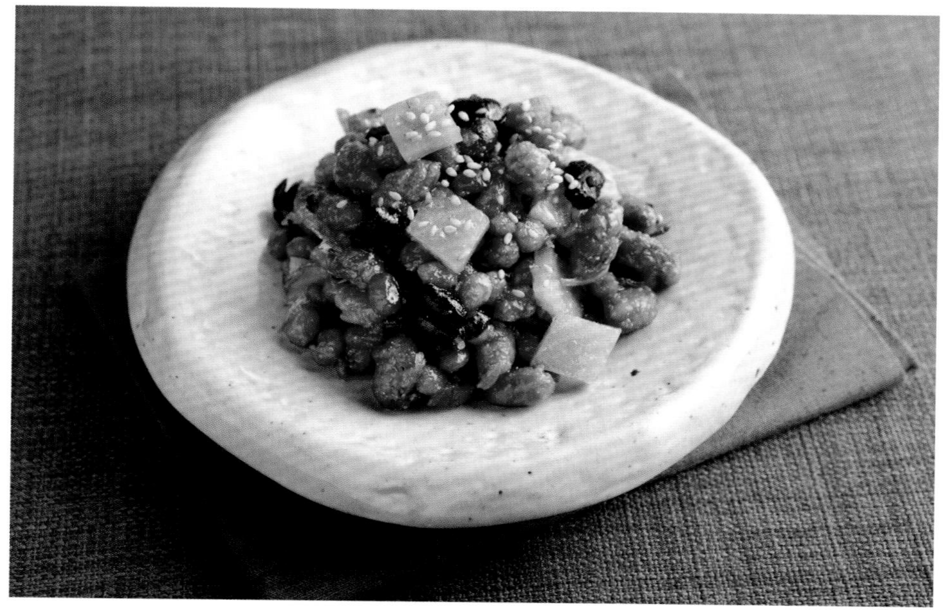

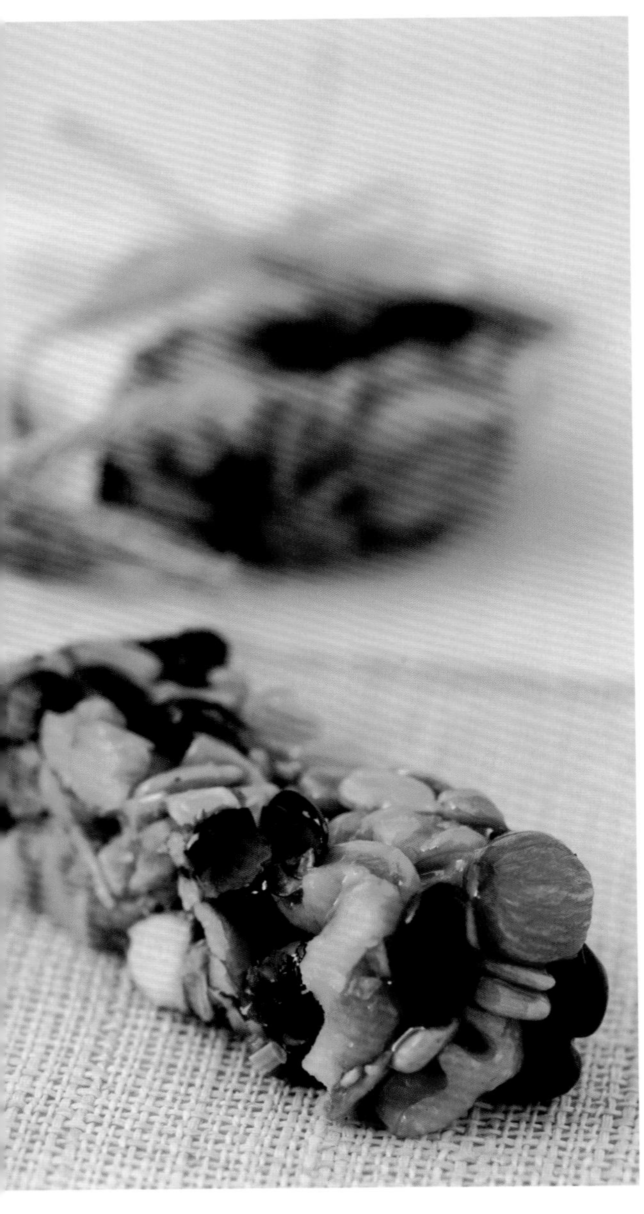

뿐만 아니라 혈관 벽에 붙어 있는 콜레스테롤을 씻어내는 효과가 있어 깨끗한 혈관을 만들어주기도 합니다. 하지만, 고단백, 고지방식으로 혈압이 높은 사람이나 심장병 환자는 주의하여야 합니다. 호두에는 '레시틴(lecithin)'이 풍부하여 '인슐린' 분비를 촉진하고, 당질의 함량도 낮아 혈당의 급상승을 감소시키는 식품으로 당뇨병이 있는 사람에게도 좋습니다. 비타민 B3 '니아신(niacin)'이 다량 함유되어 숙취를 방지하고 혈액순환을 원활하게 하기도 합니다. 또한, 기억력을 증진하며 호흡기 기능을 강화하므로 성장기 아이들에게도 좋습니다. 특히, 속껍질은 지혈작용이 우수하여 출혈이 잘 멎지 않고 멍이 잘 드는 아이들에게 훌륭한 약재가 될 수 있습니다. 주로, 혈우병이나 수술 후의 출혈, 내장 출혈, 간장의 병으로 인한 출혈 등에 도움이 되어왔습니다. 뿐만 아니라, 식초에 절여 먹으면 가슴 왼쪽에서 명치 또는 팔에 거쳐 나타나는 협심증에 효과가 있다고 전하고 있습니다. 마른기침이 날 때나 반위, 각기뿐 아니라, 산모가 젖이 부족할 때도 효과를 볼 수 있습니다. 하지만, 속이 냉하고 손발이 몹시 차거나 비만 우려가 있으면 삼가야 합니다. 참외와는 맞지 않으므로 같이 먹지 않아야 하며, 배가 자주 아프거나 변이 무르고 설사가 잦은 아이도 주의해야 합니다. 여드름이 있을 때도 많이 먹으면 지방분이 많아 여드름이 더욱 많이 생기게 되므로 피해야 합니다. 또한, 오래 묵혔을 경우 독성이 생기니 다시 볶아서 드시길 권합니다.

20
항산화제, 은행

'장수목(長壽木)' 또는 '공손수(公孫樹)'라고 불리는 은행나무는 우리나라 어디서나 볼 수 있는 흔한 나무입니다. '플라보노이드(flavonoid)'라는 살균. 살충 성분이 들어있어 온갖 자연재해와 환경오염 등의 악조건에서도 건재하는 나무입니다. 산업공해에도 잘 견디고 공기정화 능력도 플라타너스(Platanus)보다 두 배나 높아서 현대에 와서는 가로수로 많이 이용되고 있습니다. 한의학에서 은행은 껍질이 흰색이어서 '백과(白果)'라고 불립니다. 흰색의 오행배속은 장기인 폐와 연계된 만성기관지염과 천식 등 주로 호흡기질환의 치료에 주로 쓰여 왔습니다. 약으로 사용되었을 때, 성미(性味)가 맛이 달고 성질이 차서 생으로 쓸 때와 익혀 쓸 때의 효능이 다릅니다. <동의보감>에는 '폐와 위의 탁한 기를 맑게 하고 숨찬 것과 기침을 멎게 한다.'라고 기록되어 있습니다. 주로 생것은 소변을 내보내는 효능과 항균작용이 커서 방광염, 요도염, 여성 냉증 같은 임증(淋證)의 치료에 쓰입니다. 호흡 기능을 왕성하게 하고 염증을 소멸하며 결핵균 발육을 억제하므로 탁한 가래를 없애고 술을 깨게 하는 작용도 있습니다. 하지만, 독성이 강하므로 날것으로 먹는 것은 좋지 않습니다.

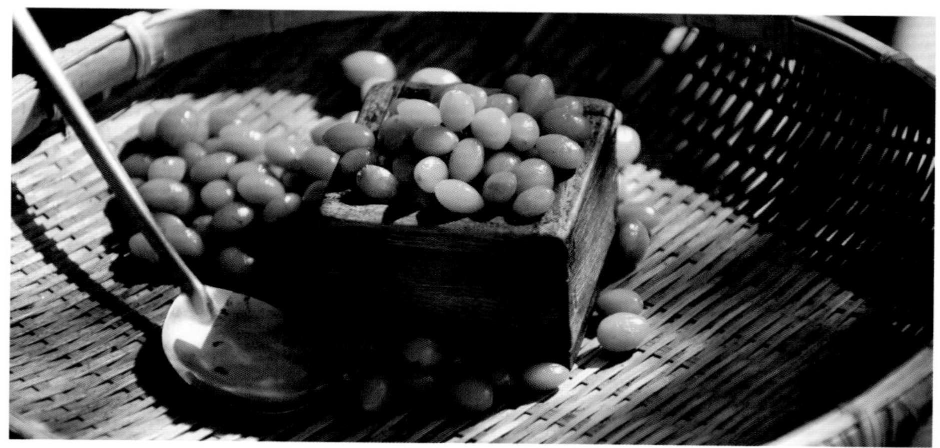

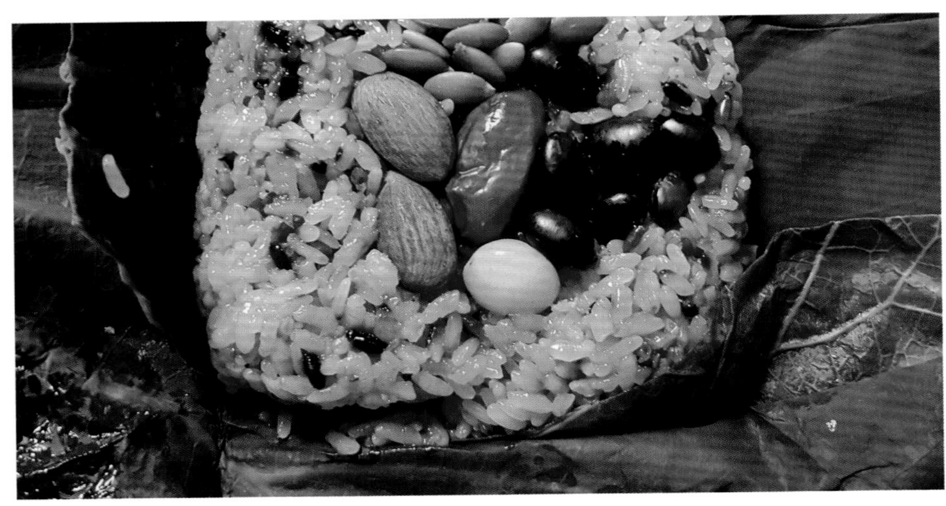

또한, 신장허약을 보강하며 정액이 새어나가는 것을 막아주기 때문에 남성들의 정력증강이나 비뇨기 증상인 조루증, 몽정, 그리고 여성들의 불감증에도 쓰입니다.

굽거나 익혀 먹으면 소변을 막는 효능이 강하여 소변이 자주 나오거나 찔끔거리는 노인, 소변싸개 아이, 요실금이 있거나 특히 정신적으로 긴장하여 소변이 잦을 때에 은행을 구워 먹으면 좋습니다. 방광 괄약근을 긴장시키는 축뇨작용이 있어 야뇨증에도 도움이 됩니다. 그래서 예부터 피로연 장소의 신부가 긴장으로 수시로 자리를 뜨는 불편한 일을 미연에 방지하기 위해 은행을 구워 먹이는 풍속도 있었다고 합니다. 또한, 탁한 소변을 보거나 여성들의 흰색 냉증에도 좋습니다. 은행잎에는 특히 혈관을 확장하고 콜레스테롤을 떨어뜨리며 혈압을 내리는 작용이 있어 성인병 예방과 치료에 활용되고 있습니다. 뿐만 아니라 은행은 기억력 감퇴에 효과적인 항산화제로 뇌졸중으로부터 뇌세포를 보호하여 노인성 치매를 예방하는 데 효과가 있습니다. 또한, 치매 예방과 심장병을 치료하는 데 효능이 뛰어나므로 잎에서 추출한 엑기스를 혈액순환 촉진제로 응용하고 있습니다. 하지만, 은행은 몸에서 무엇이든 빠져나가지 못하도록 거두어들이고 막아주는 작용이 있기 때문에 많이 먹으면 안 됩니다. 기가 소통되지 못하고 막혀서 배가 부르게 되고 애들은 경기가 생길 수 있으니 배가 나오고 변비가 있는 사람은 피하는 것이 좋습니다. 또한, '청산'을 함유하여 독성이 있으므로 한꺼번에 많이 먹으면 알레르기 피부염을 일으키고 두통이나 발열, 구토, 호흡곤란 증상 등이 나타나기도 하는데, 이때는 감초 달인 물로 해독하면 됩니다.

21
신장의 과일, 밤

한의학에서 밤을 '신장의 과일'이라고 합니다. 이뇨 기능을 북돋아 신장의 기운을 회복하는 데 특히 좋기 때문입니다. <동의보감>에 밤은 달고 맛이 짭짤하며 따뜻한 성질로, '율자(栗子)'라고 부르고 있습니다. '기를 도와주고, 장위를 튼튼하게 하며, 신기(腎氣)를 보하고, 배고픈 것을 견딜 수 있게 한다.'라고 기록하고 있습니다. 한의학에서 신장의 기를 보충한다는 것은 하체 원기를 도와 허리와 뼈를 튼실하게 한다는 것을 의미합니다. 그래서 다리가 약한 사람이 밤을 즐겨 먹으면 더욱더 좋습니다.

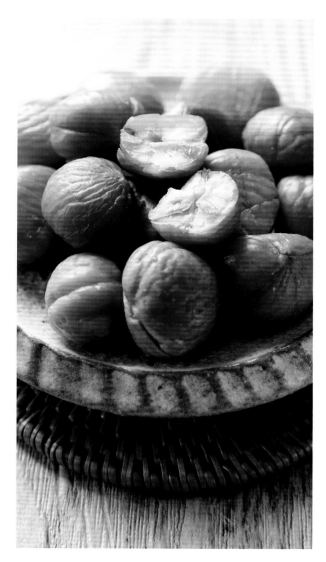

이처럼, 밤은 신장과 비·위장을 보익하는 보양식품으로 위와 장을 건실하게 하여 설사를 멎게 합니다. 특히, 불에 구우면 과육이 부드러워져서 생밤보다 소화가 잘되어 배탈이 나거나 설사가 심할 때 군밤을 먹으면 냉한 속이 따뜻해지면서 치료 효과를 냅니다. 또한, 쌀보다 '비타민 B1'이 4배 이상 함유되어 있고 기름기가 없으면서 영양소가 균형 있게 들어있어서 병후 회복에 좋습니다.

풍부한 양질의 '단백질'과 '탄수화물'은 근력을 키우고 근육을 생성하는 데 도움을 주기도 합니다. 따라서 성장기 아이의 신체 발육에 좋으며, 운동선수 등 근육을 많이 쓰는 사람의 근육통이나 사지 무력감을 치료하는 데도 효과적입니다. 여러 한의서에 '아이의 다리가 약하고 힘이 없어 서너 살이 되어도 걷지 못하는 경우에 매일 생밤을 먹이라'고 전하고 있습니다. 걸음이 느린 어린아이나 나이가 들어 하체에 힘이 빠진 노인이 껍질 벗긴 밤을 꾸준히 복용하면 아랫도리 하체 원기가 튼실해져 힘이 길러집니다.
또한, 신장의 원기가 좋아지므로 피부를 윤기 있게 해주어 노화를 예방해 주고, 머리카락을 검게 하며 머릿결을 부드럽게 하는 작용도 합니다.

특히, 혈(血)을 잘 통하게 하고 출혈을 막아주어 코피가 나거나, 피를 토하거나, 대변에 피가 섞여 나오는 경우에 생밤을 먹으면 효과를 보게 됩니다. 한의학에서 밤은 신장을 보호해주기 때문에 신장이 튼튼해져서 '귀(耳)'에 울림이 있을 때 효과가 있으며 감기나 기관지에도 삶아 먹으면 증상을 완화할 수 있다고 합니다. 이뇨효과와 더불어 알코올 분해를 도와주어 술을 마실 때 안주로 생밤을 먹으면 다음 날 숙취가 없습니다. 또한, 껍질을 삶은 물을 마시면 인삼을 먹고 생긴 부작용을 해독할 수 있으며 약을 먹고 체한 경우에도 좋습니다. 하지만, 소화가 쉽지 않으므로 배가 부르고 속이 더부룩한 경우에는 좋지 않습니다. 따라서 한꺼번에 많이 먹어서는 안 되며 변비가 있는 분이나 습기가 많고 살이 찐 분은 삼가야 합니다.

22
살찌지 않는 치즈,
두부

두부는 콩의 영양분을 그대로 지니면서도 소화흡수율이 95% 이상이나 되는 대표적인 영양식품입니다. 뛰어난 소화흡수율에도 불구하고 열량이 낮아서 다이어트 식품으로도 훌륭합니다. 특히, 단백질과 몸에 좋은 '필수지방산'이 풍부해서 예로부터 채식을 하는 승려나 인도의 채식주의자들이 부족한 영양을 보충하기 위해 즐겨 먹어 왔습니다.

<동의보감>에는 '두부의 성미(性味)가 평하고(혹은, 냉하고) 맛이 달며 독이 있다.'라고 합니다. '기(氣)를 도와 소화를 증진할 뿐만 아니라, 속 기운을 좋게 하여 비위(脾胃)를 조화롭게 하며 대장의 더러움을 씻어내는 효능이 있다.'라고 기록하고 있습니다. 또한, '독이 있고 성질이 냉하며 기(氣)를 동하게 하므로 신기(腎氣)를 잘 발하게 하여 두풍(頭風)이나 헌데, 옴을 생기게 한다.'라고 합니다.

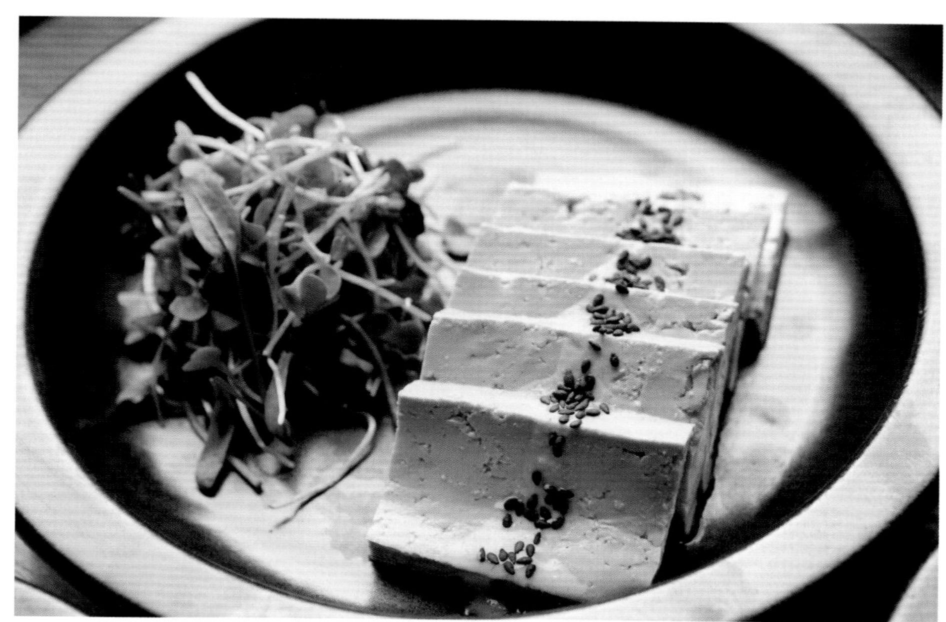

한의학에서는 병후에 몸이 허약하여 입맛이 없으며 숨이 찰 때, 신기(腎氣)가 허약하여 소변이 잘 나오지 않거나 조금씩 자주 보는 경우, 혹은 소변이 뿌옇게 나오거나 붓는 경우에도 효능이 있습니다. 배 속에 열이 있어 입이 마르는 경우에도 좋고, 폐의 열을 내리고 기침을 멎게 하여 가래를 삭여주기도 합니다. 원재료인 콩은 피로 회복, 특히 당뇨병으로 인한 극심한 피로감을 풀어주는 데 효과적입니다. <동의보감>에 '콩이 소갈증(당뇨병)에 좋다.'라고 하여 두부와 산 미꾸라지를 함께 끓이는 '도랑탕'이라 부르는 약두부탕을 만들어 먹기도 하였다고 합니다. 잉어와 함께 먹으면 산모의 유즙 분비를 촉진하고, 유황과 소주의 독을 푸는데 해독작용도 뛰어나 소주 안주로 이용되어 왔습니다.

또한, 두부를 즐겨 먹으면 원료가 되는 콩의 우수한 기능성 성분 덕분에 골다공증이나 고혈압 예방, 콜레스테롤 감소, 항암 등의 효과와 어린이의 발육과 기억력을 증진하는 효과도 얻을 수 있습니다. <뉴욕타임스>에서는 두부를 '살찌지 않는 치즈'라고 보도하였습니다. 하지만, <동의보감>에 두부를 '많이 먹으면, 배가 불러오고 생명까지 위험한데, 술을 먹으면 더 심해진다.'라고 전하고 있습니다. 이때는 찬물을 마셔야 삭는다고 합니다. 또한, 속이 차서 심한 설사를 하고 방귀가 많이 나올 때는 먹지 말아야 합니다.

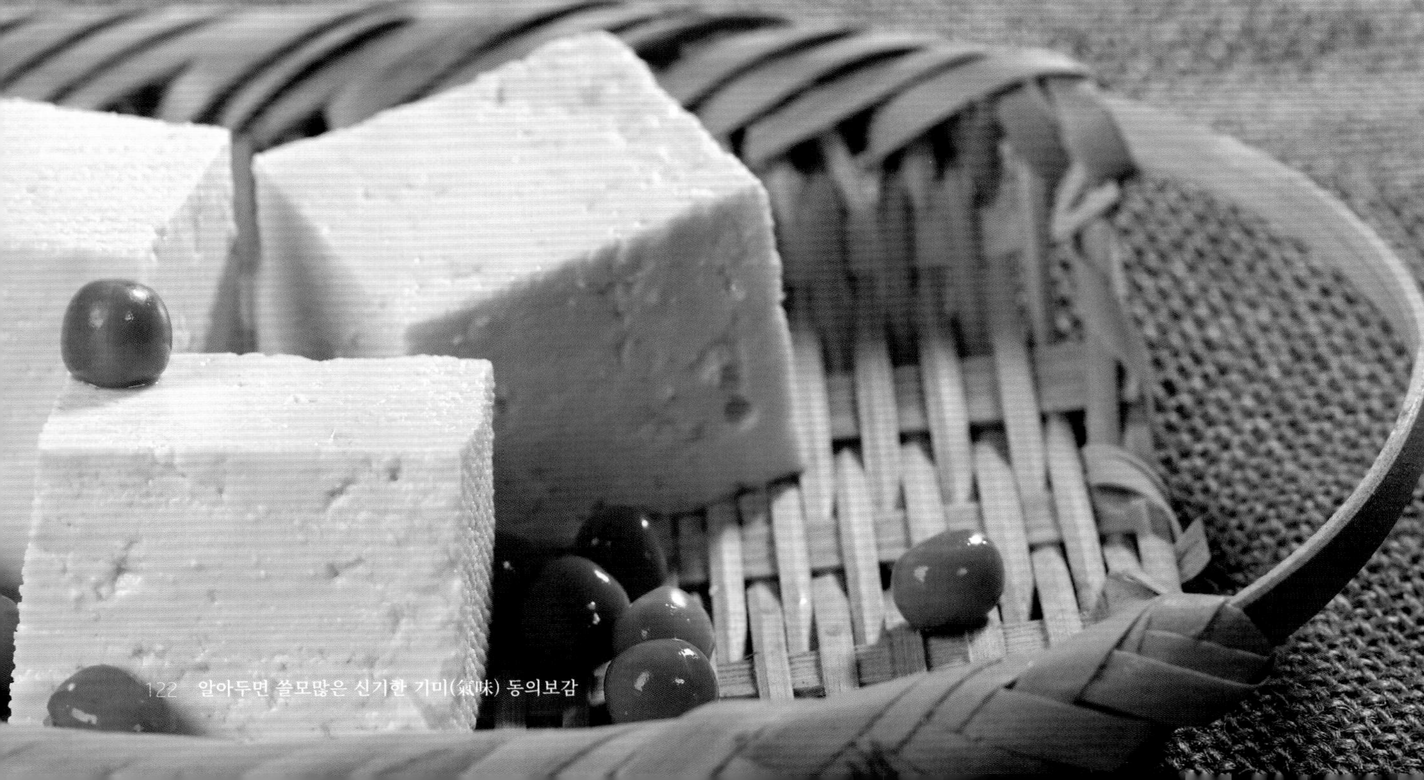

23
밭에서 나는 쇠고기, 백독을 해독하는 검은콩

콩은 '밭에서 나는 쇠고기'라고 부를 만큼 식물성 단백질이 풍부하고 칼슘, 인, 비타민 등 각종 영양분이 다량 함유된 훌륭한 영양식품입니다.

일찍이 콩은 축산이 발달하지 못하고 채식 위주로 자리 잡은 우리나라 식단에 영양의 불균형을 초래하지 않고 건강을 유지할 수 있게 한 원동력이 되어왔습니다. 오곡의 하나인 쌀에 부족한 '단백질'과 '지방'을 콩이 보완하도록 한 것은 우리 조상의 현명한 지혜입니다. <동의보감>에서 검은콩을 '약콩', '쥐눈이콩', '흑두' 또는 '흑과두' 등이라 부르며, '음양오행에서 수(水)에 속하는 검은색의 기운이 신장과 방광의 기능을 원활하게 만든다.'라고 합니다.

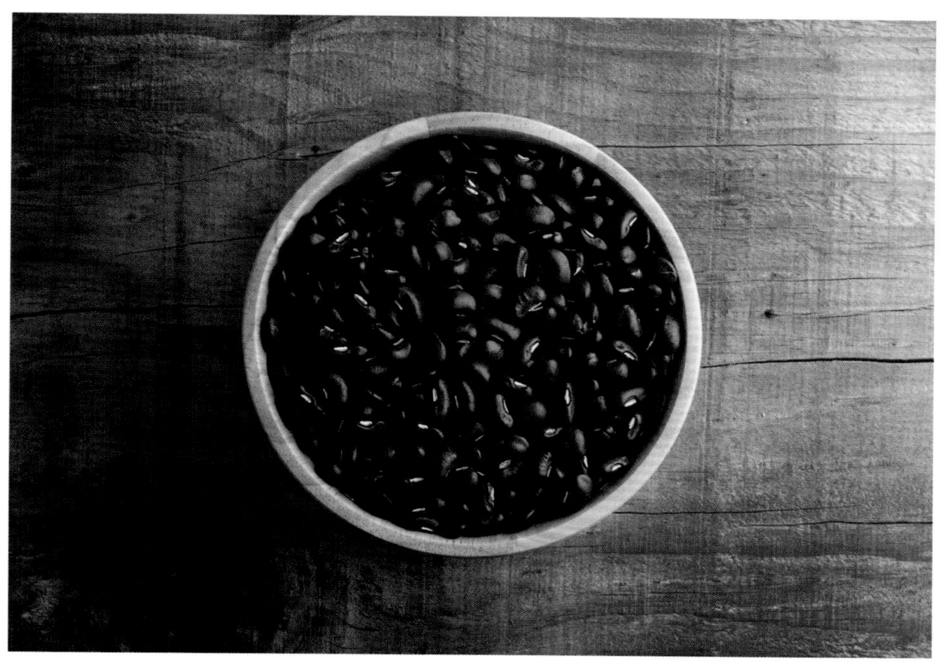

검은콩은 주로 신장에 작용하여 음기를 보하며 어지럽고 눈이 흐릿한 것을 밝게 해줍니다. 또한, 소변을 잘 나오게 하여 몸이 붓는 것을 치료하므로 신장병에 효과적이며 당뇨병에도 추천될 수 있습니다. 그 밖에 심장을 진정시키는 효능도 있고, 비장을 건강하게 하며 팔다리가 저리고 아프면서 떨리는 데도 좋습니다. <동의보감>에는 맛이 달고 체내 수분 대사를 원활하게 해주며, 특히 해독작용이 뛰어나서, '검정콩은 백독(白毒)을 푼다.'라고 전합니다. 현대에 와서 항암치료의 후유증을 최소화할 수 있는 식품으로 손꼽히고 있습니다. 현대인도 옛 선인들과 같이 검정콩을 '인체조직을 빠른 속도로 회복시켜 주는 해독력이 특별히 뛰어난 식품'으로 보고 있습니다. 검정콩을 볶아서 술로 만든 '두림주(豆淋酒)'라든지, 감초를 함께 달인 '감두탕(甘豆湯)'은 각종 약물에 중독되었을 때 한의학에서는 가장 흔히 쓰는 해독제입니다. 현대에 와서 온갖 식품공해와 중금속으로 삶이 위협받고 있는데, 좋은 해독제가 되는 검은콩을 상용하는 것은 건강을 관리하고 질병을 예방하기 위한 좋은 선택입니다. 최근에 와서 검정콩은 성인병 예방과 치매 예방에 가장 주목받는 식품 중의 하나가 되고 있습니다.

콩의 '이소플라본(isoflavone)' 성분은 알츠하이머 치매의 원인인 '베타 아밀로이드(β amyloid)' 독성단백질의 축적을 예방하기 때문에 치매 예방에 효과적입니다. 특히, '레시틴(lecithin)'은 뇌세포에 가장 많이 존재하는 성분으로 뇌의 영양소라고 불릴 정도입니다. 또한, 두뇌의 노화 촉진을 억제하는 '사포닌(saponin)' 성분이 함유되어 있을 뿐 아니라, 콩이 발효되면 뇌 발달에 필요한 '글루탐산(glutamic acid)'이 생성되므로 발효시킨 된장이나 청국장을 먹는 것 또한 뇌 건강에 좋습니다. 이처럼, 콩은 뇌 속의 '아세틸콜린(acetylcholine)'의 감소를 막고 뇌의 노화 방지가 탁월하여 치매 예방과 개선에 효과가 있습니다. 미국이나 유럽에서 콩으로부터 추출한 '콩세린(포스파티딜 세린 phosphatidyl serine)'이란 영양소는 뇌 기능을 향상하여 건망증과 치매를 개선하고, 집중력을 생기게 한다고 연구 보고하였습니다. 뿐만 아니라, 뇌세포기능을 부드럽게 하므로 세포가 젊어지게 되어 생기 있게 활동하게 하는 기능까지 있다고 합니다. 이 외에도 검은콩은 평상시에 소화가 잘 안 되고 항상 피로하며, 담배를 피우는 사람, 갑상선기능항진증으로 자면서 땀을 흘리는 사람들에게 도움이 됩니다. 얼마 전부터는 '블랙푸드 대표주자'로 주목받고 있는데 백발과 탈모 증상에도 검정콩을 먹으면 효과가 좋다고 보고되고 있습니다. 강장제뿐만 아니라 해독제 역할을 하기 때문에, 예나 지금이나 정상적이고 건강한 식생활에 대중화된 효도식품이라 할 수 있습니다.

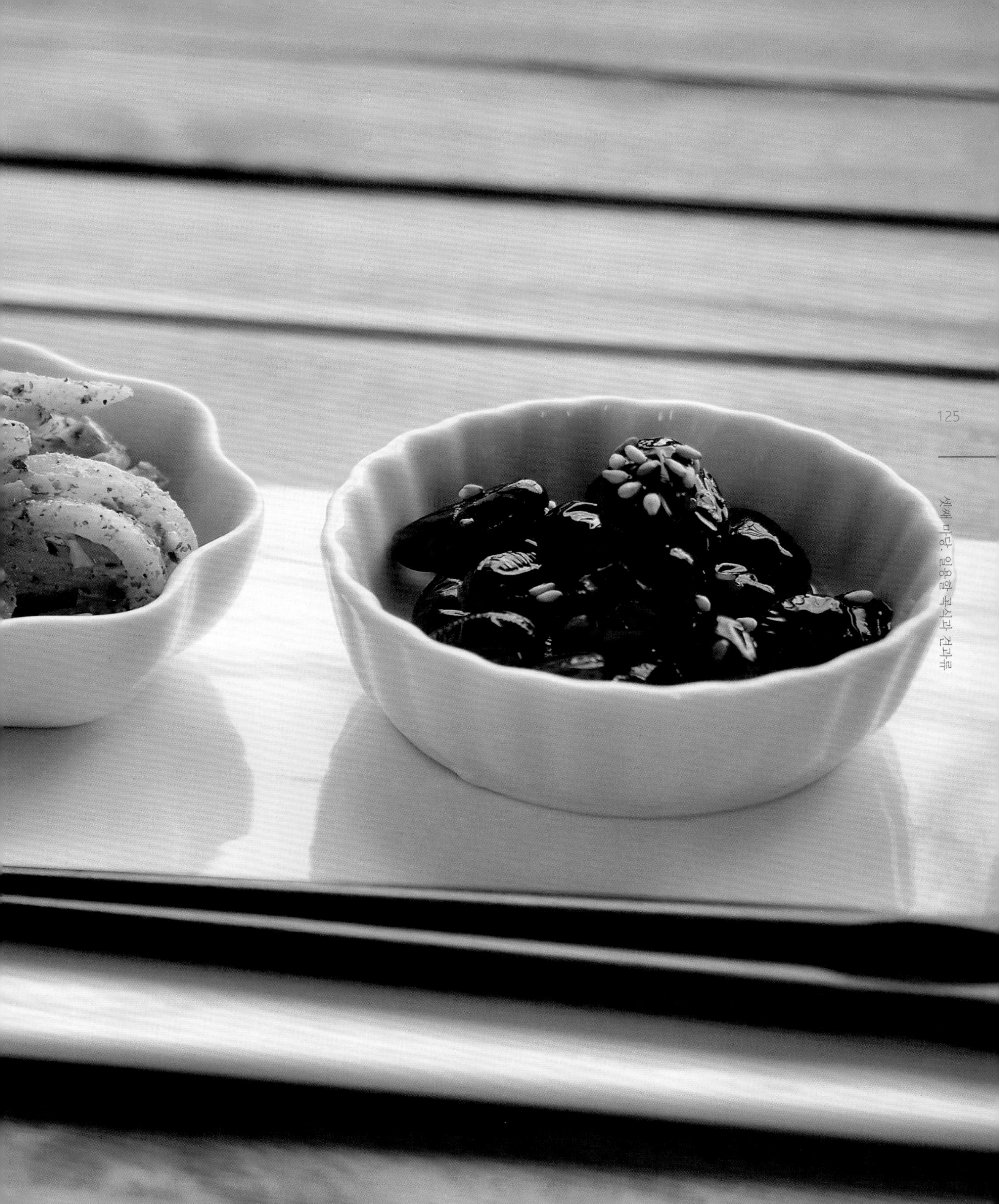

24
오장의 기운을 보하는 강낭콩

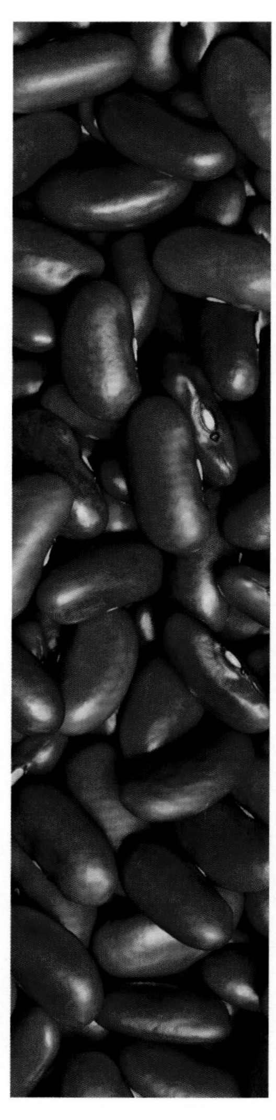

강낭콩은 콩류 중에서 세계적으로 재배 면적이 가장 넓다고 합니다. 원래 멕시코 중앙부가 원산지이며 유럽에는 아메리카대륙 발견 이후 세계적인 주식으로 이용되어 왔습니다. 우리나라에는 중국에서 들여와 일제 강점기 때부터 식용으로 재배되어 왔습니다. <동의보감>에서는 한약재로 '채두(菜豆)', '운두(雲豆)'라 부릅니다. '따스한 성미로 오장의 기운을 보호하여 오래 복용하면 머리카락이 세는 것을 예방하기도 한다.'라고 전하고 있습니다. <본초강목>에는 '설사를 멎게 하고 더위와 입안의 갈증을 해소하며 위장을 따뜻하게 하여 열을 내리게 한다.'라고 기록되어 있습니다.꽃잎을 볶아 가루로 만들어 먹으면 여성 대하증은 물론 주독(酒毒)과 복어의 독을 없애는 데도 효과를 볼 수 있습니다. 이것은 꽃의 '타닌(tannin)' 성분이 수렴작용을 하기 때문입니다. 여름 더위에 지쳐 기운이 빠질 때도 삶아 먹으면 효과를 볼 수 있습니다.

강낭콩은 팥처럼 지방은 적지만, 다른 콩과는 달리 식이성 섬유질이 풍부하고, '비타민 B'군 함유량이 많습니다. 이 식이섬유는 고지혈증에 문제가 되는 중성지방의 체내흡수를 막아 대장에서 담즙산의 형태로 대변과 함께 배설됩니다. 따라서 서양에서는 '기적의 식품'이라 불렀으며 FDA에서는 하루 25g씩 섭취를 권장하고 있습니다. 필수아미노산 '리신(lysine)'이 적은 쌀과 함께 혼식하면 단백질의 영양흡수를 높여줍니다. 또한, 풍부한 콩 단백질로 혈중 콜레스테롤과 지방을 감소시켜 동맥경화나 성인병을 예방하기도 합니다. 이처럼 무기질과 비타민 등이 풍부하여 영양상으로 균형 있는 '콩'이지만, '인'이 많이 함유되어 있어 칼슘이 풍부한 음식과 먹으면 '인산칼슘(calcium phosphate)'이 형성되어 체내에 흡수되지 못하고 그대로 빠져 버리므로 주의해야 합니다.

25
독소배출해주는 완두콩

<동의보감>에 완두는 '성질이 평하고 맛이 달며 독이 없다.'라고 합니다. 주로 '중초(中焦)를 돕고 기를 고르게 하며, 영위(榮衛)를 순조롭게 한다.'라고 기록되어 있습니다. 한약재로는 '잠두(蠶豆)'라고도 부릅니다. 위를 시원하게 하고 오장을 좋게 하므로 차에 타서 먹거나 볶아먹으면 효능을 볼 수 있습니다. 비타민 B1과 식이 성분이 풍부하여 탄수화물 분해와 에너지 대사를 도와주기 때문입니다. 특히, '비타민 C, 비타민 B6, 비타민 B5(판토텐산 pantothenic acid)' 등은 뇌 기능 활성화를 돕는 뇌 신경전달물질을 합성해 줍니다. '비타민 C'는 뇌 신경전달물질인 '노르에피네프린(Norepinephrine)' 생성을 촉진하는데. '노르에피네프린(Norepinephrine)'이 심혈관계에 작용해 혈압을 올리고 심장 박동을 늘리며 기억력 증강에도 도움을 줍니다. 완두의 '비타민 B6'도 '노르에피네프린(Norepinephrine)' 생성에 관여하여 '세로토닌(serotonin)' 등 기분조절에 필요한 신경전달물질을 만들어냅니다. '비타민 B5(판토텐산 pantothenic acid)' 역시 뇌 신경전달물질인 '아세틸콜린(acetylcholine)' 합성을 촉진하여 기억력과 학습능력을 개선해줍니다.

또한, 완두에 함유된 '오메가-3' 성분은 체내에서 불포화지방산 'EPA, DHA'로 전환되어 기억력과 집중력 등 뇌 기능을 향상해줍니다. 혈액응고인자로 알려진 '비타민 K'도 풍부하게 함유되어 있는데, 최근 '비타민 K'가 뇌신경 손상을 방지해 알츠하이머 환자의 집중력 저하나 인지기능 장애 등에 유익하다는 연구들이 발표되고 있습니다. '엽산(folic acid)'도 많이 함유되어 단백질 생성의 부산물로 혈관을 망치는 주범인 '호모시스테인(homocystein)'을 몸에서 제거해주어 알츠하이머나 우울증 예방에 좋은 효과를 보입니다. 완두의 비타민 B3 '니아신(niacin)' 성분은 나쁜 지방인 LDL 콜레스테롤과 중성지방을 감소 시켜 동맥경화나 고혈압 등 심혈관, 뇌혈관질환 예방에 효과가 있습니다. 따라서 항산화와 항염증 작용으로 노화와 치매 발생을 억제해 줍니다. 이 외에도 단백질과 탄수화물, 비타민, 미네랄 등을 다량 함유하고 있습니다.

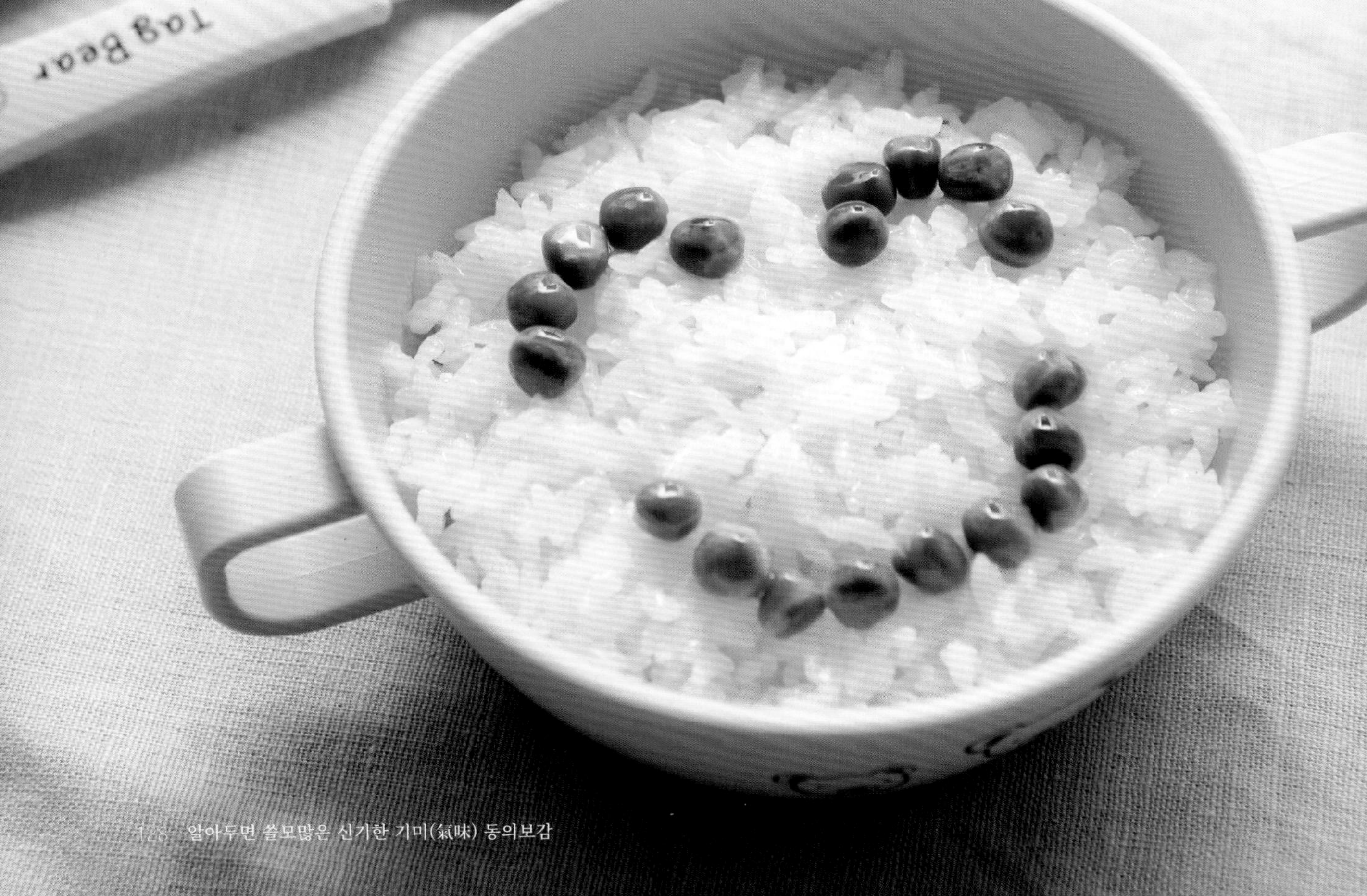

26
천연방부제, 도토리

한약재로 '상실(橡實)'이라 부르는 도토리는 떡갈나무를 비롯한 참나무 열매를 총칭하며, 떡잎에는 녹말이 함유되어 있습니다. 예로부터 산야에서 자생적으로 자라났으며 우리나라에서는 흉작이나, 질병, 전쟁이 있을 때마다 비상식량 혹은 의약품으로 활용하여 왔습니다. <동의보감>에는 '약간 따뜻한 성질로 맛이 쓰지만, 떫은맛이 강하며 독이 없다.'라고 전합니다. 떫은맛은 '타닌(tannin)' 성분으로 우리 몸에서 물질이 빠져나가는 것을 막아주는 효능이 있습니다. 또한, 이 성분은 인체 내부의 유해물질을 흡수, 배출시켜주며 해독작용을 합니다. 도토리 속에 들어있는 '아콘산(aconic acid)' 성분도 중금속 해독에 탁월한 효과를 보입니다. 따라서 설사와 이질을 멎게 하고 항문이 빠지는 것을 치료할 수 있습니다. <동의보감>에 '늘 배가 부글거리고 끓는 사람, 불규칙적으로 또는 식사가 끝나자마자 대변을 보는 사람, 소변을 자주 보는 사람, 몸이 자주 붓는 사람은 도토리묵을 먹으면 좋다.'고 기록되어 있습니다. 도토리로 묵을 만들어 먹으면 장과 위가 튼튼해지고, 성인병 예방과 피로 회복 및 숙취 회복에도 탁월한 효과를 보입니다. 뿐만 아니라, 소화 기능을 촉진하여 입맛을 돋우어 주기도 합니다. 여러 한의서에도 당뇨와 지사제, 건위, 중금속 해독에 효능이 있다고 기록되어 있습니다. 최근 연구에 의하면 항암효과도 있습니다. 특히, 수분함량이 많아 포만감을 주는 반면, 칼로리는 낮으며 '타닌(tannin)' 성분이 지방흡수를 억제해주기 때문에 요즈음에는 다이어트 식품으로도 많이 이용되고 있습니다.

지혈작용이 있어 치질로 출혈이 되거나 잇몸에서 피가 나는 경우에도 좋습니다. 치질 출혈에는 도토리와 찹쌀을 함께 가루로 만들어 누렇게 볶고 펄펄 끓는 물에 넣어 과자처럼 만들거나 푹 쪄서 먹으면 좋습니다. 도토리가루는 천연방부제로도 이용되어왔습니다. 그래서 도토리가루는 상온에서도 보관이 가능합니다. 하지만, 소변이 시원하게 나오지 않고 찔끔거리거나 소변량이 적은 경우에는 먹지 말아야 합니다. 한꺼번에 너무 많이 먹으면 변비가 생길 수 있으므로 주의해야 합니다. 설사나 이질이 생겼다 하더라도 습기와 열이 쌓인 탓이라면 역시 삼가야 합니다. 또한, 감과 함께 먹으면 강한 '타닌(tannin)' 성분이 도토리묵의 수분을 흡수해 변비나 어지럼증을 일으킬 수 있으므로 주의해야 합니다.

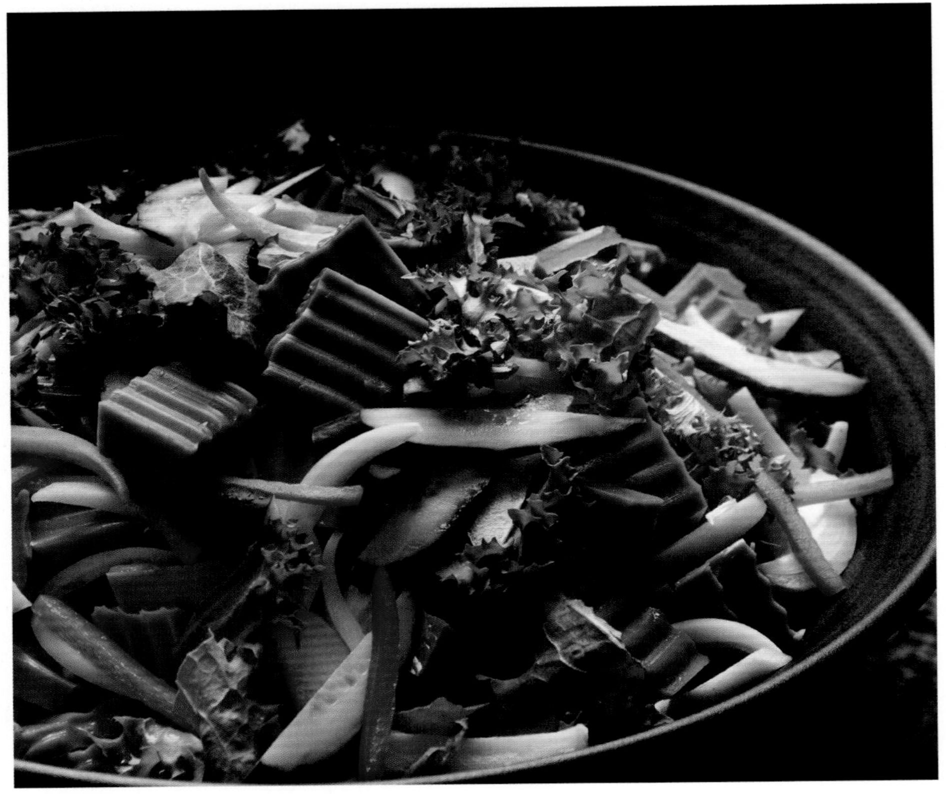

해바라기 씨에 함유된 수용성 비타민 '콜린(choline)'이 부신피질호르몬의 분비를 촉진하여 혈액순환을 원활하게 해주기도 합니다. 또한, 영양소가 몸에 잘 흡수되도록 도와주어 간 기능을 정상화하는 작용도 합니다. 따라서 혈액순환을 도와 동맥경화에 효험이 있으며, 혈압을 내리는 효능이 있어 고혈압에도 좋습니다. 특히, 흡연으로 혈관이 수축하고, 혈압이 높으며, 혈액이 응고되거나 혈전이 생겼을 때도 챙겨 먹으면 많은 도움이 됩니다. 지방이 씨앗의 반 이상을 차지할 정도로 기름이 많은데, 이 중 70%는 '리놀산(linoleic acid)과 인지질(phospholipid)'입니다. '인지질(phospholipid)'은 지혈증과 고콜레스테롤을 예방하는 데 효과가 있습니다. 또한, 해바라기 씨에 함유된 지질은 '반건성유'이므로 피부가 거친 사람이 매일 소량으로 장복하면 피부가 고와집니다. 햇빛 알레르기를 개선하는데도 효과가 좋지만 한꺼번에 많이 드시는 것은 금물입니다.

해바라기 씨를 구성하는 단백질은 '필수아미노산'이 많으며, '아르기닌(arginine)' 또한 많이 들어있습니다. '레시틴(lecithin)'이 풍부하여 정신병 예방에도 도움이 됩니다. '메티오닌(methionine)'과 '트립토판(tryptophan)'도 비교적 많아 영양학적으로도 우수하며, 소화가 잘되고 성질이 따뜻해서 누구나 먹어도 좋습니다. 특히, 소화기가 약하고 몸이 차고 허약한 사람들에게 도움이 됩니다. 씨앗을 볶아서 먹으면 이뇨제뿐 아니라, 심장의 관상동맥 경화 예방에도 효과를 볼 수 있겠습니다. 또한, 꽃잎을 술에 담가 마시면 스트레스 해소에도 좋으며, 민간에서는 잎이나 꽃을 건조해 해열이나 류머티즘 등의 약제로 활용해 오기도 하였습니다. 잎과 줄기를 섞어 술을 담그면 두통과 눈의 피로를 없애주며 해열에도 도움이 되니 활용해보시기 바랍니다. 꽃을 거꾸로 매달아 말린 후, 그것을 삶아 마시면 감기나 위궤양 치료에 도움이 된다고도 전해지는데, 검증되지 않는 방법은 삼가시기 바랍니다. 그러나 해바라기 씨의 50%가 지방이기 때문에 비만한 사람들은 소량만 섭취해야 하고 태아의 DHA 농도를 저하하므로 임산부는 적당히 먹어야 합니다.

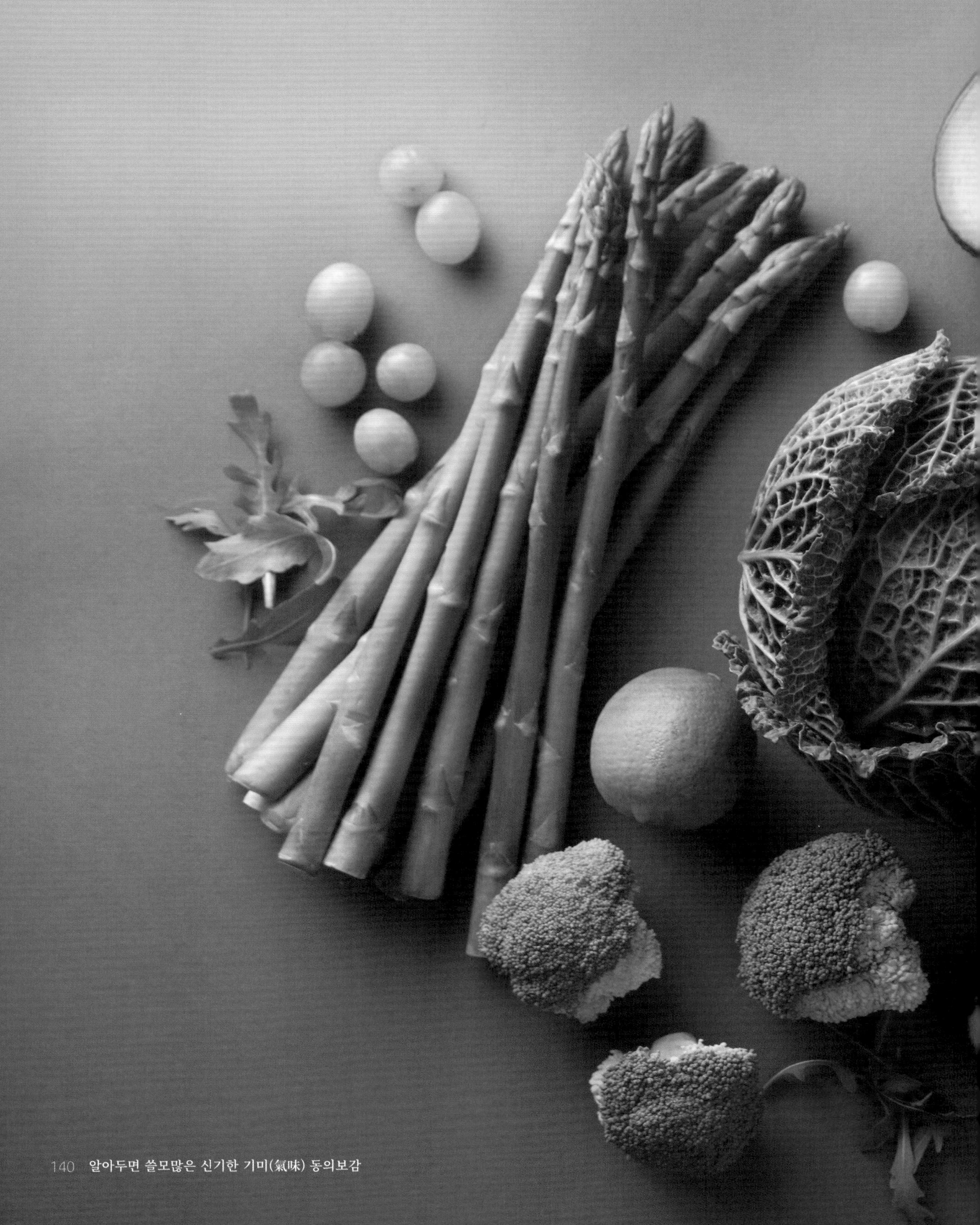

4

넷째 마당

채소혁명

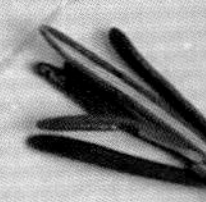

우리가 매일 먹는 '채소가 몸을 살린다.'라고 합니다. 여러 비타민과 무기질, 그리고 식이섬유까지 풍부하게 들어있어서 면역력을 높여주고 노화를 방지해주며 변비까지도 예방해 주기 때문입니다. 특히, 채소의 색깔에는 '파이토케미컬(phytochemical)'이라는 건강을 증진하고 질병을 예방하는 천연항산화제 성분이 풍부하게 함유되어 있으므로 훌륭한 천연영양제라 할 수 있습니다. 우리 한의학에서는 '음양오행(陰陽五行)'과 '기미(氣味)'가 가장 중요한 키워드이므로, 이 색에 따라서 채소의 효능이 다르기 때문에 오행 색깔에 따른 성미(性味)를 다양하게 찾아 섭취하는 것도 건강을 지켜내는 우수한 방법이 될 수 있겠습니다. 예를 들어 토마토나 고추, 빨간 파프리카와 같은 '레드 푸드(red food)'에는 '라이코펜(lycopene)'이라는 색소와 '캡산틴(capsanthin)', '엘라그산(ellagic acid)'이라는 성분을 함유하고 있습니다. 한의학적으로는 심장을 튼튼하게 해주며 활성산소를 제거하고 암세포의 성장을 억제하므로 암 발생을 예방해 주는 효능까지 있습니다. 고구마나 당근, 호박 등의 '옐로우 푸드(yellow food)'는 비타민 A의 원료가 되는 '베타카로틴(β-carotene)'과 '알파카로틴(α-carotene)' 성분을 함유하고 있는데, 이는 배설과 이뇨작용을 촉진하고 노화 방지와 골다공증 예방에 효과적입니다.

또한 '루테인(lutein)'과 '플라보노이드(flavonoid)'의 함유량이 많아서 암을 예방해 주고, 눈 건강에도 효능이 있으며, 인체 면역항체의 정상화에 많이 도움이 될 수 있습니다. 무나 감자, 양파 등 '화이트 푸드(white food)'는 폐와 기관지 혈관질환뿐 아니라, 뼈 건강에 도움을 주는 채소입니다. 이 채소들에 풍부한 강력한 항산화제 '케르세틴(quercetin)' 성분은 나쁜 콜레스테롤 LDL 수치를 낮추고 세균감염 예방에 좋은 효능을 보여줍니다. 브로콜리와 양배추, 오이, 시금치, 피망 등의 '그린 푸드(green food)'에는 '클로로필(chlorophyll)' 성분이 함유되어 간을 튼튼하게 해주고 심장 건강에도 우수한 효능을 보입니다. 또한, '설포라페인(sulforaphane)' 성분이 함유되어 위염을 발생시키는 '헬리코박터 파이로리균(helicobacter pylori)'을 억제하고 혈압과 콜레스테롤 수치를 낮춰주기도 합니다. '루테인(lutein)' 성분은 눈의 피로를 해소하는 데 효과적이며, '인돌(indole)' 성분이 발암물질로부터 몸을 보호하고 간의 독소를 제거해줍니다.

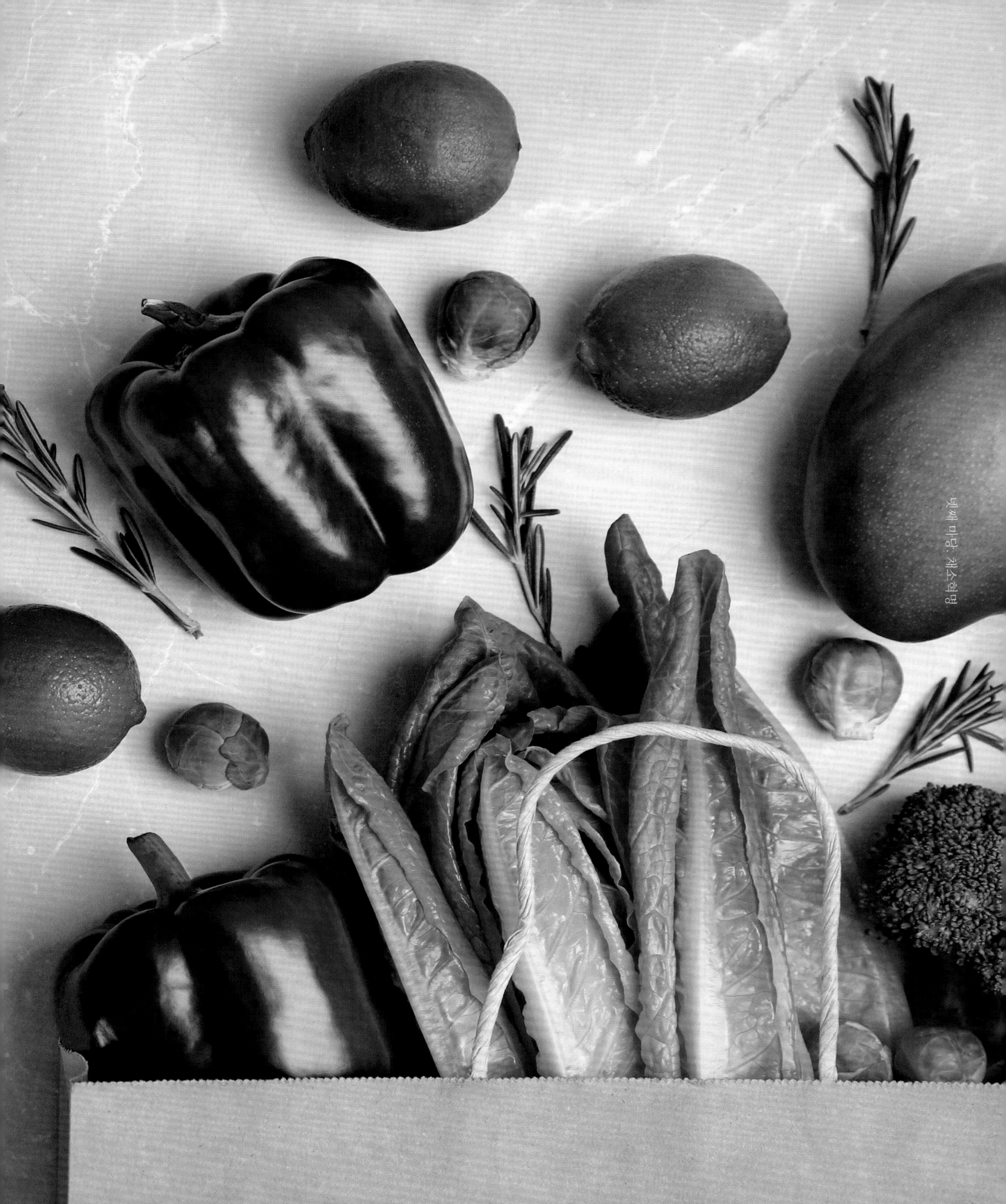

또한, 채소는 광합성작용을 통해 과잉 발생한 활성산소와 자외선으로부터 자신을 지키기 위해 생산되는 항산화력을 지닌 색소 성분인 주황색을 만들기도 합니다. 따라서 익어가면서 주황색으로 변하는 열매는 새나 벌레, 동물에게 보내는 신호로 빨간색 채소와 마찬가지로 자손 번식을 위해 주황색으로 변하는 것이라 이해하시면 됩니다. 이처럼, 주황색 채소에는 몸에 좋은 '프로비타민 A(provitaminA,carotene)'와 '제아크산틴(zeaxanthin)' 성분이 풍부하게 함유되어 있으니 많이 활용해보시기 바랍니다.

우리 식탁의 가지나 양파 등의 채소가 보라색을 띠는 것은 색소 성분인 '안토시아닌(anthocyanin)'이 함유되어 있기 때문입니다. '안토시아닌(anthocyanin)'은 우리의 혈관과 심장을 건강하게 해줄 뿐 아니라 눈 건강에도 효과가 있습니다. 또한, '레스베라트롤(resveratrol)' 성분과 함께 심장질환과 뇌졸중 등 각종 대사증후군 예방에 효과적입니다.

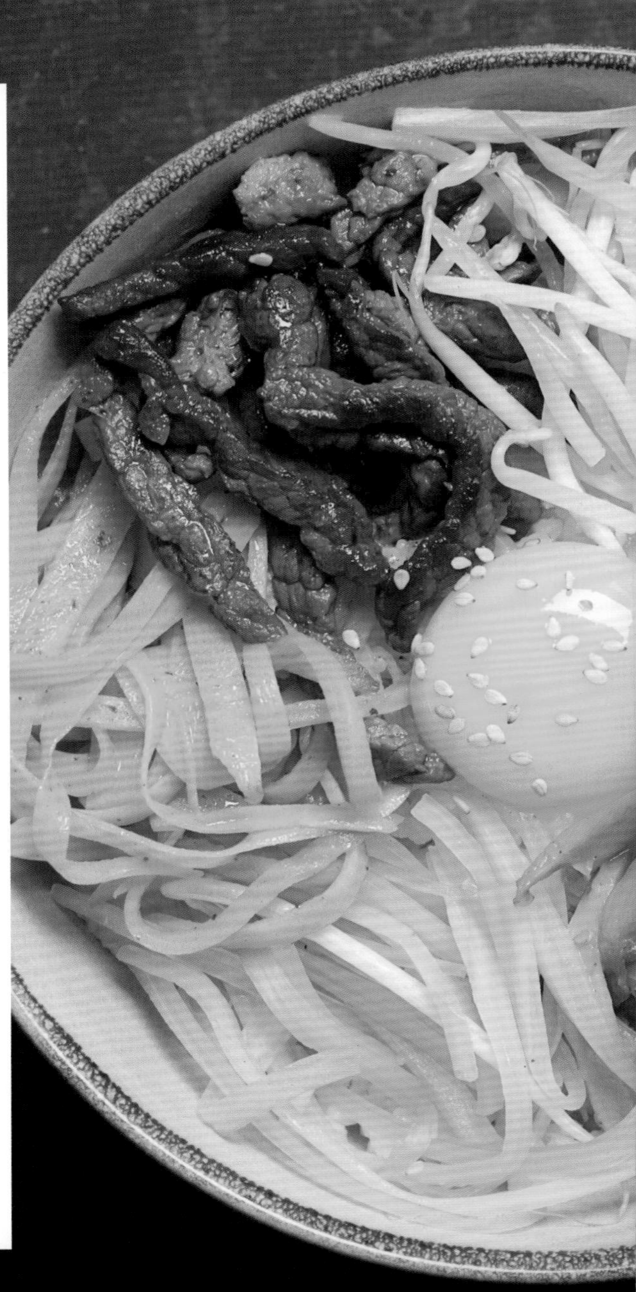

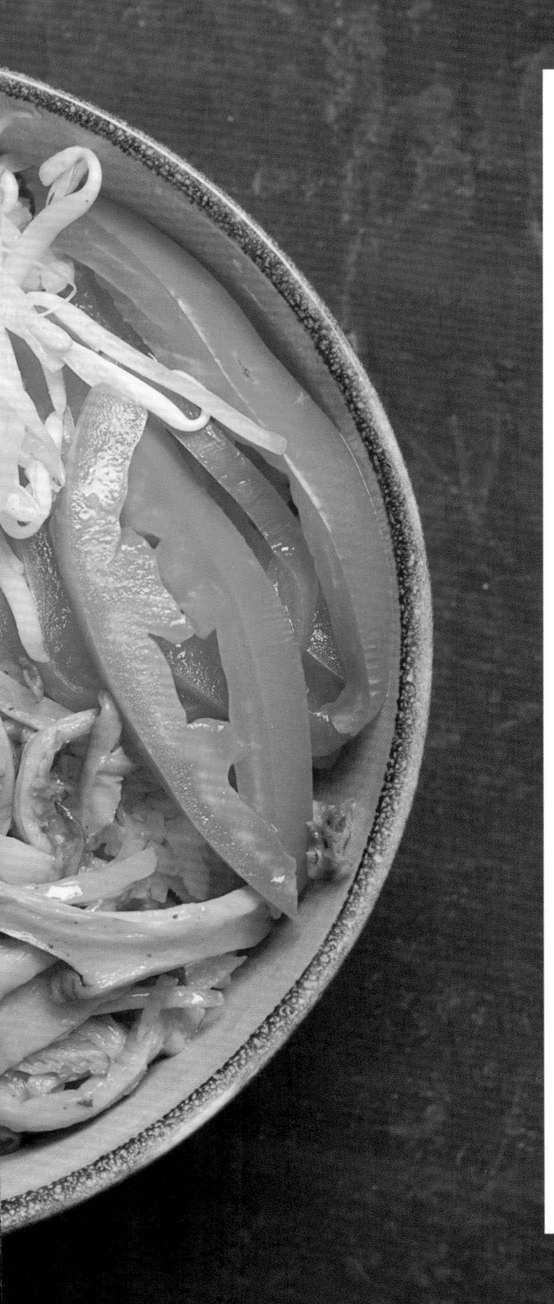

이처럼 채소와 과일 등에 들어있는 '파이토케미컬(phytochemical)' 영양소는 활성산소를 억제하고 손상된 DNA를 치료하여 암을 예방하고 면역기능을 높여주는데 유익합니다. 또한, 채소에는 '비타민 E'나 '비타민 B1, 2, 엽산(folic acid)'과 같은 항산화 물질이 풍부해서 뇌세포 노화의 원인이 되는 유해산소 찌꺼기를 없애고 기억력 증진에 도움을 줍니다. 따라서 비타민과 무기질 등 항산화 생리활성물질을 다량 함유한 채소를 많이 섭취하는 것은 뇌 건강을 지키는 아주 좋은 식생활 건강법이라 할 수 있겠습니다. 미국 컬럼비아 대학병원에서 실시한 한 연구에서는 채소, 과일 등을 섭취하는 지중해식 식습관이 몸속의 염증을 줄여 뇌의 노화를 막는다고 발표하였습니다.

특히, 지중해식 식습관을 지키는 사람들은 그렇지 않은 사람보다 인지장애와 알츠하이머에 걸릴 위험이 45~48%나 적었습니다. 또한, 네덜란드에서는 55세 이후에 채소와 과일을 많이 먹는 것만으로도 6년 뒤 알츠하이머 발병률이 절반 가까이 줄고, 생선을 많이 먹기 시작한 다음에는 2년 만에 1/3 이하로 줄었다는 논문도 보고하였습니다. 특히, 봄나물은 가을부터 겨울 동안 많은 영양분을 뿌리에 저장해 두었다가 싹이 나올 때 모든 영양소를 수렴시켜 자랍니다. 그래서 우리 옛 선인들은 겨우내 영양소가 부족해진 가족들에게 매년 봄이면 모든 영양소를 듬뿍 가진 채 땅속에서 돋아나는 새싹들을 먹거리로 준비해왔습니다.

1
부인과의 명약, 쑥

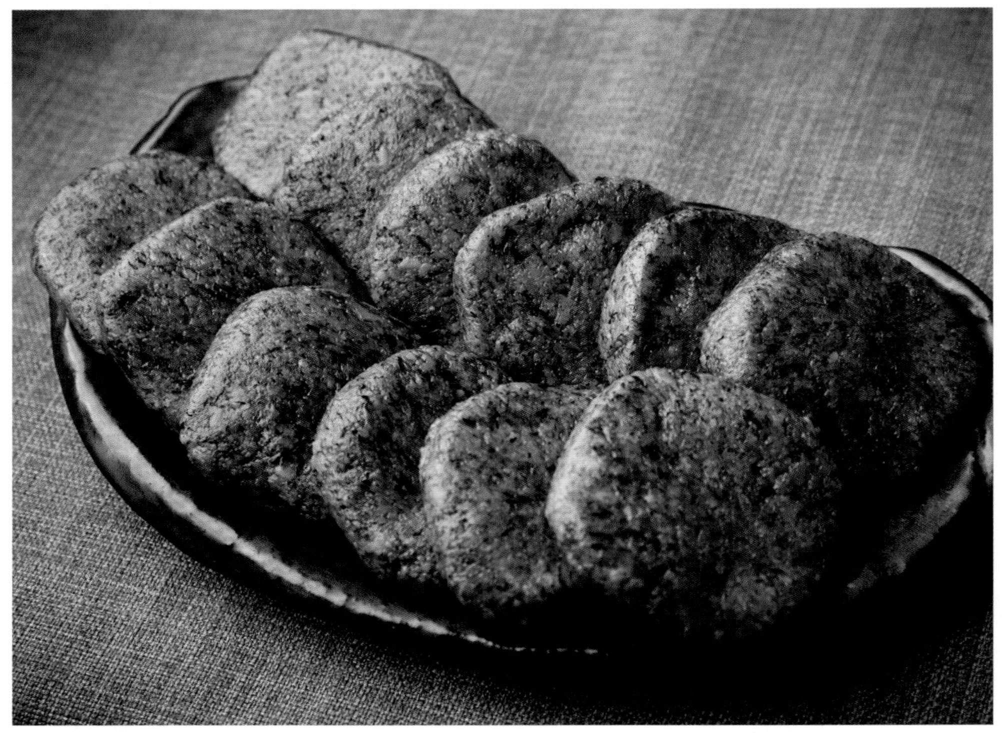

옛말에 '쑥대밭'이라는 표현이 있는데, 이는 쑥이 잡초처럼 살아남는 끈질긴 생명력을 이르는 말입니다. 2차 세계대전 원자폭탄의 잿더미 속에서 가장 먼저 자란 식물이 쑥이라는 사실은 이미 널리 알려져 있습니다. 특히, 단군신화 속 호랑이와 곰이 쑥과 마늘을 먹고 동굴에서 견뎠다는 이야기를 통해서, 우리 민족도 예로부터 쑥과 인연이 많으며, 쑥을 얼마나 사랑하는지를 충분히 알 수 있습니다. 따라서, 선인들이 '쑥은 '백병을 구한다.'라고 하여, 다양한 방법으로 질병 예방과 치료를 위해 오랫동안 이용되어 왔습니다.

중국에서는 진시황이 찾던 불로초가 '쑥'이라는 얘기가 있을 정도이니, 겨우내 움츠렸던 몸에 봄을 맞아 활기를 되찾는 데 쑥이 분명 도움이 될 것입니다. 사계절 중 음력 5월 단오 전후로 산중에서 채취한 것보다 바닷가나 섬에서 채취한 것이 약효가 더 좋으니 활용에 참고하시기 바랍니다. 한의학에서 약재로 사용할 때는 '애엽(艾葉)'이라고 부르는데, 성질이 따뜻하여 소화 장애가 있거나, 비위가 혈액을 잘 통과하지 못해 출혈이 생기기 쉬운 체질이 복용하면 좋습니다. 위장 점막의 혈행을 좋게 하기 때문에 위장이 튼튼해질 뿐 아니라 식욕을 촉진해주기도 합니다. 특히, 쑥의 향기에 있는 '치네올(cineol)'이라는 성분이 소화를 돕고 위장병을 예방해 줍니다. 복부냉증을 몰아내고 장운동과 점액 분비를 원활히 해 변을 부드럽게 만들고, 변이 묽을 때도 효과가 있습니다.

또한, 몸을 따뜻하게 하여 피를 맑게 해주는 정혈 작용과 혈액순환을 좋게 도와주고, 지혈작용도 우수하여 추위 때문에 활동량이 부족하거나 기름진 음식을 많이 먹고 운동이 부족하여 몸속의 피가 탁해져 있는 현대인들의 피를 맑게 해주는 기능도 합니다. 따라서 콜레스테롤 수치를 낮추고, 혈관수축과 이완 기능을 좋게 하여 고혈압과 동맥경화 등의 성인병을 예방하여 건강을 증진하는 효능을 기대할 수 있습니다.

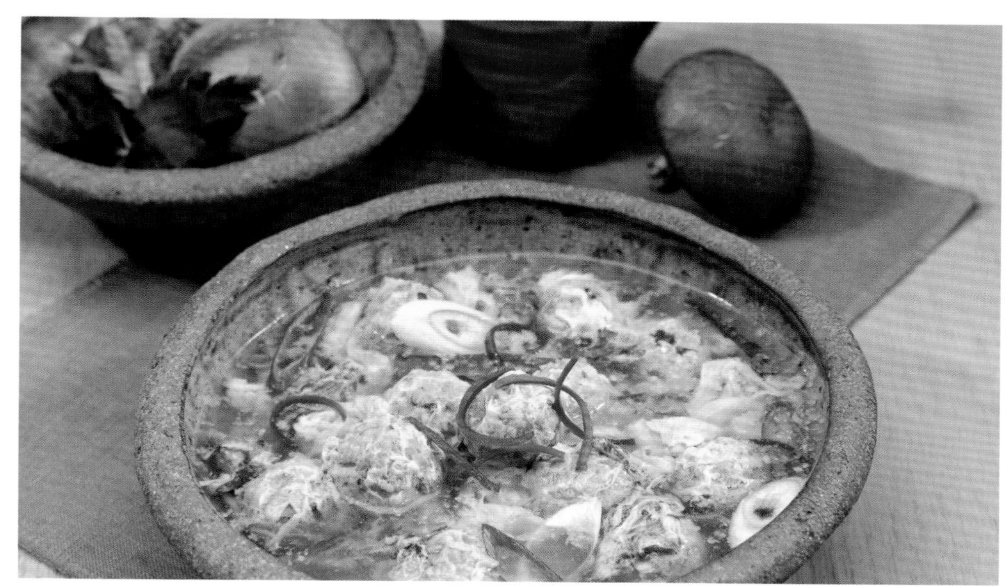

뿐만 아니라, 쑥은 기혈과 경맥을 따뜻하게 하여 자궁의 혈류를 원활하게 해주기 때문에 '부인과의 명약(名藥)'이라 불리어 왔습니다. <동의보감>에 '맛이 쓰면서 매워 비(脾), 신(腎), 간(肝) 등에서 기혈을 순환시키며, 하복부가 차고 습한 것을 몰아내는 효능을 지닌다.'라고 기록되어 있습니다. <본초강목>에도 '쑥은 속을 덥게 하고, 냉(冷)을 쫓으며 습(濕)을 없애준다.'라고 강조하고 있습니다. 그리고 안태(安胎)와 지혈(止血)작용도 있어, 월경통이나 자궁출혈 및 임신 중 출혈, 토혈, 코피, 그리고 각혈 증상 등에도 응용되어 왔습니다. <약용식물사전>에 의하면 토사를 다스리며 자궁출혈, 코피 등에 지혈효험이 있으며, 신경통이나 감기, 식욕부진, 간염, 그리고 습진 등에도 효과가 있다고 전하고 있습니다. 또한, 쑥에는 '비타민 A, B, C' 등의 함량이 높아 신진대사를 활발하게 해주며, '치네올(cineol)'이라는 정유 성분의 독특한 향은 봄철 입맛을 돋우는 데 탁월합니다. '카페올키닉산(caffeoylquinic acid)'은 항염증 작용이 강하여 신경세포를 보호해주고, '페놀릭(phenolics)' 성분은 항산화 효능이 있습니다. 이런 주요 성분은 노화 억제, 치매와 암을 예방하는 데 매우 훌륭합니다.

이 외에도 쑥은 각종 미네랄이나 칼슘, 철분 등이 많이 들어있는 훌륭한 알칼리성 식품으로 산성화된 체질을 중화시켜 주기도 합니다. 따라서 강력한 해독작용으로 온갖 공해나 독으로 찌든 현대인에게 필수영양식이 될 수 있습니다. 백혈구의 수를 늘려 면역기능을 높일 뿐 아니라, 살균 효과가 있어서 어떤 항생제보다 안전하고 효과가 좋습니다. 그러므로 환절기 감기뿐 아니라, 여러 피부 치료 등에도 응용되어 왔습니다. 간의 해독작용과 알코올 분해 능력도 뛰어나 간 기능 회복을 도울 뿐 아니라, 이담작용과 항균작용, 구충 작용이 있어 황달과 간염 치료에도 활용하면 효과를 볼 수 있습니다.

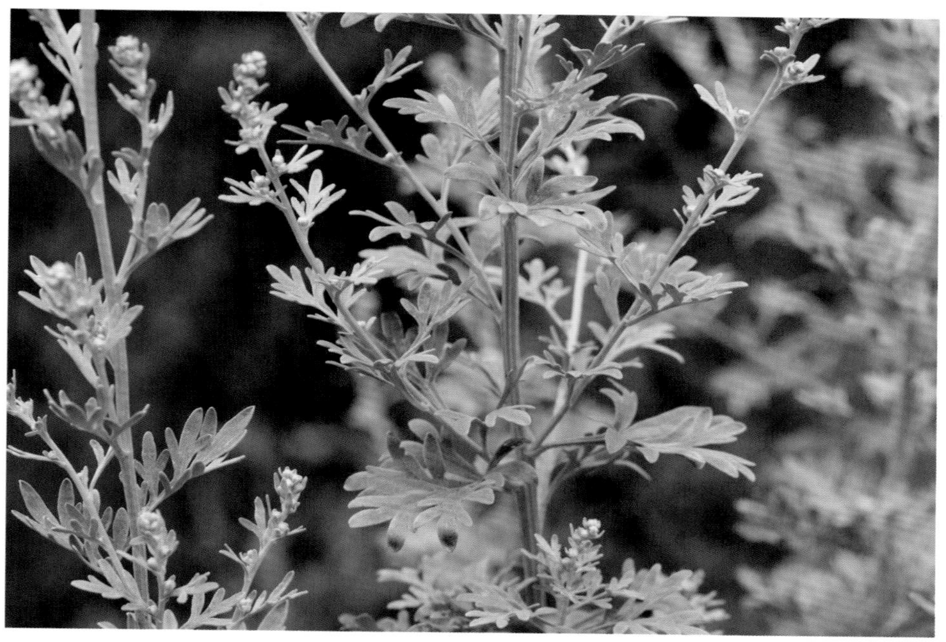

또한, 민간에서는 목욕제로 사용하여 땀띠나 풀독, 어깨 결림, 요통, 신경통, 류머티즘, 근육통이나 통풍 등에 효험을 보고 있습니다. 생각이 많아 심허로 '심한(心汗)'이 있거나 '액한(腋汗)'이 있을 때는 오래된 쑥차를 마시기도 합니다. 고서 <맹자 이루편>에 '칠년지병 구삼년지애(七年之病 求三年之艾)'라고 하는데, 이는 오래된 병에 삼 년 묵은 쑥을 구하여 쓴다는 뜻으로 특히, '만성병에 뜸 하는 것이 좋다'는 이야기입니다.

길가에 지천으로 자라서 사람들의 발길에 짓밟히는 쑥이지만, 우리 건강에는 더할 나위 없이 유익한 식물입니다. 하지만, 제철 봄 쑥은 독성이 없지만, 여름 쑥에는 독성이 생기므로 섭취를 피해야 합니다. 또한, 너무 많이 먹으면 부작용이 생길 수 있고, 사람에 따라서는 구토나 설사를 일으킬 수 있으니 조심해야 합니다. 특히, 한의학적으로 간(肝)에 주로 작용하기 때문에 간이 허하고 냉한 태양인에게는 오히려 해로우니 주의해야 합니다.

2
봄에 먹는 인삼, 냉이

냉이는 원래 백성들의 굶주림을 달래주는 구황식물이었습니다. 하지만 약성이 조화로워서 이른 봄철 춘곤증으로 인해 몸이 나른하고 기운이 없을 때 입맛을 좋아지게 하고 기력을 되찾게 도와주는 건강약초로도 알려지게 되었습니다. 봄에 먹는 인삼이라고 불리는 냉이는 채소 중에서 단백질의 왕이기도 합니다. 단백질뿐 아니라, '비타민 A, B1, C, 탄수화물, 칼슘, 인, 철분, 식이섬유' 등 영양성분이 풍부하며 신진대사를 촉진해주어 훌륭한 웰빙식품이 될 수 있습니다. 특히, '설포라판(sulphorsphane)' 성분은 강력한 항염증 효과가 있어서 뇌 신경세포의 퇴행을 막아주기도 합니다. <동의보감>에서는 한약재로 '제채(薺菜)'라 부르며, 약성이 뛰어나서 나물보다 약초로 처방에 많이 활용되어왔습니다. '성질이 따뜻하고 달며 무독하고, 속을 조화롭게 하고 오장을 잘 통하게 하며, 생명력이 강하므로 삶아서 죽을 쑤어 먹으면 눈이 밝아진다.'라고 합니다. 한의서 <본초강목>에도 '경기(驚氣)'하는 데 좋고 뱃속을 고르게 하며 오장을 이롭게 한다.'라고 기록되어 있습니다. 소화기계인 비위(脾胃)를 이롭게 하여 소화제나 지사제로 이용할 만큼 위나 장에 좋고, 간의 해독작용을 도와주는 약초로 활용되어 왔습니다. 또한, 간 기능을 정상으로 회복하게 하므로 지방간 치료에 먹으면 효능이 우수합니다. 특히, 자율신경계를 자극하는 '콜린(choline)'과 '아세틸콜린(acetylcholine)'이라는 성분이 풍부하게 함유되어 있어서 간에 쌓인 지방 제거에 도움을 주고, 기억력 저하나 치매를 예방하는 데도 탁월한 효과를 보여줍니다. 또한, 당뇨병은 물론 위장병과 고혈압, 부인병 등에도 효능이 있으니 봄철 식생활에서 많이 섭취해보시기 바랍니다.

이처럼, 냉이(薺菜)는 비위 기능을 튼튼하게 하여 소화를 잘되게 도와주고, 이뇨효과도 우수하여 부종이 있는 사람뿐 아니라 고혈압 환자에게도 사용할 수 있습니다. 소변이 시원찮게 나오면서 아프거나 쌀뜨물같이 나오는 것을 치료하기도 하는데, 이것은 냉이에 많이 함유된 '칼륨' 성분이 체내에 쌓인 '나트륨'을 배출하는 데 도움을 주기 때문입니다.

또한, 이질이나 설사, 출혈을 멎게 하는 효능도 있어, 토혈뿐 아니라 월경량이 많거나 자궁출혈이 심할 때도 약재로 많이 처방되어 왔습니다. 폐결핵으로 인한 각혈, 치질로 인한 출혈 등에는 달여서 마시거나 약성이 남게 검게 태워 복용하기도 합니다. '제채자' 혹은 '석명자'라고도 불리는 냉이 씨 또한, <동의보감>에 '주로 간기가 막힌 것을 치료하고 눈을 밝게 하는데, 가루로 내어 먹기도 하고 연한 뿌리를 쌀과 같이 죽을 쒀 먹으면 피를 이끌어 간으로 들어가게 한다.'라고 전하고 있습니다. 또한, 줄기와 뿌리를 달여서 차 마시듯 오래 복용하면, 눈이 밝아지고 눈병에 잘 걸리지 않으며 눈물이 저절로 흐르거나 막이 생겨 눈동자를 가릴 때도 훌륭한 약효를 보입니다. 봄철에는 열이 오르고 눈이 피로해지기 쉬운데 이때, 냉이는 약간 찬 성질로 먹으면 열을 내려주어 머리에 열이 올라 어지럽고 눈이 어른거리는 것을 치료하기도 합니다. 조상들은 이른 봄에 냉이 국을 먹지 않으면 큰 눈병에 걸린다고 믿었을 정도였다고 민간에까지 잔해 내려오고 있습니다. <동의보감>에도 '갑자기 눈이 아프며 건조할 때 냉이 뿌리의 즙을 내어 눈에 넣으면 낫는다.'고 하는데, 하지만, 일반인들이 임의로 활용하지 마시고 전문의와 상의하기 바랍니다. 뿐만 아니라, 냉이는 서늘한 성질이기 때문에 몸이 차거나 손발이 찬 사람이 많은 먹으면 좋지 않을 수 있습니다. 또한, 다른 채소들보다 칼슘을 많이 함유하고 있어 체내결석이 있는 사람이 많이 섭취하는 것이 좋지 않으니 주의하기 바랍니다.

3
소화기, 이비인후과 질환은 달래

한의학에서 달래는 주로 이비인후과와 소화기질환을 다스리는 데 약재로 사용되었습니다. 특히. 마늘과 효능이 비슷하여 '산산(山蒜)' 또는 '야산(野蒜)'이라 하는데, 따뜻한 성질로써 몸에 양기를 넣어 주는 '훈신채'에 속합니다. <동의보감>에는 '산에서 나며 뿌리와 잎이 마늘과 같으나, 가늘고 작으며 냄새가 몹시 난다. 약 기운이 비(脾)와 신(腎)으로 들어가는 약재로 속을 데우고 음식의 소화를 돕고 토사곽란과 고독을 치료한다. 또한, 뱀이나 벌레 물린 데에 붙인다.'라고 기록하고 있습니다.

따라서 뱃속을 덥게 하고 덩어리가 쌓인 것을 풀어주는 효능이 있다고 이해하시면 됩니다. 약재로 쓰였을 때는 위장을 도와 소화가 잘되게 하고 식욕을 증진하며, 토하고 설사하는 곽란에도 효과가 있습니다. 한의서 <본초습유>에는 '적괴(積塊)를 다스리고 부인의 혈괴(血塊)를 다스린다.'라고 전하는데, 여기서 말하는 '적괴(積塊)', '혈괴(血塊)'라는 병증은 현대의 암이나 종양 등으로 볼 수 있는데 이것의 어혈을 풀어주고 통증을 멎게 하는 효능이 있다고 할 수 있습니다.

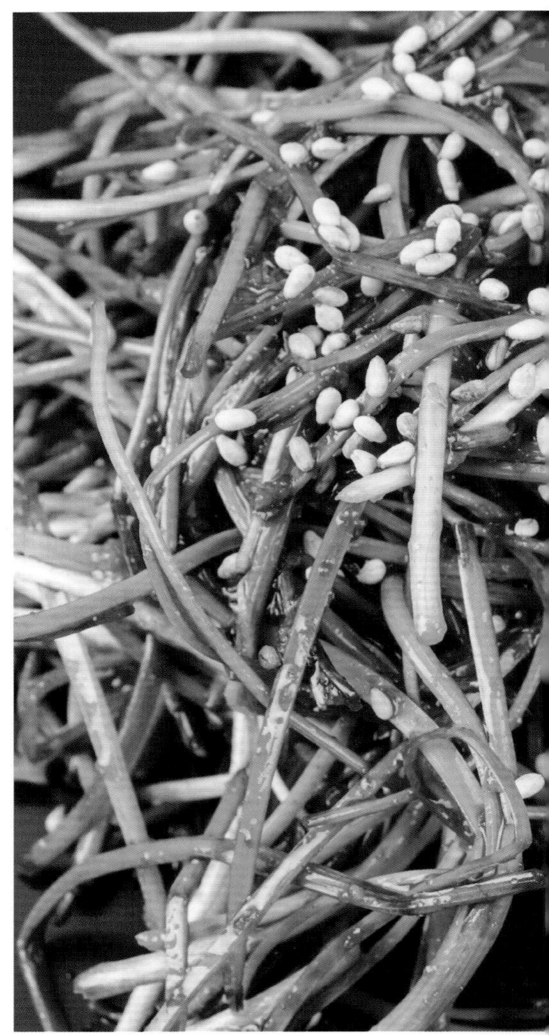

따라서 신경통이나 여성의 월경불순, 자궁출혈에 많이 사용되어 왔으며, 기침 감기와 기관지염에도 효과를 보여 왔습니다. 뿐만 아니라, '비타민'과 '칼슘, 인, 철, 칼륨' 등의 무기질 성분이 풍부하게 함유되어 있어, 혈액순환을 촉진하고 신진대사를 원활하게 하여 봄철 식욕부진과 원기회복에 많은 도움을 줍니다. 특히, '칼륨'은 염분을 배출해주어 고혈압을 막아주며, '비타민 C' 또한 다량 함유되어 노화를 방지하고 면역력을 향상하는 데 매우 우수합니다.

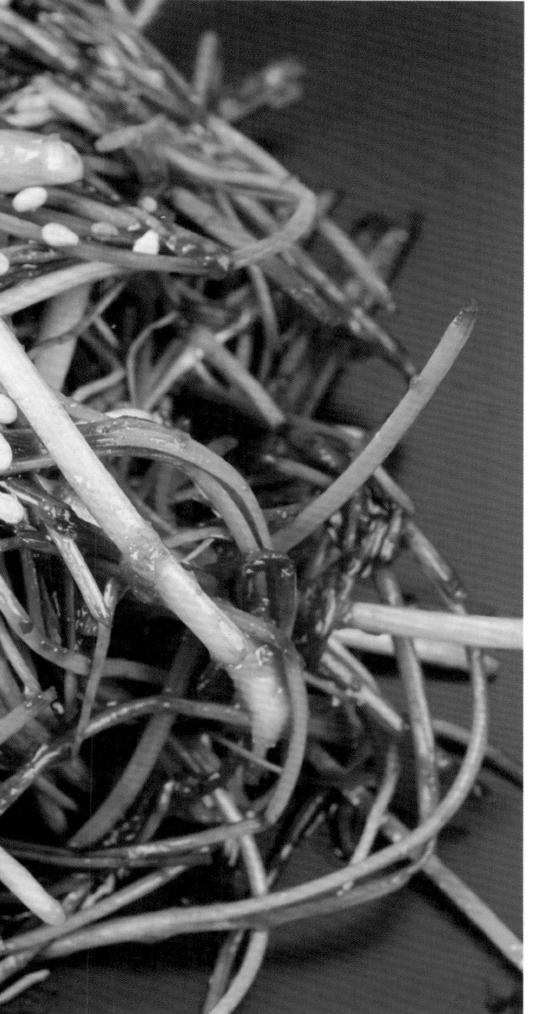

또한, 마늘이나 양파처럼 '알리신(Allicin)'이 많이 들어 있어 강력한 항산화 기능으로 산화성 스트레스에 의해 뇌 신경세포가 죽어가는 것을 예방해 줍니다. 따라서 기억력 저하나 치매와 같은 퇴행성 뇌 신경질환의 발생위험을 낮춰주기도 합니다. 달래 속 '알리신(Allicin)'은 좋은 콜레스테롤 HDL을 높이고, 나쁜 콜레스테롤 LDL과 중성지방을 낮춰주는 효과도 있습니다. 특히, 혈소판 응집을 막아주므로 혈액이 엉겨 붙거나 혈관 벽에 들러붙는 것을 억제해준다는 연구도 보고되어 있습니다.

하지만, '알리신(Allicin)' 성분이 피부와 위 점막을 자극하므로 많이 먹으면 속 쓰림이나 복통, 설사 등의 위장장애를 일으킬 수 있으니 삼가야 합니다. 또한, 평소에 몸에 열이 많은 사람은 달래의 약성이 열성이 강하므로 주의해야 합니다.

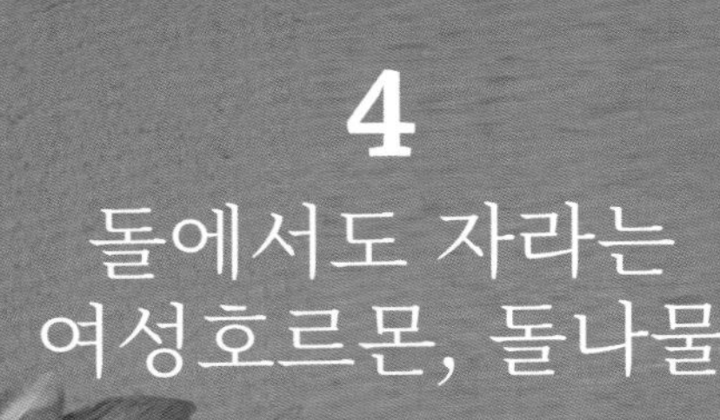

4
돌에서도 자라는 여성호르몬, 돌나물

생명력이 강하여 들이나 산기슭의 돌에서 자라며 번진다고 하여 '돌나물'이라 불려 왔는데, 흔히 '돈나물'이라고 합니다. 예로부터 '오훈채(五葷菜)'에 들어가지는 않지만, 자극성이 없어 불가(佛家)에서 즐겨 먹어 왔으며, 한의학에서 '불갑초(佛甲草)'라 하여 약초로도 사용하고 있습니다. 선인들은 약 처방할 때에 피를 맑게 해주고 살균과 소염 작용에도 좋아서 각종 감염성 염증 질환에 많이 처방되어 왔습니다. 생으로 먹어야 약효뿐 아니라, 입맛도 돋아주므로 식생활에도 많이 활용해보시기 바랍니다.

돌나물에는 특히, 여성호르몬 '에스트로겐(estrogen)'과 같은 역할을 하는 '이소플라본(isoflavon)'성분이 풍부하게 들어있어서 폐경기 여성의 갱년기 완화에도 효과가 있다고 보고되고 있습니다. 또한, 폐경 후의 여성호르몬 감소로 인해 생기는 우울증도 막아준다고 합니다. '칼륨'이나 '인', '비타민 C'도 풍부해서 면역력을 도와주고, '칼슘'도 우유의 2배 이상이나 함유되어 있어 골다공증 등 뼈 건강을 지키는 데 효과적입니다. 중성지방과 콜레스테롤 수치를 낮춰주기도 하므로 성인병 예방에 좋은 식자재입니다. 또한, 수분함량이 멜론보다 많아서 수분이 부족한 사람이나 피부가 건조한 경우 피부미용으로도 훌륭합니다. 하지만, 차가운 성질이기 때문에 평소에 몸이 차거나 아랫배가 냉하신 분들은 주의해서 섭취하시길 권해드립니다. 설사를 자주 하는 사람이나 맥이 약한 소음인 체질도 많이 드시는 것은 바람직하지 않으니 주의하시기 바랍니다.

5
산채의 제왕, 두릅

산채의 제왕이라고 불리는 두릅은 봄철에 오갈피나무과에 속하는 두릅나무의 새순으로 그 모양이 붓과 같이 연하고 부드러워 붓 필자를 써서 '필두채(筆頭菜)' 혹은 '목두채(木頭菜)'라고 불려 왔습니다. <동의보감>에는 두릅나무를 '유목(楡木)', 껍질을 '유피(楡皮)'라고 기록되어 있는데, 성질은 평하고 맛은 달며 독이 없는 약재로 미끄럽게 빠져나가게 하는 성질을 보여줍니다. 주로 대소변이 잘 통하지 않는 증상에 효과를 보이며, 소변을 잘 누게 하고, 장과 위에 있는 나쁜 열을 제거하며, 부종과 오림(五痳, 다섯 가지 종류의 임질), 불면증 문제를 치료한다고 전해지고 있습니다. 따라서 변비와 신경통, 간장 질환이 있는 사람이 반찬으로 자주 먹으면 건강을 지키는 데 활용하시면 좋습니다. 두릅의 뿌리는 '바람에 흔들리지 않고 홀로 살아간다.'라는 뜻으로 '독활(獨活)'이라고 불리며, 한약재로도 많이 처방되어 왔습니다. 바람이나 찬 기운이 몸에 들어온 것을 물리치는 효능이 뛰어나서 감기나 관절통, 각종 신경통 등의 통증 완화와 해독에 도움이 됩니다. 실생활에서도 삶아서 차처럼 따뜻하게 복용하면 진정효과와 진통 작용이 있어 관절통이나 안면신경마비가 있을 때 먹으면 근육이나 신경 통증을 내려주기도 합니다.

특히, 두릅에 함유된 '사포닌(saponin)' 성분은 혈액순환을 도와주고, 노폐물 해독작용으로 간 건강을 지켜주므로 피로 회복에 효과가 있습니다. 혈당을 떨어뜨리는 효능도 우수하여 당뇨병 환자와 혈중 지질 저하에도 좋다고 연구 보고되고 있습니다. 이 외에도 신경을 안정시키는 효능과 머리를 맑게 하고 혈액순환을 잘 되게 하는 약효를 보여주기도 합니다. 이처럼 두릅은 당질, 섬유질, 지방, 단백질이 많고, 각종 비타민(비타민 B1, B2, C 등)과 인, 칼슘, 철분, 사포닌 등이 함유되어 영양학적으로 우수합니다. 따라서 혈당을 내리고, 혈중 나쁜 콜레스테롤 LDL을 낮추어 당뇨병과 동맥경화, 뇌혈관질환과 치매 예방에 도움이 되니 많이 드시길 권합니다. 더구나, 일교차가 심하고 건조한 환절기나 면역력이 떨어지기 쉬운 시기에 최고의 식자재가 될 수 있습니다. 일상 식생활 속에서, 식욕이 없을 때 두릅을 끓는 물에 삶아 초고추장에 찍어 먹으면 그 맛이 좋아서 입맛을 돌게 할 뿐 아니라, 피로 회복에도 좋으니 많이 활용해보시기 바랍니다. 하지만, 성질이 냉하므로 많이 드시면 설사나 배탈이 나기 쉬우므로 조심하셔야 합니다. 또한, 특유의 맛과 향이 뛰어나지만, 독성도 있어 복통과 두드러기를 유발할 수 있으니 끓는 물에 데쳐 드시는 것이 안전합니다.

6
해독정화의 전령사, 미나리

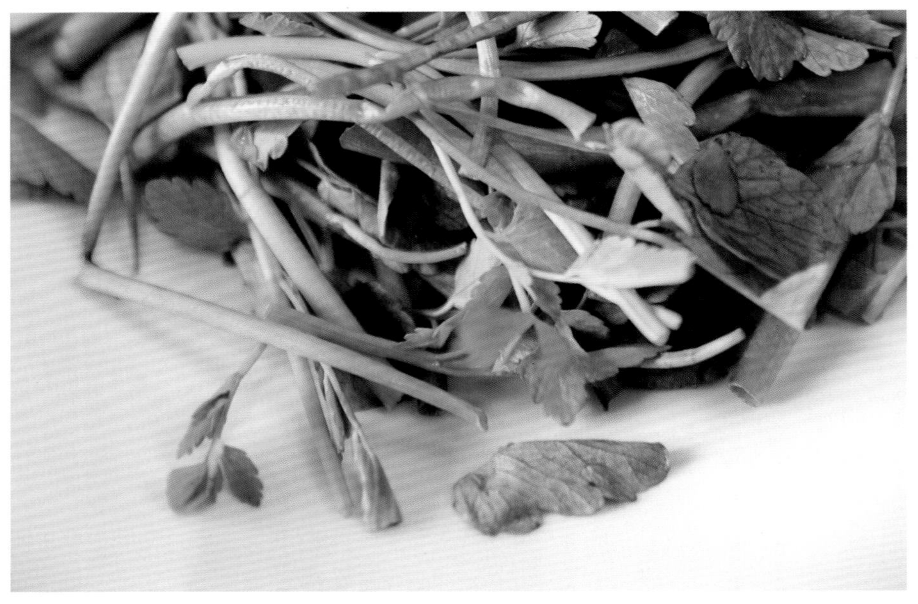

봄의 전령사 미나리는 봄철 입맛을 돋워 줄 뿐 아니라, 내 몸에 쌓인 독을 배출하여 염증을 없애주기 때문에 많은 사람의 사랑을 받아 왔습니다. 한의학에서는 미나리의 잎과 줄기를 '수근(水芹)'이라 부르며 약재로 사용합니다, 성질이 차서(微寒) 주로 열독을 다스리는데, 열을 내리고 부기를 가라앉히는 '청열리수(淸熱利水)' 작용으로 주독(酒毒)뿐 아니라 갈증이 심한 증세에도 도움이 됩니다. 따라서 황달이나 부종, 여름철 구갈, 여성 대하(帶下) 등의 병에 이용할 수 있습니다. 또한, 식욕을 촉진해 대장 활동을 도와 변비를 예방해 줄 뿐 아니라, 혈압과 혈중콜레스테롤 수치를 낮춰주기도 합니다. 최근에는 심혈관질환 치료에 많이 사용되고 있습니다.

<동의보감>에는 '음식물의 대소장 통과를 좋게 하고, 황달, 부인병, 음주 후의 두통이나 구토에 효과적이다.'라고 전합니다. 해독기능도 탁월하여 뱃속을 편하게 할 뿐 아니라 급만성간염 및 간경변증 복수에 많이 쓰이고 있습니다. '비타민 A, B, C와 플라본(flavone), 칼륨, 칼슘, 철분, 섬유질' 등이 풍부하여 해독과 혈액 정화에 탁월합니다. '엽록소, 엽산, 철분' 함유량도 많아 빈혈을 예방하고 혈류를 개선해 혈압강하 효과도 우수합니다. 독특한 정유 성분인 '카르바크롤(carvacrol)'은 입맛을 돋워주고 항염증 작용을 하기도 합니다. '시아노사이드(cyanoside)' 또한 활성산소를 제거해 미토콘드리아의 기능을 개선하고 뇌 신경세포 보호 효과를 보인다고 연구 발표되고 있습니다. 뿐만 아니라, 아이들의 열성 경기나 열 감기, 황달, 중독성 두통, 숙취 해소에도 효과적입니다. 또한, 매연이나 먼지가 많은 요즘, 가래를 삭여서 기관지와 폐 등 호흡기관을 보호하고, 음식물의 독을 해독하는 기능이 있어, 복어 등의 요리에는 미나리와 함께 조리하기도 합니다. 특히, 독특한 향과 맛을 내는 정유 성분은 입맛을 돋워줄 뿐 아니라, 정신을 맑게 하고 혈액을 정화합니다. 따라서 신경통, 류머티즘 환자에게도 약효가 있습니다.

또한, 지혈효능이 있어 여성들의 하혈과 월경 과다증, 냉증에 사용되기도 합니다. 빈혈과 변비를 예방하고 치료하며, 뇌졸중의 후유증 등에도 쓰이며, 신경쇠약증이나 스트레스 해소에도 도움이 되니 식생활 가운데 많이 섭취해보시기 바랍니다. 민간에서는 심한 땀띠에 즙을 바르기도 하고, 꽃만 따서 만든 미나리 꽃술은 수면제 역할을 하기도 합니다. 이처럼, 미나리는 각종 비타민과 무기질, 섬유질이 풍부하며 해독과 혈액을 정화하는데 탁월한 알칼리성 스태미나 식품입니다. 따라서 고기나 기름진 음식으로 산성화된 몸을 중화시켜 줄 뿐 아니라, 현대인들의 체내에 쌓인 중금속 배출을 도와 혈액을 깨끗이 정화해주는 기능까지 해주는 힐링 식품이 될 수 있습니다. 하지만, 물에서 재배되므로 질병을 유발하는 기생충이 있을 수 있으니 반드시 끓는 물에 익혀서 먹어야 합니다. 알레르기 증상이 있는 사람은 전문 의료인과 상의하여 섭취하고, 자극이 아주 강한 채소이므로 평소에 기력이 부족한 사람은 많이 먹는 것은 좋지 않습니다. 또한, 성질이 차가워 비위가 냉하거나 설사를 자주 하고 식욕이 없는 사람도 과잉 섭취하는 것은 피하시길 권합니다. 특히, 고구마와 함께 먹으면 미나리의 좋은 성분들이 파괴되므로 삼가시기 바랍니다.

7
대표 여름채소, 오이

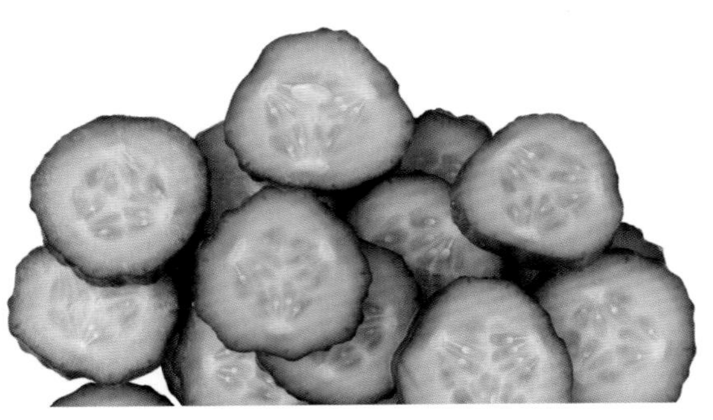

식욕을 더해주는 대표적인 여름채소 오이는 90%가 물로 이루어져 있고, 향이 좋아서 더위로 우리 몸에 쌓인 열기, 습기와 갈증을 풀어줍니다. 또한, 몸이 나른하거나 식욕 저하에는 물론 햇볕을 쐬어 얼굴이나 온몸이 화끈거릴 때도 활용하시면 훌륭한 식이요법이 될 수 있습니다. 한약명으로는 '호과(胡瓜)' 또는 '황과(黃瓜)'라고 하는데, 찬 성질로서 가슴에 쌓인 열을 풀어주고 갈증을 멎게 하는 효능이 우수합니다. 이뇨작용도 있어 몸속 수분 밸런스를 유지해주어 소변이 잘 나오지 않는 경우와 신장염, 부종에 효과적인데, 이것은 체내에 쌓인 중금속을 배출 시켜주고 '나트륨' 배출을 도와주어 손발 부종의 부기를 빼주기 때문입니다. 해독작용과 피를 맑게 하는 효능도 있으며 노폐물이 잘 빠져나가게 하는 작용을 해주므로 피로 회복과 고혈압에도 복용하시면 효과적입니다. 또한, '엽록소'와 '무기질' 그리고 '천연비타민 C의 보고(寶庫)'인 훌륭한 알칼리 식품으로 활용도가 아주 높습니다. 특히, 당근에 대용할 정도로 '비타민 A' 뿐 아니라 '칼륨'이 풍부하게 함유되어 있어 체내의 염분과 함께 노폐물을 배설해주어 몸이 가볍고 맑아지게 도와주기도 합니다.

뿐만 아니라, 기미나 주근깨의 원인인 멜라닌 색소의 환원 사이클을 빠르게 해주어 하얀 피부로 되돌려 주고 각종 피부 트러블을 해결해 줍니다. 오이 꼭지 부분에는 '쿠쿠르비타신(cucurbitacin)'이라는 성분이 함유되어 암세포의 제거나 억제효능도 있고, 신장결석 예방에도 효과가 있다고 연구 보고되고 있습니다. 섬유질도 풍부하여 장운동을 활발하게 해주므로 변비 예방과 숙변 제거에도 약효가 우수합니다. 이처럼 해열과 이뇨, 해독에 탁월하여 숙취 해소를 도와주므로 소주에 오이를 넣어 마시는 유행도 한때 생기게 된 것입니다. 또한, 열이 원인이 되는 인후염과 편도선염에도 응용하시면 효과를 볼 수 있습니다. 하지만, 찬 성질로 인해 배 속이 차고 설사를 하는 사람이나 비·위장이 냉한 소음인에게는 맞지 않고, 체액이 열에 의해 고갈되기 쉬운 열성체질인 소양인들의 건강에 많은 도움이 될 수 있습니다. 오이가 이뇨작용이 탁월하면서도 타액이나 위액 등 체액 성분을 보충하며 잉여 수분이나 쓸데없는 염분을 배출하여주기 때문입니다.

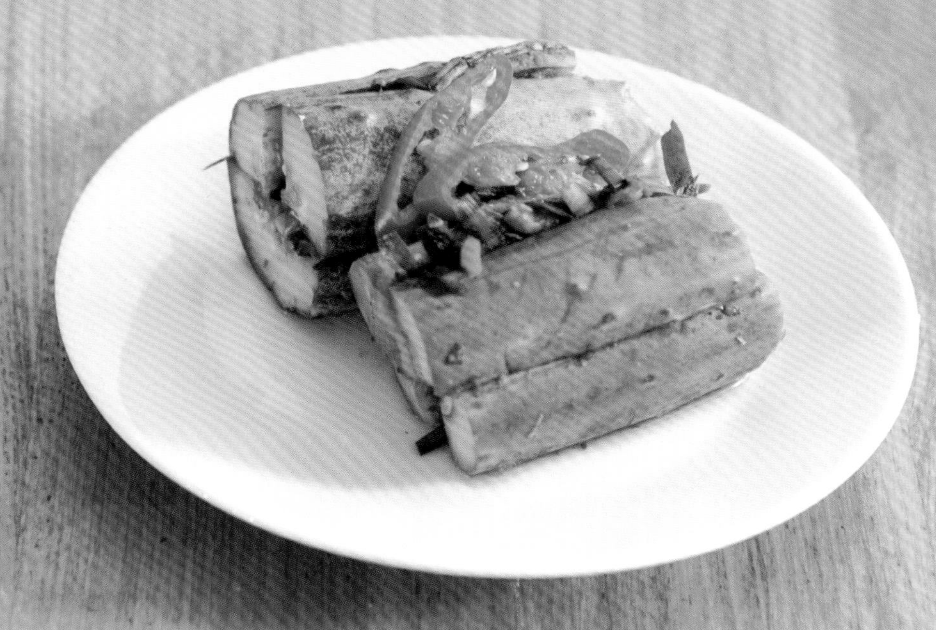

8
위산분비촉진
저항력증진, 고추

더운 여름철 없던 입맛도 돌아온다는 고추는 매운맛의 대표 식자재로 우리 식탁 위에서 사랑받아 왔습니다. 한의학에서 고추는 따스한 성질로 뱃속을 데워 주고 찬 기운을 몰아내는 효능이 있으며, 습기를 말려주어 예로부터 배 속이 차서 생기는 복통이나 구토, 설사, 그리고 이질 치료의 약재로 많이 처방되어 왔습니다. 고추를 섭취하신 후, 몸속에서 소화되었을 때는 위액 분비가 촉진되어 식욕을 돋고 혈액순환을 도와주며 점액을 묽게 하여 가래를 몸 밖으로 쉽게 배출해주는 점액 운동작용을 시작합니다. 최근에는 항균작용과 살충작용, 항암작용을 하다고 보고되고 있습니다. 또한, 신경전달 세포의 기능을 일시적으로 마비시켜 진통 작용의 효과를 보입니다.

특히, 고추에 많이 함유된 '베타카로틴(β-carotene)' 성분과 여러 가지 '비타민' 성분들은 눈의 피로를 해소해주고, 시력을 보호해주며, 시력 개선에도 도움을 주어 눈 건강 증진에 우수한 약효를 보입니다. 따라서 야맹증이나 백내장, 안구건조증 예방을 위해 활용하셔도 좋습니다. 푸른 고추가 빨갛게 익어가면서 색소 성분인 '카로틴(carotene)'이 '지방산'과 결합해 '캡사이신(capsaicin)'으로 전환되는데 이것은 체내에서 '비타민 A'로 바뀌어 피부 미용에도 큰 효능을 나타냅니다. 풋고추에는 특히, '비타민 A'가 홍고추보다 많이 들어있어 호흡기 계통의 감염에 대한 저항력을 높이고 면역력을 증진해 질병의 회복을 빠르게 하는 효과를 보입니다. 또한, '비타민 C'도 귤의 2~3배나 함유되어 있어 우리 몸에 들어온 바이러스에 대항하는 능력을 높여주고 질병 치유에 많은 도움을 줍니다.

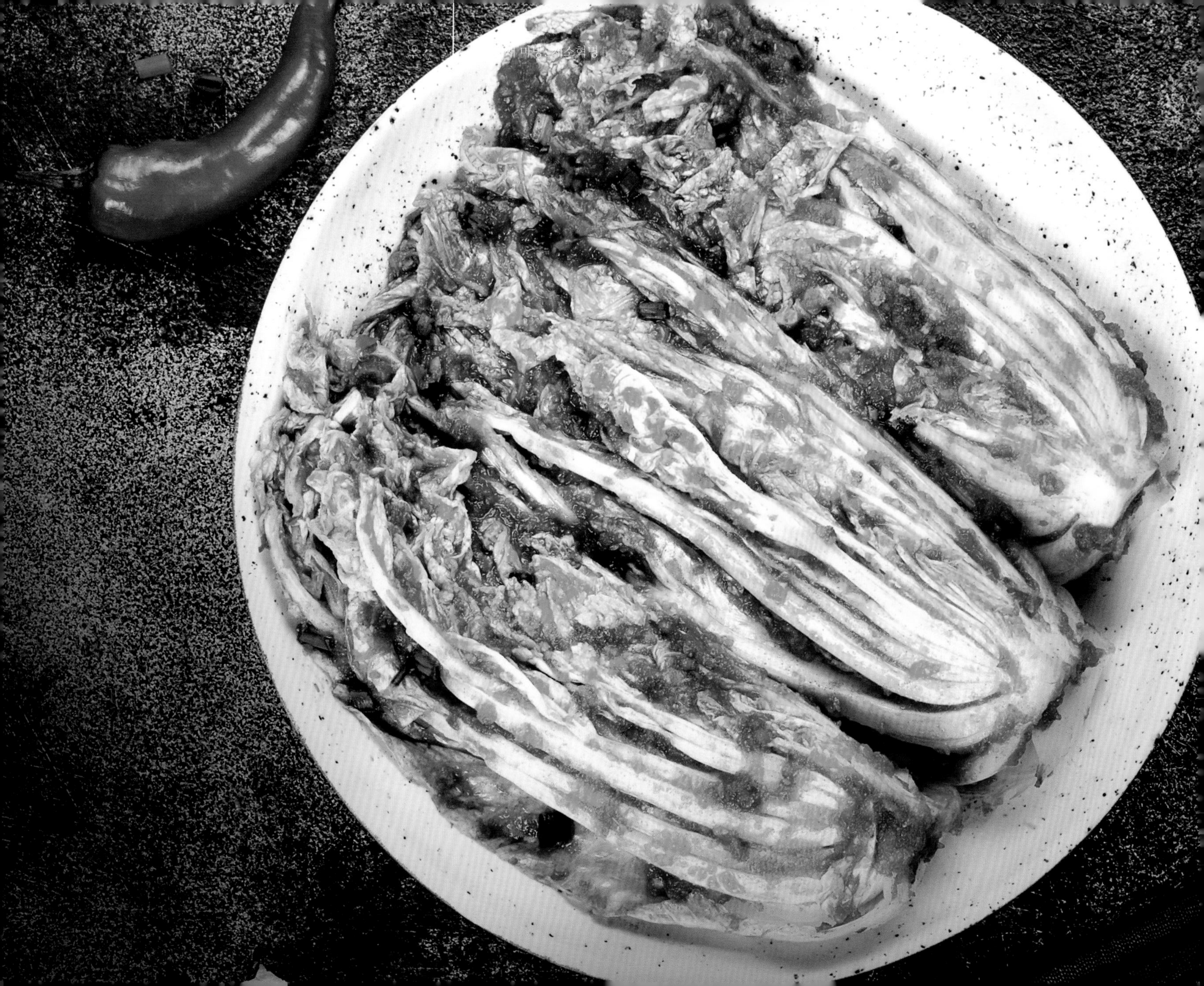

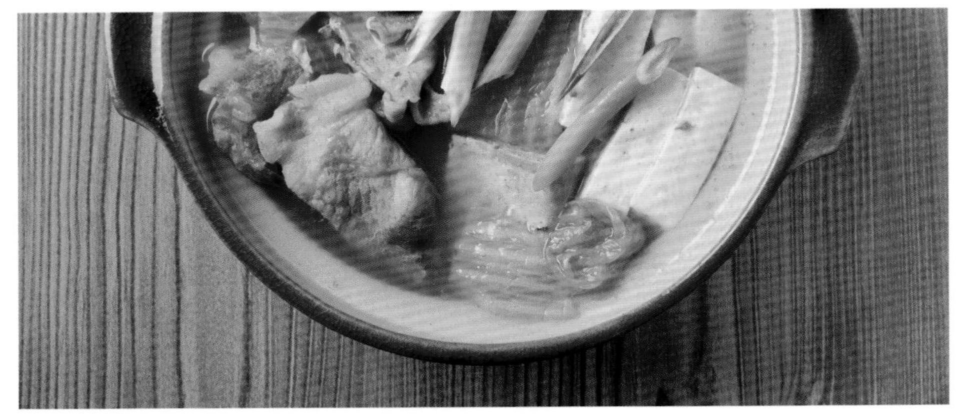

매운 성분인 '캡사이신(capsaicin)'은 에너지 대사를 높이고 내장 기능을 튼튼하게 합니다. 최근에는 고추의 '캡사이신(capsaicin)'이 체지방을 줄여 비만의 예방과 치료에 큰 도움이 된다고 보고되고 있습니다. 식욕과 에너지 섭취에는 영향을 미치지 않으면서 에너지 대사와 관련된 교감신경을 활성화해 지방축적을 막는다고 합니다. 또한, 붉은색 '카로티노이드(carotinoid)'와 '플라보노이드(flavonoid)'의 항산화성 성분과 함께 뇌 세포막의 산화를 방지하여 활성산소가 생성되는 것을 막아주는 효과까지 있습니다. 따라서 뇌세포를 정상적으로 활성화하여 치매를 예방해 준다고 볼 수 있습니다. 하지만, 공복에 매운 고추를 많이 먹으면 속 쓰림이나 위염 등이 생길 수 있으므로 다른 다이어트 음식이랑 균형을 맞춰서 먹는 것을 권해드립니다. 특히, 매운맛은 땀을 잘 나게 하여 찬 기운을 몰아내기 때문에 찬 기운이 몸에 들어와 피부 표면에 머물러 있는 초기 감기 상태에서는 효과를 볼 수 있습니다. 그러나 감기가 심해져 열이 많이 나거나 감기가 오래되어 음기(陰氣)까지 손상된 경우에는 오히려 해를 끼칠 수 있으니 삼가야 합니다. 매운맛의 고추를 많이 먹으면 몸속에서 열기(熱氣)를 일으켜 어지럼증이 생기게 되고, 오래 먹으면 치질을 일으키며, 치아를 아프게 하고 목을 붓게 하므로 주의해야 합니다. 또한, 체내 에너지 '음기(陰氣)'가 허약해지므로 열이 있는 사람이나 구강염, 인후염, 결막염 등의 염증성 질환이 있는 사람 그리고 고혈압, 위궤양, 변비, 치질이 있는 사람도 피해야 합니다. 뿐만 아니라, 과민성 대장으로 변비가 심한 사람은 고추 같은 매운 음식이 매우 해로우니 주의하시기 바랍니다. '캡사이신(capsaicin)' 성분이 위장을 자극하여 위장 점막을 손상하고, 설사하게 하며, 간 기능을 해치기도 한다는 것을 기억하기 바랍니다.

9
비타민C와 베타카로틴의 보고, 파프리카

파프리카는 단 고추, 즉 피망을 뜻하는 독일어로 고추와 함께 남미가 원산지이며 가지과에 속합니다. 서로의 분류가 좀 애매하지만, 일반적으로 피망보다는 단맛이 좀 강하다고 볼 수 있습니다. Sweet pepper라 불리는 피망은 브라질이 원산지이지만 영양 효과가 좋아 여러 나라에서 재배되고 있습니다. 특히, '채소 중의 황제'라고 불릴 정도로 영양성분이 풍부한 식품입니다.

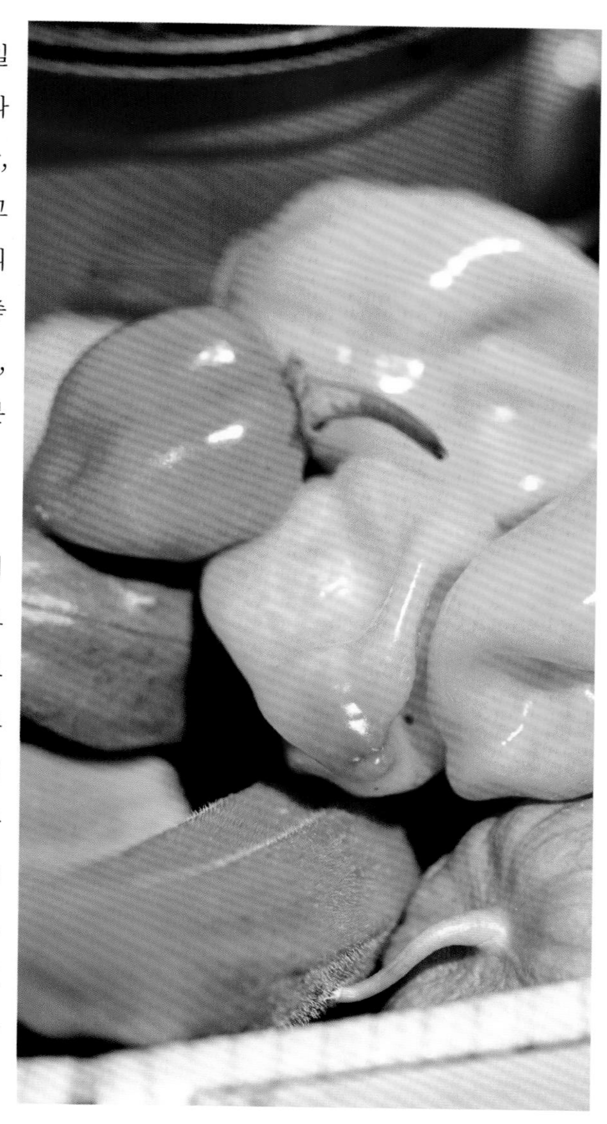

헝가리 쪽에서 개발된 품종으로 '피멘타, 피멘토'라고도 하며, '헝가리 고추'라 불리기도 합니다. 초록색, 빨간색, 노란색, 주황색, 보라색, 흰색, 검은색 등 9가지 색깔로, 색깔도 다양하면서 저마다 맛과 영양도 달라 취향에 따라 골라 먹는 재미가 있습니다. 또한, 비타민 C의 여왕이라고 하는 딸기보다 비타민 C가 2배나 더 많으며, 항암식품 1순위인 브로콜리보다도 더 많은 '비타민 C와 베타카로틴(β-carotene)을 함유하고 있어 현대인의 훌륭한 웰빙식품으로 자리 잡고 있습니다.

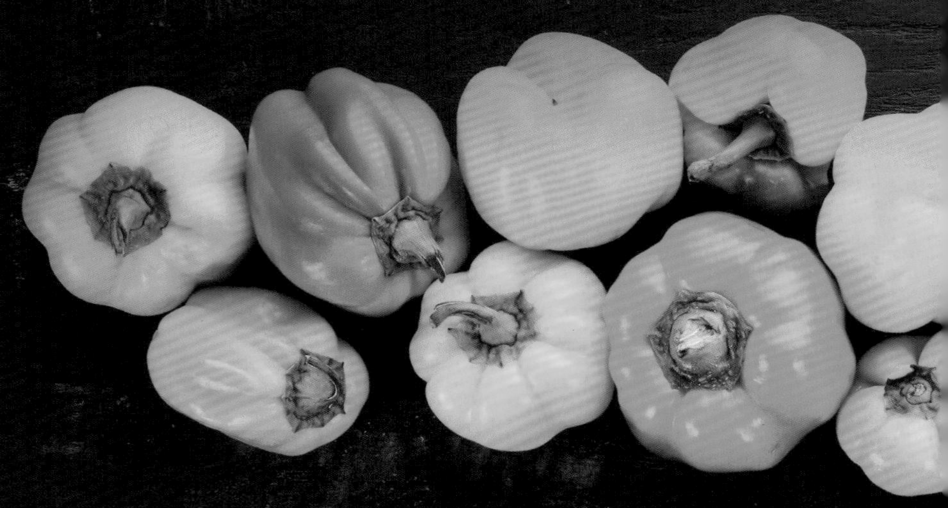

초록색에서 시작되어 빨강, 노랑, 주황 등의 색으로 변해가면서 다량의 베타카로틴을 함유하게 되는 것입니다. 비타민 A, C, E, '카로티노이드(carotenoids)' 등의 함량이 높으며, 철분, 칼슘, 아연과 같은 미네랄 성분도 풍부합니다. 따라서 항염증 및 항산화 효과로 심혈관질환 및 뇌혈관질환을 예방해줍니다. 또한, 피망에 함유된 '캡사이신(capsaicin)'은 부종과 통증을 가라앉혀주며 항생제 및 항암효과까지 있습니다. 특히, 파프리카는 색깔별로 주요 영양성분에 차이가 있습니다. 초록색 파프리카는 열량이 낮고 수분함량이 가장 높으며, '캡사이신(capsaicin)' 성분이 함유되어 있어 지방을 분해하기 때문에 다이어트에 좋습니다. 녹색 엽록소 '클로로필(chlorophyll)' 성분은 '헤모글로빈(hemoglobin)'과 구조가 비슷해서 '조혈(造血)작용'을 하므로 빈혈을 예방해 줍니다.

빨강색은 '리코펜((lycopene)'과 '캡산틴(capsanthin)' 성분이 풍부하게 함유되어 신체 노화와 질병을 유발하는 활성산소 생성을 막아주므로 항암작용과 항노화, 심혈관질환 예방에 효과를 볼 수 있습니다. 또한 '칼슘'과 '인'을 함유하고 있어 골다공증을 예방하고 성장기 아이들에게도 좋습니다. 노란색 파프리카는 단맛이 강해서 주로 생으로 많이 먹습니다. '루테인(lutein)'을 함유하고 있어서 생체리듬 유지와 시력에 도움을 줍니다. 또한, '피라진(pyrazine)'이라는 향기 성분도 풍부해서 혈액 응고를 방지하고, 혈액순환을 원활하게 해주므로 심혈관 질환과 뇌경색, 심근경색 등의 예방을 위해 즐겨 드시면 좋겠습니다.

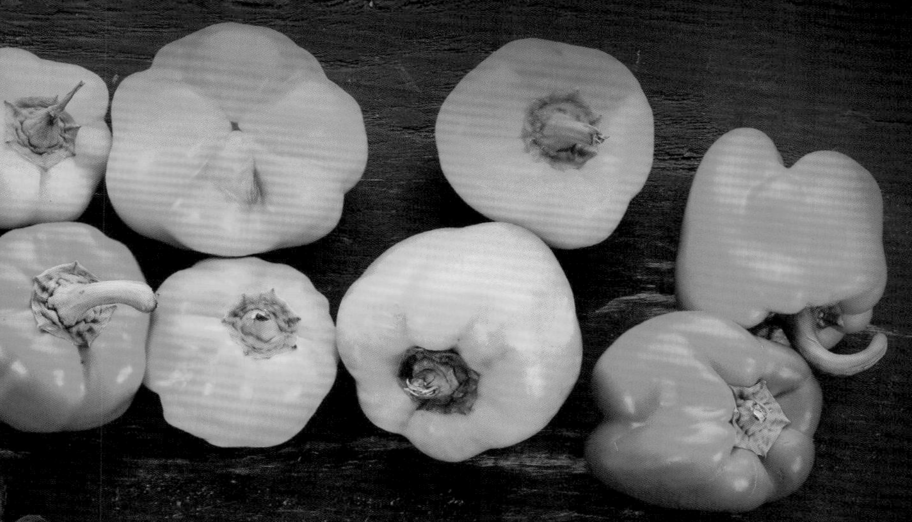

주황색은 '베타카로틴(β-carotene)' 함량이 많아서 시력보호 효과와 야맹증 예방에 도움이 됩니다. 또한, 멜라닌생성을 억제하기 때문에 기미와 주근깨를 예방해주고 피부 미백이나 탄력 유지에도 효과가 있습니다. 실생활에서 아토피나 피부미용에 비누나 팩으로 만들어 활용해도 좋습니다. 이러한 파프리카와 피망이 가지고 있는 많은 양의 비타민 C는 특이하게도 조리할 때(볶거나 튀길 때) 거의 파괴되지 않습니다. 산화를 방지하는 '비타민 P'가 갖춰져 있기 때문입니다. 또한, 반드시 외부에서 음식물 형태로 흡수되어야만 하는 면역 장수물질인 '카로티노이드(carotinoid)'도 풍부합니다. 우리나라에는 1614년(광해군 6년)에 일본에서, 1710년(숙종 36년)에 중국에서 들어왔다는 기록이 있는데, 이는 모두가 매운 고추이고 '피망'이나 '파프리카'는 최근에야 수입되었습니다. 하지만 화려한 색깔뿐 아니라, 풍부한 영양소, 좋은 맛 때문에 한국 전통음식에 품격을 높여주는 데 큰 역할을 하고 있습니다. 한의학적으로도 파프리카는 태생적으로 하늘로부터 받은 '선천지기(先天之氣)'의 손실을 더디게 하여 원기회복이나 '보음제(補陰劑)'로써 그 효과를 더 합니다. 녹황색 채소를 많이 먹어야 암이나 성인병을 예방하고, 노화를 방지하며, 혈액순환을 도와주어 면역력을 키워줄 수 있는데, 이러한 역할을 하는 대표적인 채소가 파프리카입니다. 하지만, 파프리카가 따뜻한 성질을 가지고 있어서 기본적으로 몸이 찬 사람에는 좋지만 열이 많은 사람에게는 잘 맞지 않습니다. 과도하게 섭취하는 경우 어지럼증이나 인후증이 발생할 수 있으므로 주의하시기 바랍니다.

10
만병잡는 보양채소, 겨울배추

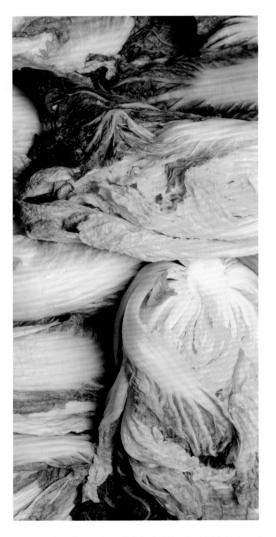

우리나라의 겨울에는 집마다 김장하고 정을 나누는 정겨운 문화가 있는데, 이 김장 문화가 2013년에 '인류무형문화유산'으로 등재되었습니다. 중국에서 고려 시대에 전해 온 배추는 18C 초에 많은 품종으로 개량되어 오늘날에 이르고 있습니다. 한의학에서는 '송채(菘菜)' 또는 '백채(白菜)'라고 하며, 성질이 차서 열을 내려주고 가슴이 답답한 것을 풀어주며 소변을 잘 나오게 한다고 전합니다. 위장과 대장 및 소장의 '기(氣)'를 잘 통하게 하여 대변을 잘 나오게 하므로 술을 마실 때 같이 먹으면 덜 취하게 하고 마신 뒤에 갈증을 풀어주기도 합니다.

사과의 7배가 넘는 배추의 '비타민 C' 함량은 소금에 절이게 되면 더 많은 양을 섭취할 수 있게 되고 무와 함께 먹으면 효과가 더 좋습니다. 항산화 작용을 해주어 피부 노화를 촉진하는 활성산소를 억제해주고, 기미나 주근깨, 잡티, 주름 개선의 효능도 탁월합니다. 신진대사를 원활하게 도와주고, 피로를 유발하는 젖산의 분비를 억제해주어 피로회복이나 기력회복에도 좋습니다. 또한, 식이섬유와 수분을 많이 함유하고 있어 장운동을 활발하게 해주어 대장의 염증을 억제해주고 숙변 제거나 변비 개선에도 도움이 됩니다.

'칼슘' 성분도 많이 함유되어 있어 뼈를 튼튼하게 해주므로 뼈가 약한 노인들의 골다공증 예방이나 개선에 도움이 되고 성장기 아이들의 성장발육에도 훌륭합니다. 또한, '칼륨' 성분이 풍부하여 혈관에 축적된 '나트륨'을 체외로 배출시켜주므로 고혈압이나 고지혈증, 심근경색, 동맥경화, 뇌졸중 등 혈관질환을 예방해 주고, 개선 시켜주기도 합니다. 최근 연구에는 배추의 '인돌(indole)'과 '아이소싸이오시아네이트(isothiocyanate)' 성분은 발암물질이 암을 일으키는 것을 억제해준다고 보고하였습니다. 하지만, 배추는 몸이 차고 소화기가 약한 분들이 많이 드시면 소화불량이나 설사 등 냉병 증상이 생길 수 있습니다. 그래서 김치를 담을 때 생강이나 마늘, 고추 등의 열성이 강한 양념을 사용하여 찬 성질을 잡아주는 것입니다.

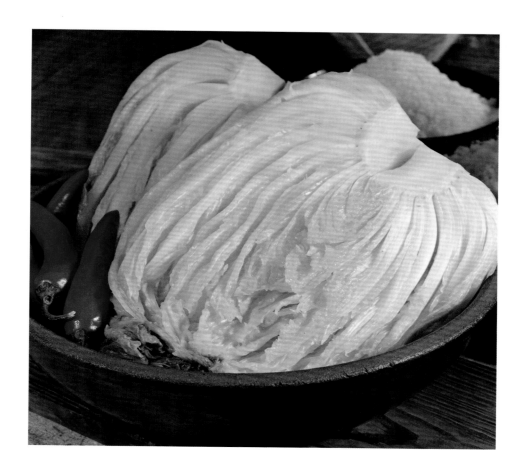

11
세계 3대 장수식품, 양배추

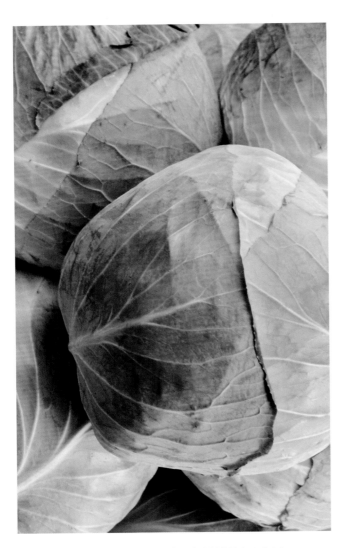

옛날 중국에서 만리장성을 축조할 때, 동원된 일꾼들에게 쌀과 소금에 절인 양배추를 제공하여 기운을 얻게 했다고 합니다. '비타민 B와 C'를 충분히 섭취할 수 있었다는 의미에서 만들어낸 이야기일지도 모르지만, 양배추는 '가난한 자의 의사'라고 부를 만큼 건강에 아주 유익한 식품입니다.

서양에서 콜럼버스가 미대륙을 발견했을 당시에도 양배추는 보관이 용이할 뿐 아니라, 푸른 채소로써 '비타민 C'는 물론, 위궤양, 위산과다증에 유효한 '비타민 U'의 공급원이 되어서 선원들의 건강을 지킬 수 있었다고 합니다. 미국의 스탄호트대학 의학부, 가네트 체니 박사는 양배추가 '자연적인 항궤양 식품'이라는 실험 결과를 발표하기도 했습니다.
지중해 연안과 소아시아에서 건너온 양배추는 현대인의 '미용 비타민'이라 불리는 '비타민 A, C'를 비롯해 '비타민 K와 U'를 함유하고 있으며, 풍부한 '식물성 섬유'와 '칼륨'은 장의 건조를 막아주어 변비를 해결해주고 진정작용이 있어서 초조감도 없애주는 효과가 있습니다.

13
화이트푸드 대명사, 콜리플라워

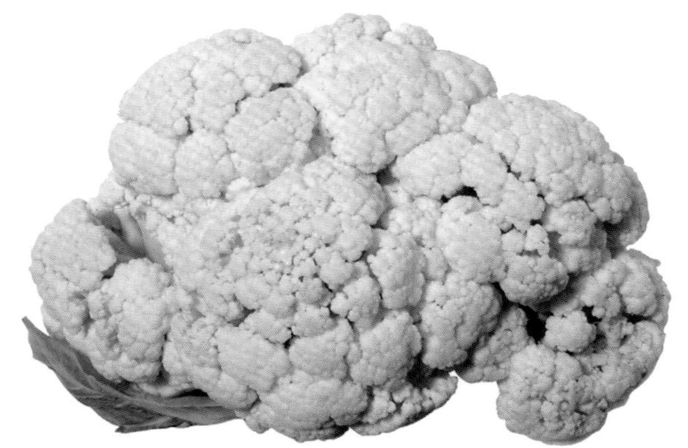

서양요리의 주재료로 쓰이는 '콜리플라워'는 양배추를 품종 개량한 것으로 원래 남유럽에서 즐겨 먹었다고 합니다. 양배추의 한 종류로 꽃 모양처럼 생겼다 해서 이름 붙여진 것으로 최근 '화이트 푸드'의 대명사로 여겨지는 영양덩어리 건강 채소입니다.

겨잣과 채소(양배추, 콜리플라워, 브로콜리)는 성분이나 효능이 거의 비슷한데, 꽃봉오리의 덩어리가 작고 여러 개인 것을 '브로콜리(broccoli)'라고 부릅니다. 단지 '브로콜리'는 색깔이 녹색임에 반하여, '콜리플라워'는 하얀 색깔을 띠고 있는 것입니다. 또한, '콜리플라워'는 배추 중에서도 꽃 부분을 이용하는 대표적인 식품으로, 양배추보다 연하고 소화가 잘되므로 온대 지방에서 중요한 채소로 쓰이고 있습니다. 한국에는 최근에 들어온 채소로 주로 꽃 부위를 샐러드로 이용하거나 날것을 그대로 먹는 것이 영양에는 더 좋습니다.

콜리플라워에는 '비타민 C'가 오이보다 10배나 풍부하게 많이 들어있어 바이러스에 대한 저항력을 키워주고 감기 예방에 탁월합니다. 따라서, 항산화 작용이 뛰어나며 특히, 암 발생 억제 효과가 상당히 높다고 평가되고 있습니다. 콜리플라워에 풍부한 '유황 화합물'이 발암물질을 활성화해 암세포 증식을 억제해주기도 합니다. 발암물질의 독성을 제거하는 작용이 있는 '인돌(indole)' 성분도 풍부하여서 암세포 방어 효과는 물론 담배의 유해물질을 해독하여 주기도 합니다. 녹색 음식에 주로 들어있는 이 성분은 간을 건강하게 해주고, '루테인(lutein)' 성분은 눈을 맑게 하여 줍니다. 이러한 녹색 채소는 생으로 먹는 것이 좋으므로 쌈밥이나 샐러드로 섭취하는 것이 건강에 더 좋습니다. 한의학적으로 성질 자체가 따뜻하여 위장을 평안하게 하고 '위암' 예방에도 탁월한 효능이 있습니다. 또한, 위(胃)에 기생하는 '헬리코박터파이로리균(Helicobacter pylori)'의 생육을 억제해 위 건강에 효과가 있다고 연구 보고되고 있습니다. 식이섬유도 풍부하여 장에 쌓여 있는 노폐물을 효과적으로 배출시켜 배변 활동을 도와줍니다.

그 뿐만 아니라 '카로틴(carotene)', '비타민 B1, B2', '칼슘'과 '철분' 등 각종 무기질이 풍부해서 브로콜리와 더불어 최고의 알칼리성 식품이자 암 예방 식품으로 세계적으로 각광받고 있는 슈퍼푸드입니다. 다른 야채들과는 달리 '콜리'의 이러한 비타민 등 영양성분들이 세포 내에 포함되어 있어서 오래 익혀도 영양소가 파괴되지 않습니다. 따라서 다양한 방법으로 조리해 먹어도 훌륭합니다. 하지만, 너무 푹 삶아 드시는 것보다는 살짝 데쳐 드시는 것이 영양흡수 면에서 더 권해드립니다. 최근에는 오일로 만들어 지성 피부에 사용하는데, 여드름 진정이나 자외선차단 효과. 미백효과 그리고 피부 면역력 증강에 효과가 탁월합니다. 하지만, 너무 많이 섭취하면 섬유질이 체내에 축적되어 장을 자극하므로 복통이나 가스가 많이 발생하게 되니 적당히 드시는 것이 좋습니다.

14
가을'무'는 산삼

가을무는 인삼보다 좋다고 합니다. 민간에서는 천연소화제로 이용되어 왔으며 대소변을 잘 나오게 하고 술과 밀가루 독을 잘 해독해주며 가래도 삭여주기 때문에 우리 조상 때부터 매우 친근한 식품으로 자리 잡아 왔습니다. 또한, 코피를 흘리거나 피를 토하는데도 효과가 있을 뿐 아니라, 당뇨병과 이질 치료에도 사용되어 왔습니다.

영양학적으로 '디아스타제(diastase)'가 함유되어 소화를 촉진하고, '리그닌(lignin)'을 함유하고 있어 식물성 섬유가 장내의 노폐물을 청소해주며 콜레스테롤이나 담즙산을 흡착해서 변으로 배출시켜 혈액을 깨끗하게 해주고 세포도 탄력을 얻어 고혈압. 뇌출혈 등을 예방해 줍니다. 뿐만 아니라, 최근에는 발암물질에 의한 유전자 돌연변이로 생기는 암을 방지한다고 보고되어 있습니다. '무'의 껍질에는 소화효소와 '비타민 C'가 많으므로 껍질째 요리하는 것이 좋습니다.

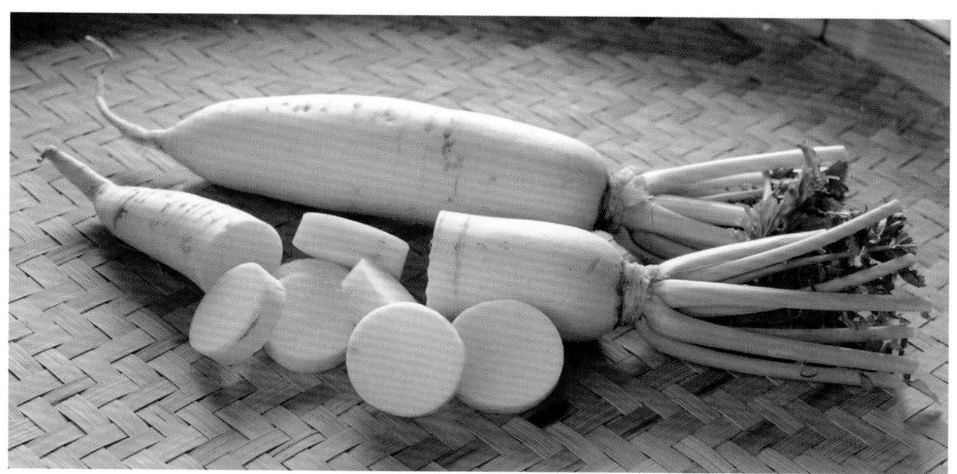

또한, '무 잎'의 '카로틴(carotene)'은 암이나 만성질환을 일으키는 활성산소를 무력화시키는 데 큰 효과가 있습니다. 부기를 빼주고, 세포 산화를 억제해주므로 노화 방지에도 좋습니다. 섬유소가 많아 몸의 여러 가지 기능을 조절하고 배변을 부드럽게 하며 세포에 활력을 주는 작용도 하므로 우리 조상들은 무 잎을 곁들인 된장국을 자주 먹어 왔습니다. '무씨'는 한의학에서 '내복자(萊菔子)' 또는 '나복자(蘿蔔子)'라고 하여 소화 작용과 가래를 삭이는 효능이 뛰어나 소화제로 많이 처방되고 있습니다. 특히, 두부를 먹고 체했을 때 맺힌 것을 풀어주어 가슴을 탁 트이게 하는 효과도 보여줍니다. 모든 한약에 다 그런 것은 아니지만, '음기(陰氣)'를 보하는 대표적인 약재인 '지황'이란 한약재가 들어간 경우 '생무'를 먹으면 머리가 하얘지게 된다는 설이 전해지는데, 지황과 무가 상극되는 약리작용 때문으로 알려져 있는데, 무를 익혀 드시면 괜찮겠습니다. 하지만, 무는 기를 가라앉게 하므로 기가 허약한 사람은 주의해야 하고, 특히 비·위장이 허약하고 차서 소화가 잘 안 되는 사람은 적게 먹어야 합니다. 무의 '고이트로겐(goitrogen)' 성분은 갑상샘 기능 저하나 비대증을 유발할 수도 있으니 갑상샘이 약한 분들은 무를 꼭 익혀 드시기 바랍니다.

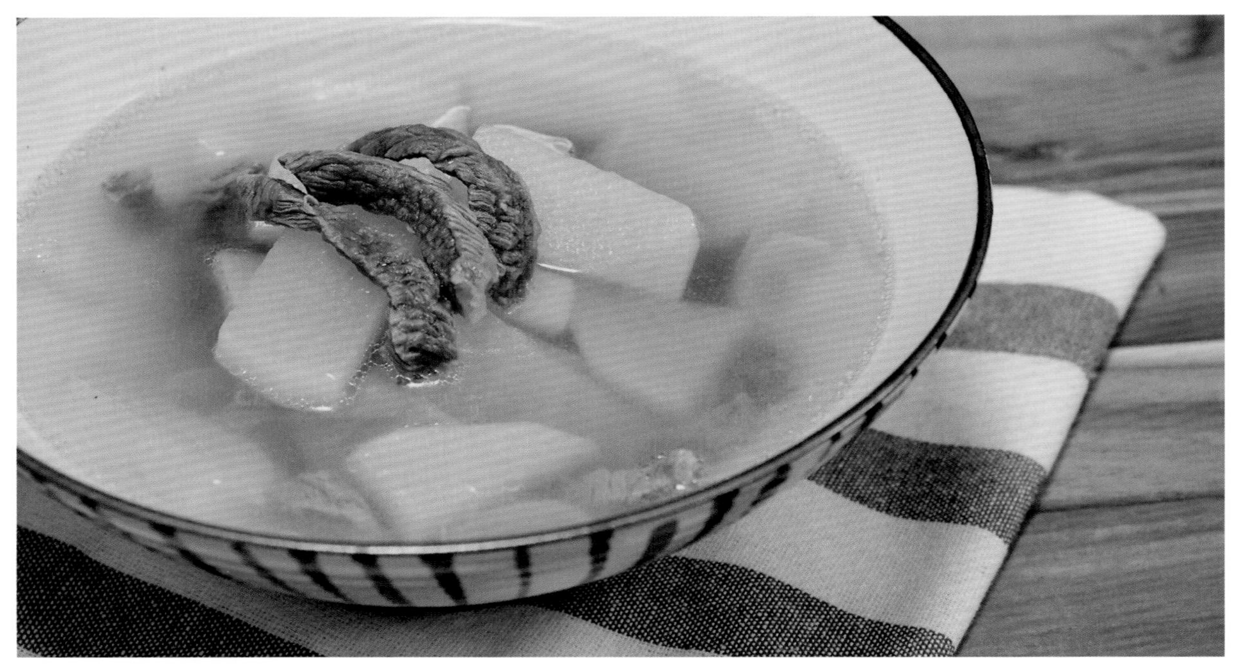

15
독성없는 해독제,
머위

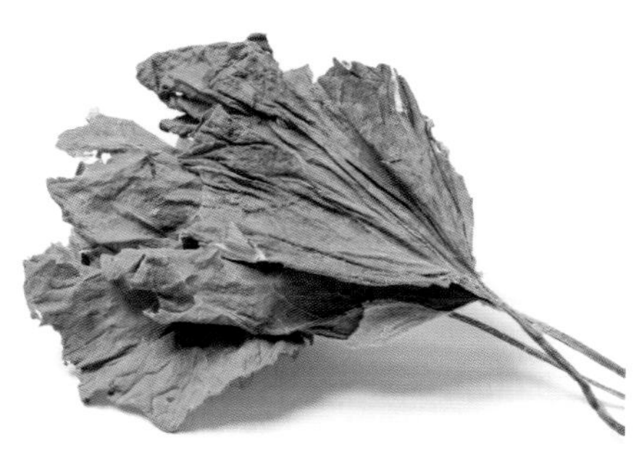

우리나라 전역, 물기가 있는 땅이면 어디서나 자라는 머위는 '머구' 또는 '머우'로 불리며, 봄철 어린잎은 쌈으로 먹고 잎자루는 나물이나 국으로 끓여 먹어 왔습니다. 잎과 줄기가 연하고 향기롭고 독특한 맛(苦味淡白)의 산야초로, 독성이 없어서 봉오리 대까지 따서 말려두었다가 아이들 감기나 기침에 끓여 먹이면 효과가 좋습니다. 성질이 따뜻하고 맛이 달며 맵고 무독하여 주로 폐 기운을 돋워주고 가래를 삭여주는 효능이 있어 한약재로 사용되고 있습니다. <동의보감>에 '머위는 폐를 눅여주고 담을 삭이며 기침을 멎게 한다.'라고 전해집니다. <본초강목>에서도 '성질이 달고 따스하여(관동감온 款冬甘溫) 천식과 해수 기침을 멈추게 하고(지천해 止喘咳), 보하여 답답함을 풀어주며(보열제번 補劣除煩), 또한, 폐를 이롭게 한다(차리폐 且理肺).'라고 기록하고 있습니다. 겨울에도 꽃이 지지 않아 '관동(款冬)이라 불리고, 또한, 담(痰)으로 인한 기침을 멎게 하는 작용이 우수하여 '지수(止嗽)의 요약(要藥)'이라고 불립니다. 옛 선인들은 만성기침과 윤폐(潤肺) 작용이 우수하여 천식, 외감성 해수, 상기도 감염증 및 폐결핵, 폐농양에도 사용하여 왔습니다. 소아의 급성 기관지염이나 만성기침의 급성 발작으로 담이 많고 호흡이 가쁘고 그르렁거리는 소리가 있을 때나 인후통에도 약효가 우수합니다.

주로 기침이나 가래에는 꽃을 약재로 먹으면 효과가 있으며, 땅속줄기는 해열(解熱)에, 뿌리는 어린이의 태독(胎毒) 치료에 처방되어 왔습니다.

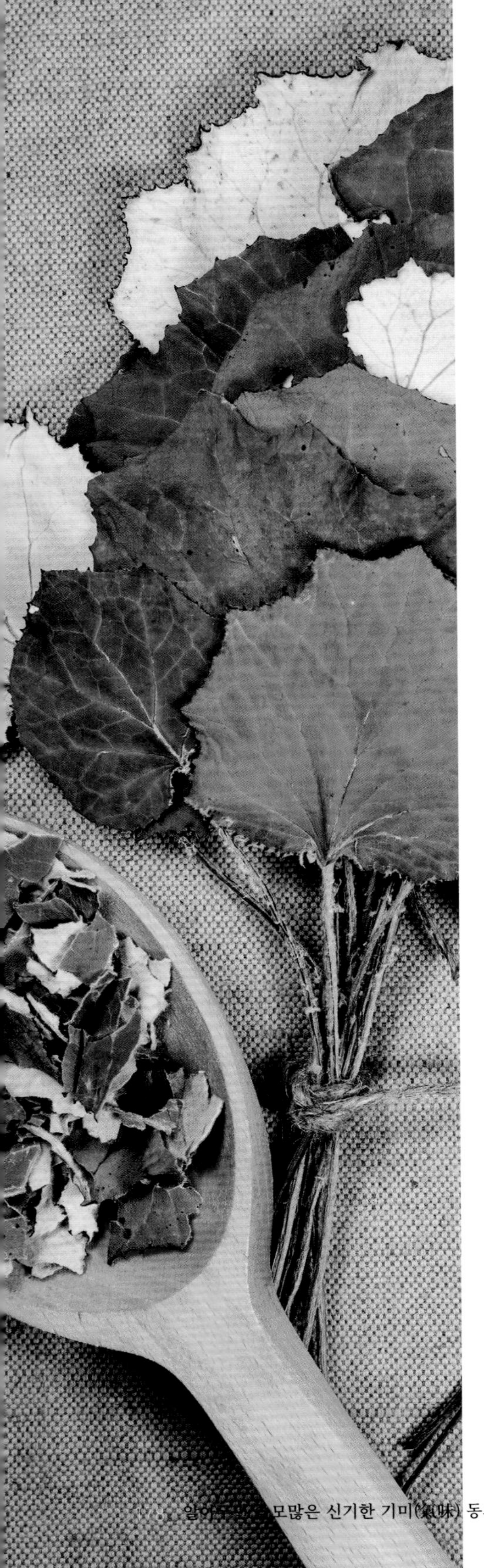

잎에는 '비타민A, B1, B2'와 '칼슘', '미네랄'성분이 풍부하여 훌륭한 알칼리성 식품인데요. 약리 효과로는 기침이나 담, 기관지천식, 건위, 해열, 종기와 뱀·벌레 물린 상처, 화상, 중독(복어탕), 그리고 주독 등에 좋습니다. 따라서 편도선염이나 타박상, 부스럼이나 습진 또는 칼로 베인 상처 등의 치료에 쓰이고, 통증을 줄이기 위한(지통 止痛)이나 물고기를 잘못 먹어 중독되었을 때도 응용됩니다. 잎줄기에는 방부효과가 있어 산나물을 염장할 때 넣으면 곰팡이가 생기지 않아서 활용되고 있습니다. 뿌리(근경 根莖)는 '봉두채(蜂斗菜)'라 하며, 해독이나, 어혈제거(거어혈 祛瘀血), 염증제거(소종 消腫),통증 줄이는(지통 止痛)의 효능이 뛰어납니다. 민간에서는 머위의 뿌리(근경 根莖)를 감기나, 기침치료, 황달, 현기증, 거담에 복용하며, 견비통, 다래끼, 벌레 물린데, 그리고 찜질 등에 응용하기도 하여왔습니다. 한의학에서 머위 꽃봉오리는 '관동화(款冬花)'라고 불리며, 위를 건강하게 하는 '건위(健胃)', 기침을 삭히는 '진해(鎭咳)', '해열(解熱)', 고혈압에 효과 있을 뿐 아니라, 식욕을 증진하는 약재로 처방하고 있습니다.

차로 만들거나 약술을 담가 먹기도 하고 어린 꽃봉오리를 음지에서 건조(陰乾)하여 튀김을 만들어 어린이 간식으로 활용하기도 합니다. 민간에서는 진하게 달여서 탈모나 비듬, 가려움증 치료를 위해 머리를 감기도 합니다. 항암성분도 탁월해서 미국이나 유럽에서 암 대체 요법으로 인기가 있습니다. 특히, 폐암에 효과가 있으며, 기침, 가래, 천식 등에 치료 효과가 탁월하여 담배를 피우는 사람은 그 효험을 볼 수 있습니다. 또한, 머위의 추출물이 알레르기성 비염에 항히스타민제(antihistamines) 못지않은 뛰어난 효능이 있습니다. 뿐만 아니라, 정유 성분 향기인 '텍스추어(texture)'와 '페놀류(phenols)'가 많이 함유되어서 독특한 쓴맛과 떫은맛은 소화를 도와주고 식욕을 증진하고 담을 삭이는 거담제 역할에도 우수한 약효를 보입니다.

머위 특유의 향기 성분은 뇌 신경을 튼튼하게 하여 기억력을 좋게 하고 치매 예방에도 도움이 된다고 연구 보고됩니다. 극 미립자의 향기 성분이 뇌 혈류 장벽을 뚫고 들어가서 뇌 속에 쌓여 있는 비정상적인 단백질 찌꺼기들을 분해하여 몸 밖으로 내보내는 역할을 하기 때문입니다. 최근에는 편두통 치료제, 위궤양을 억제하거나 기침을 진정시키는 진해제, 과민성 방광 및 요로 연축(攣縮) 등을 치료하는 약물로도 그 효과를 인정받고 있습니다. 머위의 '크산신(xanthine)'과 '콜린(choline)' 등의 성분은 각종 염증을 진정시키고 약품의 독과 식중독을 다스립니다.

따라서 머위는 독성이나 부작용이 전혀 없는 가장 훌륭한 해독제로 예로부터 한의학에서 약재로 많이 사용해 왔습니다. 몸속의 노폐물을 청소해주고 소변을 잘 나가게 하며 부종이나 신장병에도 아주 좋은 효능이 있습니다. 특히, 민간에서는 새순을 채취하여 복용하면 복어나 가다랑어 등의 생선 식중독에 효험이 있고, 등 푸른 생선이나 게, 조개 같은 어패류를 요리할 때도 머위를 함께 넣으면 식중독을 예방할 수 있습니다. 잎을 생으로 불에 쬐어 잘 비벼 환부에 붙이면 동상에도 특효이고 뱀에 물렸을 때로 도움이 됩니다. 또한, 섬유질이 풍부하고 쓴맛이 강해서 들깨와 함께 먹으면 해독작용이 더 좋을 뿐 아니라, 머위의 쓴맛을 부드럽게 해주는 효과도 있습니다. 고추장이나 된장을 함께 곁들여 먹어도 해독이 좋아집니다. 하지만, 머위는 맵고 따스한 약재(辛溫之劑 신온지제)이기 때문에 '기(氣)'를 상하게 할 수 있으므로(損氣助熱), 피를 토하거나(咳血 해혈), 기침이 자주 나고(咳嗽 해수), 피고름이 날 때(膿血 농혈)에는 복용하지 않은 것이 좋습니다. 또한, '알칼로이드(alkaloid)' 성분이 풍부하기 때문에 너무 많이 섭취하면 오히려 부작용이 생길 수 있으니 적절히 먹는 것이 좋습니다. 머위를 날것으로 먹으면 독이 있으나 독소 성분은 열에 약하므로 살짝 데쳐서 드시기 바랍니다.

16
불로장수의 양약, 표고버섯

로마의 시저왕과 폭군 네오황제, 중국의 진시황 등은 스태미나를 위해 표고버섯을 자주 복용하였다고 합니다. 표고버섯은 오랫동안 동서고금을 막론하고 '신의 식품', '불로장수의 양약'이라 극찬 받아왔습니다. 야채보다 '비타민 B1'과 '비타민 B2' 성분을 두 배 이상이나 함유하고 있어서 영양분이 풍부할 뿐 아니라, 피를 맑게 하여 혈액생성을 촉진해줍니다. 특히, 햇볕에 말리는 과정에서 '비타민 D'가 많이 생성되어 체내에서 '칼슘' 흡수율을 높여줍니다. 따라서 '칼슘'이 필요한 성장기의 어린이나 임산부, 뼈의 노화가 시작되는 중년 이후의 사람에게 표고버섯을 권장하는 이유가 바로 이것입니다.

'멜라닌(melanin)' 색소 성분은 뇌 중심부에 작용하여 자율신경을 안정시켜주어 많이 먹으면 안색이 좋아지고 몸과 마음을 편안하게 합니다. 또한, 섬유소가 많아 변비 예방 및 치료에 도움이 되고, 영양가가 많고 칼로리는 적어 많이 먹어도 살이 찌지 않으므로 다이어트식으로도 훌륭합니다. 뿐만 아니라, 면역체계와 항종양 활동을 하는 '레티넨(retinene)' 성분이 함유되어 간 기능 강화와 암을 예방하는 효과가 큽니다. 특히, 버섯포자 중 리보핵산(RNA)은 인체 내에서 인터페론(interferon)을 만들므로 항바이러스 작용도 하고 있습니다. 따라서 습진 등의 피부질환과 감기 예방에도 도움이 될 수 있습니다. 성인병을 예방하는 식품으로 버섯의 역사는 매우 깊습니다. 독특한 감칠맛을 나타내는 '구아닐산(guanylic acid)' 및 '에리타데닌(eritadenine)' 성분 등은 혈액의 콜레스테롤을 감소시켜 고혈압이나 심장병, 뇌졸중 환자에게 좋고, 혈압과 동맥경화에도 좋아 혈압이 높아서 오는 두통에도 효과가 우수합니다.

<동의보감>에 '표고버섯은 기운을 돋우고 풍을 다스린다.'라고 하며 성인병에 좋은 식품이라고 기록합니다. 깊은 산 속에서 도를 닦았던 옛 선인들도 '기(氣)를 보충하고 기갈(飢渴)을 없애며 풍(風)을 다스리고 혈(血)을 뚫는다.' 하여 끓여서 상복하였다고 합니다. 약 600년 전 중국 명나라 때 '오서(吳瑞)'라는 사람도 표고의 효능을 '풍치혈파기익(風治血破氣益)'이라 하여, 표고버섯 포자에 요즘 병으로 독감이나 암에 해당하는 풍(風)을 다스리는 성분이 있다고 전하고 있습니다. 하지만, 표고버섯은 약간의 부작용이 있어서 생으로 먹을 경우 복통과 설사를 유발할 수 있으니 삼가야 하고, 피부가 예민한 사람은 발진이 생길 수 있으니 주의해야 합니다.

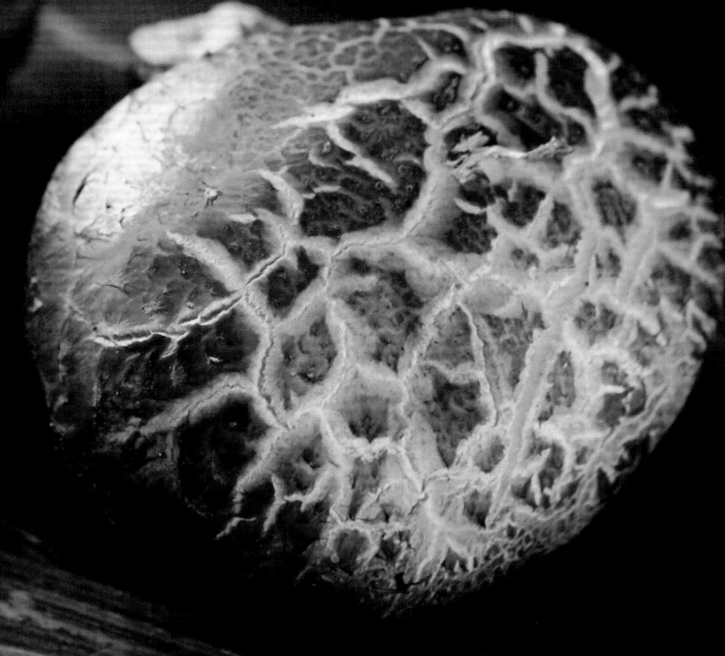

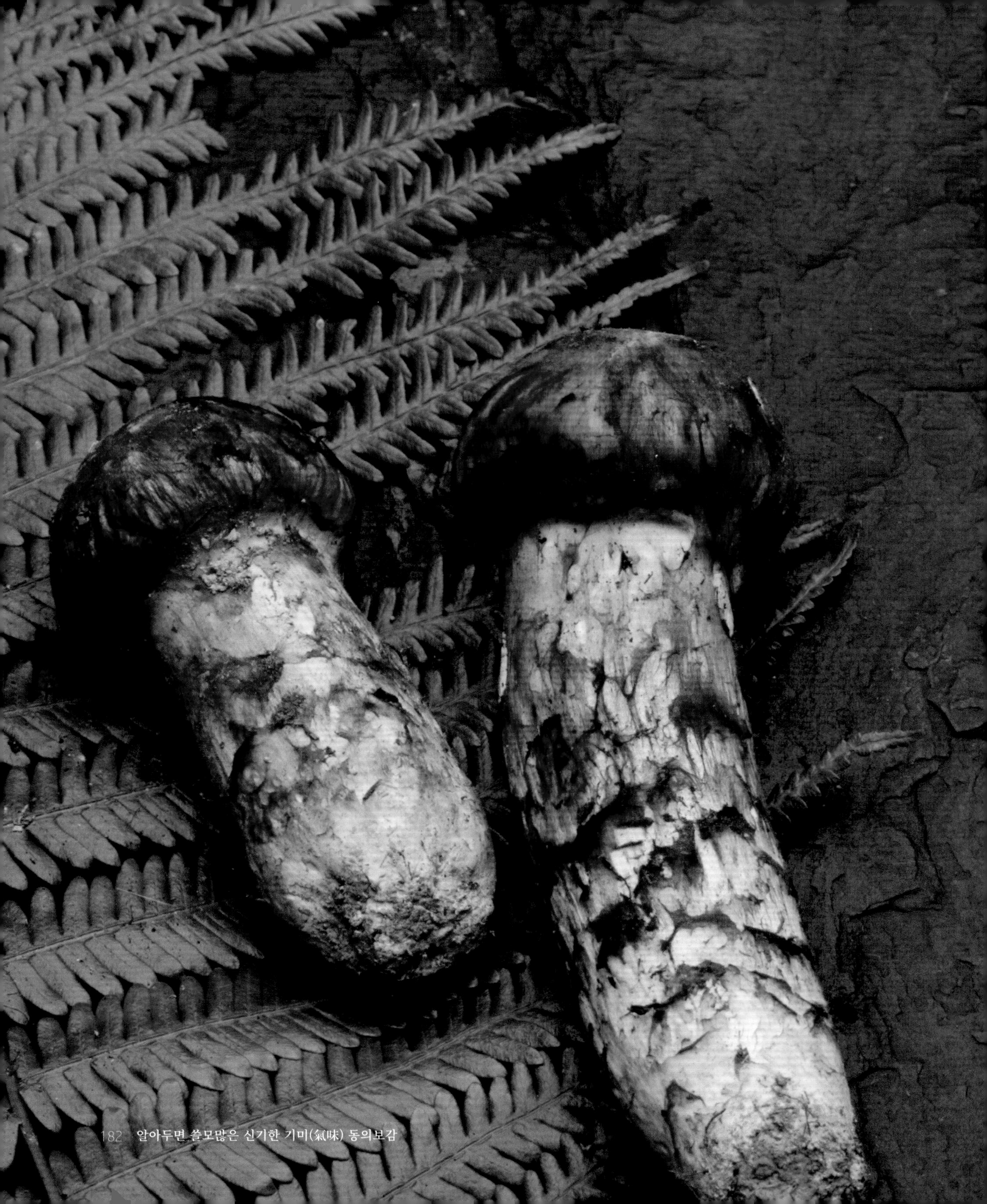

17
버섯의 귀족, 송이버섯

버섯의 귀족인 '송이'는 모든 음식과 궁합이 잘 맞아 여러 음식에 이용할 수 있습니다. 송이에 관한 기록 중 가장 오래된 <삼국사기>에는 '무독하며 맛이 달고 솔향이 짙다'라고 전하고 있습니다. 특히, 독특한 향과 맛이 좋아 음식뿐만 아니라 질병 치료에 사용해 왔습니다. <동의보감>에는 '성분이 고르고 맛이 달며 독이 없고 소나무 냄새를 포함하고 있어 향기롭다, 산중에 오래된 소나무 밑에서 소나무 기운에 의탁해서 생기기 때문에 버섯 가운데 으뜸이다. 성질이 서늘하고 열량이 적으면서 맛이 좋다.'라고 기록되어 있습니다. 이처럼, 송이는 소나무와 공생하면서 자라는 특이한 버섯으로 천연의 맛과 향기가 매우 뛰어납니다.

다른 한의서에도 송이는 '미향(微香)하다. 능히 위(胃)를 실(實)하게 하며, 식욕을 증진하고, 설사를 멎게 하고, 기(氣)를 돕기도 한다.'라고 하여 민간에서 많이 이용되어 왔습니다. 최근, 송이버섯 내에서 암세포증식을 제거하는 '글루칸(glucan)'이라는 단백질이 발견되어 항암효과가 뛰어나다고 보고되고 있습니다. 송이버섯 균사체 내의 '다당체(polysaccharides)' 성분은 항종양 물질로 항암작용이 풍부할 뿐 아니라, 병에 대한 저항력도 강화해 줍니다. 또한, 식물이면서도 '단백질'과 '비타민'이 풍부하여 성인병 예방에도 효과가 탁월합니다.

송이버섯의 '헤밀라제(hemilase)', '셀라제(cellase)', '벤트라제(ventrase)' 등 섬유질 분해효소가 단백질 성분을 분해하여 혈중 콜레스테롤을 억제해 혈관을 깨끗하게 해주고 혈액순환을 개선해주기 때문입니다. 따라서 고혈압이나 동맥경화, 심근경색, 당뇨병, 고지혈증 등 성인병 치료에 우수한 약효를 보입니다. 송이버섯의 단백질과 비타민 성분은 편도선이나 유선염, 탈항증 등에도 도움이 된다고 보고되고 있습니다. 송이버섯의 식이섬유는 장운동을 활발하게 해주어 숙변을 제거해 줄 뿐 아니라, 변비 예방과 변비를 개선해줍니다. '전분'이나 '단백질'을 소화하는 효소도 풍부하게 함유되어 있어, 과식하더라도 위장에 지장을 주지 않는 건강식이기도 합니다. 또한, 위의 기능을 활성화하여 식욕을 증진하고 장 기능을 활성화하는데도 효험이 있어 설사증을 치료하기도 합니다. 식이섬유 외에도 '셀레늄(selenium), 비타민C, 단백질'도 풍부하여 버섯 중에서 항암효과가 가장 뛰어납니다.

특히, 송이에는 '아미노산'과 '비타민 B', '불포화지방산' 함유량이 많아 면역력을 높여주므로 현대인들의 건강식품으로 사랑을 받고 있습니다. 대표적 무기질인 '칼륨'과 '철분'도 많아 '식약동원'으로서 역할을 톡톡히 하고 있습니다. 뇌에 쌓인 유해산소를 제거하여 노화를 막아주기 때문에 뇌 신경세포의 활성화를 도와준다고 보고되고 있습니다. 하지만, 약성이 강해 신맛을 좋아하는 태양인(대장 기능이 강한 체질)이나 생냉한 음식을 좋아하는 사람들은 배탈이 날 수 있으니 피해야 합니다. 또한, 성질이 차기 때문에 몸이 차거나 잘 붓는 사람은 많이 섭취하는 것이 좋지 않습니다. 껍질을 벗겨놓거나 물에 오래 담가놓으면 향이 빠져나가니 주의해야 합니다.

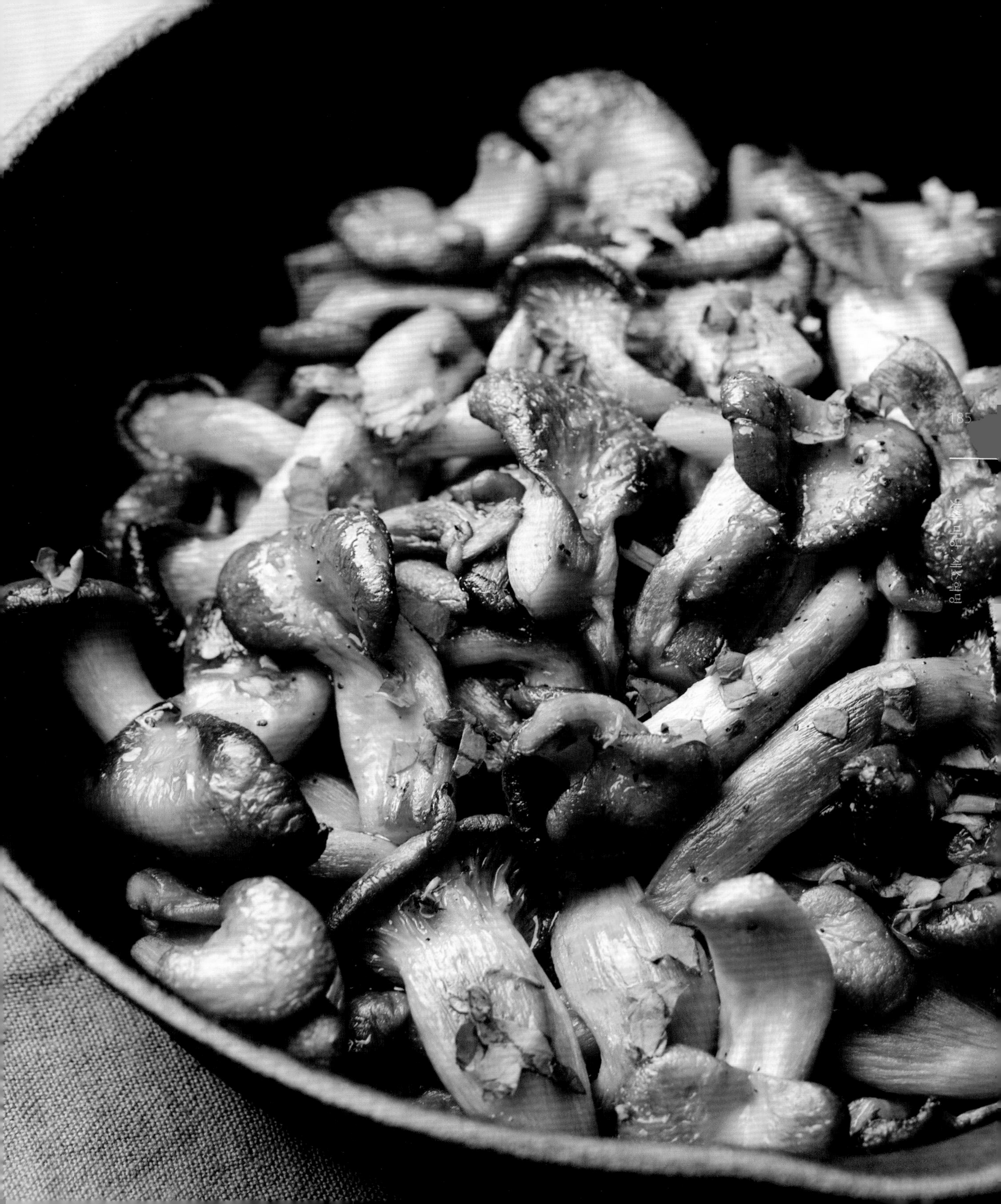

18
산에서 나는 보약,
느타리버섯

산에서 나는 보약, 자연의 선물이라고 불리는 버섯은 식물이 아니라 곰팡이처럼 실 같은 것이 엉켜있는 '균류'에 속합니다. 하지만 균류 중에서 가장 진화가 잘된 개체로 그 자체가 영양 덩어리입니다. 전 세계적으로 2만 여종이 있으며 인공재배가 가능한 것은 20여 종이라고 합니다. 버섯의 성질은 평하고 맛이 달며, 독이 없고 매우 향기로우며, 버섯에 관한 민간요법은 거의 '만병통치' 수준입니다. 우리나라에서 가장 많이 생산되며 가장 대중적인 버섯은 '느타리버섯'으로, 굴처럼 생겼다고 해서 '굴 버섯'이라고도 하며, 보통 식용으로 쓰이고 있습니다. 약재로 허리뼈 통증이나 근육경련, 사지 마비, 혈관 및 힘줄경색 치료에 사용되며 종양 및 암 예방에도 우수한 약효를 보입니다. 이는, 특히 면역체계 강화 등에 효과가 있는 '풀루란(pullulan)' 성분 때문입니다. 뿐만 아니라, 콜레스테롤 제거와 신경 강장제 효과가 매우 우수하여 동맥경화나 정력 강화에도 좋습니다. 칼로리가 거의 없고 맛이 좋아 다이어트 식품으로도 우수한데, 이것은 대장 내에서 콜레스테롤 등 지방의 흡수를 방해하기 때문입니다.

또한, 영양학적으로도 '비타민 B2, B3 니아신(Niacin), 비타민 D'가 풍부합니다. '비타민 B2'는 성장을 촉진하고 지방과 단백질, 당질의 소화흡수를 도와주며, '비타민 B3 니아신(niacin)'은 피부염을 예방하고, '비타민 D'는 칼슘을 흡수하고 뼈를 만드는데 필수적인 영양소 역할을 해주어 갱년기 여성의 골다공증 예방과 성장기 어린이에게 도움이 될 수 있습니다. 그 외에, '칼륨' 성분은 고혈압을 예방하고, '인'은 뼈와 치아를 튼튼하게 만들어줍니다. 특히, '비타민 D2'의 모체인 '에르고스테린(ergosterine)'이 많이 들어있어서 면역력을 강화하는 데도 훌륭한 식품입니다. 또한, 과식과 같은 식습관에 따른 칼로리 과잉섭취와 비만, 변비, 각종 고혈압, 당뇨 등 성인병을 예방하고 암을 억제하는 기능도 합니다. 대부분 버섯에 항암효과가 있다고 알려져 있듯이, 느타리버섯에도 '베타 글루칸(β-glucan)'과 '셀레늄(selenium)', 'RNA 복합체'가 풍부하게 들어있어 그 효능이 우수합니다. 직장암과 유방암, 폐암, 간암 등에 큰 효과를 보이는데, 특히, 암 치료과정에서 일어나는 구토나 탈모, 설사, 그리고 식욕부진 등의 부작용에도 도움이 될 수 있습니다. 그러나 위암이나 백혈병, 뼈육종 등에 대한 효과는 별로 기대할 수 없다고 보고되고 있습니다. 또한, 당근보다 약 8배나 많이 함유된 '셀레늄(selenium)' 성분은 체내에서 나트륨 배출을 도와주어 몸이 잘 붓는 사람이 일상생활에서 자주 드시길 권해드립니다. 두뇌에 산소와 영양분을 공급해주어 수험생의 집중력 향상에도 도움이 되니 활용해보시기 바랍니다.

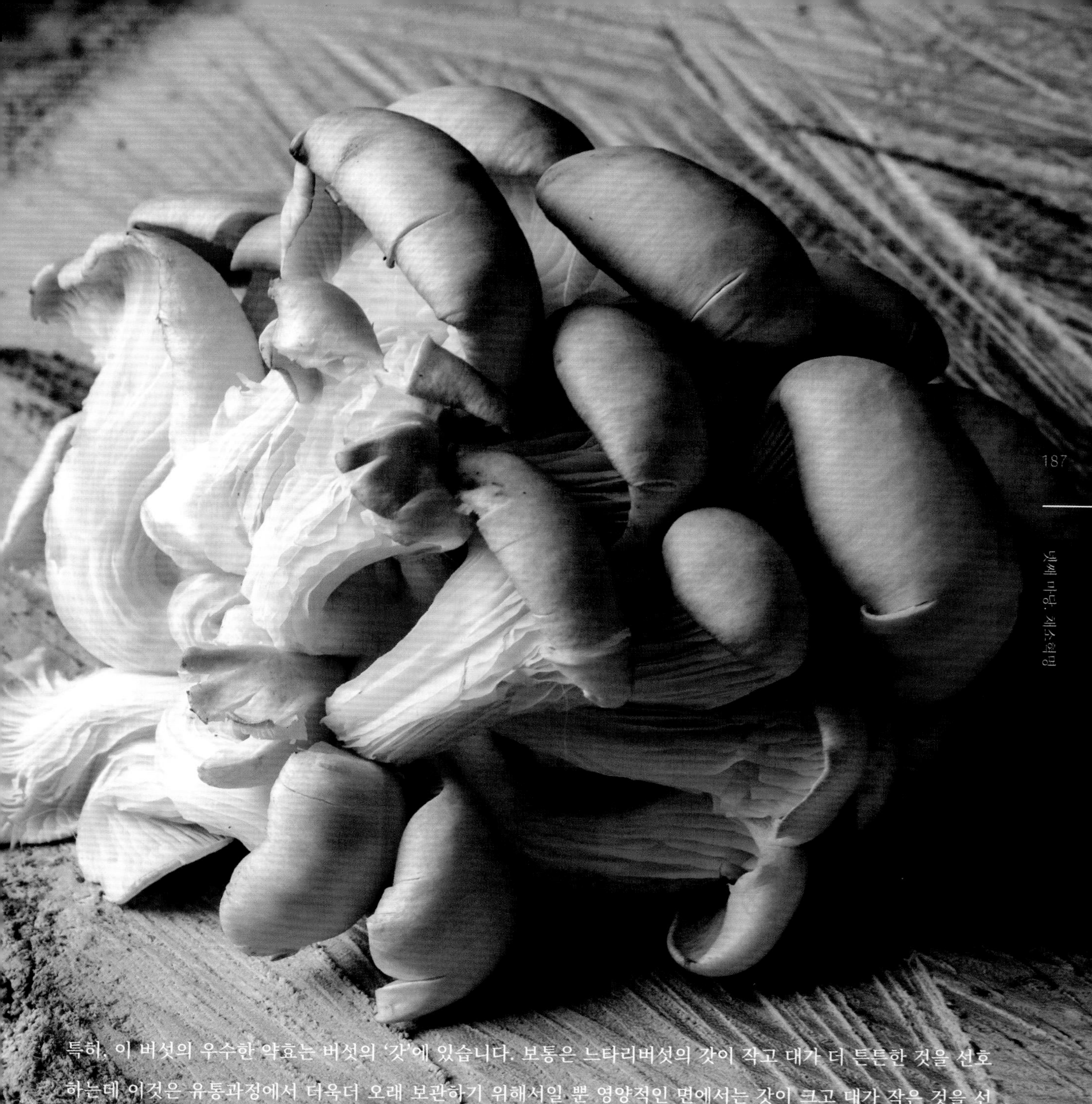

특히, 이 버섯의 우수한 약효는 버섯의 '갓'에 있습니다. 보통은 느타리버섯의 갓이 작고 대가 더 튼튼한 것을 선호하는데 이것은 유통과정에서 더욱더 오래 보관하기 위해서일 뿐 영양적인 면에서는 갓이 크고 대가 작은 것을 선택하는 것이 좋습니다. 하지만, 모든 버섯은 미량의 독성이 있으므로 생으로 드시지 말고 삶아서 드셔야 부작용이 없습니다. 또한, 차가운 성질의 식품이기 때문에 평소에 몸이 차거나 맥이 느린 사람이 많이 섭취하면 설사나 복통이 일어날 수 있으니 주의하시기 바랍니다.

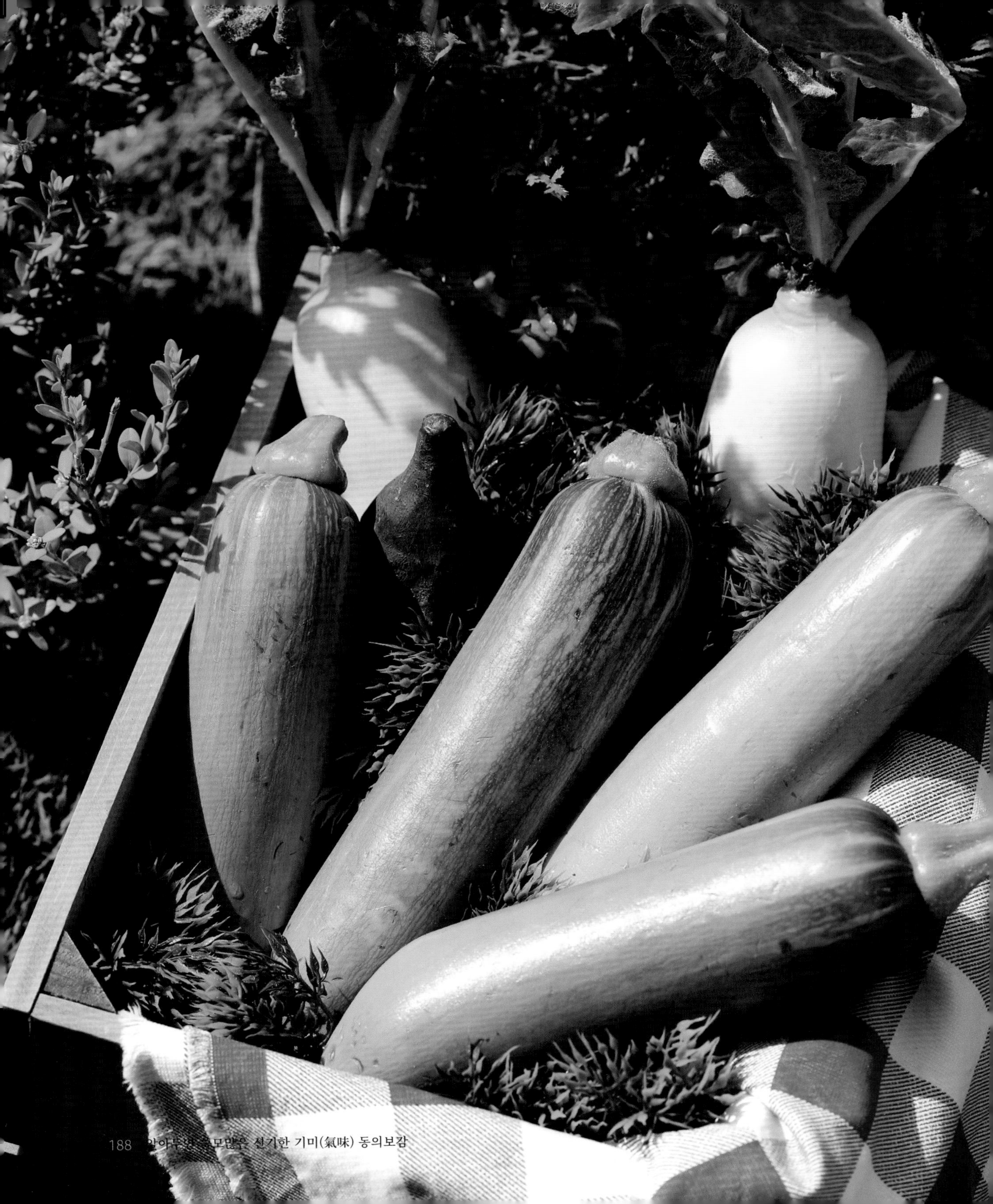

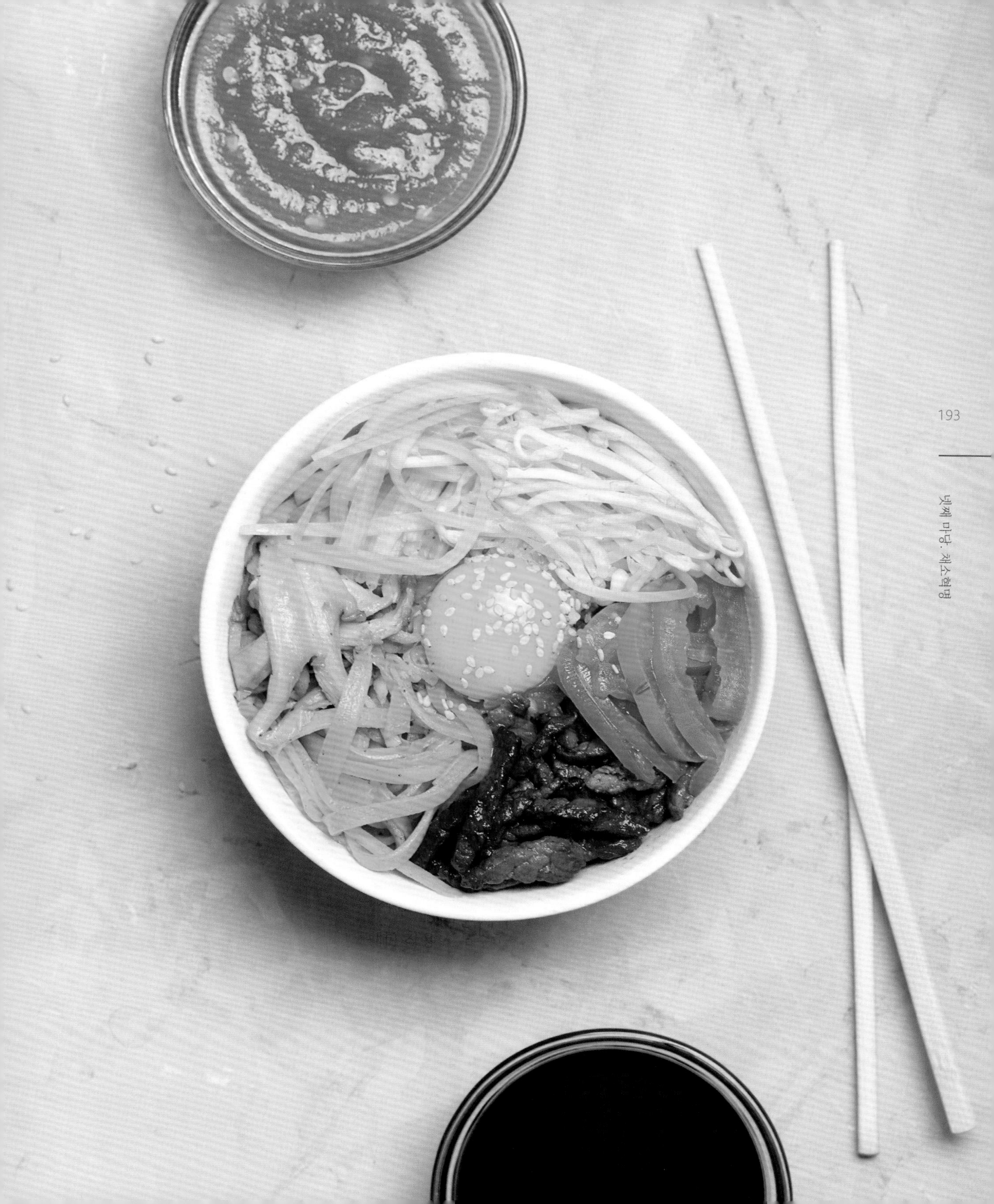

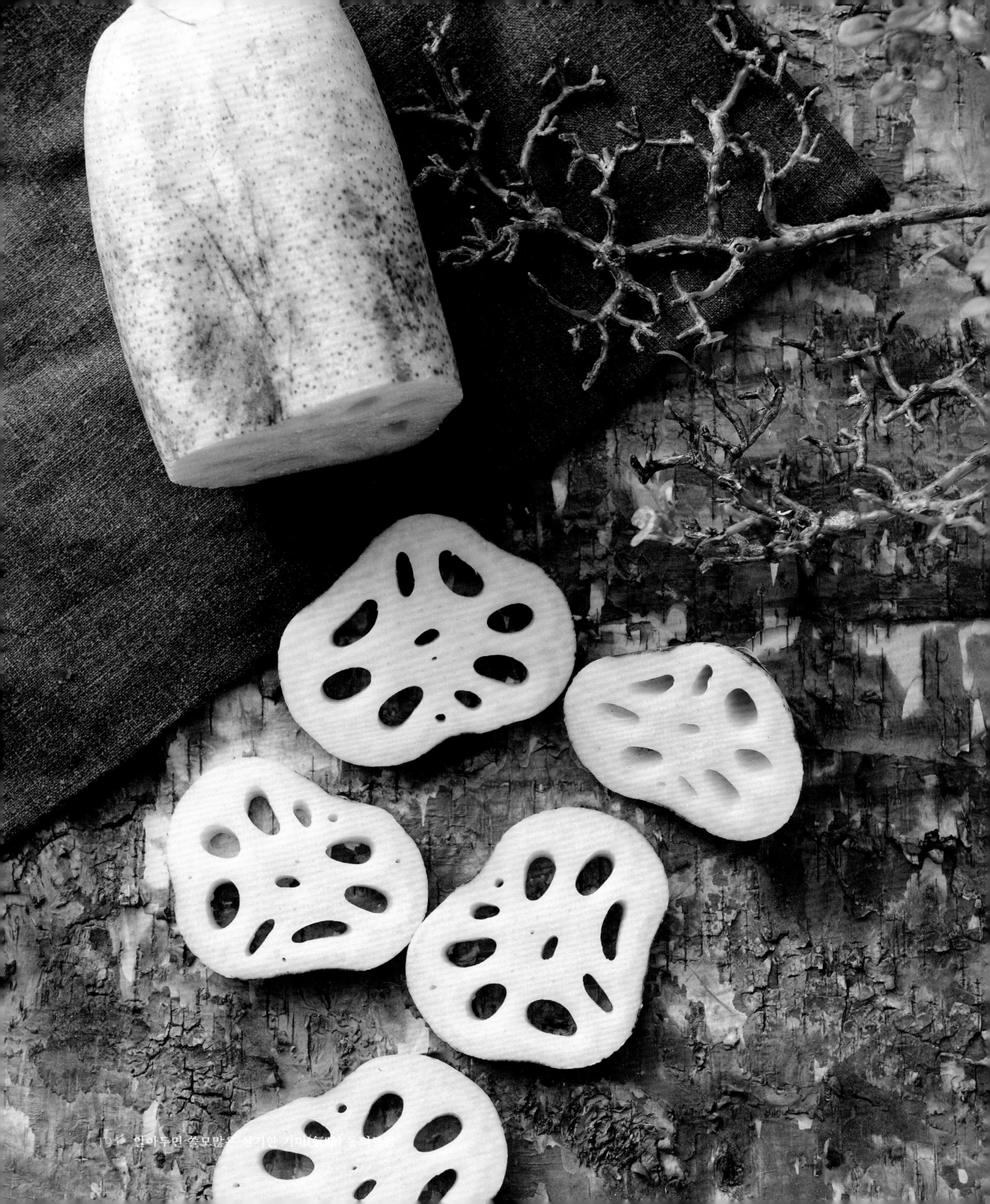

21
땅 속 몸신,
연근

연꽃은 예로부터 청결하고 고귀한 식물로 여러 사람에게 사랑을 받아 왔습니다. 진흙 속에서 자라지만 더러워지지 않고, 물속에서 자라지만 물에 자신은 침투당하지 않으며, 뿌리에서 잎사귀까지 모두 중요한 약리적 효능을 가지고 있습니다. <동의보감>에 약재로 사용하면, '성질이 차고 소염, 진통 및 지혈작용이 있어 열을 내리고 갈증을 풀어준다.'라고 전합니다. 또한, 신장 기능을 강화하여 소변을 원활하게 하고 고혈압을 예방하며 혈액순환을 도와주는 효과가 있습니다. 비타민과 미네랄 함량도 높아서 기초 체력을 튼튼하게 하고 빈혈이나 기침을 다스려주기도 합니다. 한의서에는 자양강장하고 오래 먹으면 불로장수하여 신선이 되게 한다고 알려져 왔습니다. 특히, 고대 중국이나 인도에서는 '연'이 중요한 식량이며 동시에 약초로 귀중하게 사용되어 왔으며, 민간에서는 오래 복용하면 만병을 물리치고 예방할 수 있으며, 피부는 늘 아이와 같이 젊어지고 흰머리가 검게 된다고 알려져 있습니다.

이처럼 버릴 데가 없는 식품으로 잎은 수렴제나 지혈제, 소변싸개의 치료제로 사용되고, 뿌리와 열매는 주로 약용으로 부인과 질환에 활용됩니다. 특히, 연꽃 씨(연자육)는 옛날 중국 상류사회에서 미용식이나 강장식품으로 많이 사용되어 왔습니다. 달면서 떫은맛으로 따뜻하지도 차지도 않은 중간 정도의 약으로 쪄서 먹으면 설사를 멎게 하고, 스트레스나 화병을 삭힐 때는 그냥 씁니다. 주로 세어나가는 것을 치료하는 데 사용되므로 '수렴 강장 작용'을 하여 주로 소화기가 약해서 오는 설사, 신장을 이롭게 하여 여자들의 비정규적인 출혈이나 대하 및 유정에 약재로 사용합니다.

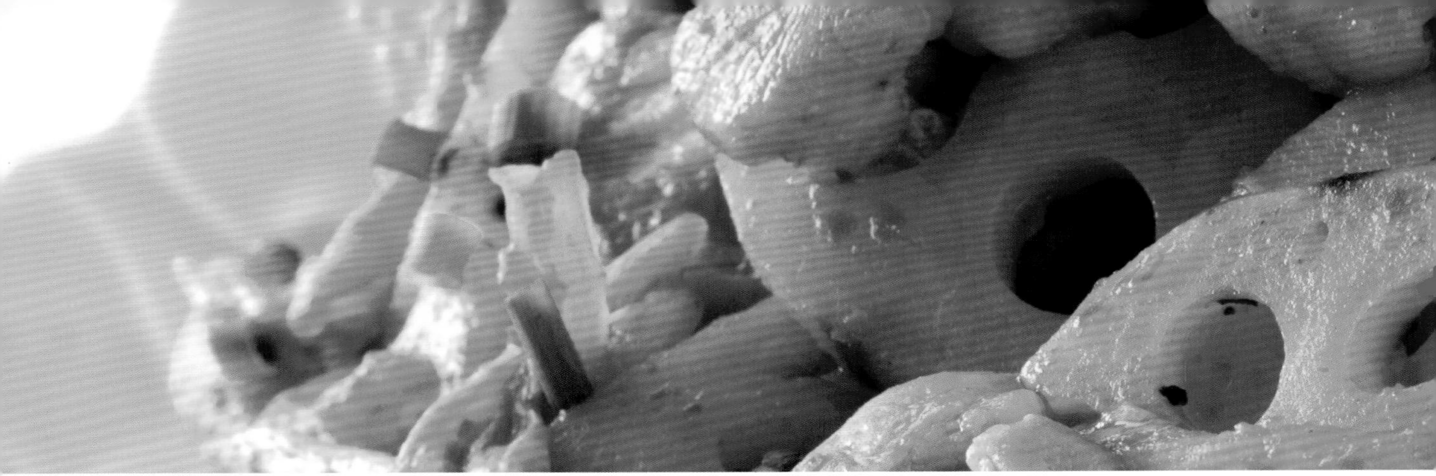

또한, 작은 일에 흥분을 잘하거나 화를 잘 내는 사람에게도 효과가 좋습니다. 열이 확 달아오르거나 땀이 나고 가슴이 이유 없이 두근거리거나 어깨 근육이 경직되면서 통증을 느끼는 '흥분성 신경쇠약' 시에도 효험을 볼 수 있습니다. 최근에는 심계항진(가슴이 벌렁벌렁하는 것)이나 불면증 및 당뇨병, 고혈압에도 효과가 있다고 연구 보고되고 있습니다. 평소에 위장을 강화하기 위해 마와 함께 연꽃 씨를 끓여 먹으면 좋으나, 변비가 있거나 가스가 차는 사람은 자주 먹으면 안 됩니다. 연꽃의 땅속줄기인 연뿌리(蓮根)는 생으로나 요리로 많이 활용되어왔습니다. 비타민과 식이섬유, 칼륨, 철분, 칼슘'과 같은 무기질 함량이 높아 항산화 효능이 커 기초 면역력을 튼튼히 해줍니다. 빈혈이나 기침을 다스리며 신장 기능을 강화하여 소변이 원활히 배출되도록 도와주는 약효가 있습니다. 특히, 연근에 풍부하게 함유된 '뮤신(mucin)' 성분은 단백질의 소화를 촉진하고 위벽을 보호해주는 효과가 뛰어납니다. 또한, 염증을 치료해 주고 지혈작용을 돕고 혈액을 순환시키며 혈관을 깨끗이 청소해주어 고혈압과 각종 염증 상처에 도움이 됩니다. 소염과 진통, 지혈작용이 있기 때문에 열을 내리고 갈증을 풀고 소화력도 향상해 주기도 합니다. 연근에 함유된 인지질 '레시틴(lecithin)'은 콜레스테롤 제거 효과가 탁월하며 기억과 학습에 관여하는 신경전달물질인 '아세틸콜린(acetylcholine)'을 생성해 기억력을 강화해 주는 효과를 보여줍니다. 또한, '구리, 아연, 마그네슘, 망간'과 같은 미네랄은 항산화제 'SOD(SuperOxide Dismutase)'를 활성화하여 뇌 신경세포를 보호해주므로 뇌 건강에 좋은 식자재입니다. 방광염에 의한 요실금과 배뇨통에도 연근 즙을 마시면 훌륭한 약효를 볼 수 있습니다. 이 외에도 풍부한 '비타민 C'가 부신피질호르몬의 작용을 도와 감염을 억제하는 작용과 항히스타민 작용을 해주므로 아토피 치료에도 도움이 됩니다. 아토피는 열을 조장해서는 안 되므로 냉성채소나 냉성과일을 많이 섭취해야 하는데, 그중 하나가 바로 연근입니다. 하지만, 복숭아털처럼 알레르기 반응을 일으킬 수 있으니 부정맥 환자가 섭취할 때는 전문 의료인과의 상담이 필요합니다. 또한, 혈당을 낮추는 기능이 있으므로 당뇨 환자나 저혈당 위험이 있는 분과 평소에 변비가 심한 분도 삼가는 것을 추천해 드립니다.

22
땅 속의 계란, 토란

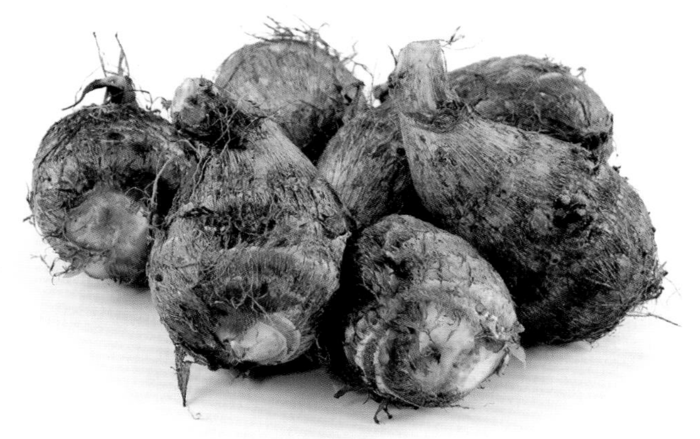

토란은 선인들의 지혜로 십장생과 함께 전통 민화나 문양에서 무병장수의 상징으로 자주 등장해왔습니다. 속담에 '부실한 데가 없이 옹골차고 단단하다.', '실속이 찼다.'라는 의미로 '알토란같다'는 말이 등장하는 것처럼, 토란의 영양소는 알토란 그 자체입니다. 약재 명으로 '우자(芋子)' 또는 '토련(土蓮)'이라 불리는 토란은 오장을 편안하게 할 뿐 아니라, 약독을 푸는데 많이 사용하여 왔습니다. 고려 시대 <향약구급방>에 해독효능이 뛰어나며 치질 등의 치료제로 사용했다고 전합니다. <동의보감>에도 '맛은 매우나 성질이 평하여(味辛 性平) 장을 너그럽게 하며 기육(肌肉)을 충당하고 파혈하며 잎은 설사를 멈추게 한다(充肌破血葉止瀉)'라고 기록되어 있습니다. 예로부터 '흙 속의 알'이라는 '토란(土卵)'은 소화를 쉽게 해주고 장을 편안하게 해주며, 몸에 쌓인 찌꺼기(濕痰)들을 배출해주는 알칼리성 식품입니다.

특히, 가래를 멈추게 하고 피부를 윤택하게 하기도 하며 충분한 해독기능으로 인해 노화를 방지하기도 합니다. 토란에는 탄수화물과 단백질뿐만 아니라 '비타민 B1, B2' 등이 풍부하여 피부미용과 고혈압 개선 등에 활용될 수 있습니다. 풍부한 섬유소가 장의 운동을 활발하게 하여 변비 치료 및 예방에도 효과가 있습니다. 따라서 과식으로 아랫배가 묵직해지기 쉬운 명절날에 토란은 변통을 시원하게 풀어주는 지혜로운 식사법입니다. 특히, 깨소금과 함께 섞어 드시면 '칼슘과 인, 칼륨, 비타민 E, 당질, 단백질' 등을 고루 섭취할 수 있습니다.

토란은 저칼로리 식품으로 '엽산(folic acid), 아연, 마그네슘, 구리, 철'과 같은 미네랄을 함유하고 있어 뇌 신경세포를 활성화해 주어 인지장애나 치매 예방에도 도움이 될 수 있습니다. 또한, 체내에서 생체리듬을 주관하는 호르몬인 '멜라토닌(melatonin)' 호르몬 분비를 촉진하여 불면증으로 피로를 자주 느끼는 사람들에게 유용한 작용을 합니다. 특히, 토란 특유의 미끈거리는 '뮤신(mucin)'이라는 성분은 체내에서 '글루쿠론산(glucuronic acid)'을 만들어 간장과 신장의 건강을 지켜줍니다.

토란을 씹을 때 아릿한 맛은 '수산 칼륨(potassium hydroxide)'이라는 성분 때문으로 열을 없애고 염증을 가라앉히는 소염작용을 하기도 합니다. 이것은 식용 이외에도 아픈 부위의 통증과 부기를 가라앉히는 데도 도움이 될 수 있습니다. 민간에서는 치통이 심할 때 생강즙과 함께 섞어 바르거나 밀가루에 토란을 찧어 넣고 환부에 붙이면 타박상이나 어깨 결림, 류머티즘에 효과가 좋다고 전합니다. 야외에서 독충에 쏘였을 때는 토란 줄기를 짠 즙을 바르거나 뱀에 물렸을 때 토란잎 2~3장을 겹쳐 붙이면 통증이 멎고 독이 전신에 퍼지지 않는다고도 전합니다. 이 외에도 토란의 줄기는 경련을 낫게 하고 설사를 멎게 하며 임신하였을 때 산모와 뱃속 아이의 불안을 치료하는 데도 효과가 있습니다.

특히, 스트레스로 인해 심장이 두근거리거나, 눈이 까끌까끌하거나 손바닥에 땀이 흥건하게 고이는 증상이 있을 때 활용하면 효능이 좋습니다. 하지만, 너무 많이 먹으면 소화가 잘되지 않을 수 있으니 평소에 소화 기능이 좋지 않은 분은 삼가는 것이 좋습니다. 체질에 따라서 알레르기 반응을 보이기도 하니 날것으로 먹는 것도 피하기 바랍니다. 또한, 토란에는 '호모겐티스산(homogentisic acid)'과 '옥살산칼슘(calcium oxalate)' 성분이 풍부하게 함유되어 있어 소금물에 담그거나 삶아서 제거하지 않으면 목이 따끔거리고 두통이 생길 수 있습니다. 뿐만 아니라, 토란의 아린 맛 '수산칼륨(potassium hydroxide)' 성분은 체내에 너무 많이 축적되면 결석의 원인이 되므로 주의해야 합니다. 이때는, 쌀뜨물이나 소금, 생강과 함께 조리하면 결석을 막을 수 있습니다.

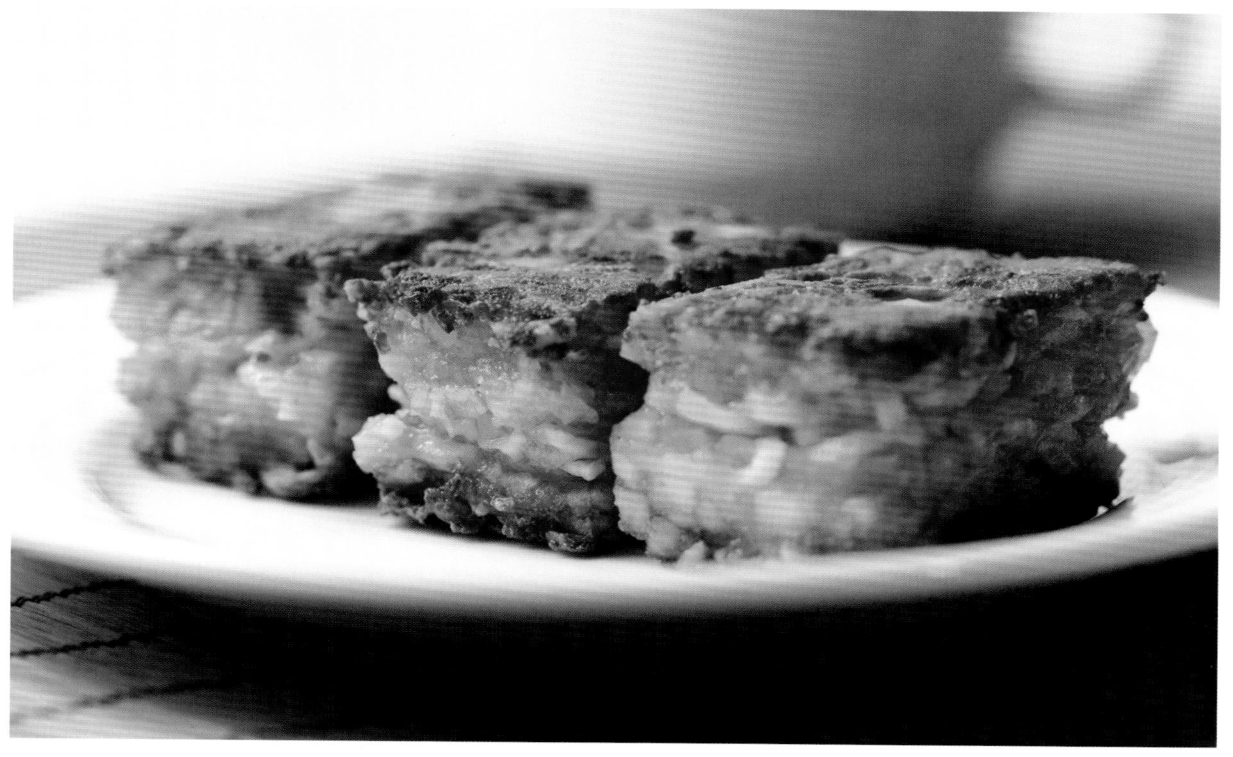

23
밭의 인삼, 우엉

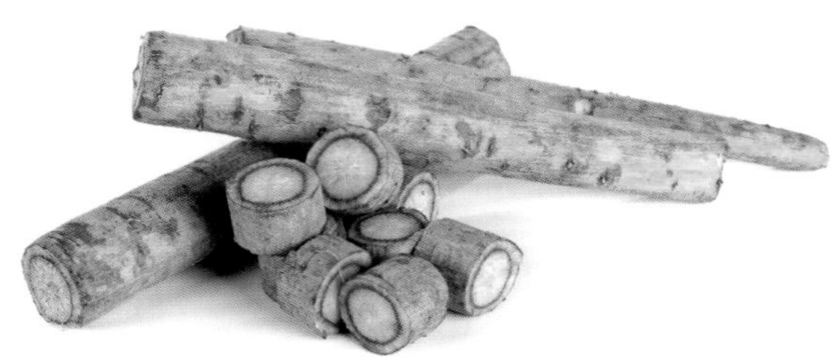

밭의 인삼이라고 불리는 우엉은 대표적인 뿌리채소 중 하나로, 유럽 원산의 귀화식물로써 우리나라에서 식용으로 사용한 지는 오래되지 않았습니다. 한의학에서는 소들이 잘 먹어서 '소의 풀'이라는 뜻의 '우방(牛蒡)'이라고 부르기도 합니다. <동의보감>에 '맵고 쓰며 성질이 차다.'고 기록되어 있으며, 한의서 <본초강목>에는 '오장의 나쁜 사기를 제거하고 손발의 허약함을 치료하며 중풍, 각기, 머리에 나는 종기, 가래를 치료하고 하복부 내장의 통증을 치료한다.'라고 전합니다. <본초비요>에도 '피를 깨끗하게 하고 열을 내리며, 인후병, 가래, 기침을 치료하고 모든 종기와 독을 제거한다.'라고 권하고 있습니다.

우리가 흔히 반찬으로 먹는 뿌리는 풍열(風熱)로 감기처럼 열이 나거나 부스럼이 곪고 부었을 때 활용하면 약효를 볼 수 있습니다. 또한, 어지럼증이나 통증, 치통, 해수가 있을 때도 쓰이며, 머릿속 피부병, 혓바늘이 돋거나 구내염 등에도 좋습니다. 예로부터 주로 열성체질에 맞으므로 변비 증상이 있거나 맹장염, 류머티즘, 고혈압 등에도 사용되어 왔습니다. 씨의 겉껍질에는 가시가 많아 쥐가 지나가다 걸리면 벗어나지 못한다고 하여 '서점자(鼠黏子)'라고도 부릅니다.

최근 연구발표에 따르면, 우엉은 당질과 섬유소가 많은 알칼리 식품으로 필수아미노산 '아르기닌(arginine)'은 강장효과가 있어 힘을 좋게 하고 뇌를 튼튼하게 합니다. 또한, '아르기닌(arginine)' 성분은 '프로게스테론(progesterone)'과 '에스트로겐(estrogen)'의 분비를 촉진해주어 생리통이나 생리불순을 정상화하고 통증을 완화해주는 효과가 있습니다. 특히, 섬유질은 유산균의 활동을 활발하게 하여 변비를 예방해 주고 장을 자극해 노폐물을 배출시켜줍니다. 우엉에 함유된 '비타민 B6'는 신경세포의 정상 기능을 유지하고 체내 호르몬을 만들어주는 효능도 있는데, 특히, 뇌 신경세포에 독성물질로 작용하는 '호모시스테인(homocysteine)' 아미노산의 농도를 낮추어 심장질환과 뇌졸중, 치매를 예방해 준다고 연구 보고되었으니 뇌 건강을 위해 섭취해보시기 바랍니다. 뿌리식물로 '사포닌(saponin)' 성분을 함유하고 있어서 면역력을 강화해주고, 세포의 변이를 막아주어 암세포 성장을 억제하는 효과가 있다고 합니다. 또한, 뛰어난 소염작용이 있어 피부질환 등의 염증을 가라앉히는 데 활용해보기 바랍니다.

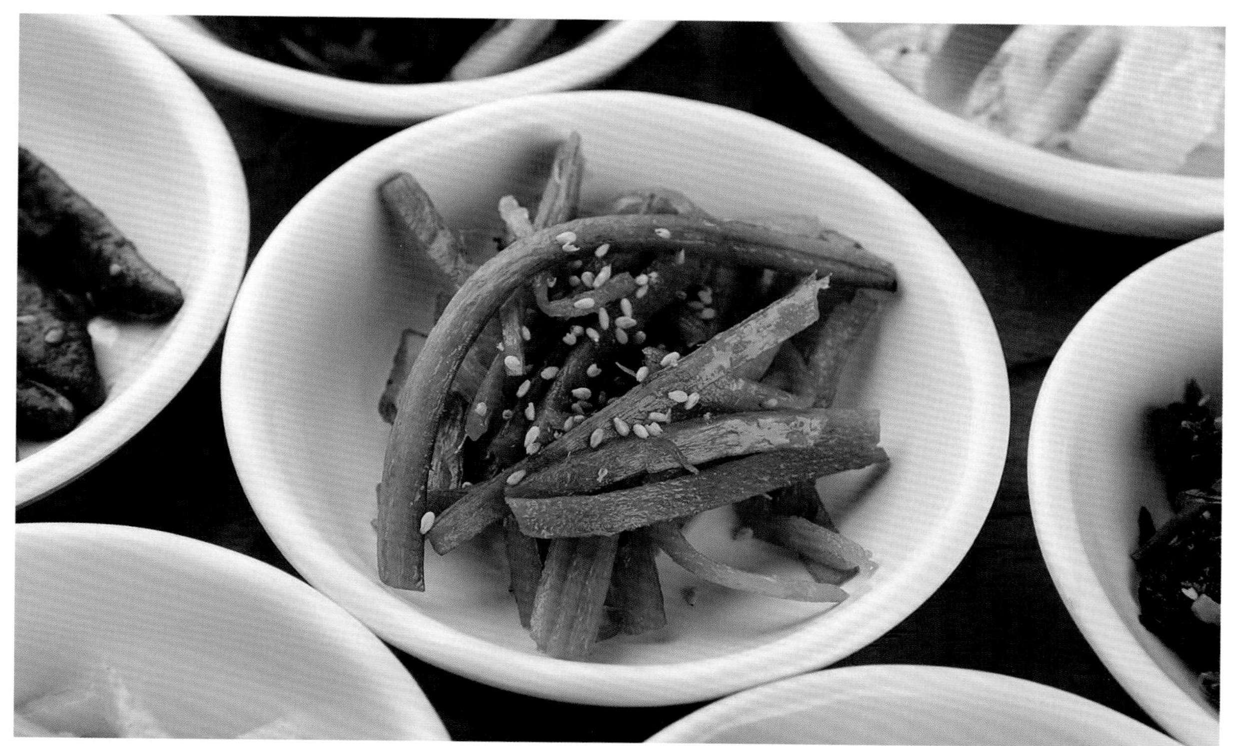

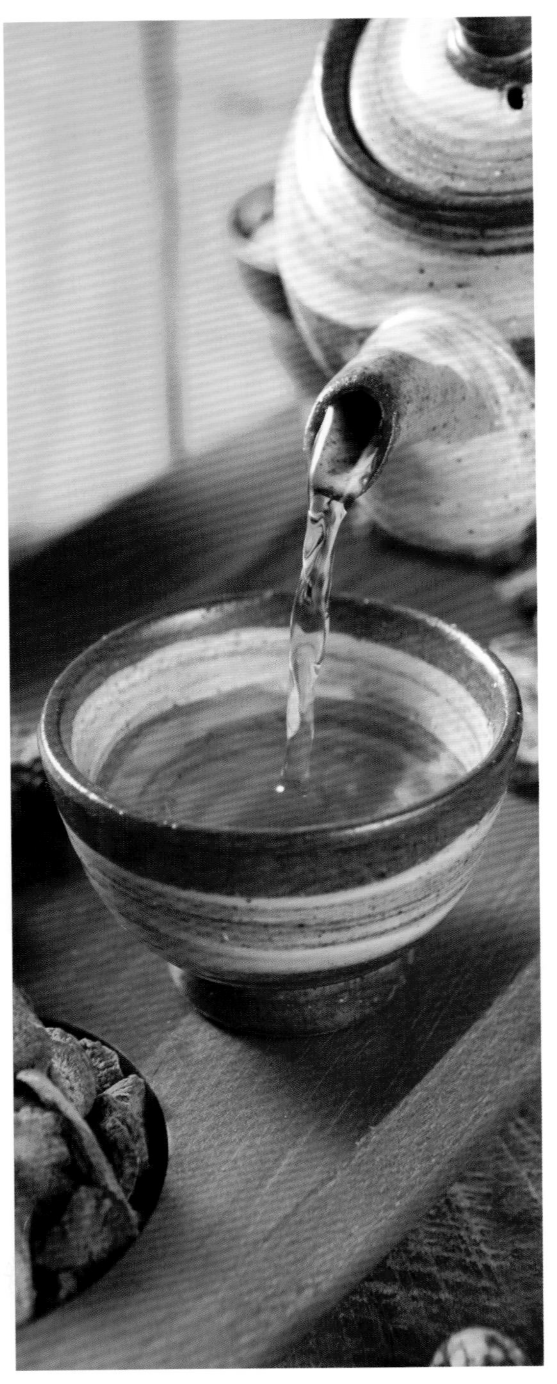

우엉의 '이눌린(inulin)'이라는 성분은 위장의 박테리아를 제거해 위장은 물론 간의 독소를 제거해 피를 맑게 합니다. 또한, 신장 기능을 도와 노폐물을 순조롭게 배설하므로 당뇨와 신장병으로 고생하는 분에게 유용합니다. 특히, 장내 콜레스테롤을 빨아들여 배설하기 때문에 동맥경화를 예방하기도 합니다.

'칼슘'도 풍부하게 함유되어 있어 갱년기 이후 골다공증 예방은 물론 성장기 어린이의 뼈 건강에도 도움이 됩니다. '철분' 성분 또한 많이 함유하고 있어 빈혈 예방 및 조혈작용에도 도움을 줍니다. 이 외에도 '타닌(tannin)' 성분은 소염 및 출혈과 통증을 멎게 해주어 습진이나 두드러기 등에도 우수한 약효를 보입니다.

하지만, 약효는 우수하나 영양분은 그다지 풍부하지 않으니 표고버섯이나 깨처럼 영양가 있는 식품과 함께 먹는 것을 권해드립니다. 특히, 우엉에 많이 함유된 섬유질은 철분의 체내흡수를 막기 때문에 '바지락'과 같은 조개류와는 서로 궁합이 맞지 않으니 삼가셔야 합니다. 또한, 우엉은 찬 성질을 가지고 있어 한꺼번에 많이 섭취하면 복통이나 설사를 일으킬 수 있으니 주의해야 합니다. 설사하거나 기혈이 허약할 때는 피하는 것이 좋습니다.

24
천연아스피린, 생강

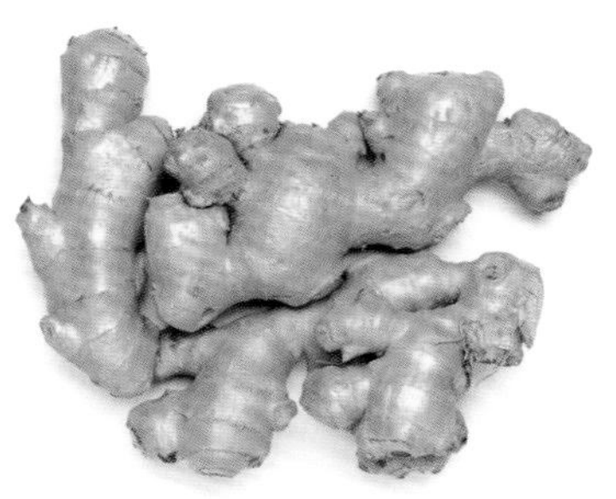

<논어>에 보면 공자가 가장 좋아하는 먹거리가 생강이라고 하는데, '정신을 맑게 하고 나쁜 기운을 없앤다.'라고 믿어 장수를 위해 먹어 왔다고 합니다. 인도의 <아유르베다> 의학에서는 신이 내린 치료제이며 정력제로도 소개되어 있습니다. 찬바람이 시작될 때 생각나는 생강은 한의학에서는 따뜻한 성질로 말초혈관의 순환을 도와주어 위산과 위액 분비를 늘려 장운동을 활발하게 하는 효능이 있습니다. 따라서 소화기계의 비장. 위장이 냉하여 오는 통증과 구토를 치료하여 소화와 식욕을 촉진하여 구역질을 멎게 합니다. <동의보감>에도 '지구작용(止嘔作用:구토를 멈추게 하는 작용)이 있다.' 하여 우리나라뿐만 아니라 중국이나 인도 등지에서도 입덧에 생강을 약재로 많이 처방해 왔습니다. 특히, 매운맛의 '진저론(zingerone)' 성분은 혈중 콜레스테롤을 억제하며 혈전도 예방해줍니다. 이는 강력한 '항혈전 화합물'로 아스피린(aspirin)과 비슷한 화학구조를 갖고 있기 때문입니다. 뇌 신경세포의 노화를 막아주므로 뇌 혈류를 원활하게 하여 치매나 중풍 등의 뇌혈관질환으로부터 뇌 건강을 지켜줍니다. 강력한 항산화 작용을 하는 '6-쇼가올(6-shogaol)'이라는 성분은 신경세포 보호 작용을 합니다. 우리가 주식으로 먹는 탄수화물의 지질대사를 촉진해주어 혈당과 콜레스테롤을 낮추고 혈압을 정상적으로 유지해주는 데도 약효가 훌륭합니다.

또한, 생강은 해독 효과가 있어 약물이나 음식물 중독에 활용하셔도 도움을 받으실 수 있습니다. '반하'나 '남성'같이 약성이 강하고 독성이 있는 약재는 독을 덜기 위해 생강즙에 담아서 사용하며, 물고기나 육류의 비린내를 없애주고 버섯이나 들깨의 독도 풀어주는 효과가 우수합니다. 술안주로 생강을 먹는 것은 숙취와 함께 입 냄새를 없애고자 하는 우리 조상의 지혜를 엿볼 수 있습니다. 이처럼 몸속을 따뜻하게 하고 양기를 더해 기운을 끌어올려 약의 효율을 높여주게 되므로, 한약을 처방할 때, 기와 혈의 순환을 잘 되게 할 필요가 있는 경우에는 반드시 생강이 함께 들어가는 것입니다. 찬바람으로 감기에 걸렸을 때에도, 땀으로 찬 기운을 몰아낼 필요가 있으면 생강이 도움이 될 수 있습니다.

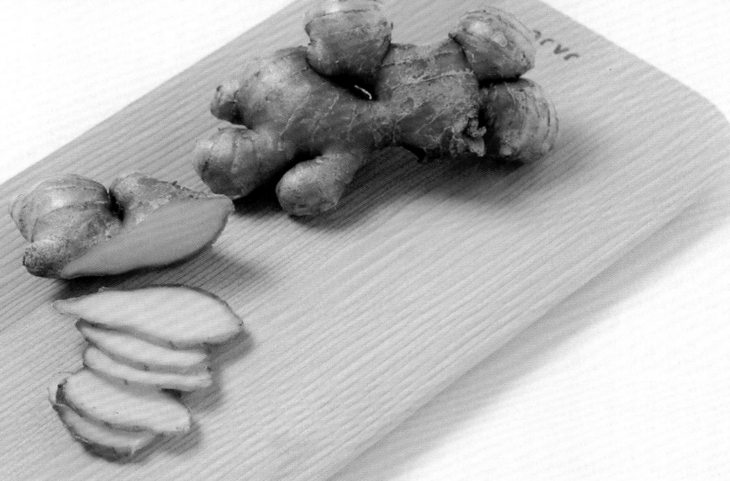

또한, 몸속에 습기가 많을 때 함께 사용하면 효과가 좋은데, 이것은 생강의 매운맛이 발산을 잘 시키기 때문입니다. 이처럼 생강은 축축하고 찬 기운을 몰아내는 성질이 강하고, 가래를 삭이며, 기침을 멎게 하는 효능이 있어 파와 함께 감기의 치료와 예방 식품으로 대중화되어 활용되고 있습니다. 이 외에도 민간에서는 생강즙에 열을 가해 걸쭉하게 만든 후 어깨나 통증 부위에 바르면 혈액의 흐름을 좋게 하니 응용해보시기 바랍니다. 하지만, 몸에 열이 많아 더위를 타는 경우에는 적당하지 않으며, 오래 먹으면 위를 상하게 하거나, 열이 쌓여 음기를 손상하게 하고, 눈을 상하게 하기도 하니 주의해야 합니다.

25
일해백리(一害百利), 마늘

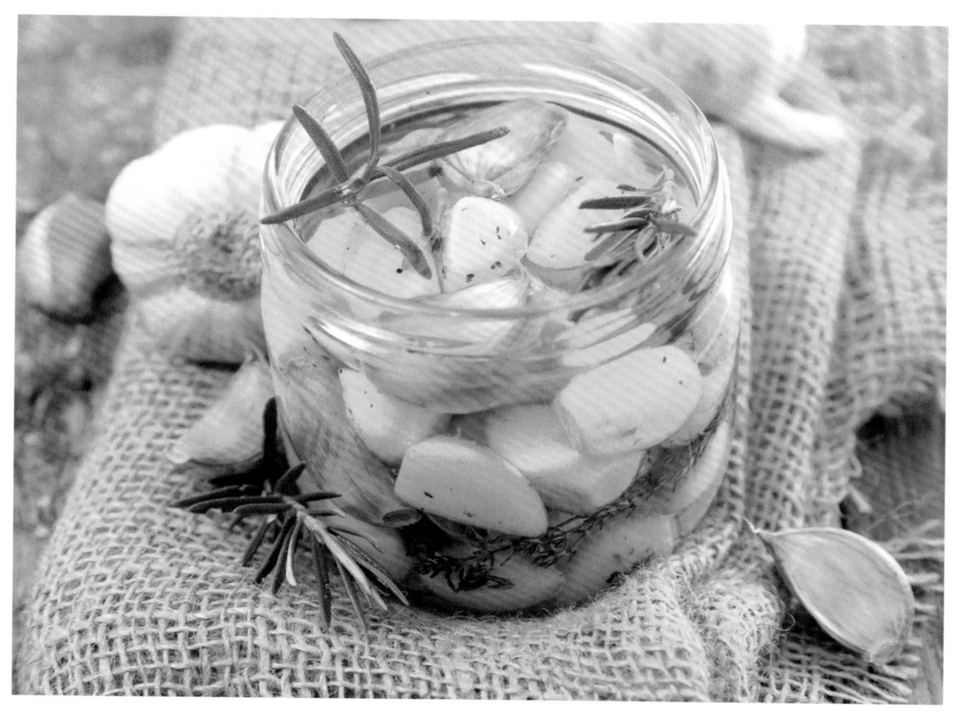

마늘은 전 세계적으로뿐 아니라 우리나라에서도 4대 채소 중의 하나로 꼽을 정도로 식탁의 중요한 식재료입니다. 서양에서는 '3월에는 양파를 먹고, 5월에는 마늘을 먹어라. 그러면 그해 남은 기간 의사들이 편해질 것이다'라는 속담이 전해지고 있습니다. 마늘은 단군신화와 이집트 노예들의 스태미나 음식에도 등장하듯이 고대로부터 신진대사를 촉진하는 강력한 약성 식품으로 약효를 보여 왔습니다. 최근에 와서, 마늘은 미국 <타임스지>에 세계 10대 건강식품으로 선정하기도 했습니다. 우리 한의학에서는 '일해백리(一害百利)'라 하며, 마을에는 '강한 냄새 외에 100가지의 이로움이 있다.'라고 추천합니다.

당나라 한의서 <황제내경>에 마늘은 '공복을 채울 때는 식(食)이요, 병을 다스릴 때는 약(藥)이라'고 소개합니다. <동의보감>에서도 '마늘은 위장을 따뜻하게 하고 냉증을 다스린다.'라고 전하고 있습니다. 한약명으로 '대산(大蒜)'이라 부르며, 따뜻한 성질이 찬 기운이 쌓이는 것을 풀어주므로 양성 체질보다는 냉한 체질, 음성 체질에 효과가 좋습니다. 몸, 특히 소화기계의 비·위장을 따뜻하게 해서 소화흡수를 도와주므로 항상 추위를 타고 냉한 체질이면서 내구력이 떨어지기 쉬운 소음인에게 잘 맞는 약재가 될 수 있습니다. 특히, 막힌 기운인 '체기(滯氣)'를 풀어주고 식욕을 증진하고, 몸속의 나쁜 기운을 물리치며, '곽란(癨亂)' 증상으로 배가 아프고 근육이 뒤틀리는 증상에도 활용될 수 있습니다. 마늘의 '알리신(allicin)' 성분은 항균 효과가 뛰어나서 식중독이나 위궤양, 이질을 치료하며, '헬리코박터 파일로리균((Helicobacter pylori)'을 없애고 각종 위장질환을 예방해 주는 약효가 있습니다. 특히, 생선회 같은 날 음식을 먹을 때 마늘과 함께 먹으면 좋습니다. 미국의 국립 암연구소(NCI)와 중국의 상하이 암연구소(SCI)에서는 항암효과도 뛰어나서 암세포증식을 억제한다고 연구 보고하였습니다. 그래서 마늘은 노화를 방지하는 훌륭한 장수식품이라고 할 수 있습니다.

뿐만 아니라, '알리신(allicin)' 성분은 혈액순환을 잘 되게 하며 혈액 응고도 막아주고 혈전을 녹여주므로 혈압을 조절해주고 중풍의 예방과 치료에도 우수한 약효를 볼 수 있습니다. 미국의 로마린다대학의 연구에서 마늘 농축액을 하루 1g씩 6개월간 복용하면 나쁜 콜레스테롤 LDL과 중성지방을 60% 이상 낮추어 준다고 보고하고 있습니다. 동맥경화 예방뿐만 아니라 피부미용효과와 신경 안정 효능, 잠을 잘 오게 하는 효과도 있으므로 뇌 기능을 안정화 시켜준다고 할 수 있습니다. 하지만, 열성이 매우 강하여 과식하면 가래를 생기게 하고 열을 일으키며 기(氣)를 흩어버리고 혈(血)을 손상합니다. 따라서 눈과 입, 목, 혀 등에 염증이 자주 생기거나 갑상샘 항진증을 앓고 있는 경우에는 피해야 하며 유행성 질병이나 전염성 질환을 앓은 후에도 먹으면 안 됩니다. 심할 경우에는 시력장애를 일으키고 정신을 상하게 할 수 있으니 주의해야 합니다.

또한, 공복에 먹으면 '알리신(allicin)' 성분이 위벽을 자극하여 위염이 생길 수 있으니 위가 약한 사람은 피해야 합니다. 몸에 열이 많아 얼굴이 자주 벌겋게 달아오르고 찬 음식을 좋아하며 더위를 많이 타는 소양인 체질은 마늘이 적합하지 않습니다. 이외에도 '알리신(allicin)'은 항혈전 작용을 해주어 지혈을 방해하기 때문에 수술을 앞둔 사람은 섭취를 중단해야 하고, 혈전용해제를 복용하는 심장병 환자도 많이 먹으면 안 된다는 것을 꼭 기억하기 바랍니다. 한의서에 보면 마늘은 꿀과 함께 먹으면 서로의 약효가 떨어지고 개고기와 함께 먹으며 열을 많이 일으키므로 피하는 것이 좋다고 합니다. 또한, '훈채(葷菜)'라 하여 몸에 훈기 즉 양기를 넣어 주어 성욕을 일으키고 정력을 강화해주므로 정신을 엉뚱한 방향으로 흐르게 할 수 있어 불가와 도가에서는 금기하는 식품입니다. 우리 건국신화 <단군신화>에서도 곰이 쑥과 마늘을 먹고 사람이 되었다고 하듯이 영기를 북돋아 주는 약물로서 힘의 원천이라고 볼 수 있기에 일회성 효과를 주는 '비아그라'에 비할 바가 아닙니다.

26
신진대사를 도와주는 파

파에는 특이한 향취가 있어서 우리 조상들은 파를 기본양념으로 많이 사용해 왔습니다. 음식으로 만들어 먹어도 좋으나 성질이 따뜻하여 땀을 나게 하고 풍한(風寒)을 없애고 양기(陽氣)를 잘 통하게 하며 태아를 안정시키는 효과도 있어, 약으로도 활용하면 좋은데, 그 약효는 몸체보다 뿌리에 있습니다. <동의보감>에서는 하얀 밑동 부분을 '총백(蔥白)'이라 부르며, 다른 약재의 독을 없애고 대소변을 잘 나오게 하는 약재로 사용되어 왔습니다. 특히, 파에는 '유화알릴(硫化aryl)' 성분이 있어 신경의 흥분을 가라앉히는 작용을 하므로 정신이 피로하거나 고민이 쌓였을 때 파 끓인 물의 증기를 쐬면 효과적입니다. 혈액순환과 신진대사를 활발하게 촉진하므로 산후풍이나 수족이 냉할 때는 파 끓인 물로 목욕하거나 파를 많이 먹으면 도움이 될 수 있습니다. <동의보감>에도 '파 끓인 물은 신진대사를 촉진하고 보온 효과가 크다.'라고 전하고 있는데, 이는 파가 우리 몸의 냉증을 개선하는데 큰 도움이 된다는 의미입니다.

이처럼, 파는 양기(陽氣)를 통하게 하고 땀을 잘 나게 하는 효능이 뛰어나므로 풍한(風寒)을 물리쳐 주어 찬바람으로 인한 감기나 두통, 코막힘 등을 치료하는데 좋은 약재로 활용되어 왔습니다. 그래서 한방 감기약에는 파 뿌리 즉, 총백(蔥白)이 들어가는 경우가 많습니다. 또한, 기(氣)를 소통 시켜 비위를 건강하게 하므로 식욕부진이나 가스가 많이 차서 헛배가 부를 때도 약재로 사용하면 우수한 약효를 볼 수 있습니다. 파의 성질이 따뜻하므로 뱃속이 냉하여 생기는 복통이나 소화 장애, 설사, 이질 등의 치료에도 도움이 됩니다. '비타민 B1'의 흡수율도 높고 소화액분비를 촉진하여 스태미나 강화식품이기도 합니다. 특히, 여름철에 날 음식이나 냉한 음식을 먹고 장염을 일으킨 경우에 파를 끓여 드시면 효과가 아주 좋습니다. 민간에서는 파의 씨는 눈을 밝게 하고 속을 따뜻하게 하며 정액을 보충해준다고도 전해집니다. 하지만 발한작용으로 정신을 분산시키고 몸을 허하게 만들 수도 있으니 주의해야 합니다. 기가 허약해져 땀을 많이 흘리는 때는 피해야 하고 또한, 꿀이나 대추, 개고기 등과 함께 먹는 것은 기혈 소모가 심해지므로 삼가야 합니다.

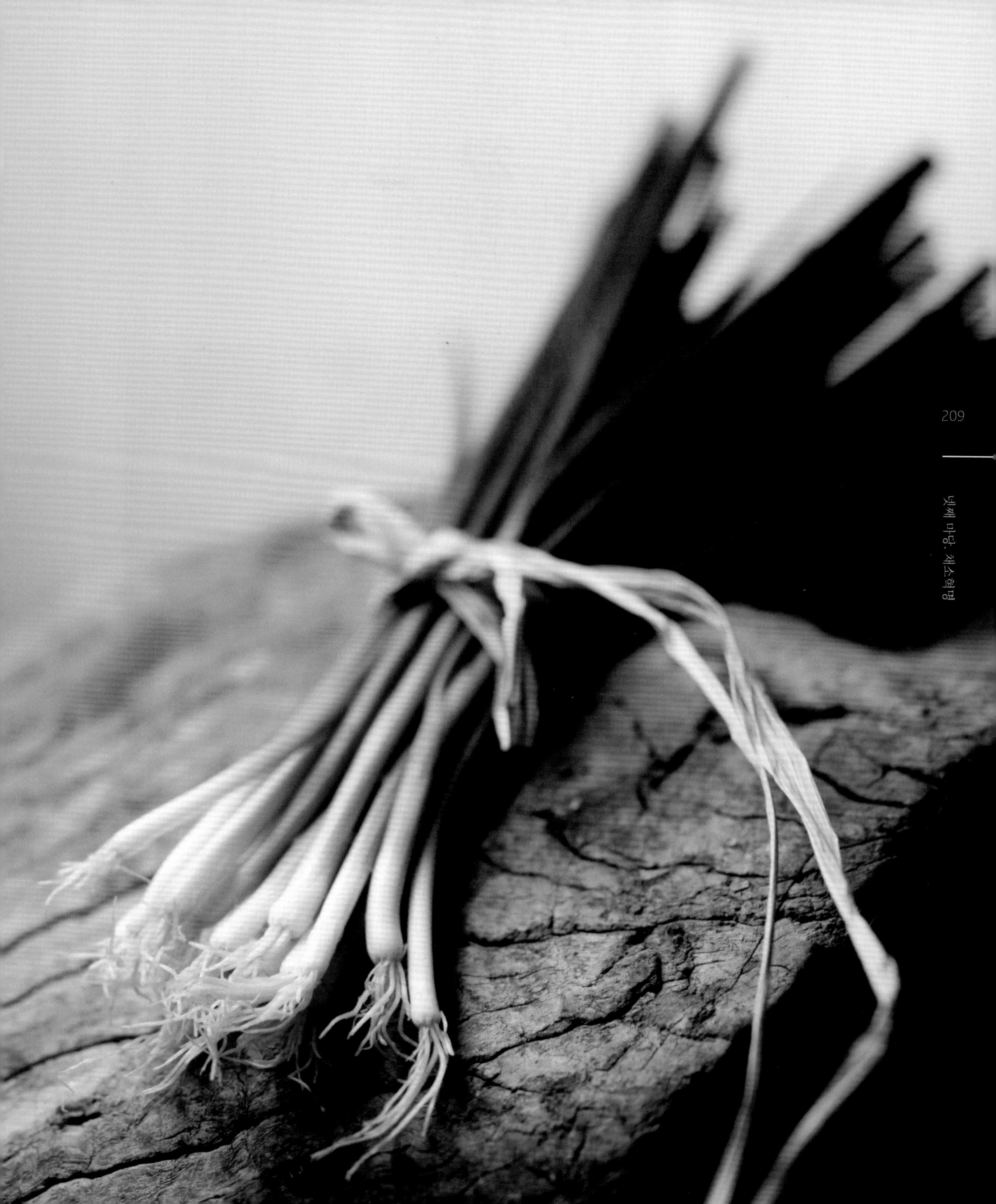

27
혈액순환개선제,
양파

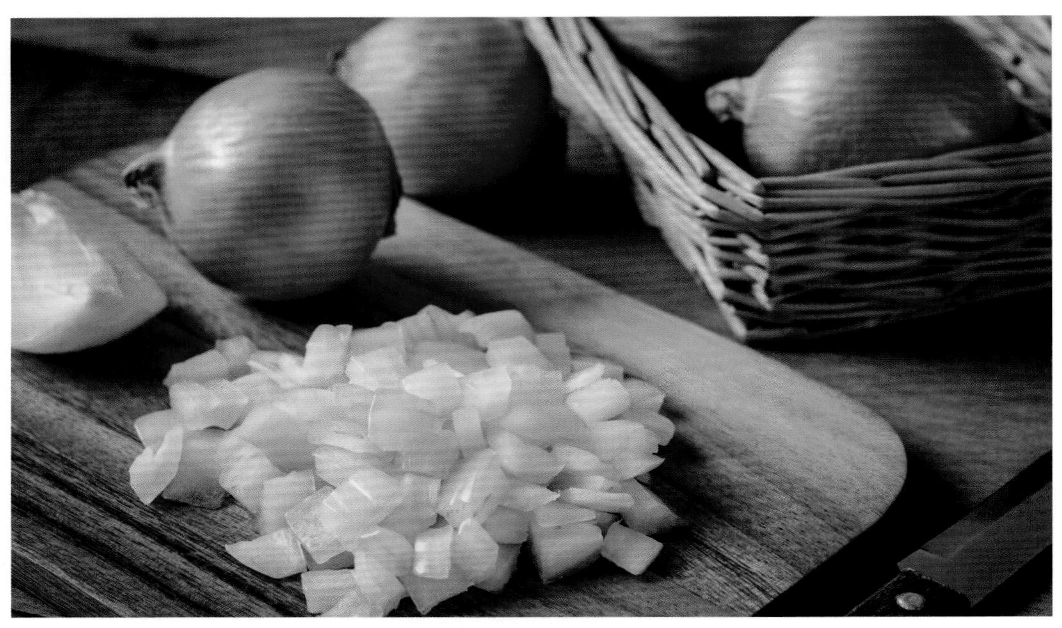

양파는 고대 이집트부터 그리스, 페르시아, 로마 등지에서 식품 향신료 외에도 약재로 활용되었습니다. 인도 전통의학 '아유르베다'에는 체온이 떨어지거나 식욕감퇴, 체중증가, 변비 등에 효능이 있다고 합니다. 유럽 중세시대 흑사병이 발생했을 때 양파와 마늘을 많이 섭취한 사람은 항균작용으로 인해 병에 걸리지 않았다고 합니다. 미국 대통령 조지 워싱턴은 구운 양파를 감기약으로 먹었고, 중국의 덩샤오핑은 양파가 많이 들어간 음식을 평소 즐겼다고 합니다. 우리나라에는 조선 후기에 들어왔는데, <동의보감>에 '양파는 오장의 기에 모두 이롭고 중풍 치료에 효과가 있다.'라고 기록되어 있습니다. 중국 의학서 <본초강목>에도 양파는 '고혈압, 소화불량, 황달, 고열성 질병, 담석 등에 효과가 있으니 매일 섭취하라.'라고 합니다.

그래서 양파는 오래전부터 어혈을 풀어주고 혈압과 콜레스테롤의 수치를 떨어뜨려 주어 중풍 예방에 많이 활용되어 왔습니다. 양파에 있는 '퀘세틴(quercetin)' 성분이 강력한 항산화 작용을 하여 뇌혈관의 청소부 역할을 해주기 때문입니다. 특히, 뇌 건강에 좋은 효과를 주는 뇌세포의 신경전달 물질인 '도파민(dopamine)'과 '세로토닌(serotonin)'이 양파와 마늘에 많이 함유되어 있습니다. 최근에는 활성산소가 생성되는 것을 억제해 치매 예방 및 치료에 도움이 된다고 보고되었습니다. 영양소가 고루 많아 미용식이기도 하고 고혈압과 동맥경화 등의 성인병 예방에도 좋은 항산화 식품입니다. 또한, 지혈 효과뿐 아니라, 대소변을 잘 나오게 하므로 요실금이 있거나 잘 붓고 부석거리면 양파를 달여 먹기도 합니다. 민간에서 소독약으로도 많이 이용해 왔는데, 해독이나 살균, 지통 효과가 있는 것으로 확인되었습니다. 외용약으로 쓸 때는 짓찧어서 붙이거나 데워 찜질도 하고 달인 물로 씻기도 합니다. 하지만, 양파는 알칼리성이 강하므로 육류와 함께 먹는 것은 좋으나 열병을 앓은 뒤에 먹는 것은 피해야 합니다.

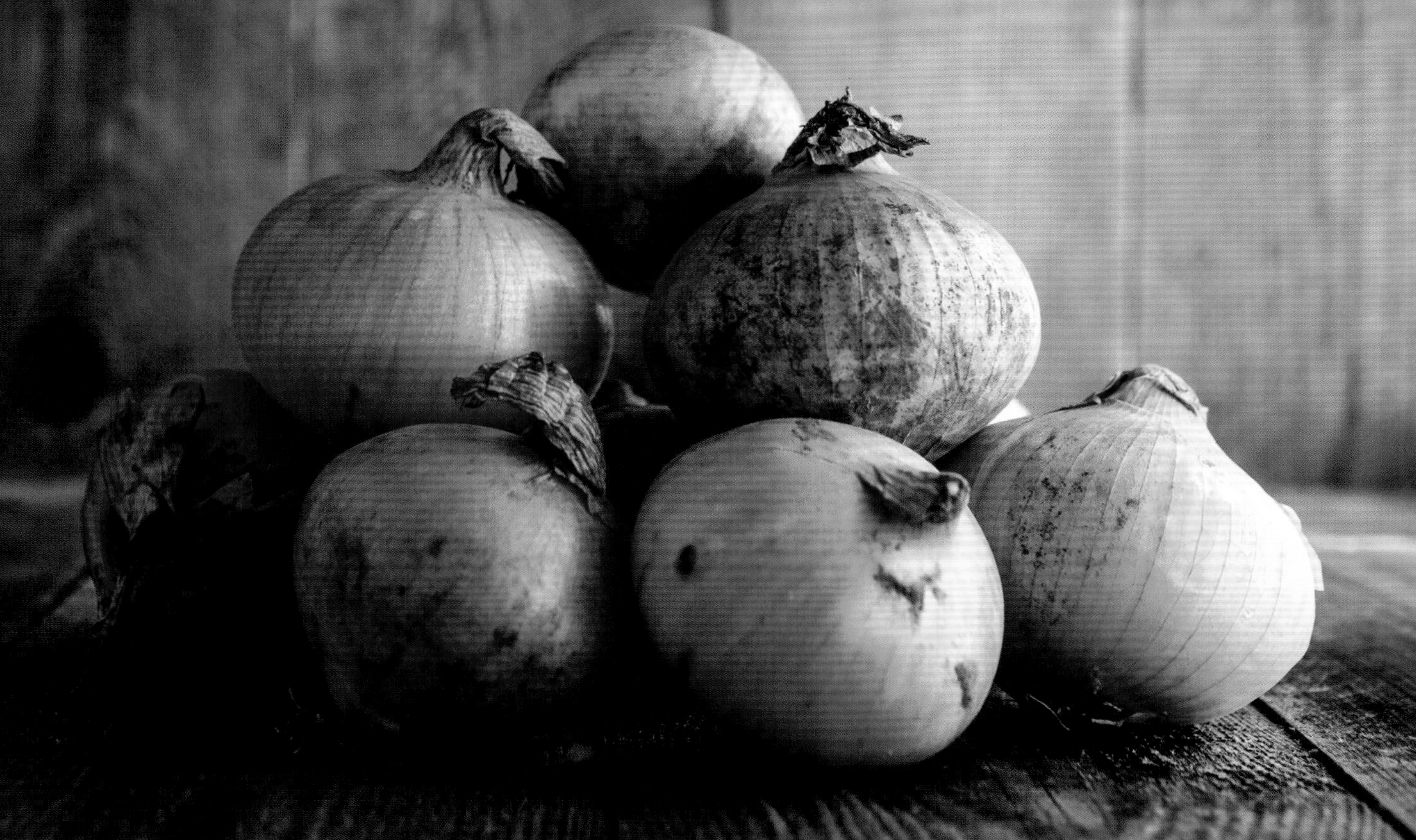

28
간(肝)의 채소, 부추

부추는 아무 데나 씨를 뿌려도 쑥쑥 잘 올라오는 채소이고 몸에 좋은 효능이 무척 많은 식재료입니다. <동의보감>에는 '간과 신장에 효과가 좋다.'고 기록되어 있으며, '부추는 인체 내의 양기를 돋우는 식품이고, 더운 성질을 갖고 있어서 보온 효과가 뚜렷하다.'라고 전하고 있습니다. 따뜻한 성질로써 뱃속을 데워 주고 소화를 도와주어 입맛을 좋게 하고, 아랫배가 차고 아플 때는 물론 만성 설사와 이질에도 드시면 효과가 있습니다. 또한, '기양초(起陽草)'라고 불리는 것처럼 체내에 꼭 필요한 양기를 북돋아 주어 여름철 장염에 특히 좋고 정력제로도 훌륭합니다. 일명 '게으름 풀'이라고도 하는데, 스태미나에도 좋고 간장 기능을 강화해주며 소변을 걷어 들이는 효능까지 있습니다.

<본초강목>에도 '온신고정(溫腎固精)'이라 하여 '신허(腎虛)'를 다스린다는 의미로 몸을 따뜻하게 하고 기능을 항진시킨다고 합니다. 여기서, 신(腎)이란 '신장(腎藏)' 뿐 아니라 호르몬을 분비하는 비뇨생식기 전반을 이르는데, 이는 부추의 강장(强壯)효과의 탁월함을 강조하는 것입니다. 따라서 여자의 '대하(帶下)'나 남자의 조루증에도 민간에서는 많이 사용되어 왔습니다. 또한, 냉증이 심할 때 혈액순환도 좋게 합니다. 부추의 '유화알릴(硫化aryl)' 성분으로 인한 독특한 냄새가 몸에 흡수되면서 자율신경을 자극해 주어 몸속 에너지 대사를 활발하게 해주므로 부추를 먹으면 몸이 따뜻해집니다. 부추 씨는 약재로 '구자(韭子)'라고 하며 양기를 더해주고 정기가 세어나가지 못하게 갈무리하는 효능이 부추보다 훨씬 커서 성 기능을 강화하거나 소변소태 등에 한약재로 많이 사용되어 왔습니다.

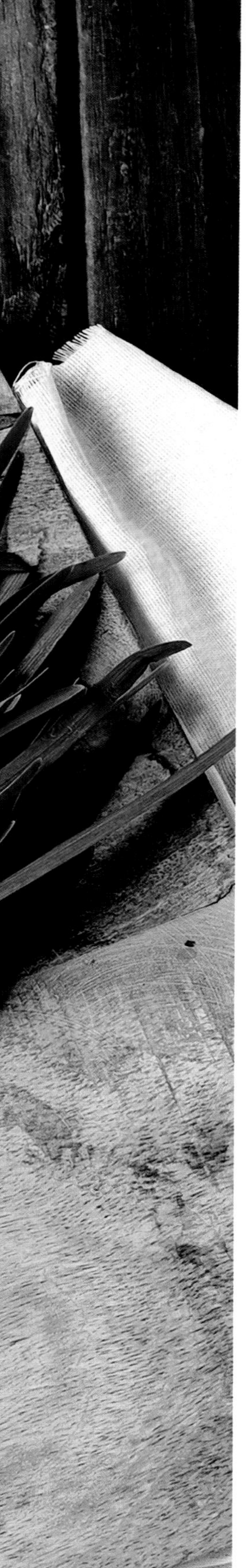

부추에는 늙은 호박의 4배, 애호박의 19배, 배추의 83배 이상의 '베타카로틴(β-carotene)' 성분이 풍부하게 함유되어 항산화 작용으로 노화 방지 효능을 볼 수 있습니다. 부추의 '아릴(aryl)' 성분은 소화를 도와주고 '섬유질'이 풍부하여 대장 운동을 촉진해주므로 변비 해소에 좋습니다. '유화알릴(硫化aryl)'은 강력한 항산화와 혈당 강하효과도 있어서 치매를 예방하고 노화를 억제하며 당뇨를 조절해 줍니다. 또한, 활성산소를 없애주는 '클로로필(chlorophyll), 베타카로틴(β-carotene), 비타민 C'가 풍부하고, 각종 화합물과 '플라보노이드(flavonoid)' 성분을 함유하고 있어서 뇌세포와 조직 손상을 예방해 주기도 합니다. 고려대 신동훈 교수는 '부추의 페룰린산(ferulic acid)이 알츠하이머로 인해 감소한 뇌 신경 신호 전달물질 생성을 활성화하고 인지능력 저하를 방지하는 효과가 있다'라고 보고하였습니다. 또한, '칼륨' 성분이 들어있어서 우리나라의 짠 국물 식문화로 인해서 체내에 쌓인 '나트륨'을 배출하는 데 도움을 주어 혈압을 조절하는데 효과가 아주 좋습니다.

하지만, 위장병이 있거나 알레르기가 있는 분이 많이 섭취하게 되면 탈이 나기 쉽습니다. 부추의 약성이 열성이기 때문에 몸에 열이 많거나 음기가 허약하여 열이 오르는 경우라든지 술 마신 뒤에 부작용이 나타날 수 있으므로 피해야 합니다. 이때, 부추를 먹으면 기름을 붓는 격이 되기 때문입니다. 부스럼이나 종기가 생겨 있거나 눈병이 있는 경우에도 좋지 않으니 삼가시기 바랍니다. 또한, 부추는 찬 성질의 콩과는 음식궁합이 좋지만 열이 많은 쇠고기와 함께 드시면 발열이나 두통, 소화불량을 유발할 수 있으니 피해야 합니다. 이 외에도 부추즙을 내서 먹으면 많은 양을 한꺼번에 섭취하게 되어 간에 부담을 줄 수 있고, '칼륨' 수치도 지나치게 높아질 수 있어 신장 기능에 좋지 않으며, 부정맥을 유발할 수도 있으니 민간에서는 즙보다는 반찬으로 적당히 먹는 것을 권합니다.

29
천연비타민 풍부한 섬유질, 시금치

식탁에 흔한 반찬으로 올라오는 시금치는 세계 10대 슈퍼푸드에 선정될 만큼 훌륭한 채소입니다. 우리에게는 어릴 적 만화에서 뽀빠이가 시금치를 먹자마자 바로 힘을 내는 스태미나 음식으로 친숙합니다. '칼슘'과 '철분' 성분이 풍부해서 어린이의 성장촉진과 빈혈 예방에 좋아서 이를 효과적으로 어린이들에게 권장하기 위해서 만화화한 것으로 생각됩니다.

<동의보감>에는 약재 이름을 '파채(菠菜)' 또는 '파릉(菠薐)'이라 칭하며, '영양을 보충하는 역할을 해주므로 강장 보혈효과가 우수하다.'라고 알려져 있습니다. 우리 몸에 필요로 하는 영양성분을 더 해주고 '양혈(養血)' 시켜 기(氣)와 혈맥(血脈)을 잘 통하게 하고 오장을 이롭게 하므로 가슴이 묵직하고 답답한 증상을 풀어주게 됩니다. 내장에 영양분을 저장해주는 '염음(斂陰)효과'도 우수합니다. 또한, 위와 장에 쌓인 열을 풀어 줄고 진액(津液)을 더 해주어 건조한 장에 윤기를 주는 효능(潤燥)도 있습니다. 따라서 노인의 대변이 시원치 않거나 술을 많이 마셔서 쌓인 '열독(熱毒)' 해독에 아주 훌륭합니다. '지혈(止血)' 효과도 있어서 열이 많아 코피를 잘 흘리는 어린이나 대변 출혈에 활용에도 효과적입니다.

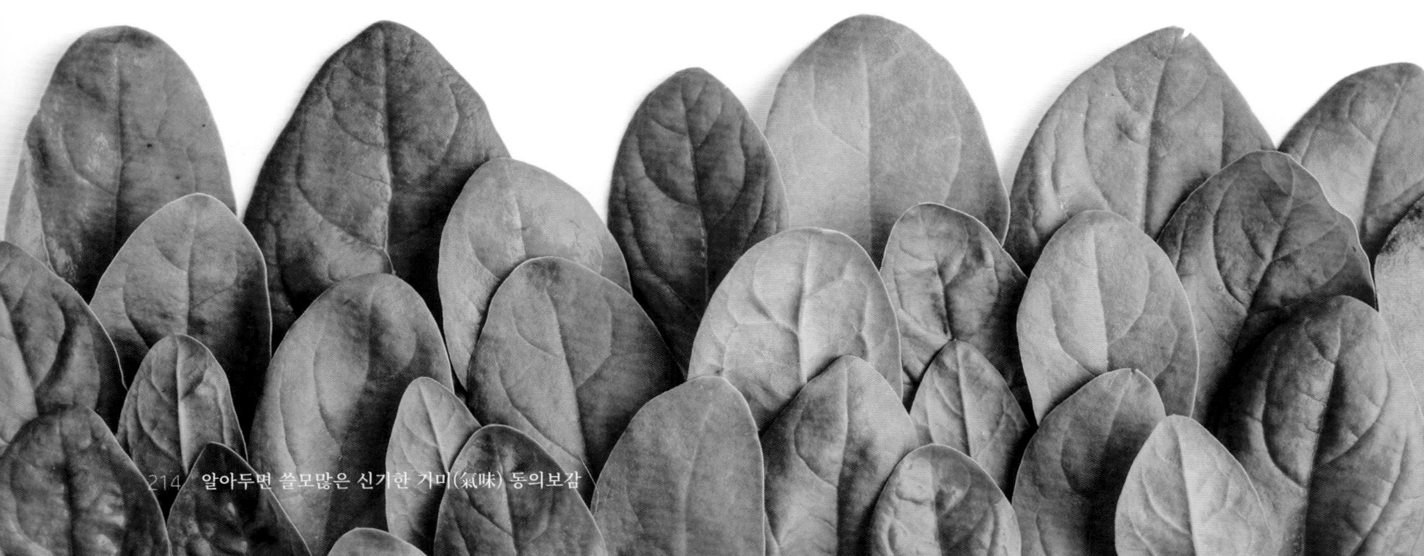

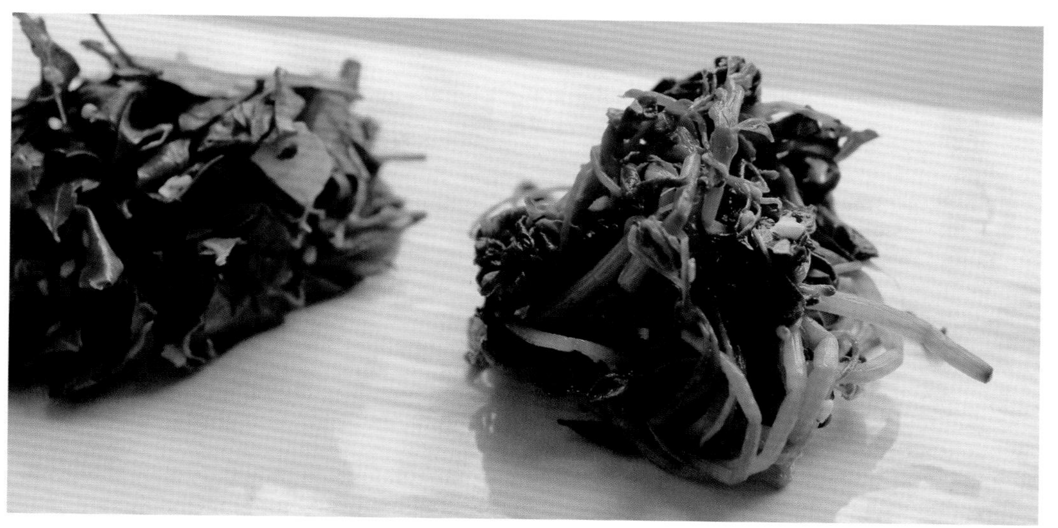

또한, 안구 퇴화를 방지하는 '루테인(lutein)' 성분이 함유되어 있어 실명을 유발하는 '노인성 황반변성'과 같은 질환을 예방할 수 있기 때문에 안과 질환에 민간에서는 많이 사용하여 왔습니다. 3대 영양소뿐만 아니라, '엽록소'와 '비타민'을 가장 많이 포함하고 있어 '야채의 왕'이라 불리는 천연 비타민제이기도 합니다. '베타 카로텐(β-carotene)'과 '루테인(lutein)', '식이섬유' 등도 풍부해서 병에 대한 저항력을 높여주고 항암과 노화 방지에 우수한 항산화 식품으로 손꼽힐 만합니다. 따라서 갱년기 당뇨나 고혈압, 어지럼증 등에도 활용하시면 효과가 우수합니다. 특히, 비타민 B의 일종으로 기억력을 좋게 하는 미네랄인 '엽산'과 인지능력의 저하를 막아주는 '비타민 E'와 '비타민 K'가 듬뿍 들어있어서 뇌의 기능을 원활하게 해줍니다. '비타민 A, B, C, 칼륨, 철분' 등과 함께 뇌 신경세포의 퇴화를 예방해 주고 활성산소의 축적을 막아주므로 치매 예방에도 도움이 되니 식생활에서 많이 섭취하시기 바랍니다. 이 외에도 시금치의 '엽산(folic acid)' 성분이 악성빈혈을 예방해 줄 뿐 아니라 혈액 속 '호모시스테인'(homocystein 혈관을 긴장시키고 심장질환과 관련 깊은 아미노산) 수치를 감소시켜주기도 합니다. 따라서 동맥경화를 막고, 흡연, 대기오염 등으로 일어난 세포의 이상상태를 회복시켜줍니다. 게다가 '철분'까지 다량 함유되어 빈혈 치료에 가장 좋은 채소일 뿐 아니라, 영양 상태를 개선해주어 새치와 탈모를 예방하는 데 활용하면 좋습니다.

하지만, 찬 성질로 인하여 소화력이 약하고 속이 냉한 사람은 주의해야 합니다. 또한, '수산'이 많아서 체내의 '칼슘'과 결합해 녹지 않는 '수산칼슘(Calcium Oxalate)'으로 변하므로 두부나 우유, 멸치, 치즈 등의 칼슘이 풍부한 식품과 함께 섭취하면 요로결석을 일으키게 됩니다. 그러므로 많이 먹지 않아야 하고, 특히 신장이나 담낭 결석이 있는 분은 주의해야 합니다.

30
산삼보다 좋은 도라지

도라지는 산나물로 향이 좋고 영양도 풍부하며 약효가 산삼과 같다 하여 우리 민족이 오랜 기간 반찬으로 즐겨왔습니다. 한약재로는 '길경(桔梗)'이라 하며 맛은 맵고 쓰나 성질이 평하여 주로 폐 경락을 통하게 합니다. 따라서 폐를 맑게 하므로 가래를 내보내고 기침을 멈추게 하는데 탁월한 효능이 있습니다. <동의보감>에는 '성질이 차고 맛이 맵고 쓰며 약간의 독이 있어, 인후종(咽喉腫)을 치료하고 약기(藥氣)를 끌어 상승시켜 막힌 가슴을 열어준다.'라고 전합니다. 또한, 폐기(肺氣)의 울체로 인한 인후통이나 폐옹(肺癰), 해수(咳嗽) 등의 증상에 많이 처방되어 왔습니다. 특히, 제약(諸藥)을 폐 쪽으로 상승시키므로 폐나 인후부의 요약(要藥)으로 사용된다고 기록되어 있습니다. 또한, 고름을 빠지게 해 부스럼이나 상처를 아물게 하여, 늑막염이나 폐결핵, 폐농양뿐 아니라 여드름에도 효과가 좋습니다. 물론, 어혈(瘀血)을 체외로 배출시키는 작용도 하기 때문에 작은 상처에도 곪기 쉬운 체질을 개선해주기도 합니다.

위를 건강하게 하고 장을 튼실하게 해주는 '건위강장(健胃剛腸)' 효과도 우수하여 과음했을 때 속을 풀어주고 술독도 없애주는 약효도 있습니다. 특히, 도라지 특유의 쌉쌀한 맛은 잃어버린 입맛을 찾게 하는데 안성맞춤입니다. 도라지의 주성분 '사포닌(saponin)'은 기관지 분비를 촉진해 가래를 삭이는 효능이 있습니다. 따라서 천식이나 기관지염, 인·후두염, 편도선염, 기침 또는 가래에 시달리는 경우, 담배를 자주 피워 폐 기능이 약해졌거나, 폐 질환이 있는 경우에 아주 좋습니다. 또한, '사포닌(saponin)' 성분은 혈당 강하작용을 하여 콜레스테롤을 개선하고, 항산화 및 항암작용을 하며, 위산 분비 억제 등의 여러 약리 효과가 있습니다. 항염증과 면역력 향상 효과가 있어 기억력 저하에도 도움이 됩니다.

이 외에도 도라지는 당분과 섬유질, 칼슘과 철분이 많은 우수한 알칼리성 식품으로, '비타민'이나 '무기질'도 풍부해서 해독작용을 촉진해 다이어트에도 좋습니다. 배와 함께 먹으면 도라지의 효능이 더욱 극대화되는데, 민간에서는 기관지 질환 예방을 위해서 '도라지 배즙'을 만들어 먹기도 하였습니다. 하지만, 진액 소모가 많아 보음(補陰)이 필요한 음허해수(陰虛咳嗽)인 사람(오후에만 손, 발, 가슴에 열이 오르고 대변이 굳으며 입안이 건조한 사람, 또한, 해 질 녘부터 기침이 심해지는 사람)은 금해야 합니다. 맵고 열(熱)한 도라지의 성질이 기운을 소통시키고 막힌 것을 뚫어 주지만, 폐가 건조한 분에게는 오히려 더 마르게 만들 수도 있기 때문입니다. 따라서 만성 기관지 천식으로 폐가 건조한 경우나 기침에 피가 섞여 나오는 경우에는 피해야 합니다. 특히, 돼지고기의 지방 성분은 도라지의 '사포닌(saponin)' 성분을 흡수 제거해버리므로 함께 먹는 것은 좋지 않습니다. 또한, 도라지는 찬 성질로 열(熱)을 다스리는 약재이므로 속이 냉하여서 평소에 소화가 잘 안 되는 사람은 더 소화를 더디게 할 수 있으니 주의해야 합니다.

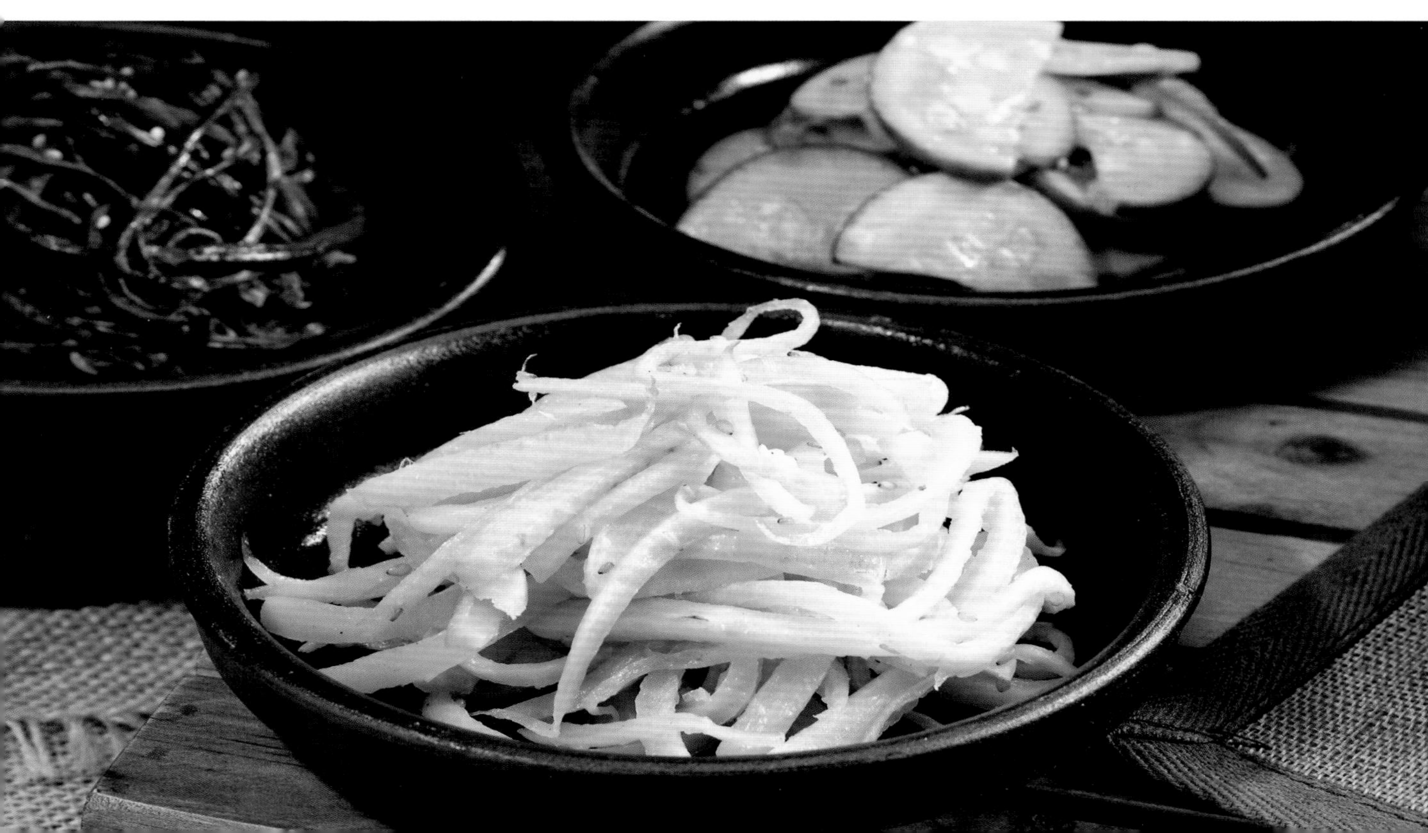

31
만병의 묘약,
당근

당근은 '만병의 묘약', '식용인삼'이라고 불릴 만큼 비타민과 미네랄 성분들이 균형을 이루고 있는 성질이 따뜻한 알칼리성 채소입니다. 한의학에서는 심장과 위장을 튼튼하게 하고 폐에 좋다고 전해지고 있으며, 빈혈이나 저혈압, 야맹증 등에도 효과가 좋은 약재입니다. 특히, 선천적으로 호흡기가 약하고 후천적으로 간 기능이 약해지기 쉬운 태음인 체질에 훌륭한 약효를 보입니다. 또한, 체질이 허약하여 기력이 없고 감기에 잘 걸리며 간장과 위장기능이 약하고 점막의 저항력이 떨어져 천식 등을 앓을 때에 도움이 됩니다. 최근 실험연구에서도 '비타민'과 '미네랄'이 풍부하고 인체에 해로운 활성산소를 해독시키는 '베타카로틴(β-carotene)' 성분이 많아 체내에서 '비타민 A'로 전환되어 각종 암으로 변해가는 세포의 증식을 억제한다고 보고되어 있습니다. 엽산(folic acid)도 풍부해서 우울증과 기억력 저하를 예방할 수 있습니다. 특히, 당근의 붉은 빛 색소인 '카로틴(carotene)' 성분은 '비타민 A'의 흡수를 돕습니다. 만약 비타민 A가 부족하면 시력감퇴뿐 아니라 야맹증과 안구건조증, 결막염 등 각종 안질환과 피로 질환을 유발할 수 있으므로, 당근을 꾸준히 섭취하면 시력개선과 체력회복 효과가 있어 수험생이나 운전자, 피로한 현대인들에게 추천될 수 있습니다.

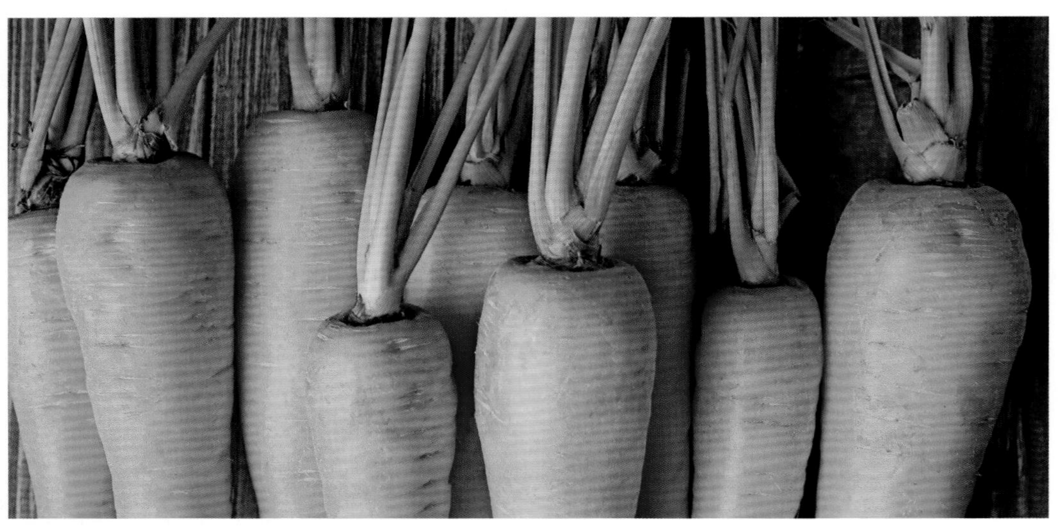

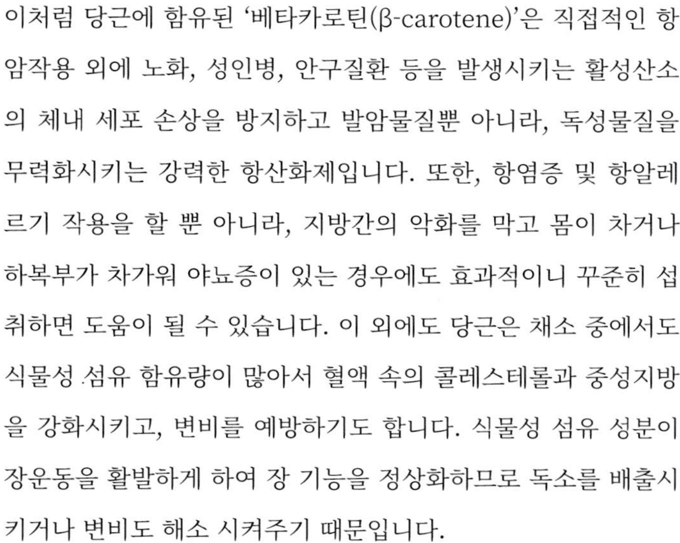

이처럼 당근에 함유된 '베타카로틴(β-carotene)'은 직접적인 항암작용 외에 노화, 성인병, 안구질환 등을 발생시키는 활성산소의 체내 세포 손상을 방지하고 발암물질뿐 아니라, 독성물질을 무력화시키는 강력한 항산화제입니다. 또한, 항염증 및 항알레르기 작용을 할 뿐 아니라, 지방간의 악화를 막고 몸이 차거나 하복부가 차가워 야뇨증이 있는 경우에도 효과적이니 꾸준히 섭취하면 도움이 될 수 있습니다. 이 외에도 당근은 채소 중에서도 식물성 섬유 함유량이 많아서 혈액 속의 콜레스테롤과 중성지방을 강화시키고, 변비를 예방하기도 합니다. 식물성 섬유 성분이 장운동을 활발하게 하여 장 기능을 정상화하므로 독소를 배출시키거나 변비도 해소 시켜주기 때문입니다.

특히, 식이섬유소는 열량이 아주 낮아서 많이 먹어도 살이 찌지 않지만, 포만감은 비교적 빨리 오고 많은 영양소를 포함하고 있어 건강식품이면서도 훌륭한 다이어트 식품입니다. 하지만, 당근을 먹을 때 주의해야 할 것은 절대로 껍질을 너무 많이 벗겨내고 먹어서는 안 됩니다. 껍질에 혈관의 동맥경화를 막아주고, 노화를 방지하는 'α·β 카로틴(carotene)'이 듬뿍 들어있기 때문입니다. 이 껍질에는 당근의 독특한 향을 내는 '터핀(terpene)'이라는 물질도 함유하고 있습니다. 또한, 당근의 '아스코르비나아제(ascorbinase)' 성분이 오이의 '비타민 C'를 파괴하므로 함께 먹는 것은 피해야 합니다. 당근에 풍부한 '비타민 A'는 지용성으로 몸에서 배출이 잘 안 되니 적당히 먹는 게 좋습니다.

32
양생의 선약, 녹차

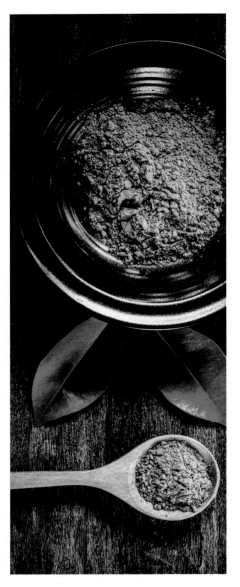

차(茶)에는 十+十(20세)에 八+八(88세)을 더하여 108세가 되는데, 여기에는 차가 건강에 많은 도움을 준다는 뜻을 내포하고 있습니다. 녹차는 예로부터 우리나라를 비롯하여 장수국가인 중국과 일본에서 전통적으로 애용하던 음료입니다. 최근 미국 타임스지에는 '세계 10대 건강식품'으로 선정될 만큼 우리 몸에 이로운 '웰빙식품'으로 세계인의 관심을 받고 있습니다. 떫은맛을 내는 '카테킨(catechin)'이라는 성분은 혈압상승을 억제하는 작용이 있을 뿐 아니라 감기 바이러스 표면에 붙어 그 활동을 저지하는 역할을 합니다. 또한, 당질의 소화흡수를 지연시키는 작용을 하므로 지속해서 마시면 혈압상승과 혈당상승을 억제해 당뇨, 고혈압 등을 예방할 수 있습니다.

베이징 대학에서는 4만 명을 역학 조사한 결과' 하루 다섯 잔 이상 녹차를 마시는 사람이 전혀 마시지 않는 사람에 비해 사망률이 16%나 낮고, 뇌졸중이나 암 발생률도 낮았다고 보고하고 있습니다. 일본 카나지자와 대학 연구팀도 녹차를 매일 마시는 사람이 마시지 않는 사람에 비해 치매 또는 경증인지장애 발병률이 3분의 1 수준으로 낮다고 실험 발표하였습니다. 최근, 일본 동경대 신야가즈오 교수는 녹차의 '카테킨(catechin)' 성분이 치매 원인 물질인 '베타 아밀로이드 펩티드(β-amyloid peptide :Aβ42)' 신경독성을 억제한다는 연구를 발표하였습니다.

녹차에 있는 '카테킨(catechin)'의 일종인 'EGCG(Epigallocatechin gallate)'라는 항산화 물질은 뇌 신경세포의 성장을 촉진해 알츠하이머 발생위험을 줄여주고 치료하는 데 효과가 있습니다. 또한, 유해 전자파를 차단하는 효과도 있으니 많이 활용해보시기 바랍니다.
<동의보감>에서는 녹차에 대해 '혈압을 내리며, 소화를 돕고, 잠을 적게 하며, 가래를 삭이고, 갈증을 없애고, 배 속을 편안하게 하며, 머리와 눈을 맑게 하고, 기운을 상쾌하게 하고, 술을 깨게 하며, 식중독을 풀어주고, 치아를 튼튼하게 하고 기생충을 없애준다.'라고 전하며 '양생의 선약(仙藥)'으로 보고 있습니다. 또한, 공해에 찌든 중독성 물질들을 몸 밖으로 배출하고 '니코틴(nicotine)'을 해독하여 줍니다. 체지방을 감소시켜 비만증을 개선하며 혈중 지질을 떨어뜨려 혈액순환을 원활하게 하고 혈관을 유연하게 하기도 합니다. 따라서 콜레스테롤이나 노폐물을 많이 제거하므로 비만하면서 지방간이 있거나 운동 부족인 현대인의 두통에 장복하시면 좋습니다. 더구나, 중추신경계를 자극해 주어 스트레스를 많이 받는 학생이나 직장인의 두통 해소에 효과적입니다.

특히, <본초강목>에 '녹차를 차게 해서 먹으면 담(痰)이 생긴다.'라고 전하고 있습니다.
하지만 찬 성질을 지닌 녹차는 소화를 시키느라고 힘이 든 위장에 생기는 열기(熱氣)를 시원하게 소통시켜주는 작용은 하더라도, 공복에 녹차를 너무 많이 마시거나 속이 냉한 사람의 소화를 방해할 수 있습니다. 따라서, 몸의 열을 내리는 성질이 있으므로 '냉 녹차'보다는 '뜨거운 녹차'를 마시는 것이 좋으므로, 차게 해서 너무 많이 마시지 않는 것을 권해드립니다. 녹차 속의 '카테킨(catechin)' 등 폴리페놀(polyphenol) 성분이 간에서 대사를 방해하기 때문에 제대로 된 신진대사를 거치지 못해 혈중 농도가 올라가기 때문입니다. 이 외에도 커피의 절반에 해당하는 '카페인(caffeine)' 성분이 함유되어 있어 지나치게 마시면 숙면을 해칠 수 있고 소변이 자주 마려워지는 부작용도 있으니 주의하기 바랍니다.

33
천연혈관청소부,
가지

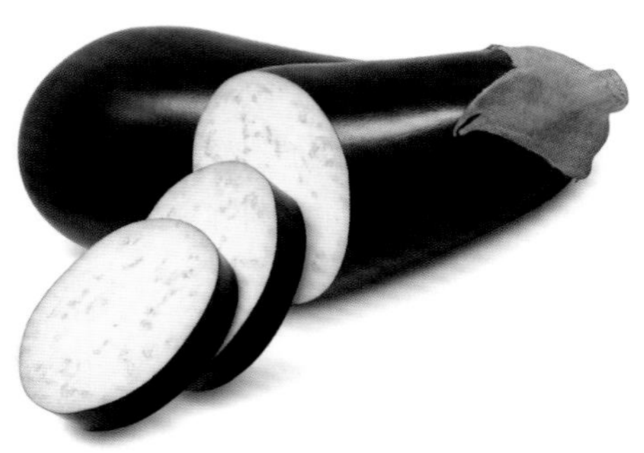

우리나라의 여름 건강 식탁을 책임져왔던 열매채소인 가지는 성질이 차서 특히, 열이 있는 양성 체질인 태양인이나 소양인에게 좋은 식품입니다. 우리 선인들에게 가지는 간장 및 췌장의 기능을 항진시키고 이뇨작용도 하며, 경련 억제 성질이 있어 진통을 위해 사용하기도 하여왔습니다. 민간에서는 베인 상처 등의 욱신거리는 통증을 가라앉히기 위해서 한 스푼 정도의 감초가루와 함께 달여서 환부에 바르기도 하였습니다. 예를 들면 구내염 등에 가지 꼭지를 달여 소금과 함께 양치하면 잇몸질환의 예방 및 치료에 도움이 됩니다. 인후질환이나 편도선염, 구내염 등이 있을 때 가지를 씹어 삼키면 염증이 쉽게 가라앉기도 합니다. 민간에서는 빈혈과 주근깨 예방에도 애용되었으며 사마귀나 티눈, 버섯중독에도 생가지를 먹어 해독시켜 왔습니다. 또한, 지혈(止血)과 소종(消腫) 작용도 우수하여 자궁질환과 유종(乳腫)에도 보완적으로 처방되어왔습니다. 특히, 가지 태운 가루는 요통에 좋다고 기록되어 있습니다. 영양학적인 면에서 가지에는 '칼슘'과 '철분' 등의 무기질 성분은 많지만, '비타민' 함유량이 적어서 식물성 기름으로 조리하면 '비타민 E'의 흡수를 높일 수 있습니다. 과실류 중 영양가가 낮은 편에 속하지만 특유한 색으로 인해 지방질을 잘 흡수하고 혈관 안의 노폐물을 용해하고 배설시키는 성질이 있어서 피를 맑게 합니다. 따라서 빈혈이나 하혈증상을 개선하고 혈액 속의 '콜레스테롤' 양을 저하시켜줍니다.

그 때문에 고혈압을 완화해주는 작용을 하며, 무엇보다 동맥경화증 같은 순환기 계통의 질병을 예방하는 효과가 아주 뛰어나다고 알려져 있습니다. 가지의 보랏빛은 항산화 특성을 지닌 '안토시아닌(anthocyanin)' 색소로 인체에 유해한 활성산소로부터 신체 손상을 보호하여줍니다. 보랏빛이 짙을수록 햇볕을 많이 받는 좋은 가지이며, 꼭지에 가시가 많은 가지는 씨도 많습니다. 가지에는 '식이섬유'도 풍부하게 함유되어서 장의 활동을 돕고 배변 활동을 촉진하여 줍니다. '식이섬유'와 '비타민 C'는 '안토시아닌(anthocyanin)'의 일종인 '나수닌(nasunin)'이 활성산소를 감소시켜 노화와 알츠하이머병을 예방해 줍니다.

또한, '폴리페놀(polyphenol)' 화합물인 '클로로제닉산(chlorogenic acid)'는 항산화 작용뿐 아니라 동맥경화를 유발하는 나쁜 콜레스테롤 LDL의 혈중 농도를 떨어뜨려 심장질환, 뇌혈관질환의 위험을 낮춰주기도 한다고 보고되고 있습니다. 수분과 '칼륨' 성분도 많이 들어있어 이뇨작용을 촉진해주어 체내 노폐물 배출을 도와줍니다. 이 외에도 가지의 '철분'과 '칼슘', '인' 성분은 골다공증, 빈혈, 편두통, 피로 그리고 우울증 등을 예방해 주기도 합니다. 하지만, 이러한 가지과 식물에는 감자 독으로 알려진 '솔라닌(solanin)' 성분이 들어있어서 날것으로 먹으면 복통과 호흡곤란을 유발하거나 헛바늘이 생기므로 반드시 가열하여 조리해야 합니다. 천식이나 기침 증상이 있는 사람이 먹으면 기침이 더 심해지며 목소리를 많이 쓰는 사람에게는 목을 거칠게 하여 목소리가 잘 안 나오게 하니 피해야 합니다.

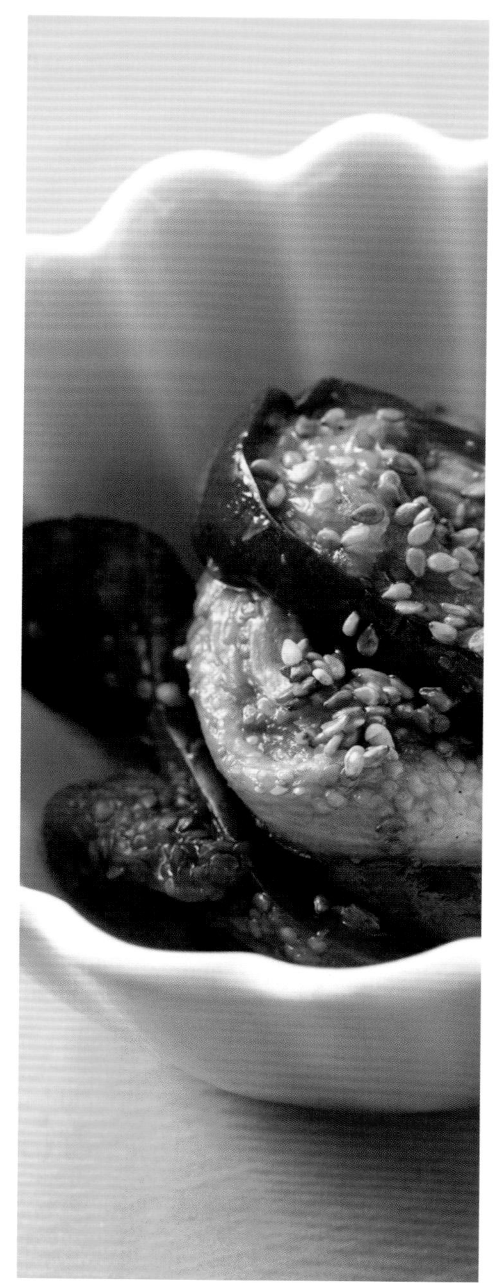

34
산삼에 버금가는 더덕

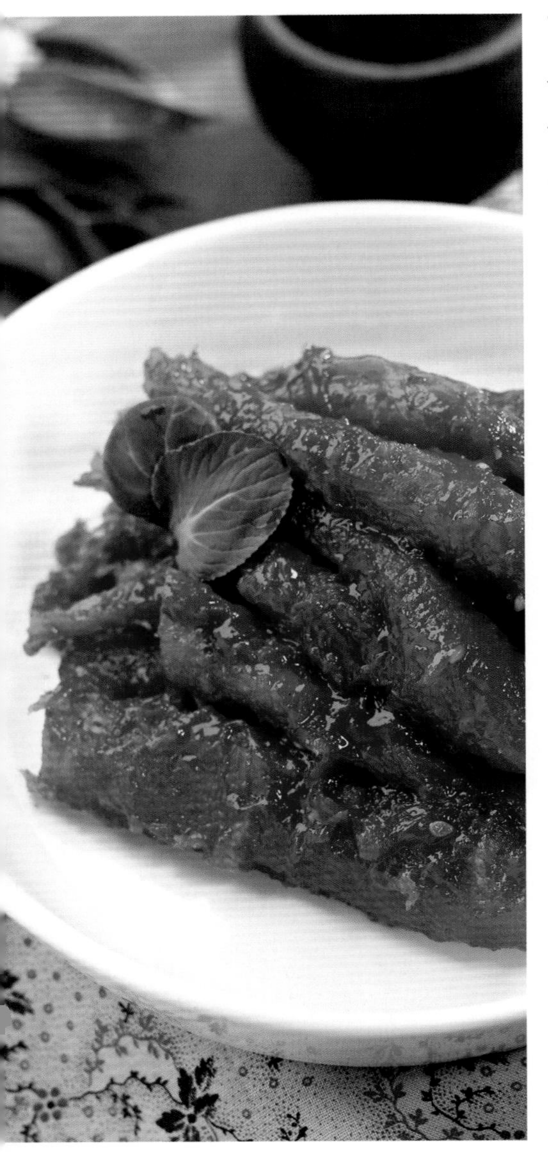

'더덕 뿌리에 혹이 더덕더덕하다' 하여 '더덕'이라고 불렸는데, 한약재로는 '양유(羊乳)' 혹은 '사삼(沙蔘)'이라고 합니다. 우리 선조들에게는 오랫동안 폐와 비장, 신장을 보해주는 자양강장 식품으로 친근하게 알려져 왔습니다. 산더덕은 예로부터 산삼에 버금가는 약효가 있다고 하여, '사삼(沙蔘)'이라고도 불립니다. 약성은 맛이 달고 서늘한 성미(性味)로 감기로 인해 열이 심하고 갈증을 느끼는 데에 효과가 좋습니다. 가래를 제거하는 거담(祛痰) 효과가 탁월해서 호흡기 치료에 많이 사용되는데, 체내의 음(陰)을 보하고, 열(熱)을 내리며, 폐(肺)를 눅여주어 기침을 멈추게 하기 때문입니다. 한의학에서는 내부에 쌓인 '폐음부족(肺陰不足)'으로 열이 나면서 기침이 나는 것뿐 아니라, 소화기인 비위(脾胃)가 음허(陰虛)하여 내열(內熱)로 목이 마르고 음식을 잘 못 먹고 메스꺼워하며 대변이 굳으면서 손발에 땀이 차는 '수족한(手足汗)'증에도 좋습니다.

<동의학사전>에는 '입안이 마르고 갈증이 날 때나 오래된 기침, 폐옹, 유선염, 연주창, 옹종, 대하 등에 쓴다.'라고 전하고 있습니다. 또한, 간(肝)의 활동을 도와주어 피로회복에 좋으며 소화 기능을 촉진해주기도 합니다. 소화기를 건강하게 하는 건위(健胃)작용도 강하여 민간에서는 예로부터 물을 먹고 체했을 때도 효과를 보아왔습니다. 뿌리에 '사포닌(saponin)' 성분을 많이 함유하고 있는데, 이것은 피로회복과 자양강장뿐 아니라, '거담(祛痰) 항생(抗生)' 작용이 우수하여 감기나 기침, 천식 등과 같은 폐·기관지 질병에 필요한 성분입니다.

종기나 독충에 쐬었을 때 더덕가루를 바르면 효과가 좋은 이유도 바로 이 사포닌 성분 때문입니다. <본초강목(本草綱目)>에 '위(胃)를 보하고 폐기(肺氣)를 보하며 산기(疝氣)를 다스리고 고름과 종기를 없애고 오장의 풍기(風氣)를 고르게 한다.'라고 하여 내외과(內外科)적으로 그 효용을 인정받아 왔습니다. 더덕의 '리놀산(linoleic acid)' 성분은 콜레스테롤을 제거해주므로 중풍이나 동맥경화, 고혈압까지도 예방 치료합니다. 게다가 칼슘과 철분, 비타민 B1도 풍부하여 뇌세포건강을 유지해 줍니다. 현대에 와서 더덕의 '사포닌(saponin)' 성분이 몸에 쌓인 독과 담(痰) 제거뿐 아니라, 혈관질환과 암 예방에도 도움이 된다고 밝혀졌습니다. 따라서 거담(祛痰), 진해(鎭海), 혈중 콜레스테롤 감소, 강압(降壓), 피로회복, 혈당증가 작용 등이 우수하므로 가슴 통증을 동반한 기침이나 가래, 천식, 고혈압, 콜레스테롤 제거, 염증 치료 등에 활용하면 우수한 약효를 볼 수 있습니다. 항암(抗癌)작용도 우수하여 폐암과 갑상샘암에도 훌륭한 약재입니다. 염증을 제거하는 소종(消腫)과 해독(解毒), 배농(排膿) 효능 때문에 자궁암 초기뿐 아니라, 유즙분비가 잘 안 될 때, 월경불순과 음부가려움증에도 끓여 마시면 도움이 될 수 있습니다. 또한, 부종을 치료하고 축적된 독성물질을 배설해주기도 합니다.

하지만, 강장식품으로 이용할 때는 물에 미끈한 '사포닌(saponin)' 성분을 우려내어 제거한 후에 사용하는 것이 좋습니다. 더덕에 풍부한 '갈릭산(gallic acid)과 바닐릭산(vanillic acid)' 성분에는 기억력을 향상하는 효과가 높고 '리놀산(linoleic acid)' 성분은 콜레스테롤을 제거해주어 중풍이나 동맥경화, 고혈압까지도 예방 치료합니다. 이 외에도 '칼슘, 철분, 비타민 B1도 많이 함유되어 있어 뇌세포 건강을 유지해줍니다. 또한, '사포닌(saponin)' 성분의 '페놀산(phenolic acid)'과 '플라본(flavone)'은 항산화 기능과 비만 억제, 면역력 향상, 스트레스 감소의 효능이 있어 동맥경화와 심장병, 뇌졸중 및 치매 발생을 예방해 주기도 합니다. 그러나 매운맛이 강하여 발산작용을 하므로 폐음(肺陰) 부족이 심할 때는 피해야 합니다. '폐열(肺熱)'로 기침하는 경우에는 약이 될 수 있지만, 풍기(風氣)나 냉기(冷氣)로 기침을 할 때는 약이 되지 않기 때문입니다. 또한, 찬 성질을 지니고 있어서 평소 몸이 냉하거나 손발이 찬 체질이 너무 많이 먹으면 복통이나 설사를 일으킬 수 있으니 삼가기 바랍니다.
뿐만 아니라, 더덕은 칼륨, 칼슘, 철분, 인 등의 무기질이 풍부하게 함유된 알칼리성 식품으로 고기의 산성 성분을 중화시켜 주므로 함께 섭취하면 궁합이 좋으므로 많이 활용해보시기 바랍니다.

35
산 속의 소고기, 고사리

우리 조상들은 고사리를 '아홉형제'라 부를 정도로 자손 번창을 바라는 마음에서 제사상에는 반드시 나물로 올렸다고 합니다. 예로부터 가난한 민가에서도 '산속의 쇠고기'라며 즐겨 먹어 왔습니다. 고사리에는 당질이나 단백질이 풍부하고 '칼슘'이나 '칼륨' 등의 무기질이 많이 함유되어 있습니다. '칼슘'과 '석회질' 성분은 뼈와 치아를 튼튼하게 해주어 골다공증 질환의 예방 뿐 아니라, 성장기 어린이에게도 훌륭한 영양식이 될 수 있습니다. 고사리의 '칼륨' 성분은 '나트륨' 배출을 좋게 하여, 혈압을 낮춰주기 때문에 동맥경화나 뇌졸중, 고지혈증, 고혈압 등의 심혈관질환 예방과 부종을 내려주는 데에 효과를 볼 수 있습니다. 또한, '철분'과 '엽산'도 많이 들어있어 빈혈 예방에 도움이 된다고 보고됩니다. <동의보감>에 고사리는 '성질이 차고 부드러우며 맛이 달고 삶아서 먹으면 맛이 좋다.'고 전합니다. <본초강목>에는 '오장에 부족한 것을 보충해주고 독기를 풀어준다.'라고 기록되어 있습니다. <본초도감>은 '맛이 달고 성질이 차서 열을 내리고 장을 윤택하게 하며, 담을 삭이고 소변을 잘 나오게 하고, 감기로 인해 열이 나는 증상, 이질, 황달, 장풍열독 등에 효과가 있고, 정신안정에도 좋다.'고 권하고 있습니다. 이처럼, 좋은 효과를 보여 온 고사리를 한의학에서는 '궐채(蕨菜)' 부르며 임금님께 진상하기도 하였습니다. 특히, 열을 내려주고 기를 가라앉히며 담을 삭여주는 효능이 있어서, 음식이나 기(氣)가 가슴에 막혀 내려가지 못하는 식격증(食膈證) 치료에 효과를 보입니다. 차가운 성질로 해열(解熱)이나 지혈(止血) 효능이 뛰어나서, 감기나 코피를 흘릴 때 약재로 많이 사용되었으며, 살균력이 뛰어나 구충제로도 이용했습니다. 또한, 대소변을 잘 나오게 하고 피와 정신을 맑게 하는 효능도 있어 성인병 예방에 도움이 되는 건강식품으로 손색이 없습니다. 특히, 고사리는 식이섬유소를 많이 함유하고 있어 변비를 없애줄 뿐 아니라, 소변을 잘 보게 해주고 포만감을 주어 다이어트에도 효과적입니다.

민간에서는 정력이 떨어진다는 설 때문에 고사리를 아예 먹지 않는 사람도 있는데, 고사리의 '티아미나제(thiaminase)' 성분이 '비타민 B'를 파괴하므로 생으로 많이 섭취하게 되면 '비타민 B'가 결핍되어 힘이 약해지기 때문입니다. 한의학에서 정력의 근본은, 즉 양기(陽氣)이므로 성기능이 떨어지는 주된 원인도 양기의 감퇴에 있습니다. 실제 고사리는 약성(藥性)이 열을 내려 양기(陽氣)를 빠져나가게 하고 기를 아래로 가라앉히는 작용이 있으므로 원기를 손상시킬 수도 있으니, 특히 기(氣)가 약하고 몸이 냉한 사람은 주의해야 합니다. 하지만, 고사리를 가열하면 '티아미나제(thiaminase)' 성분이 파괴되므로 문제가 되지 않습니다. 고사리의 찬 성질이 열이 많은 남성에게는 열을 식혀주므로 오히려 정력을 높여주는 효능이 있습니다. 뿐만 아니라, 고사리는 찬 성질의 약재이므로 몸이 차고 위가 약해 소화가 잘 되지 않는 분은 설사나 복통과 같은 부작용을 일으킬 수 있으니 주의해서 먹어야 합니다. 또한, 고사리에는 발암물질 '타킬로사이드(ptaquiloside)'가 함유되어 있어 암 발병에 영향을 미칠 수 있으니 생으로 섭취하는 것은 피해야 합니다. 많이 먹으면 다리가 약해져서 걷기 힘들게 되거나 머리카락이 빠지고 코가 막히거나 눈이 어두워질 수 있으니 적당히 먹는 것이 좋겠습니다. '알리신(allicin)'이 풍부한 파와 마늘과 함께 먹으면 영양적으로 궁합을 이루고 비릿한 냄새를 제거하는 데도 효과적이니 활용해보시기 바랍니다.

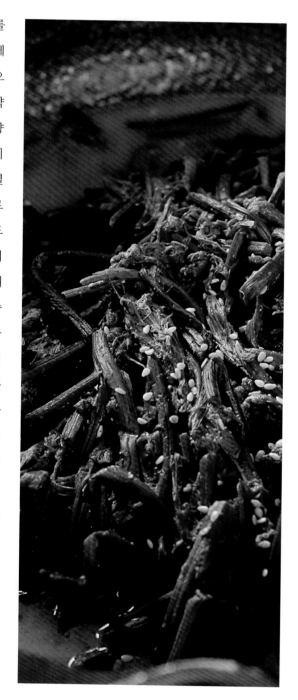

36
스트레스를 풀어주는 상추

우리말인 '상추'는 그 이름이 '생으로 먹는 채소'라는 뜻의 '생채(生彩)'에서 유래되었다고 합니다. <동의보감>에는 상추를 한약재로 '와거(萵苣)'라고 부르며, 성질이 냉하고 맛이 쓰며 약간 독이 있다고 기록되어 있습니다. 약재로 활용되면, '힘줄과 뼈를 튼튼하게 하고 오장을 편안하게 하며 가슴에 기(氣)가 막힌 것을 통하게 하고 경맥을 통하게 한다.'라고 전합니다. 또한, '이빨을 희게 하고 머리를 총명하게 하며 뱀에게 물린 것도 치료한다.'라고 기록되어 있습니다. 민간에서는 태워서 입병에도 많이 사용하였습니다.

다른 채소에 비해서 비타민과 무기질 함량이 높으며 특히 '철분'이 많이 들어있어서 혈액을 증가시키고 피를 맑게 해주는 효과가 있습니다.
상추 잎줄기에는 '락투카리움(lactucarium)'이라는 성분의 하얀 즙이 들어있는데, 이 성분은 '아편(opium)'과 같이 스트레스를 완화시켜주고 최면과 진통 작용을 해줍니다. 그래서 상추를 많이 먹으면 졸음이 발생할 수 있어 '상추아편'이라고 부르기도 하는 것입니다. 또한 상추에는 식이섬유와 '칼륨'도 풍부하여서 '콜레스테롤'과 '나트륨'을 체내에서 배출해주고 부종에도 도움이 될 수 있습니다. 하지만, 약성(藥性)이 찬 성질이므로 속이 냉하신 분은 많이 드시는 것을 삼가는 것을 권해드립니다.

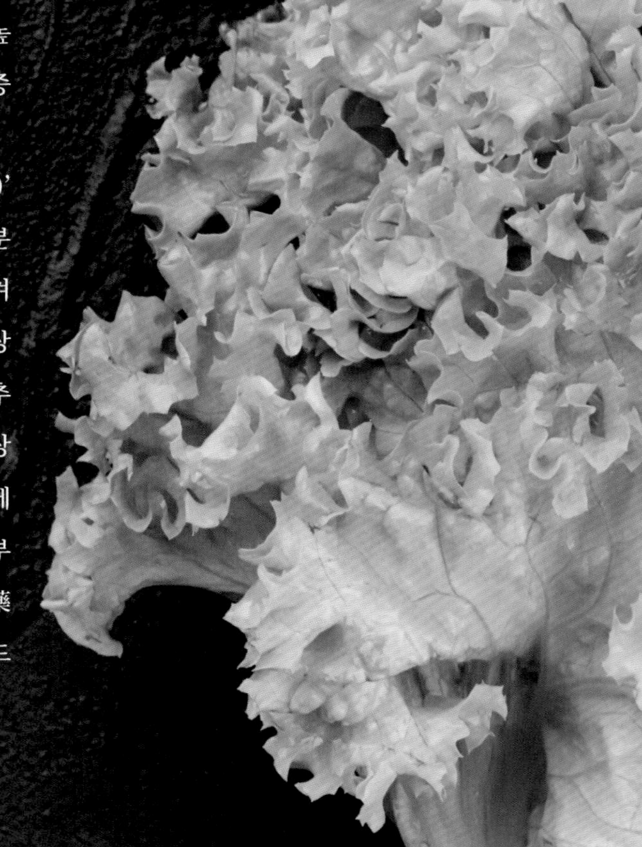

37
우수한 해독제, 콩나물

한의학에서 콩나물을 '대두황권(大豆黃卷)'이라 부르는 것처럼 효능이 무척이나 다양하게 많습니다. 현대에 와서는 약용보다는 식용으로 많이 이용되고 있는 고유의 콩 채소로, 약재로는 1.5~2cm 정도 발아된 콩나물 순을 음지(陰地)에 말려서 사용합니다. <동의보감>에 한약재로 사용되었을 때 성질이 고르며 맛이 달고 독이 없으니 오래된 '풍습비(風濕痺)'에 근육이 땅기고 무릎이 아픈 증세를 낫게 하고 오장과 위 속에 맺혀 쌓인 것을 없애준다고 전합니다. 예전에는 우황청심환을 만들 때 빠져서는 안 되는 약재라 할 정도로 뇌의 노화 방지에 효과를 보여 왔습니다. 콩나물이 몸에 쌓인 습기(濕氣)와 열기(熱氣), 특히 위(胃)의 울열(鬱熱)을 없애주고 경락을 통행하여 기운을 잘 통하게 하기 때문입니다. <동의보감>에 '수분대사를 촉진하는 효능이 있다.'라고 쓰여 있는 것처럼, 부종과 근육통에 좋고 위(胃) 속의 열(熱)을 없애주기도 합니다. 온 몸이 무겁고 저리거나 근육과 뼈가 아플 때 효과가 있고, 제반 염증 소견을 억제하고 수분대사를 촉진합니다. 따라서 몸속에 노폐물과 덩어리가 쌓여 오래된 것을 풀어주고 산후에 나쁜 피가 다 나오지 않았을 때는 어혈 제거에도 효과가 있습니다.

또한, 발한(發汗) 효과가 있어 운동 부족으로 찌뿌듯하고 여기저기 결리고 저린 경우나 단순한 몸살감기에는 콩나물만 먹어도 좋습니다. 근육이 뒤틀리고 무릎이 아픈 경우에도 우수한 콩나물의 약효로 쉽게 회복될 수 있습니다. 고려의 의학서인 <향약구급방>에는 콩나물이 '감기를 낫게 하고 속을 시원하게 가라앉힌다.'라고 전하고 있습니다. 뿐만 아니라, 몸이 붓거나 가슴과 배에 물이 많아 배가 부르고 답답한 것을 치료하며 소변이 잘 나오지 않는 데에도 활용하시면 훌륭합니다. 콩이 콩나물로 자라면서 '단백질, 지방, 질소화합물' 등의 함량은 줄어들지만, 섬유소가 증가하며 '단백질, 비타민, 무기질, 탄수화물' 등이 비교적 많은 영양식품이 됩니다. 특히, 콩에는 '비타민 C'가 전혀 없으나 콩나물로 성장하면서 많이 생성되므로, 감기나 몸살, 알코올성 질환에 두루 탁월한 효과를 보일 수 있습니다.

풍부한 '비타민 C, A'와 양질의 '섬유소', '저칼로리 아미노산'과 '효소군'은 장내 숙변을 완화시켜 변비 예방을 돕고 장을 건강하게 해줍니다. 통풍치료 시에 영양을 공급해주며 간 기능을 높여주는 '메티오닌(methionine)'과 '사포닌(saponin)' 등 미네랄 성분은 고운 피부를 유지시켜 주기도 합니다. '쥐눈이콩'으로 키우는 콩나물은 특히 몸속의 독을 풀고 열을 내리는 데 큰 약효를 보여 왔습니다. 특히, 뿌리 부분에 해독 성분이 제일 많이 들어있어서 오래전부터 음주해독을 위해 콩나물을 즐겨 먹어 왔습니다. '아스파라긴(asparagine)'이 독성이 강한 알코올의 대사 산화물을 제거함으로써 숙취에도 효과가 좋습니다. 북어와 궁합을 이뤄 알코올을 섭취한 후에는 혈중알코올농도를 낮추고 세포 손상을 보호해줍니다. 또한, 술로 인한 숙취 외에도 농약 중독이나 중금속 중독, 연탄가스 중독 등에도 해독이 우수하여 산소를 많이 공급하도록 도와줍니다. 예전에 회충으로 배앓이를 하는 경우 회충약 역할까지 했다고 합니다. 콩나물에 풍부한 섬유소는 변비에도 효과가 좋으니 활용해보시기 바랍니다. 콩나물은 스트레스를 푸는 데에도 훌륭한 음식입니다. 한의학적으로 간 기능이 약해지면 성질이 조급해지고 화를 잘 내게 되며 우리 몸에서 독성물질을 만들어냅니다. 뇌와 부신에서 스트레스를 물리치기 위해서 '코티솔(cortisol)'이나 '아드레날린(adrenaline), 노르아드레날린(noradrenalin)' 같은 호르몬을 독성물질로 만들기 때문에 이것을 간에서 해독해야 하는데, 간 기능이 약하면 이 독성물질들이 쌓이게 됩니다. 이때 콩나물은 간 기능을 좋게 하여 스트레스로 인한 독성물질을 빨리 해독해주는 효과가 있어서 매우 훌륭한 간 치료약이 될 수 있습니다. 특히, 치매는 혈액이 산성화되어 산성 독소가 쌓여서 발생하는 것인데, 콩나물은 훌륭한 알칼리성 식품으로 산성 독성물질을 몸 밖으로 내보내어 치매 치료에 도움이 되는 것입니다. 콩나물은 뇌세포에 산소공급을 활발히 하는 성분을 더해주므로 젊은 뇌로 유지시켜주며 뇌에 영양공급을 증대시켜 뇌의 기능을 향상해 준다고 여러 실험연구에서도 검증되고 있습니다. 또한, '뉴클리아제(nuclease), '우레아제(urease)', '아밀라아제(amylase)' 등 여러 효소가 많아 고혈압과 동맥경화, 비만증, 심근경색, 콜레스테롤, 저혈압 등의 성인병에 효능이 우수합니다. 또한, 항암 효능도 있다고 보고되고 있습니다. 이처럼 해독에 뛰어난 콩나물은 싼 가격에 많이 먹어도 독이 되거나 부작용이 없으니 더 매력적인 채소입니다. 어느 체질에나 효과가 있지만, 속이 차서 설사를 자주 하는 사람이나 손발이 찬 사람이 많이 먹는 것은 좋지 삼가시기 바랍니다.

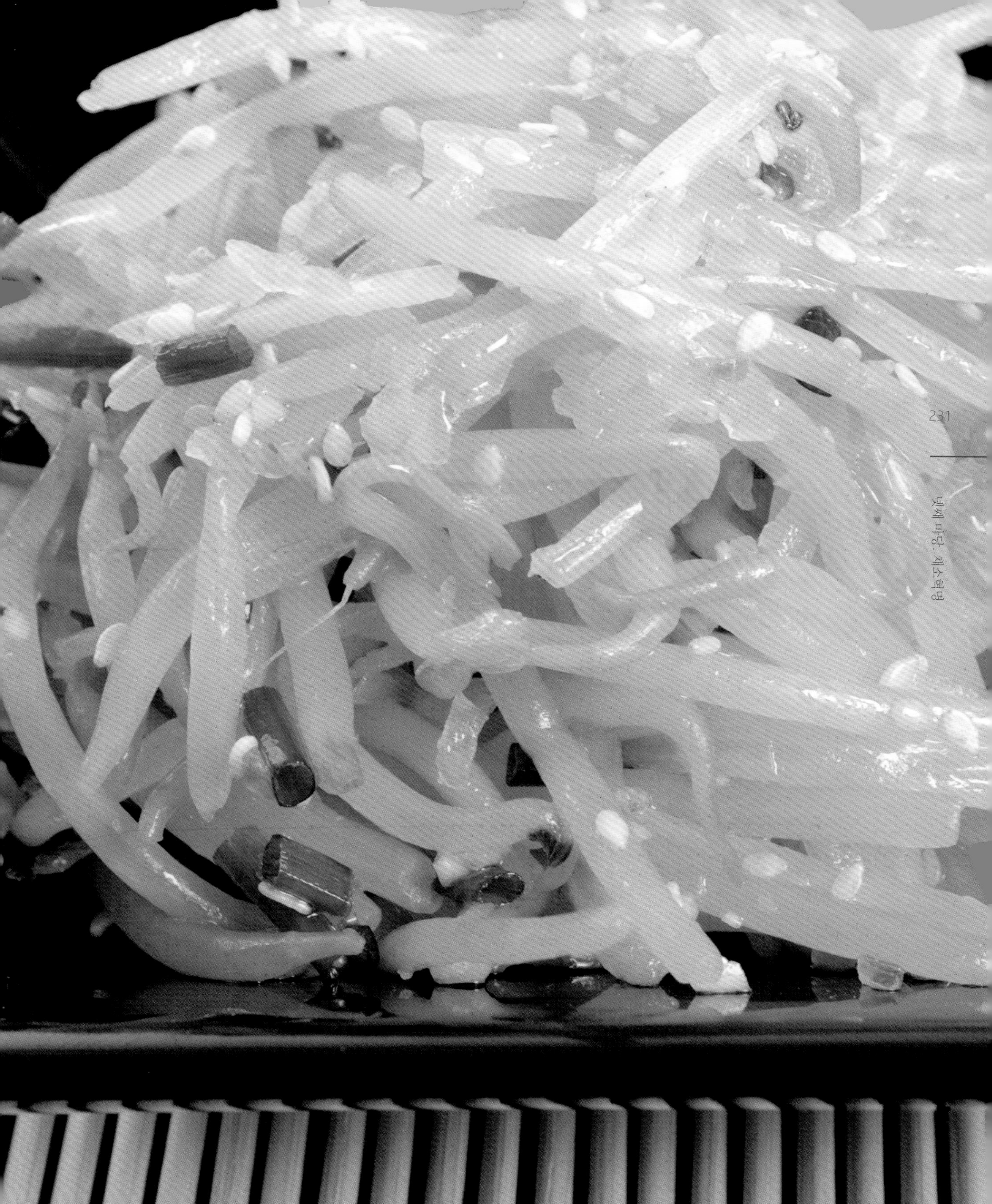

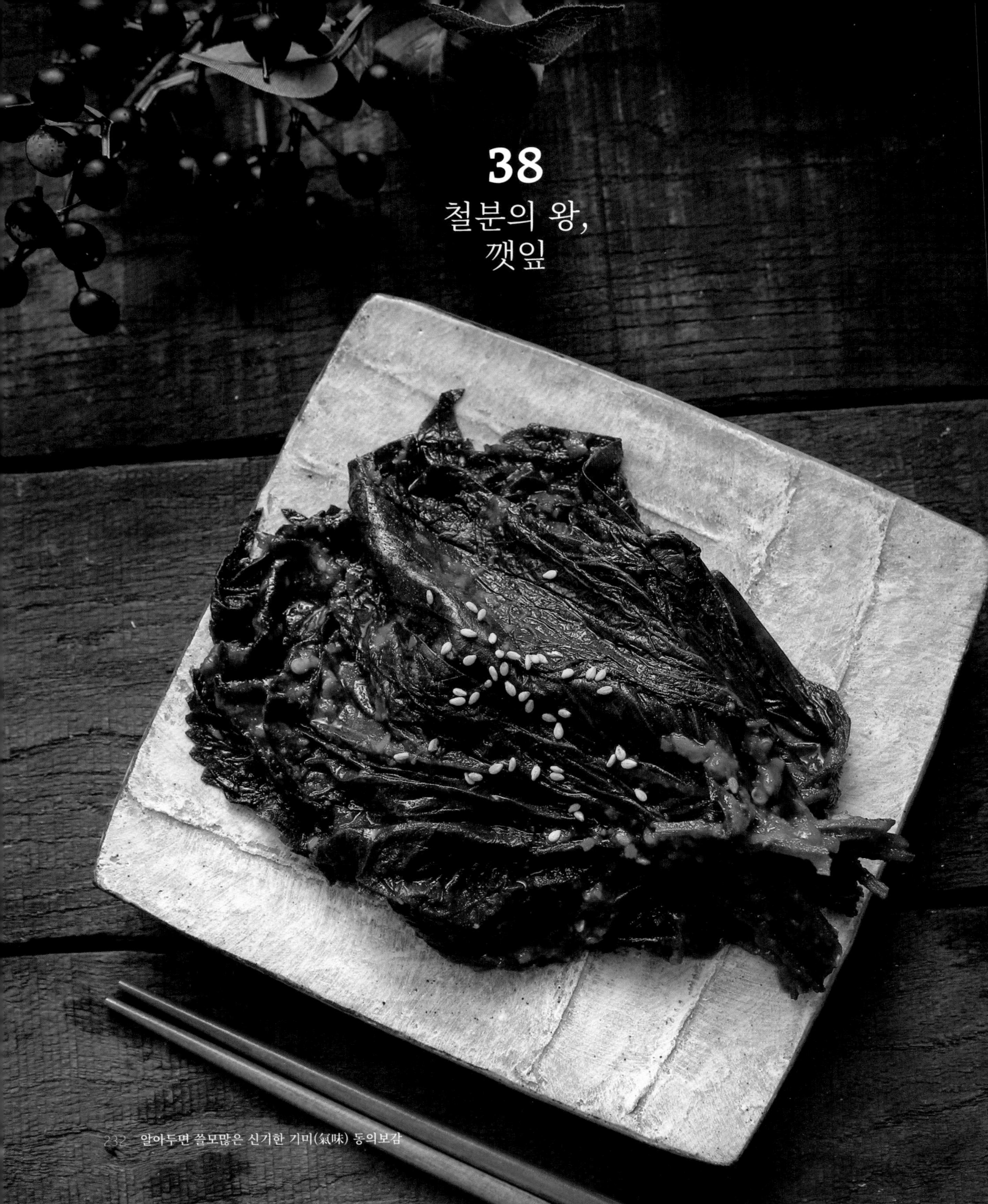

38
철분의 왕, 깻잎

독특한 향미를 지닌 들깻잎은 지구상에서 우리 민족이 가장 많이 먹는다고 할 만큼 사랑받는 식품입니다. 오래 복용하면 백발이 검어지고 피부가 고와지며 주근깨, 기미가 없어지고 원기가 왕성해진다고 하여 건강이나 미용식으로도 인기가 높습니다. <동의보감>에는 '몸을 덥게 하고 독이 없으며 기(氣)를 내리게 하고 기침과 갈증을 그치게 한다. 또한, 간을 윤택하게 해 속을 보하고 정수(精髓), 즉 골수를 메워준다.'라고 기록되어 있습니다. 약재로 '맛은 매우나 성질은 따뜻하고 독이 없어, 주로 '기(氣)'를 아래로 내려주어서 하기(下氣), 소담(消痰), 윤폐(潤肺), 윤장(潤腸) 하는 효능이 뛰어나다.'라고 합니다. 따라서 기침이나 담천(痰喘), 호흡곤란, 식욕 증진, 거담, 기체(氣滯) 그리고 변비 등을 치료하는 데 도움이 될 수 있습니다. 들깨의 '잎(紫蘇葉)'은 외부에 쌓인 독, 표사(表邪)를 풀고 차가운 기운, 한사(寒邪)를 몰아내며 '기(氣)'의 순환을 촉진시키고 뱃속 아이를 편안하게 하는 '안태(安胎)'와 소화를 촉진하는 효능이 있습니다. 따라서 감기나 오한 발열, 소화불량, 구토, 태동불안 등을 다스립니다. <본초강목>에 들깻잎은 '냄새나는 것을 없애고, 기가 치미는 것과 기침을 치료하며, 벌레한테 물린 데 짓찧어 붙이고, 위장을 튼튼히 해주며, 이뇨작용과 약간의 발한 효과가 있다.'라고 전합니다.

'비타민 A와 C, 인' 뿐 아니라, '칼륨, 칼슘, 철분, 망간' 등의 무기질이 많이 함유된 훌륭한 알칼리성 식품으로 시금치보다 더 많은 '철'의 공급원이기도 합니다. 따라서 비타민의 소비량이 많은 흡연자나 스트레스를 많이 받는 현대인에게 깻잎은 최고의 '명약'이라 할 만합니다. 또한, '오메가-3(omega-3), 알파-리포익산(α-lipoic Acid), 비타민 A, B, C, 리보플라빈(riboflavin), 베타카로틴(β-carotene), 엽산(folic acid), 식이섬유'가 풍부하게 들어있어 항산화 효능 외에도 뇌 신경세포 활성화와 보호에 효과가 큽니다. '오메가-3(omega-3)'는 나쁜 콜레스테롤 LDL과 중성지방을 낮추어 동맥경화와 심장질환 및 뇌졸중을 예방해주기도 합니다. 또한, 특유의 향, '페릴케톤(peril keton)' 성분은 방부제 역할을 하여 식중독을 예방해 줄 뿐 아니라 비릿한 냄새와 느끼한 맛을 없애주는 데도 도움을 줍니다.

풍부한 엽록소는 영양소라기보다는 상처를 치료하고 세포를 부활시키며 항알레르기와 항산화 역할을 하여 혈액을 맑게 하는 등의 작용을 합니다. 또한, 위궤양에서 오는 출혈을 멎게 하는 것은 '비타민 K'뿐만 아니라, 엽록소가 가진 지혈작용 때문입니다. 그래서 일찍이 민간에서는 이를 찧어 상처에 붙이기도 하였습니다. 최근에 와서는 들깻잎의 항암작용까지도 인정받고 있습니다. 또한, 육류와 함께 섭취했을 때 소화력을 더 좋게 하고 콜레스테롤의 흡수를 줄여주어 성인병 위험을 낮출 수 있습니다. 뿐만 아니라, 현대인에게 생기기 쉬운 변비를 예방하고 위장에 탈이 났을 때 먹으면 효과적이며 위를 튼튼하게 만들어주어 식욕도 촉진해 줍니다. 잎을 날 것으로 비벼 코에 넣으면 독특한 향기로 인해 머리가 시원해져 두통에 사용되기도 합니다. 특유의 정유 성분은 방부제 역할을 하여 생선회와 함께 먹으면 식중독 예방 효과도 기대할 수 있습니다. 신경안정제보다 더 뛰어난 신경안정효과가 있어서 불면에 시달리는 사람에게 좋습니다. 일본에서는 들깻잎과 비슷한 '자소(紫蘇) 잎'이 대용되기도 합니다. 들깨의 '줄기'도 '기(氣)'를 순통시키고 소화를 촉진하며 통증을 완화하고 '태(胎)'를 안정시키는 효능이 있습니다. 하지만, 깻잎에는 '칼륨' 성분이 많이 들어있어서 만성신장 질환자처럼 칼륨 배출능력이 떨어지는 사람에게는 독이 될 수 있으니 삼가기 바랍니다.

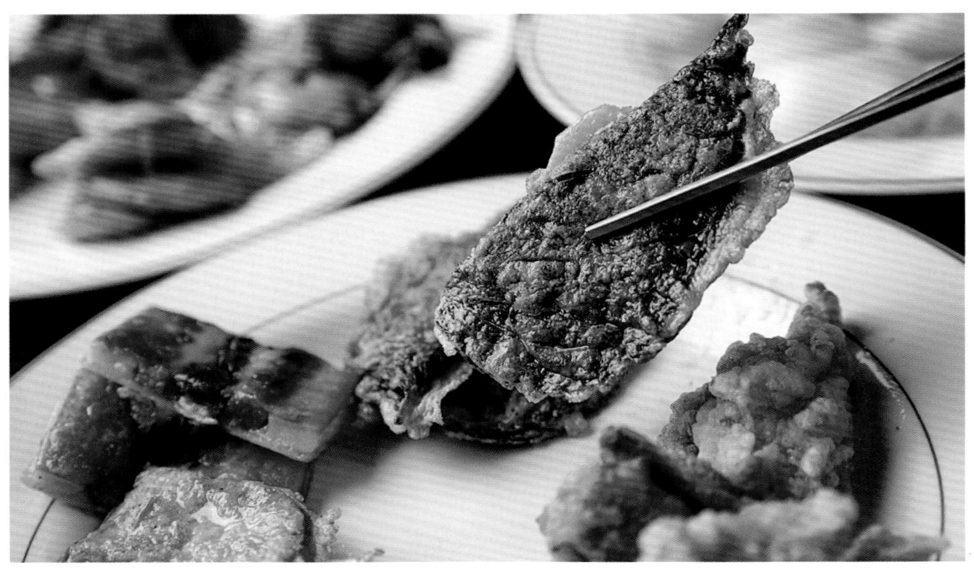

39
생명력이 질긴 질경이

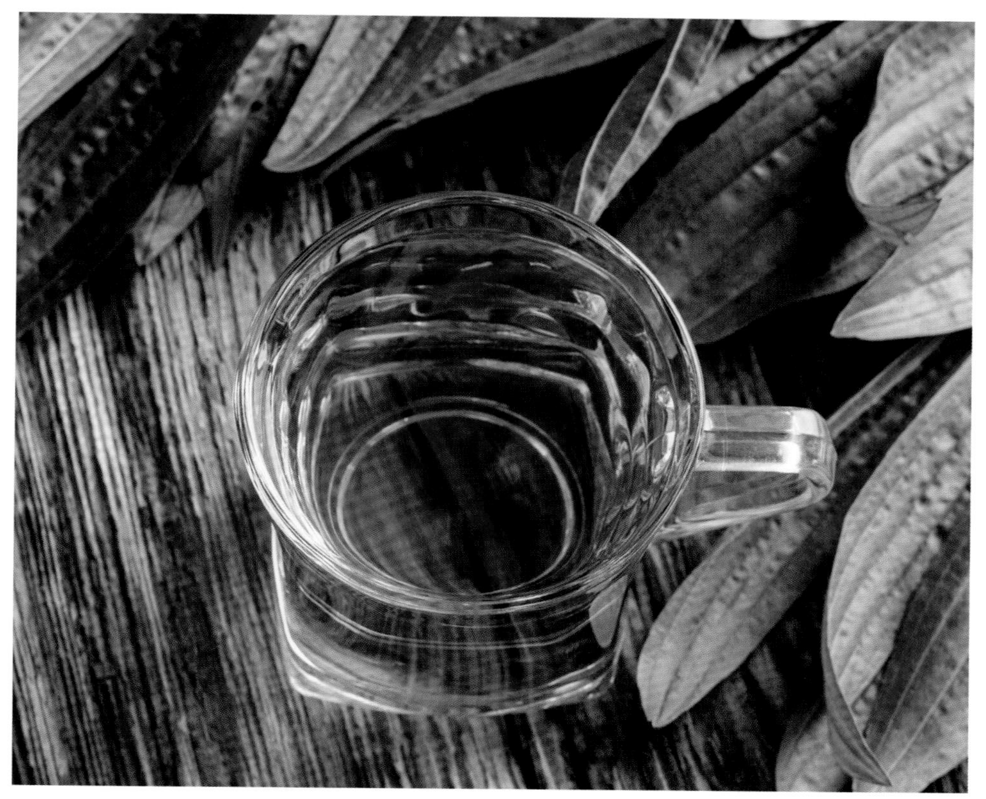

질경이는 수레바퀴 앞에서 발견되었다고 해서 '차전초(車前草)' 불리고 있습니다. 한의학에서는 질경이씨를 '차전자(車前子)'라 부르며 약용으로 다양하게 사용하고 있습니다. <본초강목>에는 질경이를 '오래 먹으면 몸이 가벼워지고 언덕을 뛰어넘을 수 있는 힘이 생긴다.'라고 기록하고 있습니다. 따라서 이뇨작용과 해독작용이 있고 설사를 멈추게 하며 간 기능을 활성화하여 어지럼증이나 두통에 효과가 있습니다.

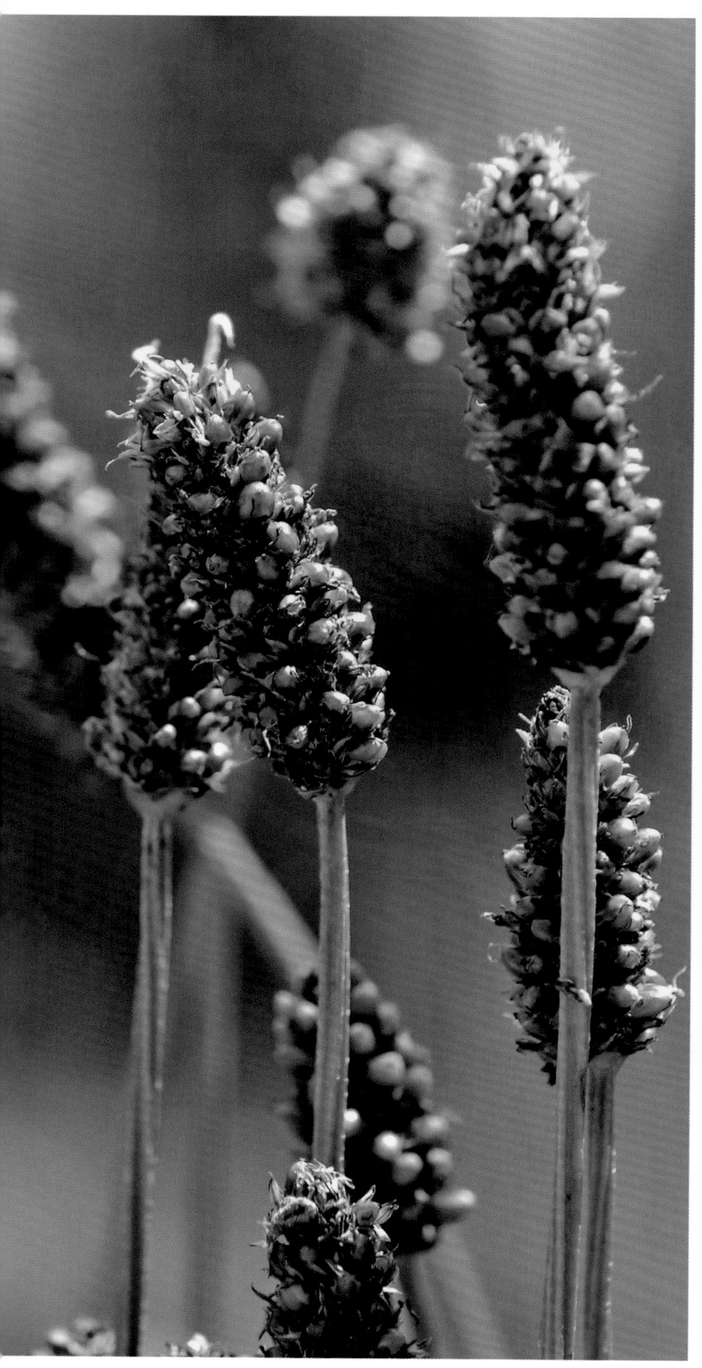

'무기질과 단백질, 비타민, 당분' 등이 많이 함유되어서 나물로 즐겨 먹으면 건강 회복에 도움이 되고 강력한 항산화 효능을 보입니다. 또한, '콜레스테롤'을 낮추고 체내의 활성산소를 제거해주어 동맥경화나 간 경화를 예방하는 데 도움이 됩니다. 질경이에 있는 '플라보노이드(flavonoid)'는 암성분의 성장이나 전이를 억제해주기도 합니다. '엽산(folic acid)'이 풍부해서 치매의 원인으로 알려진 '호모시스테인(homocysteine)' 수치를 낮추는 데도 훌륭한 약효를 보입니다.

최근 고려대 산학협력단 연구에 따르면 질경이 추출물이 학습능력을 증진시키며 치매를 예방하고 퇴행성 신경질환의 예방과 치료에도 효과를 보인다고 발표하고, 질경이 추출물을 특허등록하기도 했습니다. 이 특허는 뇌 신경세포 보호 물질로서 산화적 스트레스 유발을 감소시키며 세포 활성을 증대시킬 뿐만 아니라, 기억학습능력을 유지하며 인체에 무해한 퇴행성 신경질환의 예방 또는 치료용 조성물에 관한 것입니다. 하지만, 질경이는 한의학적으로는 찬 성질이므로 몸이 냉하거나 소화기관이 약한 사람에게는 설사나 저혈압을 유발할 수 있으니 주의해야 합니다. 또한, 자궁수축을 증가시키는 효능도 있으니 임산부는 섭취를 삼가야 함을 기억해주시기 바랍니다.

40
산에서 나는 장어, 마

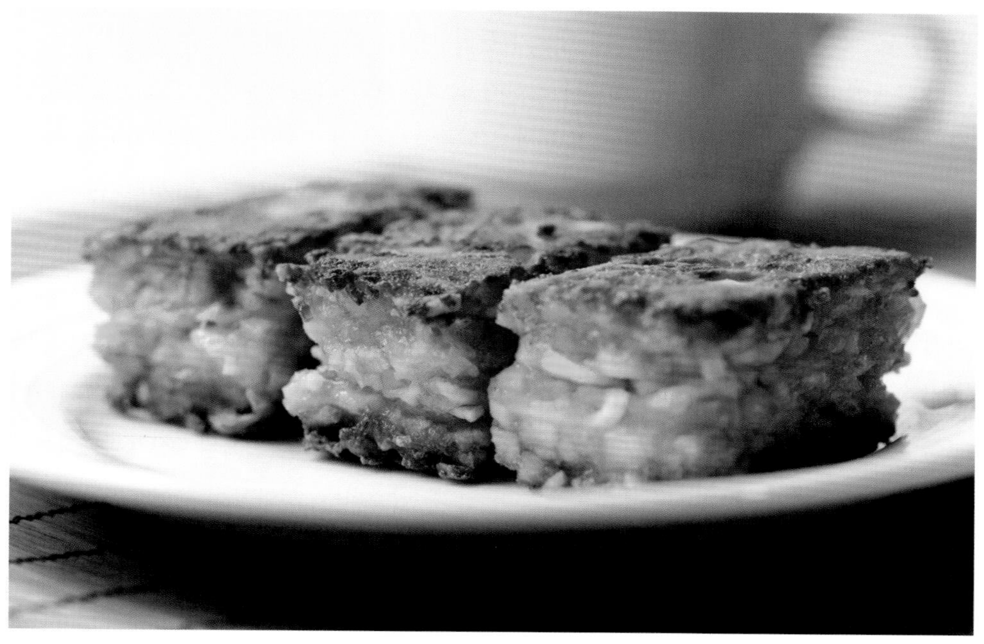

‘산우(山芋)’ 혹은 ‘옥연(玉延)’이라 불려온 ‘마’는 가을 절기, 상강(霜降) 후부터 동지(冬至) 사이에 채취해 건조하여 복용합니다. 중국에서는 전쟁에 진 병사들이 산속에 숨어 지낼 때 이 ‘마’를 섭취하면서 체력을 버텨 낼 수 있었다고 합니다. 한의학에서 약재명은 ‘산에서 나는 약’, ‘산약(山藥)’이라 불리며, 예로부터 원기회복에 좋은 약재로 많이 처방되어 왔습니다. <동의보감>에 의하면, ‘성질이 따뜻하고 독이 없어서 허로로 여윈 것을 보하며 기력을 도와주고 살찌게 하며 힘줄과 뼈를 강화한다. 또한, 정신을 안정시키고 의지를 강하게 한다.’라고 전하고 있습니다. 맛은 달며 무독하고 신장의 음기를 보할 뿐 아니라, 비·위장과 대, 소장을 튼튼하게 하는 효과가 큽니다. 입맛을 좋게 하고 설사나 이질을 멎게 하므로 허약해서 생긴 설사를 낫게 하는 한약 처방에는 거의 들어간다고 보면 됩니다.

주성분은 전분 외에 '뮤신(mucin)', '아르기닌(arginine)', '콜린(choline)', '디아스타제(diastase)', '지방', '단백질' 등을 함유하고 있어 체력을 돋워주는 효과가 아주 크고 위장의 벽을 아주 강하게 만드는 작용이 있습니다. 또한, 폐 기운을 보해 주므로 허약해서 생기는 기침이나 가래, 천식 등의 치료에 활용됩니다. 풍부한 영양분으로 기력을 보하여 근육을 강화하고 호흡기 점막에 작용하여 노폐물을 배출시켜주고 기관지의 원활한 작용을 도와주므로 기관지가 약한 사람이나 노인성 해소를 경감시키는 데 약효가 탁월합니다. 뿐만 아니라, 마의 끈적끈적한 성분은 우리 몸속에서 정액을 더해주고 조루나 성신경 쇠약증에도 효과가 있으므로 훌륭한 정력제라고 할 수 있습니다. 몸에서 빠져나가는 것을 막아주는 효능이 있어 정액이 새어나가지 않게 막아주기 때문입니다. 또한, 소변을 자주 찔끔거리는 유뇨나 요실금도 개선해주고, 성장기능, 강화작용 약재로도 효용 가치가 큽니다.

이 외에도 마에는 '비타민'과 각종 영양소 등이 풍부하게 들어있어 질병에 걸리지 않도록 면역력 강화에도 도움을 주고, '사포닌(saponin)' 성분이 혈압을 안정시켜주고 콜레스테롤을 제거해주어 성인병을 예방하는 데 훌륭한 약재입니다. 이처럼 훌륭한 보약이자 자양강장제라서 살이 차오르게 만드는 효과가 있어 여윈 몸에도 도움이 될 수 있습니다. 허약하여 열이 조금씩 오르는 것을 내려주고 과로하여 몸이 상한 것을 회복시키는 효과도 큽니다. 당뇨병에도 혈당 강하작용이 있어 매일 달여 장기간 차 대신 복용하면 효과가 있으나, 염증성 설사를 할 때는 복용을 중지해야 합니다. 최근에는 '에스트로겐(estrogen)' 대체 식품으로도 활용되고 있는데, 신체의 '에스트로겐(estrogen)' 수치를 증가시키거나 안정화하는 데 도움이 된다고 연구 보고되고 있습니다.

하지만, 한의학적으로 몸에 쌓인 독 즉, 습(濕)이 많아서 잘 붓거나 속이 더부룩하고 뱃속에 덩어리가 쌓여 내려가지 않거나 변비가 있는 경우에는 피해야 합니다. 찬 성질의 밀가루 음식과 함께 먹는 것도 좋지 않습니다. 너무 많이 복용하면 기체(氣滯)를 일으키므로 삼가기 바랍니다. 또한 '뮤신(mucin)' 성분이 많이 함유된 장어나 연근을 먹을 때, '뮤신(mucin)'이 풍부한 마를 함께 먹으면 알레르기 증상을 유발할 수 있으니 피하는 게 좋습니다. 그리고 마를 손질할 때는 피부에 가려움증이 생길 수도 있으니 장갑을 끼고 조리하기 바랍니다.

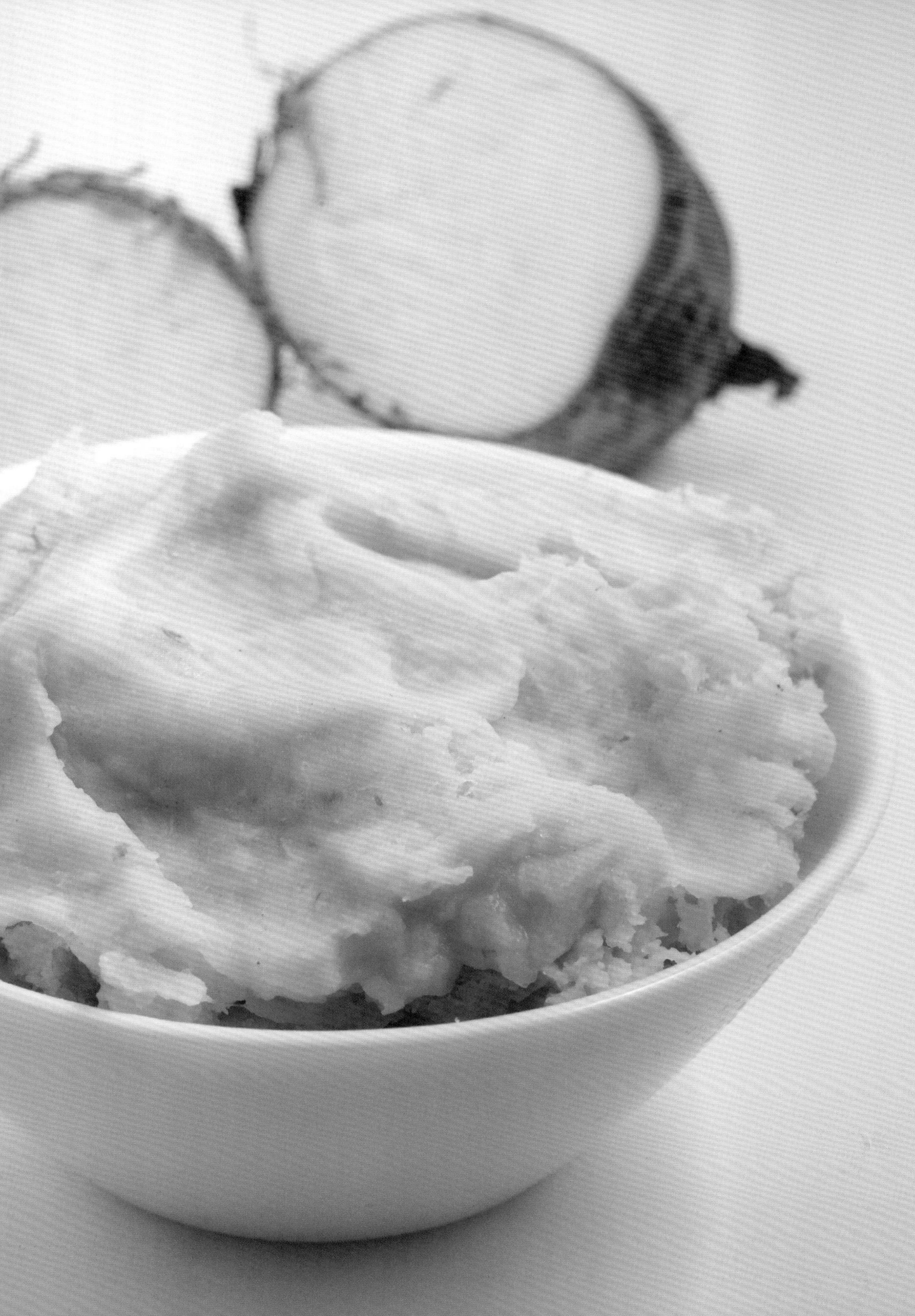

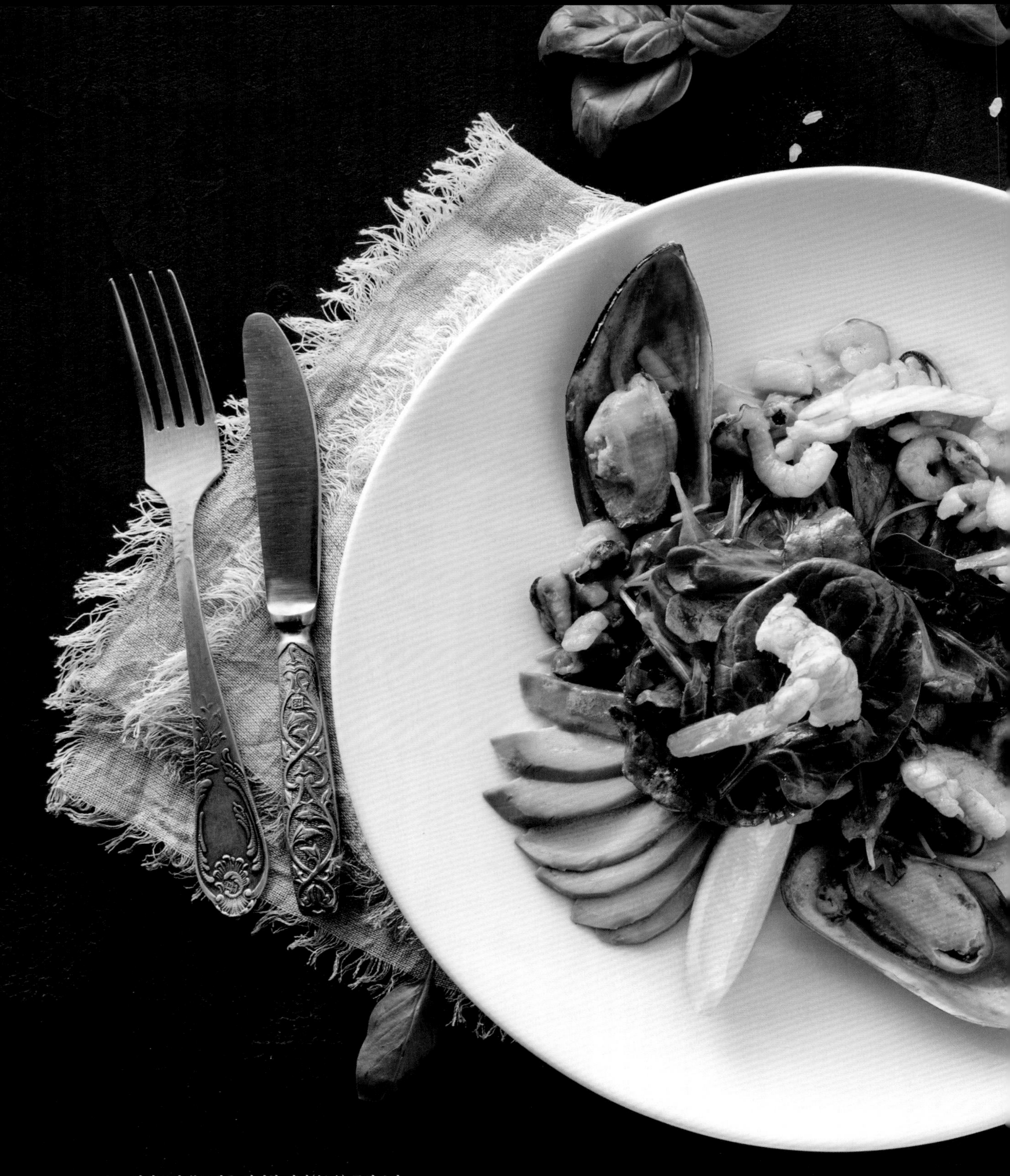

5

다섯째 마당

바닷속의 보물

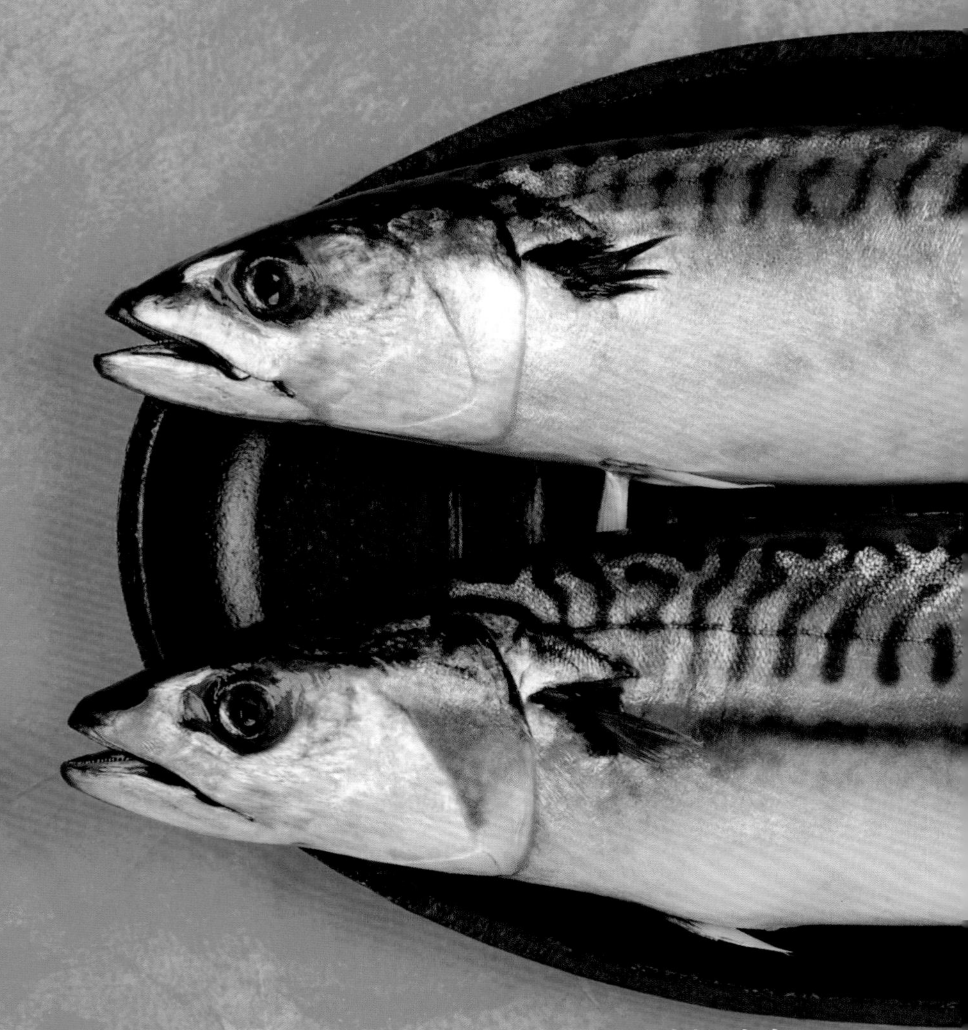

바다 해산물을 자주 섭취하는 것은 심혈관질환이나 뇌 혈류 질환 등 순환기 건강을 유지하는데 많은 약효를 보여줄 수 있습니다. 해조류에는 우유와 비교도 안 될 만큼 '칼슘'이 풍부하게 들어있어서 집중력과 지구력을 키워주고, 많은 '칼륨'을 함유하고 있어 '나트륨'을 체외로 배출시켜주어 혈압을 내리는 효과도 있습니다. 염기성 아미노산인 '라미닌(laminin)'과 식이섬유인 '알긴산(alginic acid)'도 다량 함유되어 해독기능과 장 기능 활성화에도 도움이 될 수 있습니다. 특히, 콜레스테롤 수치를 낮추고 혈전 예방효과가 있는 'EPA'와 지능개발과 치매에 좋은 'DHA'도 풍부하여 성인병 예방효과가 뛰어납니다. '칼슘, 인' 등 무기질 물질은 강장효과와 함께 간장의 기능을 강화해주기도 합니다. '엽산, 철분, 비타민 A, 아연, 요오드, 비타민 12' 등도 함유되어 두뇌 건강에도 좋습니다. 특히, 해조류의 요오드 성분은 우리 몸 안에 쌓인 중금속을 배출해주고 신체 대사활동도 활성화하는 효능이 있어서 미세먼지나 방사능 공포에 노출된 시대에 주목받는 영양소 중 하나입니다. 뿐만 아니라, '타우린(taurine)'은 퇴행성 질병을 유발하는 원인인 뇌 독소를 현저히 감소 시켜 줍니다.

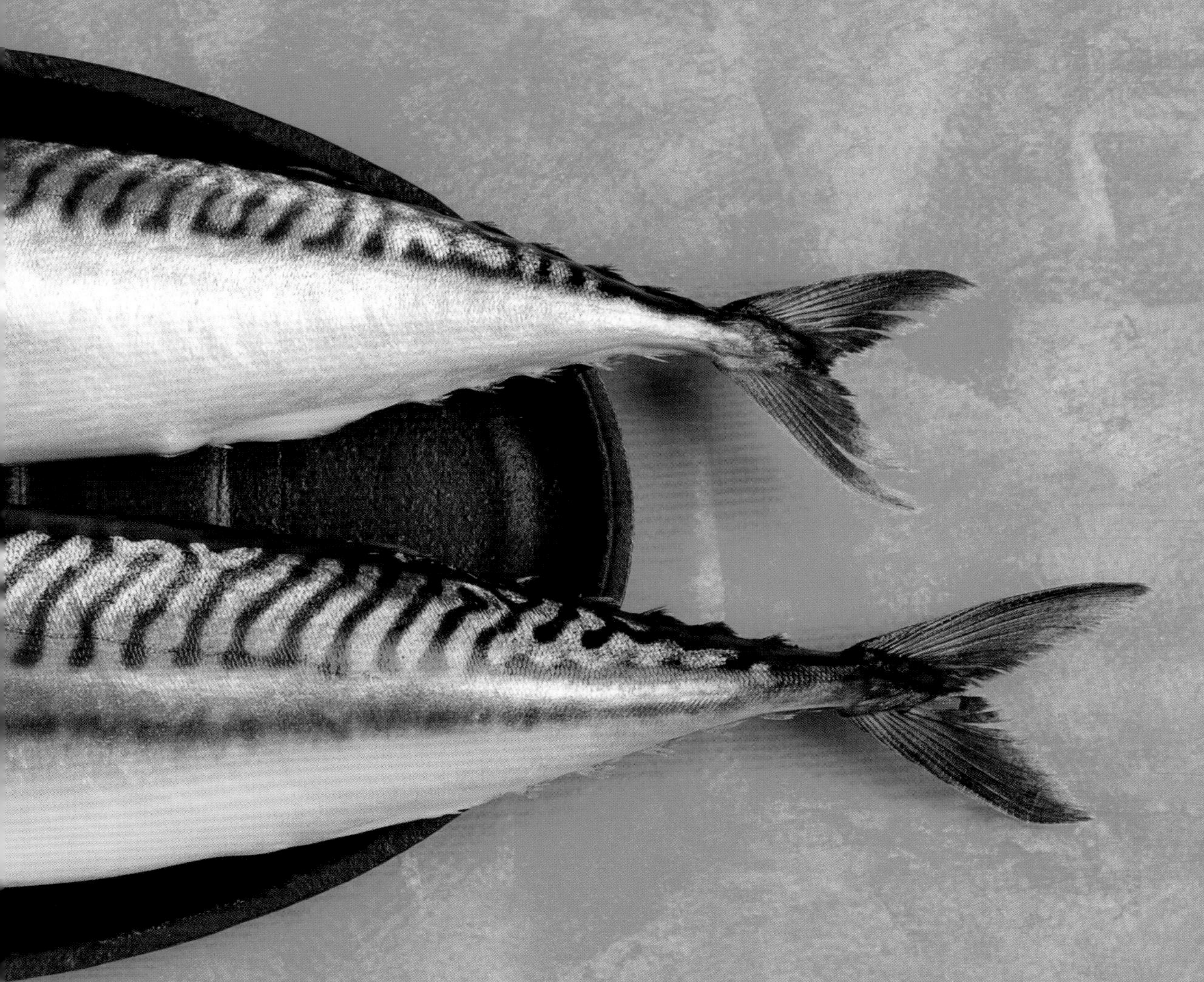

이탈리아 몰리세대학의 지오반니 스카파니니 박사는 해조류에 뇌세포 침식을 막는 '호모 타우린(homo taurine)' 성분이 다량 함유되어 있음을 밝혀냈습니다. 이 '호모 타우린(homo taurine)'은 뇌 독소를 감소시킬 뿐 아니라, 장기 기억과 관련되어 있고 가장 먼저 손상되는 뇌 조직인 해마상 융기를 보존하는 데 도움을 준다며 연구 보고하였습니다. 특히, 등푸른생선은 신경 체계 형성에 관여하여 세포를 더 유연하게 만들고 지방세포 형성을 제한하고, 더구나 제철 생선에는 불포화지방산이 풍부하여 혈전 진행을 늦춰주기 때문에 뇌 건강에 큰 도움이 될 수 있습니다. 고등어나 삼치, 꽁치 등의 등 푸른 생선에는 오메가-3 지방산인 'DHA'와 'EPA'가 많이 들어있어서 뇌 건강의 대표 음식으로 꼽히기도 합니다. 또한, 신경전달물질 '아세틸콜린(acetylcholine)' 합성에 중요한 영양소인 '판토텐산((pantothenic acid)'도 함유되어 있습니다. 생선에 풍부한 '오메가-3'는 나이가 들어갈 때 인지기능이 저하되는 속도를 낮춰주고 세포막의 구성성분으로 신경세포 내 신호를 원활하게 전달하여, 기억력을 증진시켜줍니다.

01
바다의 인삼, 굴

고대 로마 황제와 나폴레옹, 독일의 비스마르크뿐만 아니라, 유명한 '카사노바'도 굴을 매일 섭취하였다고 전합니다. 바다의 인삼, 바다의 우유라고 하는 굴은 동서양을 막론하고 많은 사람이 건강을 지키기 위해서 즐겨 먹어 왔습니다. 겨울철 대표적 수산물인 '굴'은 <동의보감>에서 '혈액을 생성하거나 맑게 해주는 생혈(生血), 정혈(精血), 보혈(補血) 식품'으로 여겼으며, '기력을 북돋우고 피부를 부드럽게 하며 얼굴색을 곱게 한다.'라고 설명하고 있습니다. 따라서 심장의 혈(血)이 부족해 가슴에 열이 오르고 두근거리며 잠이 잘 오지 않거나 잠잘 때 식은땀을 흘리며 마음이 안정되지 않는 경우에 드시면 우수한 효과를 보실 수 있습니다. 또한, 정액을 더해주는 익정(益精) 효능이 있으며, 유정(遺精)을 치료하고 기력을 도와주므로 성 기능을 강화해주는 약효를 얻을 수 있습니다.

한의학에서는 굴 껍데기가 한약재로도 많이 사용되는데, <동의보감>에는 '성질이 평하고 맛이 짜며 독이 있다.'라고 전합니다. 또한, '대장과 소장을 껄끄럽게 하고 대소변을 지나치게 나오게 하며 식은땀을 멎게 하고 유정과 몽설, 적백대하를 치료하고 온학을 낫게 한다.'라 기록되어 있습니다. 주로 '굳은 것을 물러지게 하고, 수렴작용을 하는 약재'로 많이 처방되는데, '먼저 소금물에 2시간 정도 끓인 다음 불에 구워 가루 내어 사용한다.'라고 추천하고 있습니다. 중국에서는 강정제(强精劑)로도 많이 사용되고 있는 '굴 껍데기 가루(모려분)'는 '음기(陰氣)'를 도와주고 '허열(虛熱)' 즉 음기(陰氣)가 부족하거나 손상되어 생기는 열을 내려주는 효능이 있는 것으로 알려져 있습니다. 따라서 모르게 흘러내리는 '도한(盜汗)'을 막아주고 여성의 냉증(대하)과 자궁 출혈, 남성의 조루, 유정(遺精)과 몽정(夢精)을 다스리고, 소변을 시원히 보게 하고 규칙적인 소변 습관을 도와주기도 합니다.

굴에는 '타우린(taurine)'과 '핵산(nucleic acid)'이 많이 들어있어서 간 해독으로 간 기능 회복에 좋을 뿐 아니라, '불포화지방산 EPA'와 함께 혈액 내 콜레스테롤 수치를 낮추어 주어 성인병을 예방해 줍니다. 따라서 혈액순환을 도와주므로 고혈압이나 뇌졸중 등과 같은 혈관질환 예방에 도움이 됩니다. 특히, '타우린(taurine)'은 피로 회복뿐 아니라 숙취 해소와 음주해독에 효과가 우수합니다.

또한, 굴은 칼로리가 낮은 식품으로 양질의 단백질을 함유하며 '오메가-3 지방산, 각종 비타민(A, B1, B2, B12, E)', 무기질 등이 많이 함유되어 있어서 '비타민과 무기질의 보고'라 할 수 있습니다. 굴에 풍부한 '아연' 성분은 남성호르몬 '테스토스테론(testosterone)'을 활성화해 주고 인슐린 분비를 촉진해주므로 정자생성을 높여주어 스태미나 식품으로도 좋으며 전립선 비대증에도 도움이 됩니다. 머리카락이 자라는데도 핵심 영양소이므로 모발 건강에 좋을 뿐 아니라, 비듬이나 탈모 예방에도 훌륭한 효과를 볼 수 있습니다. '칼슘'도 많이 들어있는데 '타우린(taurine)'과 함께 성장기 두뇌발달, 어린이의 성장과 뼈 건강에 도움이 될 수 있습니다. '아연'뿐 아니라, '철분, 마그네슘'과 같은 미네랄 성분도 풍부하여 뇌 신경세포 기능을 강화해주므로 인지장애나 치매를 예방해 주는 약효도 탁월합니다. 또한, '철분'과 함께 '구리', '인' 등도 골고루 함유되어 있어, 자주 드시면 '철분'이 우리 몸에 흡수되는 것을 도와주어 빈혈을 예방해 주기도 합니다. 이 외에도 항암작용을 하는 필수아미노산인 '셀레늄(selenium)'뿐 아니라, 각종 미네랄 성분이 풍부하게 함유되어서 암세포의 발생과 성장을 억제해주므로 암 예방과 면역력 강화에 우수한 약효로 도움을 받을 수 있습니다. 참치보다 'DHA'가 두 배 이상 풍부하여서 치매 예방에도 효과가 있다고 보고되고 있습니다. 레몬과 같이 드시면 레몬의 '비타민 C' 성분이 굴의 '철분' 흡수를 도와주고 세균번식도 막아주어 살균 효과까지 볼 수 있습니다. 그러나 성질이 차기 때문에 비·위장의 기능이 약하거나 몸이 허약하고 찬 사람은 적게 먹어야 하며, 한의학적으로 신장의 기(氣)가 허약하고 열(熱)이 없으면서 정액을 흘리는 경우에는 적합하지 않으며 위산이 부족한 사람이나 변비가 있는 사람도 주의해야 합니다.

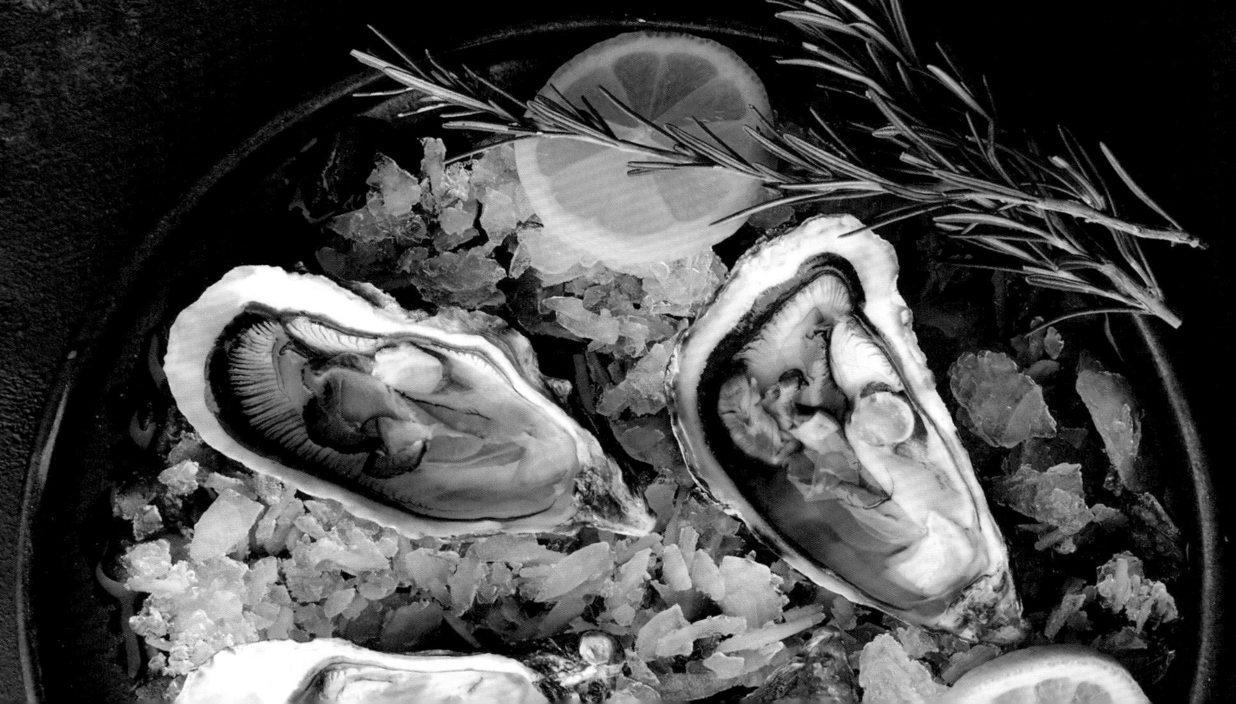

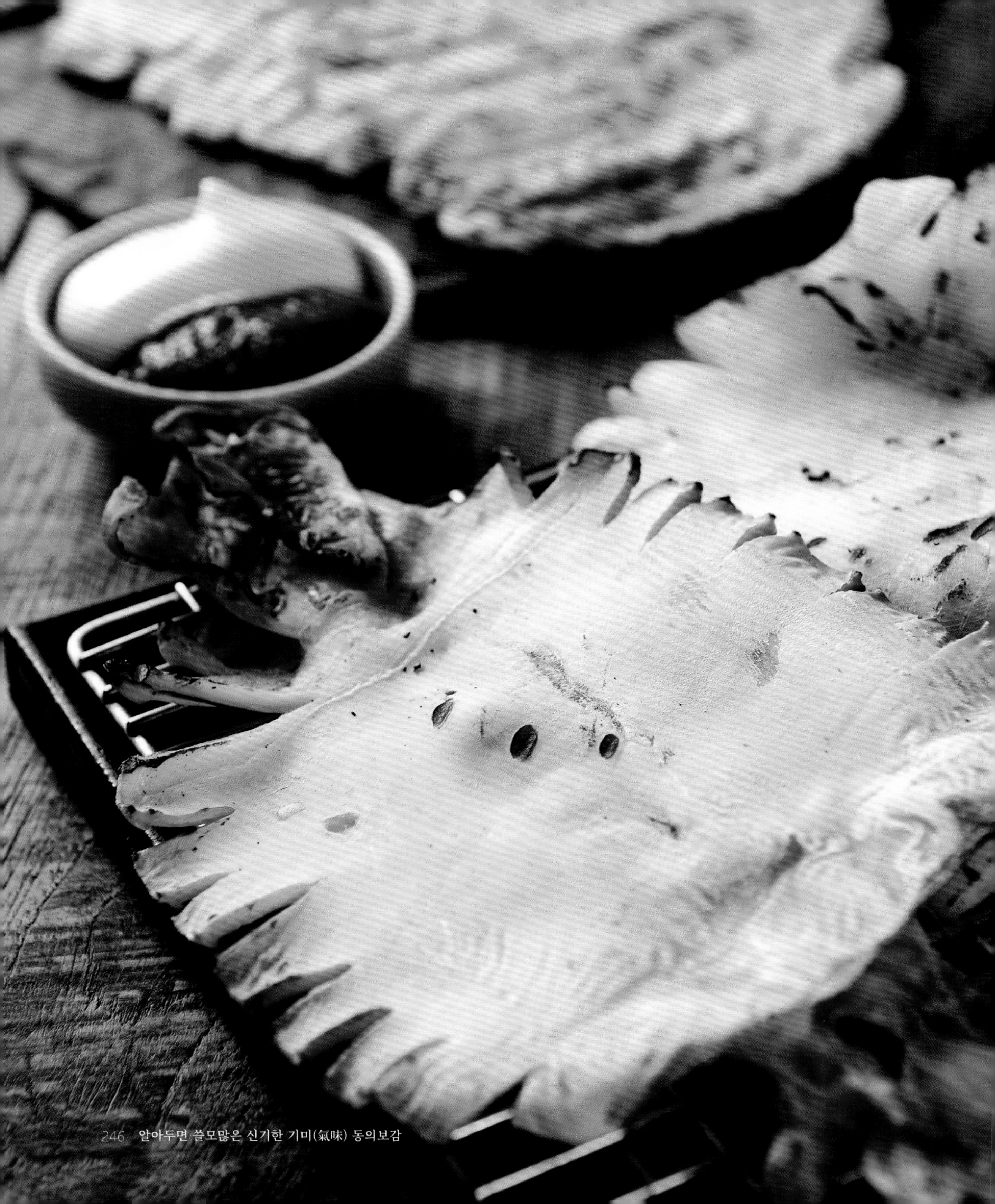

02
타우린 덩어리, 오징어

예로부터 우리 민족은 오징어를 즐겨왔습니다. <동의보감>에 오징어의 살은 기(氣)를 보호한다고 전합니다. 오징어의 살에는 우리가 주식으로 먹는 쌀 등 곡류에 부족한 '라이신(lysine)'과 '트립토판(tryptophan)', '트레오닌(threonine)' 같은 아미노산이 풍부하기 때문입니다. 쇠고기보다 오징어에 약 15배 정도 풍부한 '타우린(taurine)' 성분은 우리 몸속에 쌓인 나쁜 콜레스테롤을 낮춰주므로 피로 회복뿐 아니라, 고혈압이나 동맥경화 등 뇌 혈류 질환, 심장병 등에 좋아 혈관 건강을 지켜줄 수 있습니다. 간의 해독작용을 돕고 피로물질 '젖산'의 축적을 막아주므로 피로 회복에도 훌륭한 식품입니다. 또한, 'DHA', 'EPA' 등 '불포화지방산'도 풍부해서 혈중 콜레스테롤 수치를 낮춰주므로 혈관계 질환을 예방하며 두뇌발달에도 도움이 됩니다. 따라서 기억력과 인지능력 등의 뇌 건강에 좋으므로 성장기 어린이뿐 아니라 노인의 치매 예방을 위해서도 자주 드시길 바랍니다.

오징어에는 세포 대사의 필수 미네랄 '셀레늄(selenium)'도 다량 들어있어서 노화의 주원인인 활성산소를 제거해주고 세포조직 변성을 억제해주는 항산화 작용을 합니다. 따라서 성인병을 예방하고 노화를 늦추는 데 도움을 주며 항암효과도 보여주기도 합니다. '수산화칼슘(calcium hydroxide)' 성분은 위 점막의 보호와 재생을 촉진해주어 위 건강을 지키는 데 도움이 될 수 있습니다. 갑오징어의 먹물은 주로 지중해 연안 사람들이 정력과 간장보호에 좋다며 약으로 먹어 왔으며, 일본에서는 먹물의 항암효과가 주목을 받으면서 대중화되고 있습니다. 특히, 먹물은 성인병이 우려되는 장년층의 비만이나 협심증, 심장의 통증에도 좋은 성분입니다. 최근에는 방부작용이나 위액을 분비해주는 효과도 있다 연구 결과도 보고되고 있습니다.

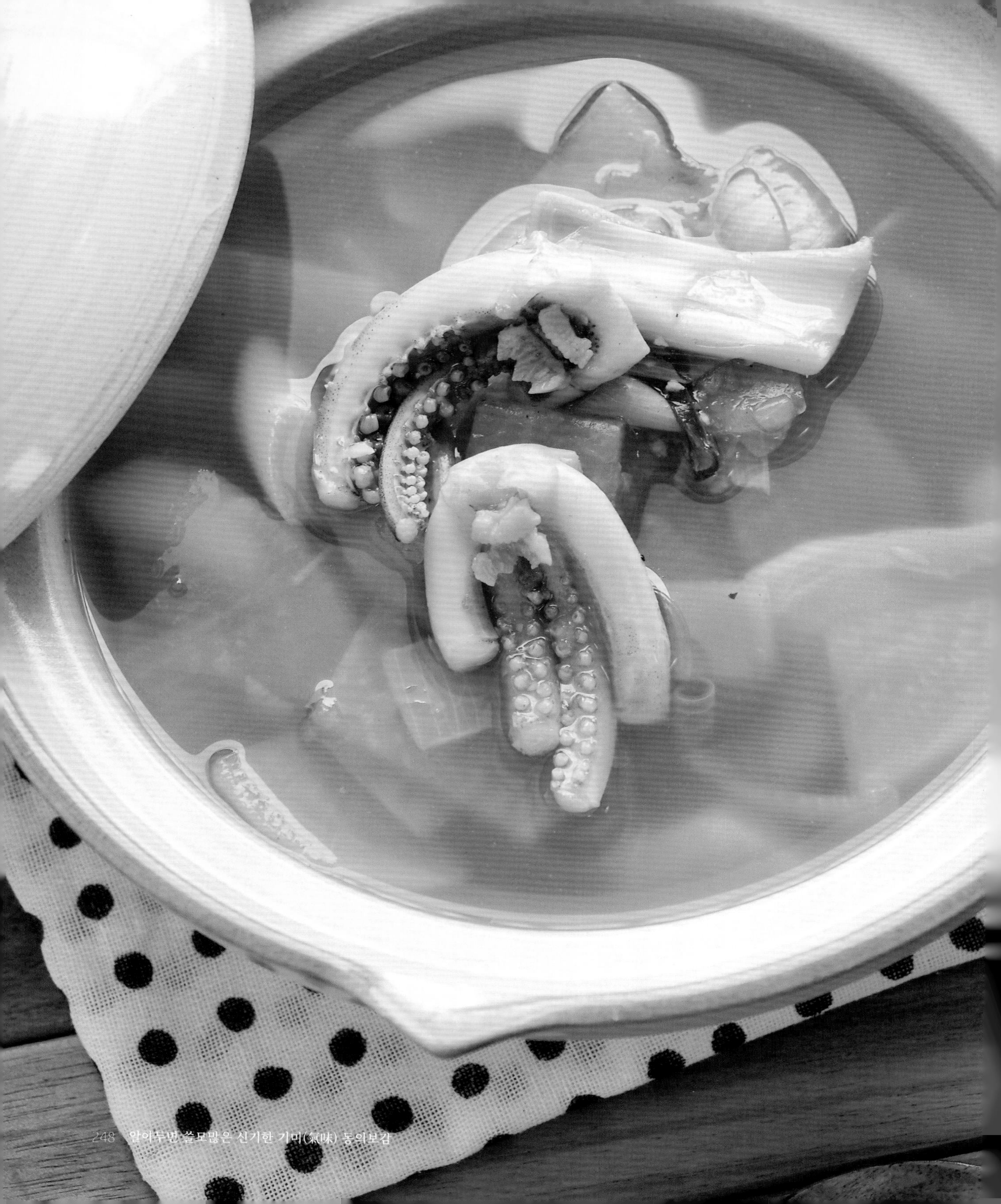

평상시에 기(氣)가 허하여 쉽게 피곤하거나 주의력과 집중력이 떨어지고 입맛이 없고 체질이 약하여 감기에 잘 걸리는 사람에게 좋습니다. 또한, '폐(肺)의 요약(要藥)'이라 하여 피부질환이나 천식이 오래가는 경우에도 유익합니다. <동의보감>에는 '오장육부를 보호하고 소화 기능을 튼튼히 한다.'라고 전하고 있습니다. 따라서 '비위 기능을 도와주므로 부종을 내려주고 간과 신장 기능을 보하기 때문에 간이 주관하는 근육과 신장이 주관하는 뼈를 튼튼하게 한다.'라고 기록되어 있습니다. <자산어보>에 '삼치는 3가지 맛이 있고 크기가 다른 생선의 3배이며 헤엄 속도가 3배는 빠르다.'라고 합니다. '고등어보다 수분이 많고, 게살처럼 고소하고 부드러우며 기름져서 노인이나 아이들이 먹기에도 좋은 생선'이라고 전하고 있습니다.

우리 몸에 좋은 불포화지방산 'EPA'와 'DHA'가 풍부하고 '비타민 A, B1, B2, B3, 니아신(niacin)'뿐 아니라 '단백질'도 풍부하며 '칼슘'도 많이 함유하고 있습니다. 따라서 콜레스테롤이 쌓이는 것을 막아주므로 성인병 예방이나 고혈압, 심장병, 뇌졸중 등 혈류 질환에 유익합니다. 치매 예방이나 학습능력, 인지기능에도 도움을 주며 야맹증, 감기, 설염, 구내염, 피부염 등에도 효과가 있습니다. 또한, 자주 드시면 '비타민 D'와 '칼슘'이 다량 함유되어서 뼈를 튼튼하게 해주므로 성장기 아이들의 골격 형성과 노인들의 골다공증 예방에도 도움이 됩니다. '타우린(taurine)'과 '비타민 B' 성분이 많이 함유되어서 피로 회복에도 좋은 식재료입니다. 특히, '오메가-3 지방산'이 다량 들어있어서 임산부와 태아의 건강을 유지하는 데도 유익한 생선입니다. 다른 생선들에 비해 알레르기를 유발하는 '히스티딘(histidine)' 성분이 적게 함유되어 있어서 알레르기가 있는 분들에게도 권해드립니다. 하지만, '오메가-3 지방산'은 열에 약하고 소화 장애를 유발하거나 설사를 일으키기도 하고 피부질환이 있는 사람은 심해질 수도 있으니. 너무 많이 먹지 않은 것이 좋겠습니다. 바다에서 얻는 이러한 생선은 한의학적으로 대부분 성질이 따뜻하여 몸이 냉한 분이 먹으면 위장이 데워져서 소화 기능이 좋아지고 입맛을 돌게 하며 장을 편안하게 해주는 효능이 있습니다. 또한, 신장의 허약을 보하고 정(精)을 보충하고 눈을 밝게 하며 정신을 안정시키게 도와주므로, 제철 식탁에서 많이 활용해보시기 바랍니다.

06
콜레스테롤을 녹이는 꽁치

서민의 영양식품인 꽁치는 성질이 차면서 담담한 맛이 나서, <동의보감>에서는 '몸의 화(火)와 열(熱)을 내려주는데 효과가 특히 좋다.'고 전하고 있습니다. 가을에 많이 나고 모양이 칼과 같다고 하여 '추도어(秋刀魚)'라고 하며, 지역에 따라 '공치, 청갈치, 추광어' 등으로도 불리는데, <본초강목>에는 '강공어(姜公魚)'라고 기록하고 있습니다. 하지만, 아가미 근처에 구멍이 있어 구멍 공(孔)에 '~치'가 붙어 이것이 된소리가 되어 '꽁치'라 불리게 되었다는 설이 가장 설득력이 있다고 보고 있습니다. 꽁치에는 '불포화지방산'과 '단백질', '비타민' 등이 풍부한데, 가을 무렵의 꽁치는 단백질 함량이 20%로 어느 시기보다 많아집니다. 붉은 살과 배 부근에는 '비타민 B12'와 '철분'도 많이 함유되어 있어 악성빈혈을 예방하고 갑상샘의 기능을 좋게 해줍니다.

다른 등 푸른 생선들과 마찬가지로 '핵산(nucleic acid)'과 'DHA' 성분도 많이 함유되어 있습니다. 꽁치에 풍부한 불포화 지방산인 'EPA'와 'DHA'가 나쁜 콜레스테롤 LDL과 중성지방을 저하해주고, 좋은 콜레스테롤 HDL을 증가하며 혈전을 녹이는 작용을 도와 혈액을 깨끗하게 정화시켜 줍니다. 따라서 고혈압이나 동맥경화, 심장병 등의 순환기 질환을 예방해주고, 학습능력을 높이는 '건뇌식품(健腦食品)'으로의 역할도 하며, 노인들의 뇌세포 노화도 막아 치매 증상을 방지하기도 합니다. 뿐만 아니라, '꽁치가 나면 신경통이 들어간다.'라는 말이 전해지는 것처럼, 잔가시가 많아 뼈 건강에 도움을 주므로 성장기 어린이 및 골다공증 예방에 우수한 효과를 볼 수 있습니다. 이 외에도 '비타민 E'와 '셀레늄(selenium)'이 풍부해서 눈을 보호하고 활성화하여 야맹증에도 효과가 있습니다. 또한, 감기를 예방하는 '비타민 A', 악성빈혈에 좋은 '비타민 B12'도 다량 함유되어 있습니다. 내장에도 각종 '비타민 및 나이아신(niacin)', '칼슘'이 풍부하므로 내장째로 먹는 게 좋습니다. 등 푸른 생선에 들어있는 불포화지방산은 조리할 때 구우면 껍질이 떨어져 나가 손실되므로 조림을 하여 국물까지 함께 먹는 것을 추천해드립니다.

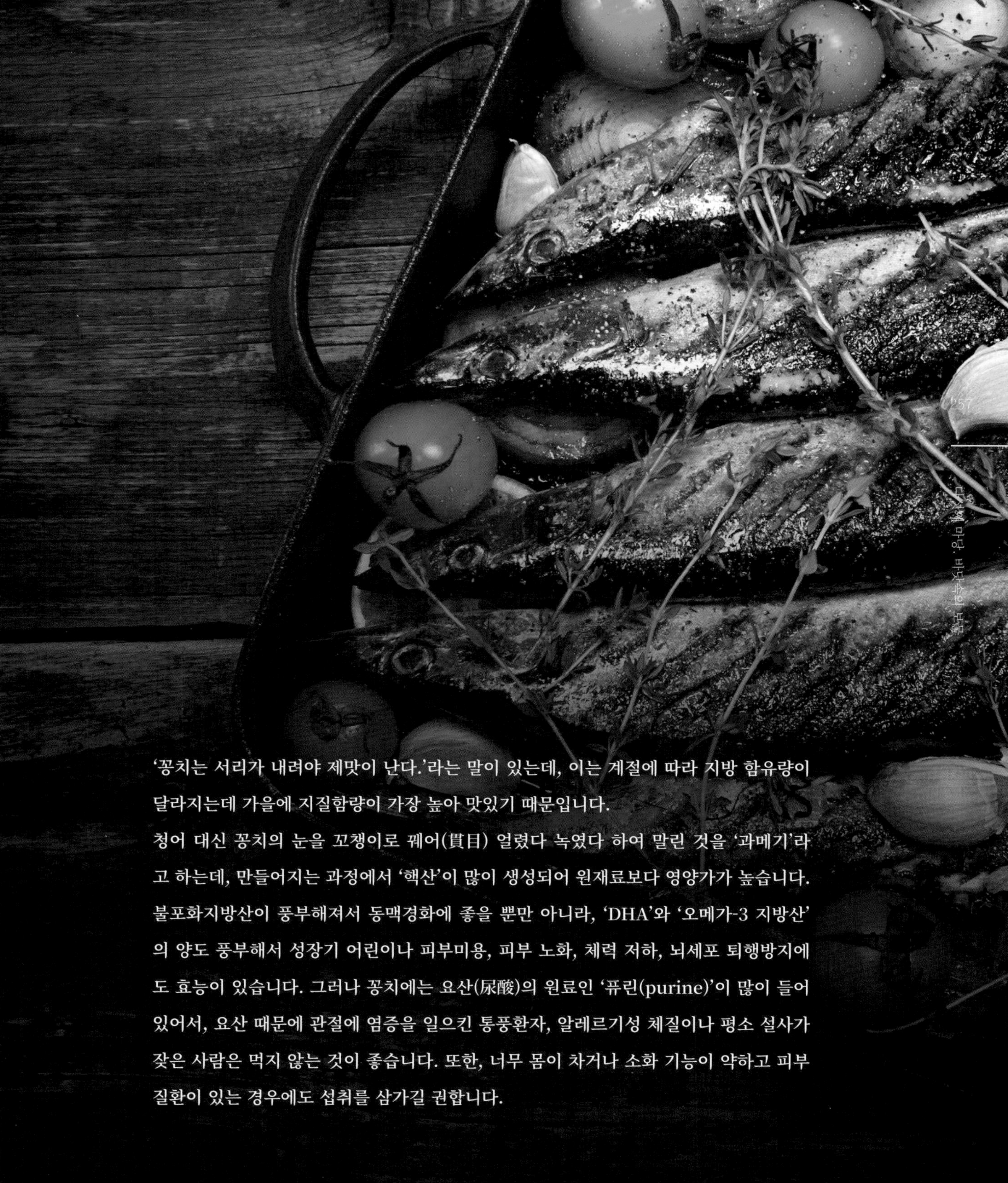

'꽁치는 서리가 내려야 제맛이 난다.'라는 말이 있는데, 이는 계절에 따라 지방 함유량이 달라지는데 가을에 지질함량이 가장 높아 맛있기 때문입니다.

청어 대신 꽁치의 눈을 꼬챙이로 꿰어(貫目) 얼렸다 녹였다 하여 말린 것을 '과메기'라고 하는데, 만들어지는 과정에서 '핵산'이 많이 생성되어 원재료보다 영양가가 높습니다. 불포화지방산이 풍부해져서 동맥경화에 좋을 뿐만 아니라, 'DHA'와 '오메가-3 지방산'의 양도 풍부해서 성장기 어린이나 피부미용, 피부 노화, 체력 저하, 뇌세포 퇴행방지에도 효능이 있습니다. 그러나 꽁치에는 요산(尿酸)의 원료인 '퓨린(purine)'이 많이 들어있어서, 요산 때문에 관절에 염증을 일으킨 통풍환자, 알레르기성 체질이나 평소 설사가 잦은 사람은 먹지 않는 것이 좋습니다. 또한, 너무 몸이 차거나 소화 기능이 약하고 피부질환이 있는 경우에도 섭취를 삼가길 권합니다.

07
바다의 보리, 고등어

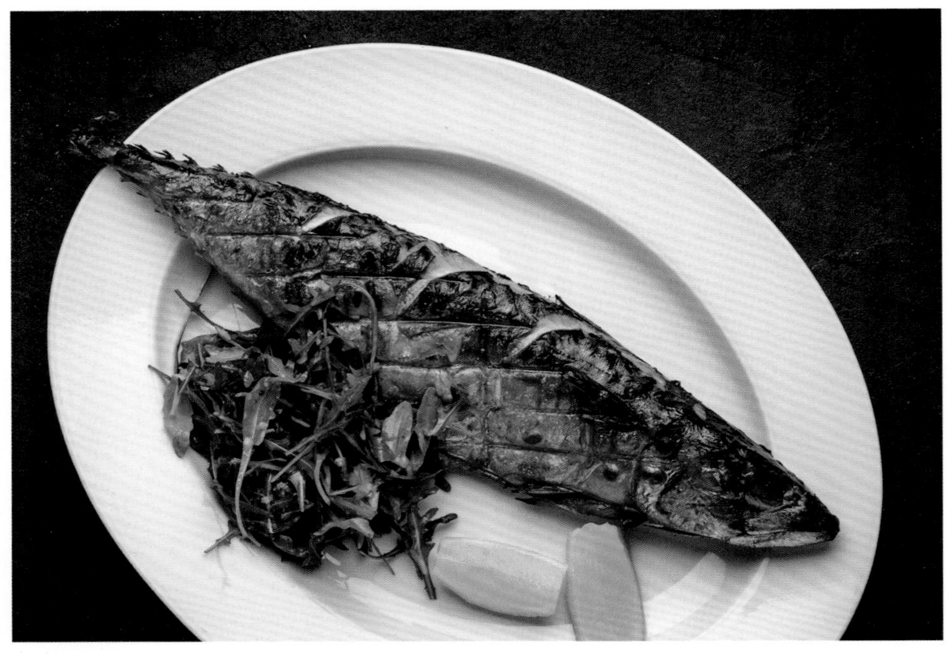

<동국여지승람>에 의하면 우리 민족은 450여 년 전부터 고등어를 영양식품으로 평소에 즐겨 먹어 왔고 어획량도 많았다고 합니다. 한국인이 가장 좋아하는 생선으로 꼽힌 고등어는 가을이 되면 지질함량이 높아져, 초가을부터 늦가을까지가 가장 맛이 좋습니다. 고등어는 옛날에 고부(姑婦)간에 갈등이 심할 때 '가을 배와 가을 고등어는 며느리에게 주지 않는다.'라고 할 만큼 서민들 식탁에서의 인기를 실감하는 생선입니다. 하지만, 처서(處暑)를 지난 가을에 맛이 제일 좋고 산란기인 여름에는 몸에 유독 성분이 만들어지므로 섭취하시는데 주의해야 합니다. 낚아 올리는 즉시 죽고, 죽자마자 다른 어류보다 풍부한 붉은 살 부분의 부패가 빠르게 일어나서, 정약전의 <자산어보>에서 고등어에 대해 '국을 끓이거나 젓을 만들 수는 있으나 회나 어포로는 만들지 못한다.'라고 적고 있습니다.

고등어가 자가소화 효소의 활성이 강하므로 사후경직 시간이 짧고 꽤 신선하게 보이는 것도 '히스타민(histamine)'이 많이 생성되어 있습니다. 따라서 횟감으로 쓰이는 고등어는 무엇보다 신선도가 좋은 싱싱한 것이어야 합니다. 특히, 고등어(鯖)는 한자로 푸른(靑) 생선(魚)으로 지방질이 많은 정어리와 전갱이 및 꽁치 등과 함께 등 푸른 생선의 대표주자로 보리처럼 영양이 높고 값이 싸서 서민에게 친근한 생선이라서 '바다의 보리'라고 불립니다. '바다의 보리'라는 별명은 고등어가 얼마나 서민적인지를 말해주는데, 값과 상관없이 고등어는 대표적인 등 푸른 생선으로 뇌의 활동을 촉진하고 혈중 콜레스테롤을 감소시키는 'DHA'와 '비타민 B, E' 등을 풍부하게 지니고 있습니다. 영양학적으로 머리를 좋게 하는 'DHA'와 불포화지방산 'EPA'가 풍부하여 대사질환을 도와주고 성인병을 예방해 줍니다. 혈중 콜레스테롤 수치를 떨어뜨리고 중성지방을 감소시켜서 고혈압이나 동맥경화 등 심혈관질환의 진행을 막아주기 때문입니다. 또한, 혈액 응고를 막아주고, 혈전을 예방해 주기도 합니다. 뇌세포의 활동을 촉진해주므로 뇌 기능이 떨어져 가는 노년기 치매 등을 예방하는 데도 좋습니다. 뿐만 아니라, 불포화지방산의 산화를 방지하고 심장병에 효과가 있다는 '셀레늄(selenium)'이라는 미량원소도 갖고 있습니다.

이처럼 '단백질', '비타민 A, B, D', 고도의 '불포화지방산'을 다량 함유하고 있어 영양식 및 정력 강화, 웰빙 음식으로 민족과 함께해온 생선임이 틀림없습니다. '비타민 D'는 '칼슘'과 '인산'의 흡수를 도와서 뼈와 이를 튼튼하게 해주기 때문에 성장기 어린이와 골다공증 등에 우수한 영양식입니다. 고등어에 풍부한 '비타민 E'는 우리 몸의 노화를 유발하는 '과산화지질'의 생성을 막아주어 노화를 예방해 주기도 합니다. '칼슘'과 '단백질'은 체내 염분 흡수를 줄여주고 나트륨 배출에도 훌륭한 효과를 주는 생선입니다. 하지만, '요산'으로 관절통이 있는 '통풍' 환자들은 섭취하는 것이 좋지 않습니다. 고등어에는 '요산'의 바로 전 단계인 '퓨린(purine)'계열 단백질이 많이 들어있으므로 통풍 증상을 더 악화시키기 때문입니다. '히스타민(histamine)' 성분이 들어있어 너무 많이 먹으면 알레르기를 유발할 수 있으니 삼가시기 바랍니다.

08
두뇌에 좋은 바다식량,
정어리

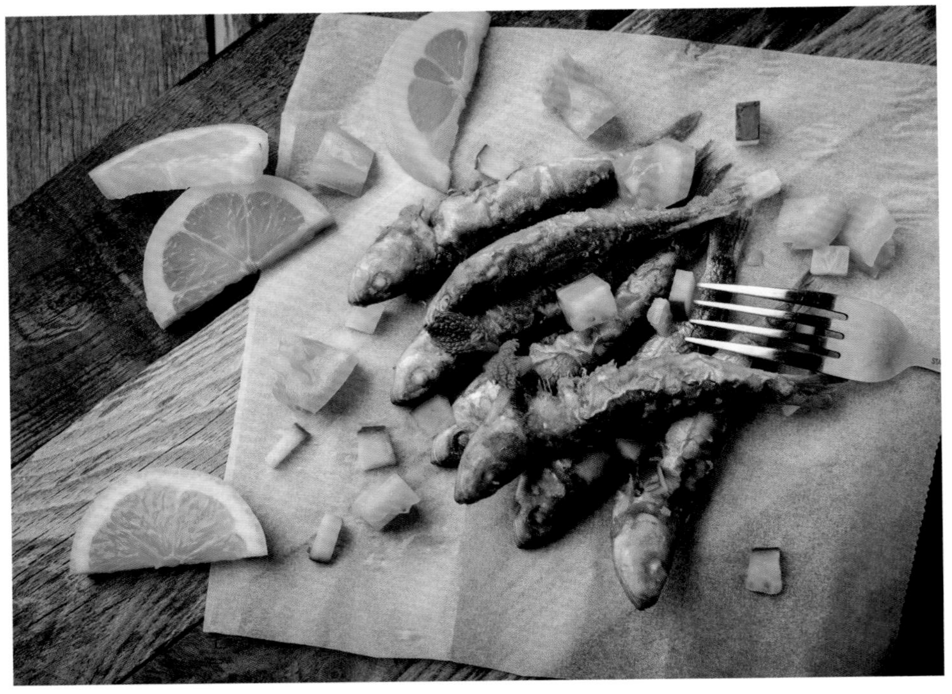

'두뇌에 좋은 생선'으로 알려진 정어리는 세계 바다 곳곳에 분포되어 있으며 우리에게는 '바다의 식량'으로 많이 친숙해 왔습니다. <동의보감>에는 따뜻한 성질로 '체내에 어혈을 풀어주고 피를 맑게 해주며 근육이나 뼈를 강하게 하고 혈액의 흐름을 좋게 한다.'라고 전하고 있습니다. 또한, '혈액을 충실하게 채워주고 혈관과 근육, 뼈와 허리, 다리를 좋게 하며 배뇨를 조절할 뿐 아니라, 원기를 회복하는 데도 도움 된다.'라고 기록되어 있습니다. 따라서 한의학에서는 주로 '간'과 '신장'을 튼튼하게 하여 오장의 기능을 왕성하게 해 준다고 보고 있습니다. 꽁치나 고등어에 비해 작지만 나쁜 포화지방산을 제거해주는 '오메가-3 지방산'과 '비타민', '무기질' 등이 풍부하여 영양은 뒤떨어지지 않습니다.

불포화지방산인 'EPA'와 'DHA'가 풍부하게 들어있어서 혈전을 청소해주어 성인병을 예방해 줍니다. 혈액의 콜레스테롤을 낮춰주므로 고혈압이나 동맥경화 등의 뇌 혈류 질환, 심장질환과 대사질환에 도움을 주고 기억력을 높여주기에 치매 예방에도 좋습니다. 최근에는 핵산과 'DHA'가 시력 개선과 암 예방에도 효과가 있다고 보고되기도 하였습니다.
또한, 정어리는 뼈와 함께 먹을 수 있기 때문에 뼈 건강에 좋은 식품이 될 수 있습니다. '칼슘' 성분뿐 아니라 '비타민 D'도 많이 함유하고 있고 정어리 비늘에 '콜라겐(collagen)'과 '인산칼슘(calcium phosphate)'이 풍부해서 골절과 골다공증 예방식으로도 좋을 뿐 아니라, 어린이 성장발육과 동맥경화, 고혈압에도 효과가 탁월합니다. 특히, 생강과 같이 조리하면 음식궁합도 좋고 비린내 제거에도 도움이 됩니다. 바다에서 얻는 이러한 등 푸른 생선은 한의학적으로 대부분 성질이 따뜻하여 몸이 냉한 분이 먹으면 위장이 데워져서 소화 기능이 좋아지고 입맛이 돌며 장을 편안하게 해주는 효능이 있습니다. 또한, 신장의 허약을 보하고 정(精)을 보충하고 눈을 밝게 하며 정신을 안정시키게 도와줍니다.
하지만, 감염성 질환으로 열이 나거나 가려움증 등 피부질환을 앓고 있는 환자들은 섭취하면 더 심해질 수 있으니 주의하기 바랍니다.

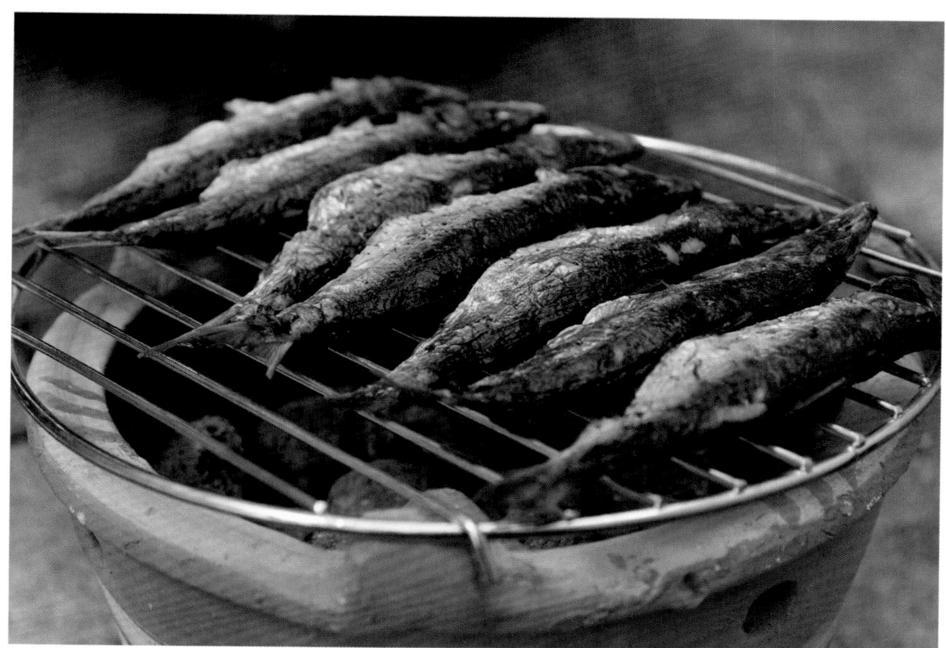

09
가자미 사촌, 서대

서대는 전라도 서해안 쪽에서는 자주 접하는 생선이지만 기타 지방에서는 그 이름을 모르는 경우가 많습니다. 주로 서남해안에서 잡히는 납작하고 긴 가자미 사촌쯤 되는 바닷고기로, 소혀처럼 생겨서 '쎄(혀)대'라고도 불립니다. 정약전의 <자산어보(玆山魚譜)>에 보면 서대를 '우설집'이라고 쓰고 있으며, 후한서(後漢書)에는 '접어'라고도 기록되어 있습니다. 마치 소의 혀 모양으로 생겼다 하여 이렇게 불리고 있는데, 그 모양새만큼이나 맛 또한 특이합니다. 고급 프랑스 요리 재료인 혀가자미도 서대의 일종입니다. 가자밋과에 속하는 생선으로 담백하고 그 맛이 좋아 가자미처럼 생물을 무와 함께 졸여 먹기도 하지만 바닷가 시원한 해풍에 말려서 양념을 발라 쪄 먹는 맛도 일품입니다. 매운탕으로도 먹으나 싱싱한 서대의 껍질을 벗겨내고 어슷썰기로 칼집 내어 쑥갓과 상추, 오이, 미나리, 양파 등의 야채와 함께 새콤달콤한 초고추장에 무쳐 먹으면 바다의 멋과 맛을 만끽할 수 있습니다. 특히, 생선을 날것으로 먹으면 혈관의 콜레스테롤을 저하해 혈관 및 순환기 계통의 성인병을 예방하고 뇌의 기능을 활발하게 증진해 노인치매와 동맥경화, 고혈압, 심장혈관 관련 질병의 예방과 치료에 상당한 효과가 있습니다.

생선회를 많이 먹는 일본사람보다 육식 위주 서구인들의 발암률이 2배 이상 높고 세계의 장수마을들이 모두 바닷가에 있는 것을 보면, 생선회는 장수식품이며 암을 예방함이 분명합니다. 이 외에도 서대에는 '콜라겐(collagen)'이 풍부하여 세포막을 튼튼하게 하고 피부를 팽팽하게 당기는 기능이 있어 피부미용에도 좋고 살이 찌지 않아 우수한 다이어트 식품이기도 합니다. 또한, 'DHA, EPA, 오메가-3' 등이 함유되어 있어 질병 예방치료와 정력 강화에도 탁월합니다. 특히, 서대는 예로부터 고급 어종으로 제사상에는 꼭 올라가야 하는 생선으로써 모양새는 우스워도 비린내가 전혀 없고 담백하여 노소를 가리지 않고 즐겨왔습니다.

<동의보감>에도 '비목어(比目魚)'라고 부르며 가자미류로 분류되어 있으며 맛은 달면서 위를 편안하게 보하나, 너무 많이 먹으면 기(氣)가 오히려 상(反動)한다고 기록되어 있습니다.

10
필수아미노산덩이, 전어

전어는 가을철에 살이 오르고 맛이 최고라서 '가을 전어'라는 말이 있습니다. '귀족과 천민이 모두 좋아했으며, 사는 사람들이 돈을 생각하지 않고 집까지 팔아서 먹었을 정도이기 때문에 전어(錢 돈전 魚 고기어)'라고 전해집니다. 특히, 가을철 음식으로 대접받는 것은, 씹을수록 뒷맛이 고소하고 은은한 맛에 있기 때문입니다. 전어는 수분이 적고 단백질과 무기질, 지질, 비타민 등이 풍부한 생선이면서, 필수 아미노산을 많이 함유하고 있어 우리나라처럼 쌀을 주식으로 하는 곳에서는 쌀에 부족한 영양을 보충하여 주므로, 체내에서 영양성분의 흡수율을 높일 수 있습니다. 뿐만 아니라, 전어는 산란기 전엔 살이 차올라 맛이 더욱 고소해져서 9월 중순부터 11월 초까지 싱싱한 전어 회를 맛보려는 식도락가들의 발길이 남해안으로 이어집니다. 가을에는 지방 성분이 봄이나 겨울보다 최고 3배나 높아지므로 '가을 전어는 깨가 서 말', '전어 굽는 냄새에 집 나간 며느리가 돌아온다.'라는 속설이 있을 정도입니다. 또한, 불포화지방산인 'EPA와 DHA'가 많아서 콜레스테롤을 낮춰주므로 성인병 예방에도 훌륭한 약효를 보여줍니다. 갓 잡아 올린 전어를 잔뼈와 함께 잘게 썰어 양념 된장에 찍어 먹으면 지방질과 어우러져 깨를 씹는 것과 같은 고소한 맛에 절로 고개가 끄덕여집니다. 뼈째 먹는 만큼 칼슘 섭취량이 뛰어나며 비타민과 미네랄 성분이 풍부하여 피로 해소뿐만 아니라 피부 미용에도 좋습니다. 잔뼈가 많기 때문에 칼슘 공급원이 되고, 비타민 A, B1, B2, B3, 니아신(niacin), 인 등의 함량이 높아 피부염이나 설염 등에도 효과가 있습니다. 또한, 단백질이 분해되어 생긴 '글루탐산(glutamic acid)'과 '핵산(nucleic acid)'도 많이 함유되어 두뇌 기능과 간 기능을 강화하는 효과가 있는 것으로 전해집니다. <동의보감>에서는 '위장을 보하고 장을 깨끗하게 해주는 효과가 있고, 이뇨를 도와주므로 아침마다 온몸이 붓고 팔다리가 무거우며 소화가 안 되는 증상을 해소하는 데 도움이 된다.'라고 전하고 있습니다. 옛 선인들은 전어를 잡은 후 비늘과 내장을 제거하고 살은 약재로 사용했습니다. '음기(陰氣)를 보하고 기를 북돋우며 해독하는 효능이 있어 음(陰)이 허하여 내열(內熱)이 생긴 것과 식은땀에 열이 나는 증상, 잘 낫지 않는 부스럼 등을 치료한다.'라고 합니다.

그러나 췌장이 좋지 못한 사람은 지방질을 소화시키는 요소의 공급이 원활하지 못해 설사하기 때문에 적당량을 먹어야 하며, 통풍과 알레르기가 있는 환자는 먹어서는 안 된다는 것을 기억하기 바랍니다.

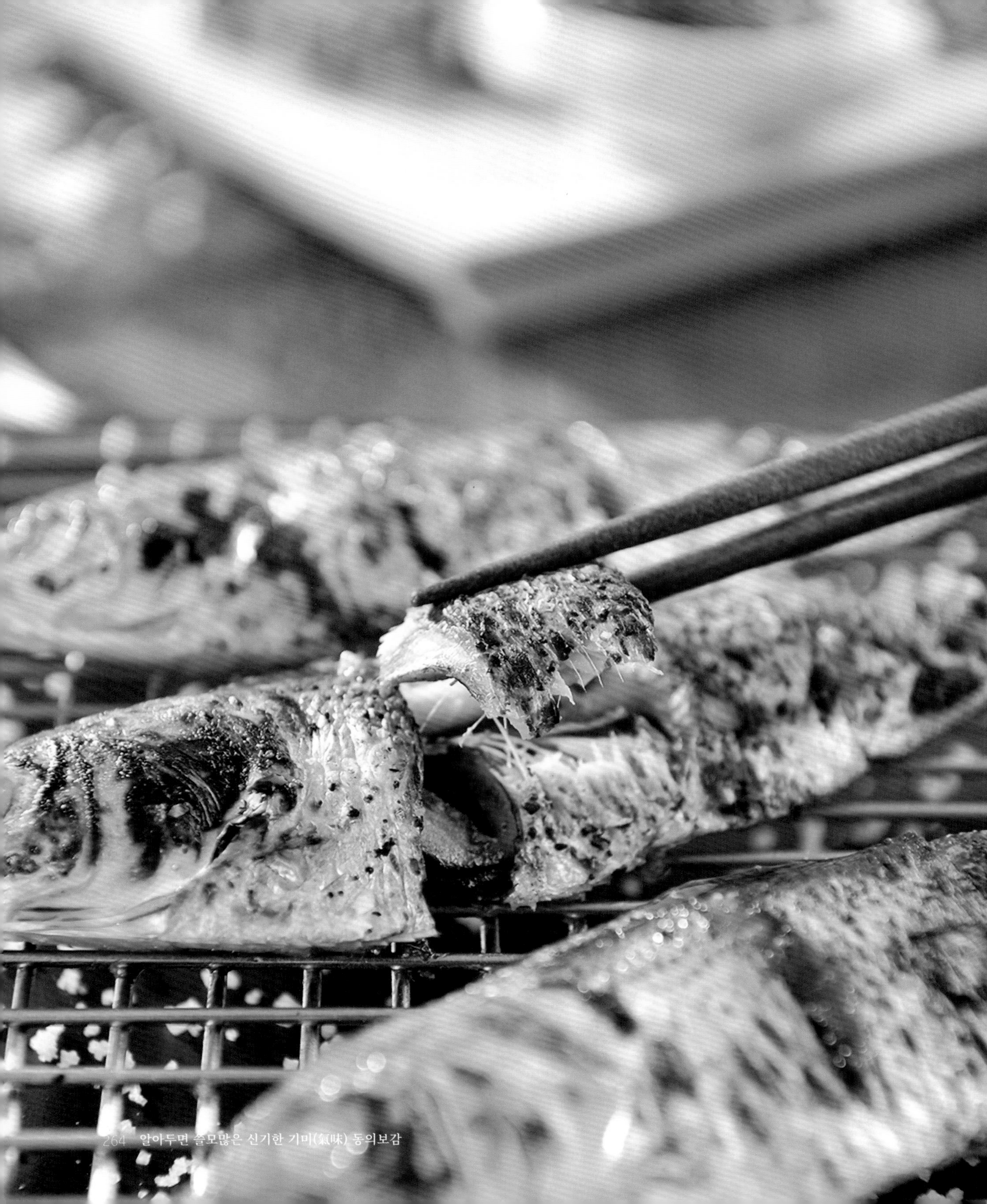

11
임금님수랏상, 꼬막

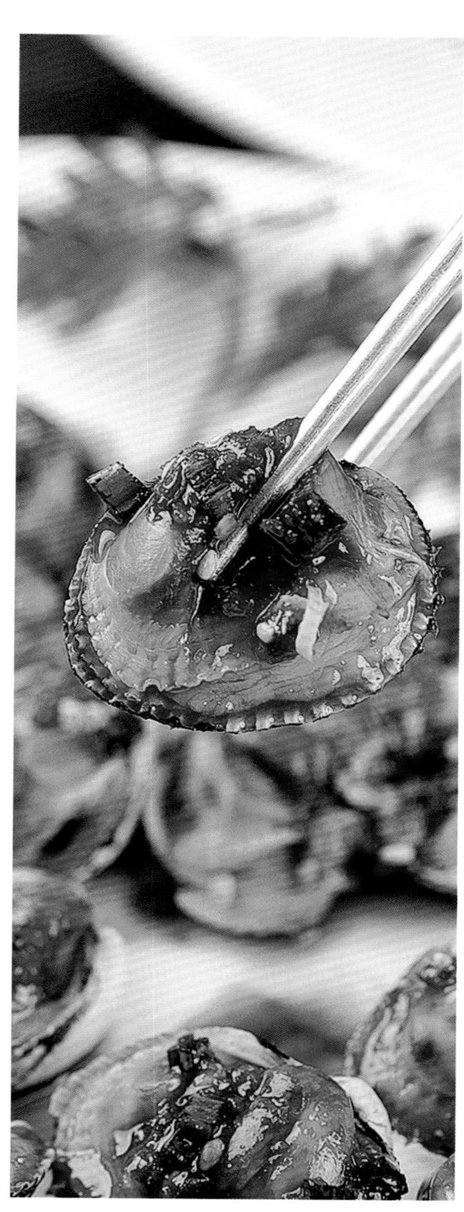

예로부터 꼬막은 임금님 수라상에 오르는 팔진미 중 으뜸으로 꼽혔습니다. 값도 비싸고 귀해서 옛날 중국에서는 부자가 아니면 맛볼 수 없는 귀한 음식이었다고 합니다. 남도 지역에서는 조상을 모시는 필수적인 제수로 특히, 청정해역에서만 서식하는 자연 해산물이기도 합니다. <본초강목>에는 꼬막이 '괴합(魁蛤), 복로(伏老), 와롱자(瓦壟子)' 등으로 기록되어 있습니다. <동의보감>에는 '성냉(性冷)해서 갈증(渴症)을 멈추며 주취(酒醉)를 풀고 위를 열어(開胃) 기분을 상쾌하게 한다.'라고 전합니다. 조개류 자체가 성질은 차면서 맛은 달고 짠맛이 나기 때문에, 음기(陰氣)를 자양하고 피를 보충해 주며 열을 내리고 해독하는 특성이 있습니다. 대표적인 효능으로는 피로한 간 기능 회복과 정력을 북돋워 주는 것입니다. 따라서 스트레스나 불규칙한 식사 등으로 간을 혹사하는 생활을 하는 현대인들에게 도움이 될 수 있습니다. 특히, 꼬막에 많이 들어있는 '리보핵산(ribonucleic acid)'은 정자의 머리 부분 발달을 도와주는 강력한 정력 식품입니다.

이 외에도 꼬막은 고단백, 저지방의 알칼리성 식품으로 소화흡수가 잘 될 뿐 아니라, 영양가도 풍부하고 철분과 각종 무기질도 다량 함유되어 강장 효능도 뛰어납니다. 단백질과 필수아미노산, 무기질이 골고루 함유되어 저혈압과 조혈작용에도 훌륭한 약효를 보여줍니다. 또한, '타우린(taurine)'과 '베타인(betine)' 성분은 강장 효능이 있어 음주로 인한 간의 해독작용이 뛰어나며, 헤모글로빈, 비타민 B, 철분, 코발트 성분도 많이 함유되어 있어서 저혈압 환자와 여성, 노약자들에게는 겨울철 보양식품이 될 수 있습니다. 그러나 식초(醋)와 함께 사용을 금하며, 소화 기능이 약하거나 몸이 찬 경우에는 피하는 것이 좋습니다.

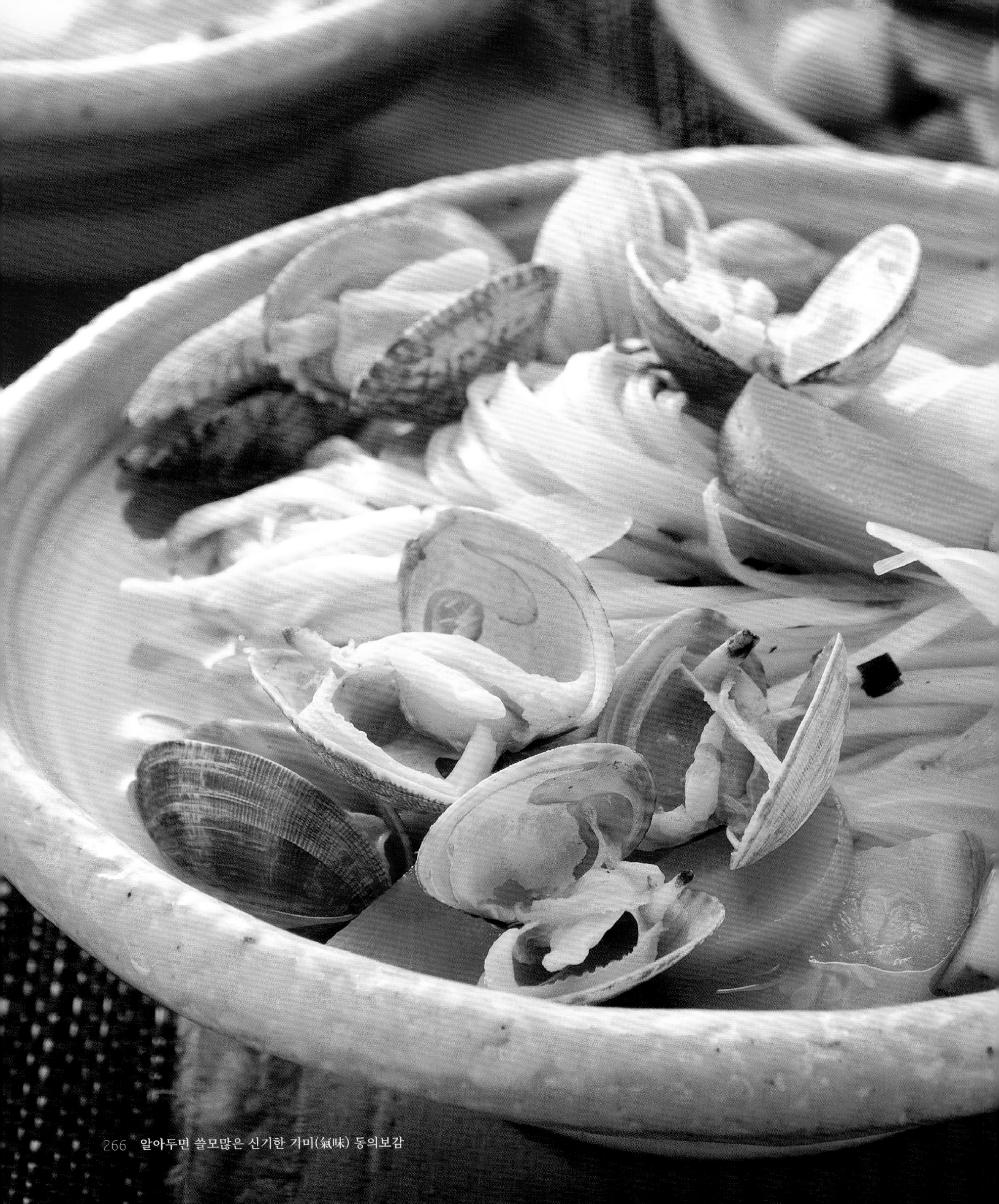

12
염증푸는 항산화식, 바지락

예로부터 갯벌은 우리 삶의 터전이며 자연자원이고 식탁의 보고(寶庫)였습니다. 수산물 중에서도 바지락은 단백가가 가장 높아서 완전식품이라 불리는 달걀에 버금갑니다. 밟을 때 '바지락 바지락' 소리가 나서 '바지라기'라고 부르다가 '바지락'이 되었다고도 전해지고 있습니다. 특히, 우리나라 음식의 큰 결점은 칼슘이 부족하다는 점인데, 바지락 껍데기 가루는 칼슘을 보충할 뿐 아니라, 몸이 허약해서 흘리는 땀에도 효과가 우수합니다. 따라서 입하와 입추, 입동, 입춘 전의 18일간의 '바지라기'는 양질의 단백질과 미네랄이 풍부하여 허한(虛汗)이나 다한(多汗), 편식으로부터 온 영양실조를 바로 잡아 몸의 컨디션을 조정하는 데 큰 효능을 더해줍니다. 살뿐만 아니라 껍질에도 몸이 약한 사람이 자면서 흐르는 땀을 치료하고 구토의 기미를 가라앉히며 위산 과다를 가라앉히는 성분을 함유하고 있어서 껍질 채 삶는 것이 좋습니다. 더구나, 소화흡수가 잘되고 간장에 부담을 주지 않아 회복기 환자의 영양식으로도 충분히 권할 만합니다. <동의보감>에도 바지락조개는 '조그맣지만, 맛도 좋을 뿐만 아니라, 간에 쌓인 열을 떨어뜨려 주므로 황달과 간장병에 효과가 있다.'라고 전하고 있습니다. 바지락 속에 균형 있게 들어있는 필수아미노산 '메치오닌(methionine)'이 알코올 분해 작용으로 약해진 간세포를 복원하여 간의 기능을 회복시켜 줍니다. 뿐만 아니라 흡수율이 97% 이상이나 되는 질 좋은 단백질과 지방간 축적을 방지해주는 '베타인(betaine)' 성분도 함유되어 있습니다.

이처럼 '아미노산(amino acid)'이 풍부하여 강정 작용이 뛰어날 뿐 아니라, 콜레스테롤 수치를 감소시키는 '타우린(taurine)' 성분도 함유하여 동맥경화나 심근경색, 고혈압 등을 예방할 수 있습니다. '타우린(taurine)'은 담즙산과 결합하여 간의 해독작용을 강화할 뿐 아니라, 시력보호 외에 망막 형성에도 큰 영향을 미칩니다. 특히, 조혈과 성장촉진작용을 하는 '비타민 B12'가 소간보다도 더 많이 들어있어서 발육 부진에 먹으면 치아와 뼈를 튼튼하게 하여 성장기 아이들에게 훌륭한 영양식이 될 수 있습니다. '비타민 B12' 외에 '글리코겐(glycogen)'도 많이 들어 있어서 간 기능을 강화해 간장 질환을 예방하고 신경질환이나 악성빈혈을 낫게 하는 효과가 있으므로 바지락국을 먹고 술을 마시면 술이 덜 취하게 됩니다. 최근에 바지락에는 양질의 '단백질과 미네랄, 비타민 B12와 E' 함량이 높아서 '알츠하이머병 (alzheimer's disease)' 위험을 줄여주고, '아연'이나 '타우린(taurine), 리보플라빈(riboflavin), 셀레늄(selenium)' 그리고 굴보다 3배나 높은 철분, 칼륨 등의 성분이 빈혈과 고혈압을 줄이고 면역력을 향상해 준다.'라고 보고되어 있습니다. 이 외에도 '칼슘, 철분' 등과 맛을 내주는 성분인 '호박산(succinic acid)과 글루탐산(glutamic acid), 아미노산(amino acid)'도 많이 함유되어 있어서 식욕 증진 효과를 보이므로, 중국의 '의식동원'에서도 바지락은 몸에 좋은 작용을 하는 식품으로 중요시되고 있습니다. 이처럼 대단한 영양식품인 바지락은 오래전부터 담즙 분비 촉진작용에 의해 간 보호 및 단백질이 풍부한 해산물로써 국물에 어우러져 독특한 풍미를 내고 시원한 맛을 즐길 수 있어 미식가들의 사랑을 받아 왔습니다. 하지만, 바지락이 찬 성질이므로 평소에 몸이 차가운 사람이나 기력이 떨어진 사람들이 많이 먹으면 설사나 복통을 유발할 수 있으므로 한 번에 너무 많이 먹는 것은 좋지 않습니다.

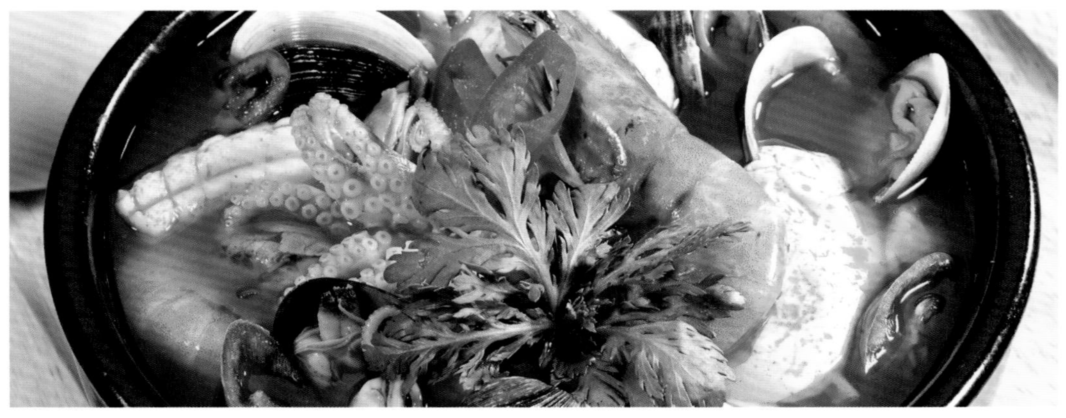

13
단백질 우수공급원, 키조개

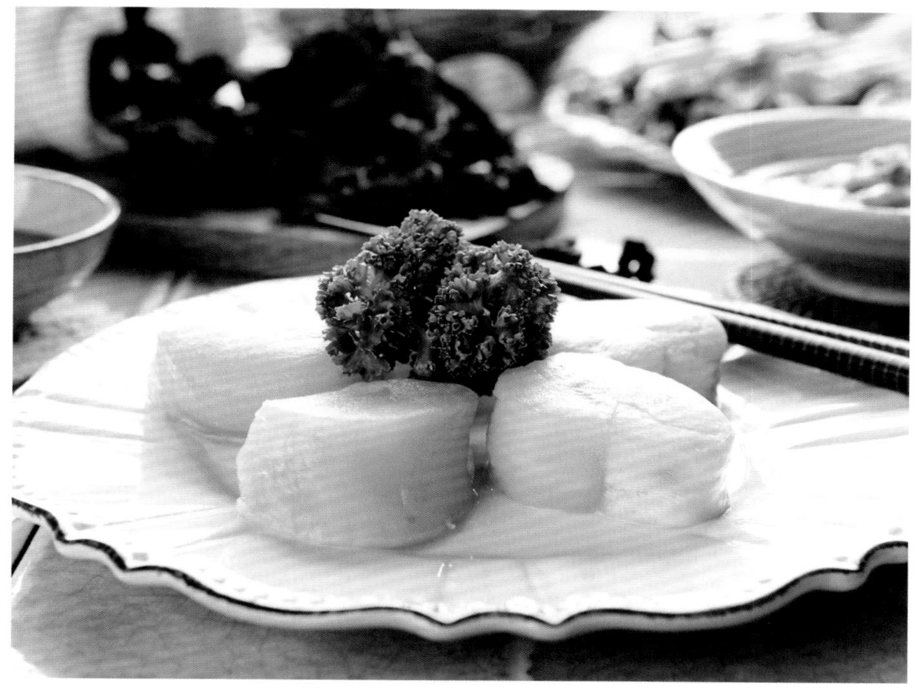

'키조개'는 껍질이 마치 곡식 따위를 까부르는 키(箕)를 닮았다 하여 이름이 붙여졌습니다. '조개관자(貫子)' 혹은 '패주(貝柱)' 라고도 하는데, 일본말인 '가이바시라(貝柱)'로 더 알려져 있습니다. <자산어보>에는 '키홍합'이라 하며, '큰 놈은 지름이 대여섯 치 정도이고 모양이 키와 같아서 평평하고 넓으며 두껍지 않다. 돌에 붙어 있으나 곧 잘 떨어져 헤엄쳐 간다. 맛은 달고 산뜻하다.'라고 기록하고 있습니다. 식탁에서는 다른 조개류와 마찬가지로 쫄깃쫄깃하게 씹히는 느낌과 함께 시원하고 감칠맛이 나는 천연 조미료가 되기도 합니다.

현대에 와서는 '타우린(taurine)과 메티오닌(methionine), 시스틴(cystine)' 등의 함황(含黃) 아미노산(sulfur-containing amino acids) 함량이 높아 간장의 해독기능이 탁월하다고 보고되어 있습니다. 특히, '타우린(taurine)'은 심장질환과 혈중콜레스테롤을 떨어뜨려 간 기능을 높이고 황달 치료 효능을 가지므로 간 질환이나 담석증 환자에게 효과가 좋습니다. 따라서 안주나 술국으로 마셔도 좋을 뿐 아니라, 피로 회복과 시력 회복, 당뇨병 예방 등에도 효험을 볼 수 있습니다. 또한, 소화흡수도 우수하여 회복기 환자나 어린이, 노인의 영양식으로도 우수합니다. 뿐만 아니라, '단백질'의 우수공급원이며 '비타민'과 '무기질'이 많이 함유되어 있고 '필수아미노산'과 '철분'이 많이 들어있어 동맥경화와 빈혈 예방에도 좋은 식품이 될 수 있습니다. 또한, 불포화지방산이 풍부하며 지방함량이 낮고 칼로리가 적어 '바다에서 나는 다이어트 식품'으로도 많이 애용되고 있습니다.
<동의보감>에는 예로부터 '강장 식품'으로도 애용해 왔는데, '섹스미네랄'이라고 불리는 '아연'이 풍부하기 때문입니다. '아연'은 갑상선 호르몬과 인슐린, 성호르몬 등 각종 호르몬들의 작용을 도와주는데, 부족하면 전립선 장애나 성기능 저하, 피부장애 등 여러 문제를 일으킵니다. 피를 맑게 하는 '정혈작용'도 촉진하고 임산부의 산후조리 및 피부미용에도 좋으며, 성장기 발육촉진에도 우수한 효과가 있습니다. 뿐만 아니라, 자궁경부암이나 대장암, 유방암 등 암세포의 성장을 억제하기도 합니다. 하지만, 열을 가하면 특유의 감칠맛과 영양가를 잃게 되니 생으로 먹는 것이 더 좋습니다.

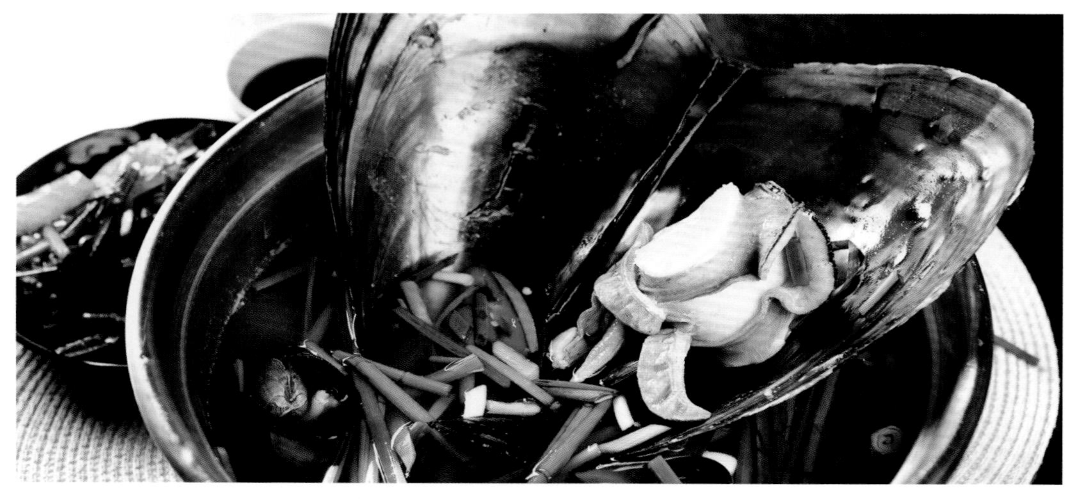

14
성인병예방에는 대합

얕은 바다의 모래나 진흙에 주로 서식하는 대합은 나무의 나이테처럼 껍질의 링이 대합의 나이를 나타내고 있습니다. 흔히 날것을 그대로 먹어서 '생합', 깨끗하다고 '백합'이라고도 불립니다. <동의보감>에 의하면 '성질은 차고 맛은 달고 짜다.'라고 기록되어 있는데, 현대에 와서 혈액 속의 '콜레스테롤'이나 중성지방을 줄여주는 효능이 있어 동맥경화나 고혈압, 뇌졸중 예방에 우수한 효능을 보여주고 있습니다. 특유의 개운한 감칠맛은 '타우린(taurine)'이나 '베타인(betaine)', '아미노산(amin acid)', '핵산류'와 '호박산(succinic acid)'에서 우러납니다. '타우린(taurine)'과 '베타인(betine)'은 알코올 분해를 잘 해주고 '글리코겐(glycogen)'은 만성피로에 효과적이므로, 알코올 분해와 함께 간장보호를 겸할 수 있는 천혜의 술안주가 될 수 있습니다.

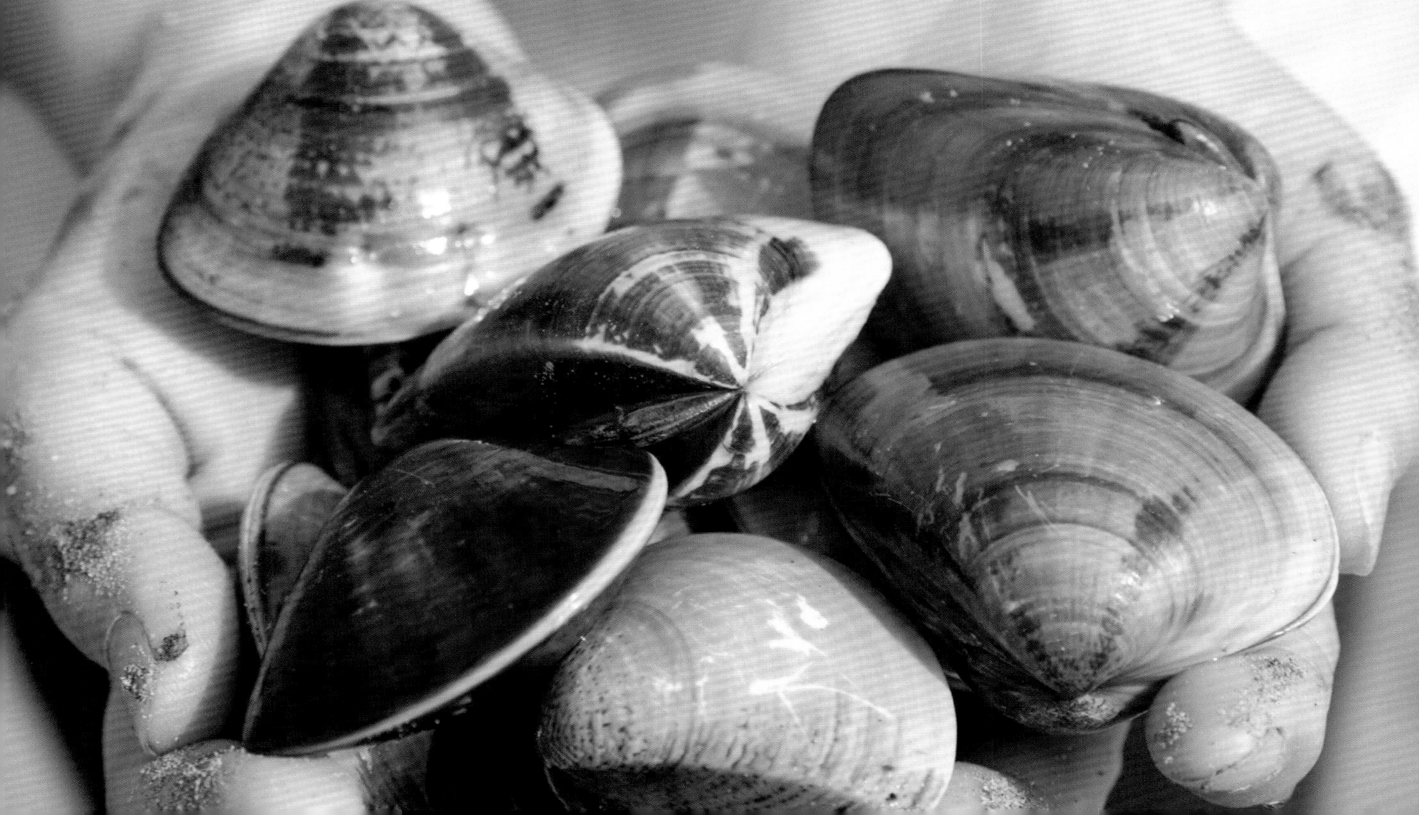

또한, '호박산(succinic acid)' 등은 담즙 분비를 촉진하므로 소화도 잘되고 피로에서 회복시켜 줍니다. 뿐만 아니라, 우리 몸에서 '유기산(organic acid)'의 축적을 막아주기 때문에 피로와 함께 집중이 잘 안 될 때에도 도움이 될 수 있습니다. 특히, 소화력이 약하고 쉽게 피로하는 아이에게 많이 활용해보시면 좋을 것입니다.

한의서 <본초강목>에는 '利膀胱大小腸 下小便(이방광대소장 하소변)'이라 하며, 대합이 방광과 대장, 소장을 소통시킨다고 기록되어 있습니다. 약 80%가 수분으로 이루어져 장을 깨끗하게 해주고 원활한 이뇨작용으로 몸의 노폐물을 모아 배출해주므로 부종을 치료하기도 합니다. 지방함량이 낮고 질 좋은 '단백질'이 풍부하게 들어있어 특히, 신부전증에도 훌륭한 효과를 볼 수 있습니다. 또한, '칼슘'이 풍부하기에 폐결핵 환자나 발육상태가 좋지 못한 어린아이에게 도움이 됩니다. 조개류가 대체로 정력에 좋은 것처럼 대합도 정력에 좋다고 할 수 있겠습니다. 한의학에서는 '음기(陰氣)'를 보충하고 혈(血)을 생성하므로 여성의 하혈(下血)과 대하증(帶下症)에 특효가 있습니다. 뿐만 아니라, 열을 내리는 효능이 탁월해 화병(火病)으로 가슴이 답답하며 두통이 있을 때도 유익합니다.

하지만, 대합에는 '비타민'과 '엽록소'가 거의 없기 때문에 '칼슘'이 많고 '비타민 A와 C'가 풍부한 쑥갓 같은 알칼리성 식품과 함께 곁들여 먹는 것이 영양소 균형을 이루며 음식궁합에 합리적입니다. 최근, 당뇨 환자가 적색육류나 간, 대합, 굴, 조개 등의 '햄철(heme iron)'이 풍부한 음식을 다량 섭취하면 심장질환 발병을 높이는 것으로 연구 보고되었습니다. 하지만 당뇨 연관대사 장애가 있을 때 대합은 심장에 '철분'을 과다 축적하여 부작용을 일으켜 악화시킬 수 있으니 주의해야 합니다.

15
칼슘덩어리, 뱅어포

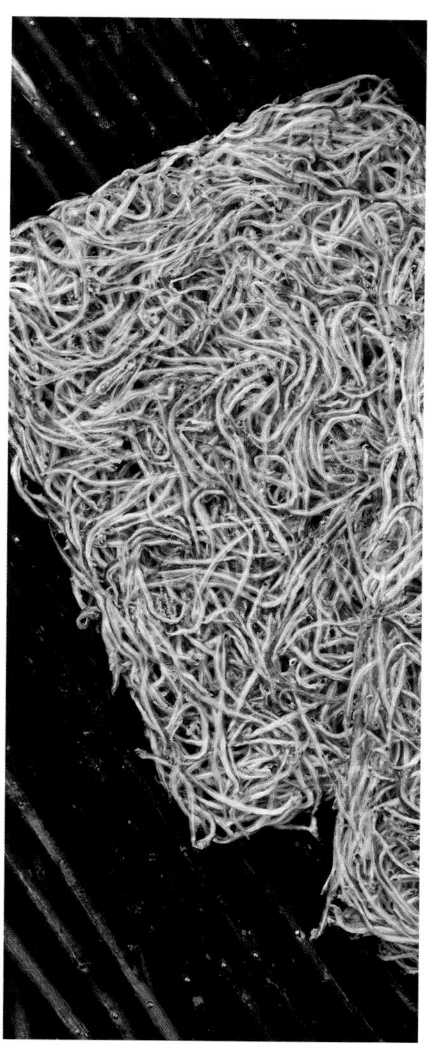

아쿠아리움에 가면 못난이 물고기 삼형제 '멍텅구리' 와 '늑대 물고기' 그리고 '괴도라치'가 전시되어 있습니다. 뱅어포는 서해에서 나는 이 '괴도라치' 새끼를 말린 것으로 열량도 낮고 '잔 생선'이라 소화도 잘됩니다. 죽었을 때 몸 색깔이 하얗게 변한다고 하여 한자어로 '백어(白魚)'라고 하였으며, 예로부터 우리말로 '뱅어' 혹은 '빙어'라고 불러왔습니다. 하얀 국수 면발처럼 생겨서 이와 관련된 방언이 생겼다고 합니다. 또한, 실 가닥처럼 생겨서 어린 뱅어를 '실치'라고 부르기도 합니다.

예로부터, 담백하고 맛이 좋은 '뱅어포'가 우리식탁에는 익숙해 왔습니다. <동의보감>에 뱅어포의 성질은 평하며 독이 없어서 '음식 맛을 나게 하고 소화를 잘되게 한다.'라고 전합니다. 따라서 중초를 보하고 간장과 비장의 기능을 도우며 식체를 내리는 효과가 훌륭합니다. 즉, 음식을 잘 소화시켜 몸에 필요 없는 습기를 빠지게 하여 부기를 제거해 줍니다. 또한, 눈을 밝게 하는 효과가 있어 예로부터 민간에서 간식거리로도 자주 섭취해 왔습니다.

뱅어는 잡힌 후 얼마 지나지 않아 금세 죽어버리기 때문에 몸 색이 투명하고 신선한 것을 골라서 되도록 빨리 먹는 것이 좋습니다. 색깔이 하얗고 깨끗하며 촘촘한 것이 좋은데, 내장이 들여다보일 정도로 성장한 경우에는 여러 방법으로 조리해서 먹어 왔습니다. 단백질과 지질 성분은 아주 적지만 수분이 많고 '칼슘'이 풍부하기 때문에 멸치와 함께 뼈에 좋은 영양원으로 유명합니다. 밑반찬으로 많이 해 먹는 뱅어포는 다이어트에도 우수한 식자재입니다. 뼈째 먹는 생선이라서 체지방 대사에 뱅어포가 효과적이기 때문입니다. 뱅어포는 '칼슘 덩어리'이기에 뼈를 튼튼하게 할 뿐 아니라 지방이 몸 안으로 흡수되는 것을 막아주기 때문에, 골다공증 예방에도 도움이 되며 구루병이나 골연화증에도 효험이 있습니다.

등 푸른 생선의 일종으로 특유의 '핵산'과 'EPA, DHA' 등 몸에 유익한 지방산 때문에 심장질환 예방에도 효과가 있습니다. 뿐만 아니라, 피부를 윤기 있게 가꾸어 주고 성적 기능을 높여주는 동시에 호르몬 이상으로 인한 갱년기 장애에도 효능을 발휘해 줍니다.
이 외에도 질 좋은 아미노산이 풍부하고 비교적 지방질이 많아 우리 몸의 저항력을 길러주기도 합니다. 또한, 세포의 재생을 도와 노화를 방지할 뿐 아니라, 빈혈과 각기병을 예방하여 줍니다.
하지만, 뱅어포를 너무 먹으면 신장에서 칼슘 배출을 촉진하는 부작용이 생길 수 있으니 적당히 섭취할 것을 권합니다.

16
칼슘의 제왕, 멸치

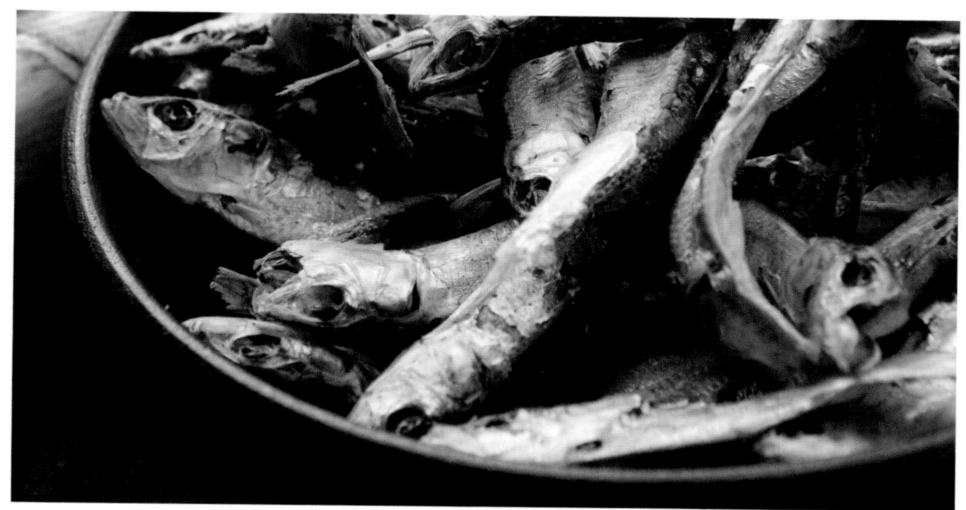

<동의보감>에 멸치는 '맛이 달며 성질은 따뜻하고 통증이나 종기, 치루에 사용하면 좋다'고 전해집니다. 한의학에서 멸치는 신우염이나 신장결석, 신장염 등 신장이 약하고 양기가 부족한 사람이나 출산 후에 지절통(肢節痛:뼈마디 통증)이 심한 경우에 꼭 필요한 약재로 사용되어 왔습니다. 멸치는 '칼슘'을 무려 1860mg이나 함유하고 있어서 성장기 어린이와 폐경기 여성, 노인들에게 '칼슘'을 공급하여 뼈를 튼튼하게 하는 효과가 있습니다.

만일 성장기 아이들이 유리이온 상태의 혈장 '칼슘'이 모자라면 신경 근육 흥분성이 증가하여 근육경련이나 기관지 경련, 후두 경련과 간질 발작, 불안, 자꾸 잠을 자려고만 하는 '기면(嗜眠) 현상' 등이 나타납니다. 또한, 불안 초조해하며, 눈이 충혈되고, 양 뺨에 열기가 달아오르며, 입이 마르고 쓰며 단내가 나고, 가슴에서 열불이 나서 땅이 꺼지라 한숨을 자주 내뱉고, 혹은 심장이 괜히 놀라는 것처럼 뛰고, 소변이 잦고, 대변이 굳어지기도 합니다.

특히, 나폴레옹 스타일처럼 저돌적이고 영웅심이 많고 선동적인 경우에는 기(氣)의 발산과 상승이 심해지면 하체가 약해져서 키가 크지 않을 수도 있습니다. 이때 한의학에서는 위로 상승하는 기운을 아래로 끌어내려 하초(下焦)의 기능이 원활하게 해주는 것이 중요합니다. 바로 멸치가 이러한 증상을 도와줍니다. 성질이 따뜻하여서 체력이 항상 약한 체질이면서 냉한 체질에 좋은 식품이 될 수 있습니다. '칼슘'뿐 아니라 '인' 함량도 높아서 뼈를 튼튼하게 해주고, '타우린(taurine)'이 함유되어 있어 콜레스테롤 수치를 낮추며 혈압을 정상적으로 유지하는 효능이 있습니다. 또한, '오메가-3'를 포함해 뇌를 구성하는 단백질을 다량 함유하고 있어 치매 예방에도 효과가 훌륭합니다.

특히 '플랑크톤(plankton)'을 먹고 살기 때문에 뇌 건강에 효과적인 '고도 불포화지방산'으로 알려진 'EPA'이나 'DHA', 'DMAE(Di-Methyl-Amino-Ethanol)' 등이 풍부하게 함유되어 있습니다. 'DMAE(Di-Methyl-Amino-Ethanol)'는 기억과 학습을 위한 신경전달물질인 '아세틸콜린(acetylcholine)'의 전구체로 뇌의 레벨을 높이는 물질이며 치매 예방에 탁월합니다. 따라서 뇌 건강과 지능발달에 효과가 있고 심장병이나 뇌졸중의 원인이 되는 동맥경화를 방지해 줄 수 있습니다. '셀레늄(selenium)'도 함유되어 세포를 활성화하고 신체 노화를 지연하며 뇌 건강에도 도움이 될 수 있습니다. 또한, '니아신(niacin)'도 들어있어 항암작용을 하며 '핵산(nucleic acid)'의 함량도 풍부한 훌륭한 영양식입니다. 하지만, 멸치 배 속의 멸치 똥에는 '퓨린체(purine bodies)'를 다량으로 함유하고 있으므로 고요산혈증(통풍) 환자는 자주 섭취하는 것은 좋지 않습니다.

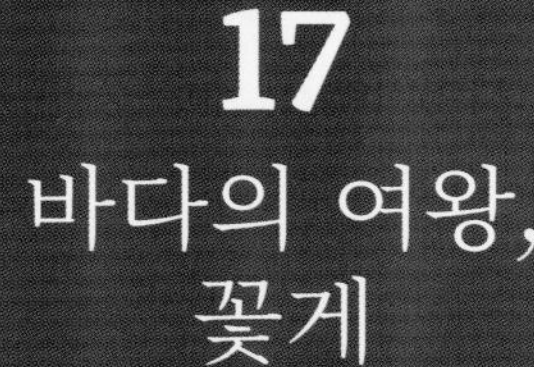

17
바다의 여왕, 꽃게

게는 예로부터 특유의 향과 맛과 더불어 순수단백 성분이 우수하여 머리에 좋은 음식으로 알려져 왔습니다. <동의보감>에는 '찬 성질로서 비위에 열이 있는 경우에 소화를 잘 되게 하지만 냉한 사람에게는 오히려 부담을 줄 수 있다.'라고 전하고 있습니다. 따라서 몸속에 열이 많고 가슴이 메는 증세를 풀어주고 내장기능을 원활하게 하며 뼈와 근육을 튼튼하게 하는 작용이 있습니다. <식료본초>에는 '몸속 열을 없애고 위(胃)의 기운을 조절하고 경맥(經脈)을 순조롭게 해주며 음식을 소화하는 힘이 있다.'고 기록하고 있습니다.

또한, 꽃게에는 지방이 적고 단백질이 많을 뿐 아니라, 소화성도 좋고 담백하기 때문에 회복기 환자에게 도움이 될 수 있습니다. '로이신(leucine)'이나 '아르기닌(arginine)' 등 필수아미노산이 풍부하고, 인체에 필요한 '비타민 A, B, C, E' 등이 듬뿍 함유되어 있어 발육기 어린이나 허약체질 노약자에게 아주 훌륭한 식품입니다.

특히, 게살에는 간과 심장을 강화하는 '타우린(taurine)' 성분이 다량 함유되어 있어 콜레스테롤 수치를 낮춰 줍니다. 몸을 차게 하여 해열에 효과적이며, '함황 아미노산(sulfur-containing amino acids)'이 많아서 알코올 해독작용도 뛰어납니다. 또한, 인슐린의 분비를 촉진해 혈당 상승을 억제하는 작용을 해 당뇨병 치료에도 많은 도움이 됩니다. '황달에는 게 국을 끓여 장복하면 효과가 있다'라는 기록도 전해오고 있습니다. 특히, 간장의 음기(陰氣)를 도와주므로 눈을 밝게 하는 효과가 있으며, 골수를 보충해주고 근육과 뼈를 튼튼하게 하는 효과도 있습니다. 그러므로 시력감퇴 및 성인병을 예방해 줄 뿐 아니라, 저지방 고단백 식이 조절을 해야 하는 비만증이나 고혈압, 동맥경화, 간장병 환자에게 매우 유용합니다.

다만, 산성이라서 알칼리 식품과 함께 먹어야 효과를 더할 수 있으니 참고하시기 바랍니다. 뿐만 아니라, 남성의 간을 해독해주며 여성에게는 산후통증과 생리 장애 및 어지럼증을 치유하기도 합니다. 어혈을 풀어주고 혈을 잘 통하게 하는 효능이 있어 타박으로 골절이나 인대 손상이 있거나 산후어혈로 배가 아픈 경우에도 도움이 됩니다. <본초강목>에는 '산후 위경련과 혈이 잘 나오지 않는 것을 다스려준다.'라고 기록하고 있습니다. '바다의 여왕'이라고 불릴 만큼 100g당 칼슘이 118mg 정도가 들어있어 골다공증 예방에 탁월할 뿐 아니라, 빈혈에도 효과가 있어 여성들에게는 특히 좋은 식품이기도 합니다. 옛말에 '길 떠나는 나그네는 꽃게를 쳐다보지도 말라'는 말이 있을 정도로 꽃게는 정력 강화에도 효능이 좋습니다.

19
허약한 이들의 보양제, 대구

‘대구’는 머리와 입이 커서 지어진 이름이며 예부터 몸이 허약한 이들의 보양제로 많이 사용되어 왔습니다. <동의보감>에는 ‘구어(呑魚)’라고 기록되어 있으며, ‘성질이 평하고 맛이 짜며 독이 없어서 먹으면 기를 보한다.’고 전하고 있습니다. ‘칼로리’는 낮지만, 단백질과 ‘비타민 A, 비타민 B6, B12, 비타민 E’ 등의 다양한 비타민, 오메가-3 지방산, 셀레늄(selenium), 칼륨’ 등의 무기질 함량이 높습니다. 대표적 항산화 물질인 ‘비타민 E’는 지용성비타민으로 세포막을 유지하며 활성산소를 제거하여 뇌세포의 노화를 막아주기도 합니다. 대구의 ‘비타민 A’는 눈을 건강하게 해주며 ‘비타민 B1’은 감기를 예방해 주고 ‘비타민 B2’는 각종 염증을 치료해 주는 약효를 더합니다.

또한, ‘글루탐산(glutamic acid)’과 ‘아미노산(amino acid)’ 등을 많이 함유하고 있어 숙취 해소에도 우수한 효능을 보여줄 수 있습니다. 따라서 중성지방의 농도를 낮추어 동맥경화 및 비만과 고혈압 등 심혈관질환과 기억장애, 알츠하이머병 등에도 예방효과가 있는 훌륭한 식품입니다. 민간에서는 대구껍질을 물에 담갔다가 임산부의 젖몸살이 난 부위에 붙이면 효과적이라고 전해지고도 있습니다. 한의학에서는 대구의 약성(藥性)은 평하지만, 주로 소화력이 약한 소음인 체질에 좋은 음식으로 분류되어 왔습니다. 따라서 열이 많은 체질이 많이 먹는 것은 좋지 않습니다.

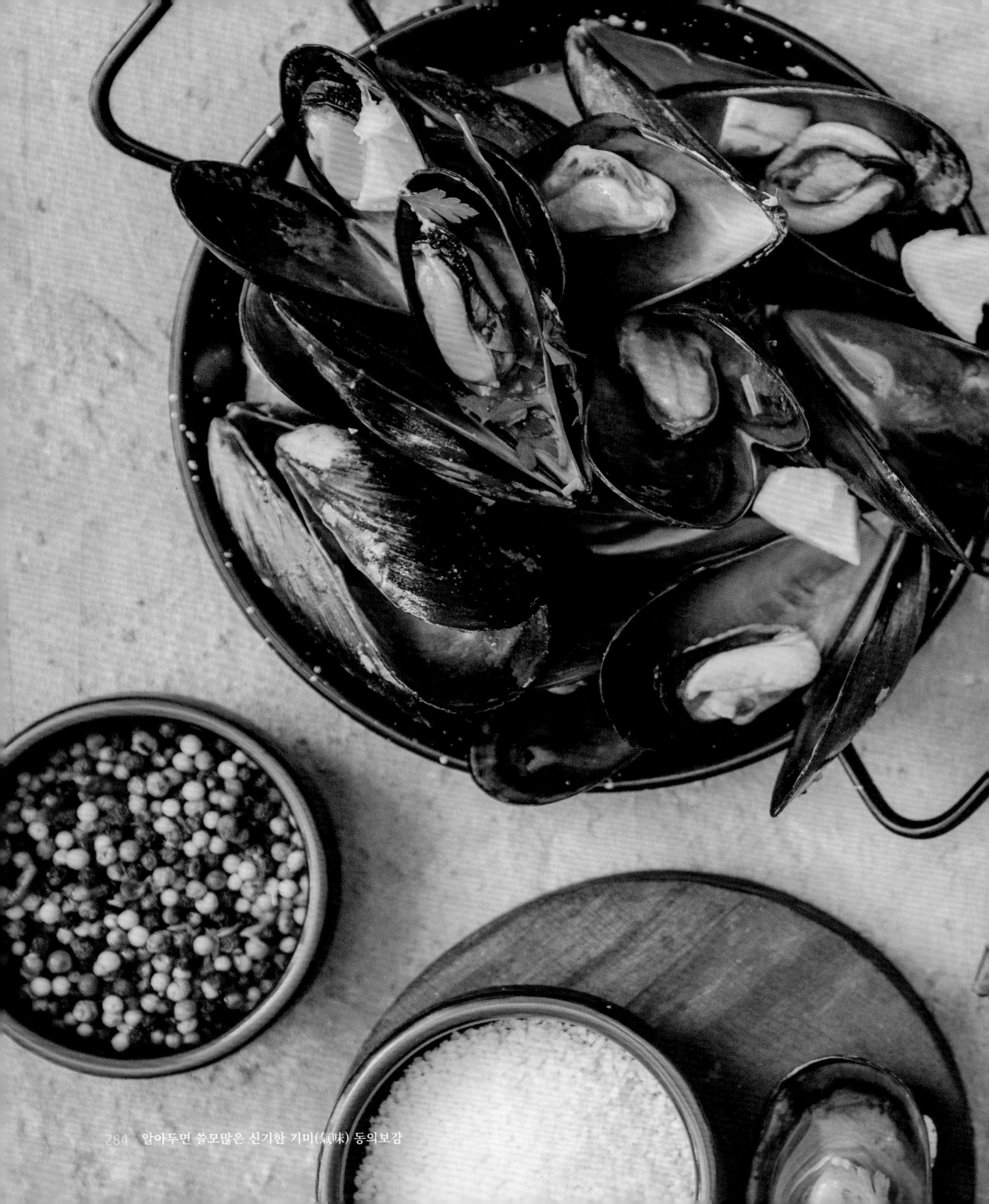

20
바다의 달걀, 홍합

바다에서 나는 것은 다 짜지만 유독 홍합만 싱거워 '담채(淡菜)'라고 부릅니다. 생김새로 인해서 예로부터 여성(성기)을 상징하는 조개로 여겨졌으며 주로 부인들에게 유익하게 쓰여 왔습니다. 중국 사람들은 홍합을 '동해부인(東海夫人)'이라 하는데, 이는 많이 먹으면 속살이 보해지면서 성적인 매력이 더해진다고 믿는 데 따른 것입니다. 우리 바다에서 쉽게 구할 수 있어 많은 고서와 한의서에 흔히 소개되어 있는데, 맛이 달면서 성질이 따뜻해 피부를 매끄럽고 윤기 있게 가꿔주며 오장을 보한다고 전하고 있습니다. <동의보감>에는 '오장의 기운을 보호해 주고 허리와 다리를 튼튼하게 하며 성 기능 장애를 치료한다. 몸이 허해 마르거나 해산 후에 피가 뭉쳐 배가 아플 때 이용하면 아주 좋다.'고 기록되어 있습니다. <방약합편>에는 '오래된 이질(痢疾)을 다스리며, 허(虛)를 보(補)하고 음식을 소화하며, 부인들에게 아주 유익하다'고 전하고 있습니다. 약재로 처방할 때는 살을 말리거나 날 것으로 사용하며 자양(滋養)·양혈(養血)·보간(補肝)의 효능이 있어서 허약체질, 빈혈, 식은땀, 현기증, 발기불능(음위) 등에 주로 단방(單方)으로 사용되어 왔습니다. 또한, 간과 신장을 보하고 허약과 피로로 인한 어지럼증에 좋은 약입니다. 정력이 부족해 허리와 다리에 힘이 빠졌을 때 좋고 강장제로 설사, 경기가 잦은 아이의 증상을 개선해 주기도 합니다. 아이들 이유식에도 많이 쓰이는데, 홍합은 간 기능뿐만 아니라 뼈와 근육을 튼튼히 하며 피를 만들어 주기 때문입니다. 따스한 성질로 몸속의 뭉친 것을 풀어주기에 여성들의 질환인 '붕루(崩漏)'나 '대하(帶下)', '징하(癥瘕)', '산후혈결(産後血結)', '냉병(冷病)' 등을 다스리는 데도 훌륭합니다. 이처럼, 홍합은 각종 비타민(A, B6, B12, C, E)과 단백질, 엽산, 아연, 인, 지질, 칼륨, 칼슘, 셀레늄(selenium), 오메가-3 등 미네랄을 많이 함유해 영양의 보고라고 할 수 있습니다. 영양학적으로도 풍부한 무기질이 동맥경화를 예방하고, 불포화지방산도 많아 혈중 콜레스테롤 수치를 낮춰줍니다. 단백질뿐만 아니라 '철분', '칼슘' 등도 많이 들어있어서 빈혈 예방에 효과적이며, 특히, '비타민 C'가 많아 항산화 역할로 활성산소 발생을 억제하며 노화를 방지하고 면역력을 증가시키며, 인지기능의 저하를 막아주기도 합니다. 하지만 산란 전인 늦겨울에서 초봄이 제철이며, 6~9월에 채취되는 홍합은 마비, 언어장애 등을 일으키는 '삭시토닌(saxitoxin)'이라는 독소가 있어 먹지 않는 것이 좋습니다.

21
발효한 바다귀물,
홍어

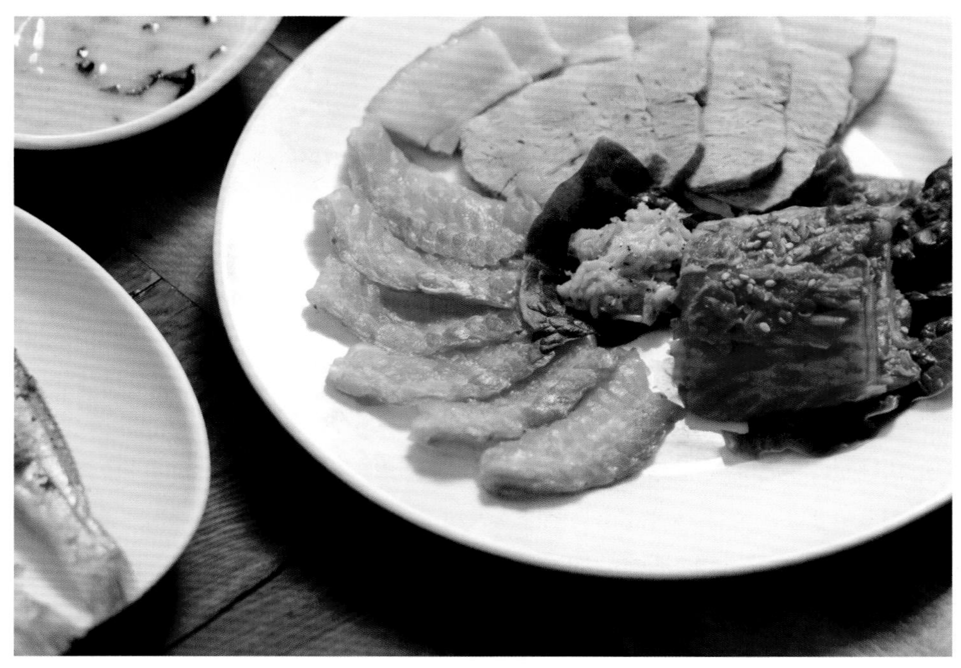

전라도 지방에는 '날씨가 찰 때는 홍어 생각, 따뜻할 때는 굴비 생각'이라는 말이 있습니다. 홍어는 전체가 연골로 이루어진 고단백식품으로 홍어 맛의 생명은 코를 통해 곧장 올라와 뇌리를 쏘아대는 암모니아 냄새입니다. 역겨워야 완성되는 역설의 미각으로 예전에는 삼베 더미에 싸서 두엄이나 짚에 파묻었다지만 요즘은 싱싱할 때 물기와 공기를 차단해 옹기 그릇에 삭히기도 합니다. 우리 옛 선인들은 '뱃속에 덩어리가 생기는 '복결병(腹結病)'이 있는 사람은 썩은 홍어로 국을 끓여 먹으면 더러운 것이 제거된다.'고 믿어 왔습니다. 삭힐수록 진가를 발휘하는 홍어는 한의학에서도 붉은색은 심장 기능과 연관이 있어 전신 혈액순환을 도와 혈관질환에 약효가 있습니다.

면역력이 증가하고 아울러 암을 예방하고 치료하는 것과 일맥상통합니다. 삭힌 홍어회와 탁주를 함께 먹는 '홍탁'은 홍어의 찬 성질과 막걸리의 따뜻한 성질이 잘 조화된 완벽한 음식궁합으로 막걸리에 들어 있는 단백질 1.9%, 유기산 0.8%가 암모니아의 톡 쏘는 맛을 중화시켜 주기 때문입니다. <동의보감>에 홍어는 '뼈마디가 아플 경우에 효과가 있다.'고 전해집니다. 홍어에는 뼈 관절 속의 고급 단백질 '황산 콘드로이친(chondroitin sulfate)'이 다량 함유되어 관절염이나 류머티즘으로 고생하시는 이들이 섭취하면 큰 효과를 볼 수 있습니다. 한의학적으로는 차가운 성질이 있어 고혈압이나 동맥경화증 환자, 몸에 열이 많은 분께 약효를 권해드립니다. 고도의 불포화지방산으로 'EPA, DHA'가 풍부하며 특히, 삭힌 홍어는 지방함량도 낮아 콜레스테롤 개선과 함께 혈액 흐름을 원활하게 해주기 때문입니다. 최근에는 홍어 껍질에서 '알츠하이머성 치매 질환(Alzheimer's dementia)'을 예방하고 증상을 완화할 수 있는 'PEFL 펩타이드' 소재가 개발되기도 하였습니다. 또한, 발효시킨 덕에 소화 기능을 도와주고 식욕을 일으키며 매콤한 성분은 몸의 신진대사를 활발하게 하여 술독을 풀어주고, 감기에 걸렸을 때 땀이 나게 하여 몸속의 사기(邪氣)를 물리쳐주기도 합니다. 정약전의 <자산어보>에 의하면, 물속에서 움직이는 모양이 '흡사 바람에 너울대는 연잎과 같다.'며 홍어를 먹으면 장이 깨끗해지고 술독을 해독하는 데 큰 효험을 볼 수 있다고 기록하고 있습니다. 숙취를 해소해주는 거담 효과도 뛰어나며, 뱀에 물렸을 때 홍어 껍질을 붙이면 치료가 된다고도 알려져 있습니다. 국악에서 남도창을 하는 소리꾼들이 가래를 삭여 준다고 하여 즐겨 먹었다고 전해집니다. 특히 숙성된 홍어는 강알칼리성이 되어 산성 체질을 알칼리성 체질로 바꿔주어 골다공증 예방이나 산후조리뿐만 아니라 병후회복과 기미, 주근깨, 검버섯은 물론 피부미용에도 효과가 좋습니다. 이 외에도 홍엇국은 소변 색이 혼탁한 남성이나 소변을 볼 때 요도가 아프고 이물질이 나오는 사람이 먹으면 약효가 탁월하다고 전해지고 있습니다. 싱싱한 홍어에서 바로 꺼낸 '애(간)'의 고소한 우유 뒷맛이 인상적입니다. 찬 성질의 홍어는 특히 몸에 열이 많은 사람이 여름을 날 때 먹어도 좋지만, 겨울에는 어린 보릿대와 파래, 톳, 시래기와 함께 된장을 풀어 끓인 홍어애탕이 최고입니다. 장의 노폐물을 제거해주므로 장이 깨끗해지고 위염을 억제하고 술독을 해독하며, 끈적끈적한 점액은 스태미나 식품으로 효능이 좋다고 알려졌습니다. 하지만, 홍어가 찬 성질이므로 평소에 몸이 차가운 분들이 많이 섭취하시면 설사나 복통이 발생할 수 있으니 적당량을 섭취하시길 권해드립니다.

22
바다의 인삼,
해삼

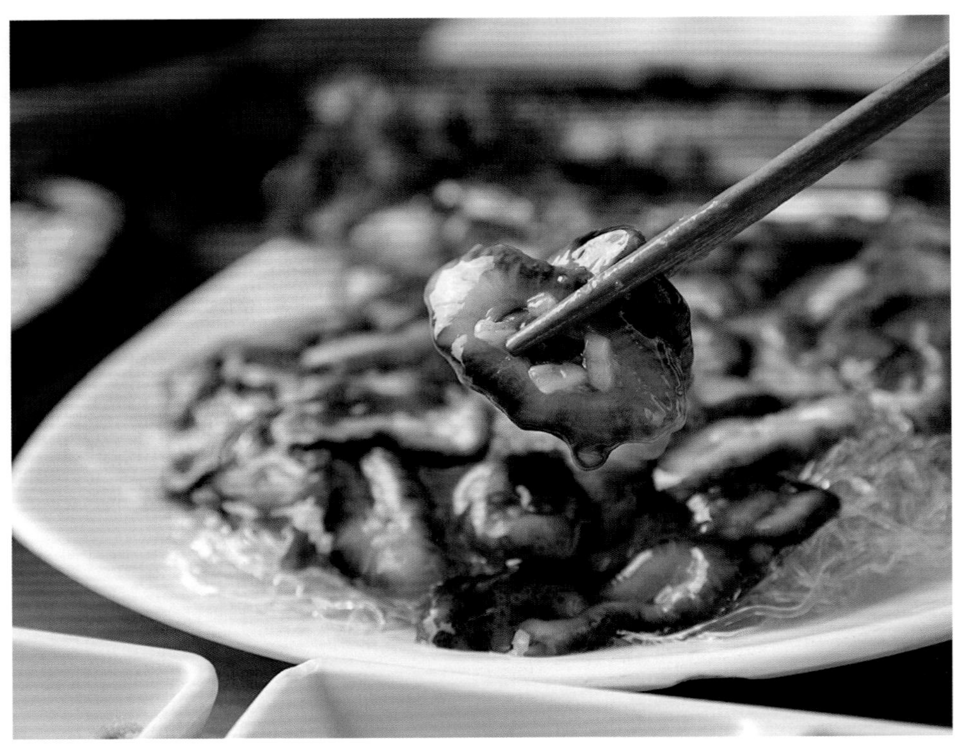

해삼(海蔘)은 <동의보감>에 '성미(性味)가 미함(味鹹) 성평(性平)하여 오장의 진액을 윤택하게 해줄 뿐 아니라, 정혈(精血)을 보하고 양기(陽氣)를 더해준다.'고 전합니다. 몸을 두 동강 내도 죽지 않고 다시 재생할 정도로 강한 생명력이 영양가로 이어져서, 예로부터 정력 강장제뿐 아니라 병후의 보신제로 대중화되어 왔습니다.

특히, '바다의 인삼'으로 비유되며, 실제 '사포닌(saponin)' 성분이 함유되어 있어 약용으로 많이 쓰여 왔습니다. 또한, 해삼을 말리면 요오드 농도가 한층 증가하여 심장을 튼튼하게 해 주고 소화가 잘되게 하며 혈압을 내리는 등 영양 가치가 훨씬 높아지게 됩니다.

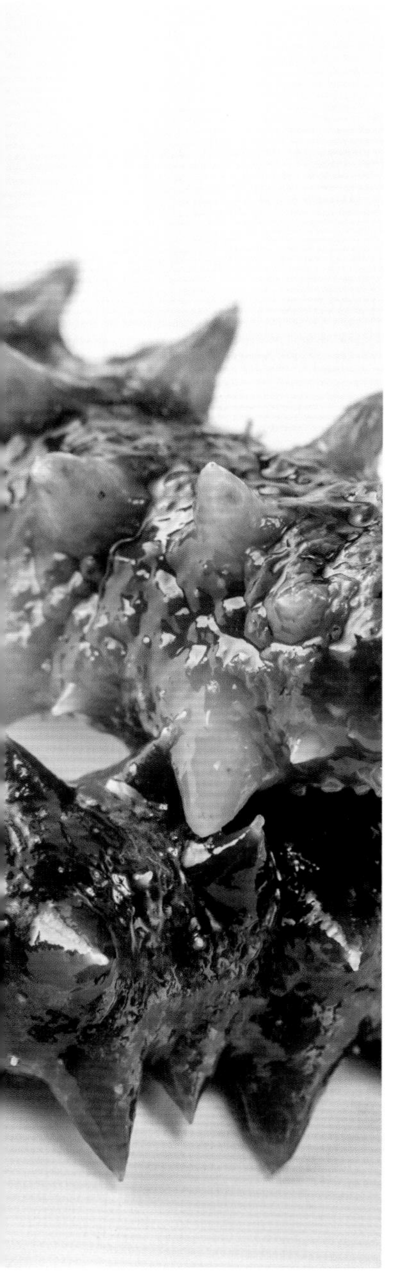

한의학에서는 병으로 허약해져 소변이 잦거나 유정(遺精)이나 몽정(夢精)이 있는 경우라든지, 과로나 성교 과다로 인해 신정(腎精)의 기가 허약해져 오는 '신허요통(腎虛腰痛)'에도 해삼의 효능이 뛰어납니다. 여기에, 여성건강의 기본, 정혈(精血)도 더해주므로 월경을 순조롭게 해주고 월경이 끊어진 것을 치료해 주기도 합니다. 또한, 임신 중의 태아를 편안하게 하는 안태(安胎) 효과뿐 아니라 출산이 쉽도록 해주고 산후회복에도 도움을 주어, 인삼 대신에 쓰는 경우가 많습니다.

수산물 중에서 드물게 칼슘과 인의 비율이 이상적으로 배합되어 있는 것이 특징적이며, 칼슘과 타닌(tannin) 성분이 있어 암과 위궤양에 우수한 약효를 발휘합니다. 담즙 성분인 '타우린(taurine)'도 많이 함유되어 빈혈을 예방 치료하고 간장의 활동을 원활하게 해줍니다. 또한, 단백질과 철분도 풍부하여 빈혈에 좋고 치아와 골격형성, 근육의 정상적인 수축, 혈액 응고 등 여러 가지 생리작용에 훌륭한 약재가 될 수 있습니다. 특히, '황산 콘드로이틴(chondroitin sulfate)'이라는 성분은 피부와 혈관의 노화를 막고 동맥경화를 예방할 수 있습니다. 해삼의 '홀로테인(holotain)'이라는 성분은 피가 뭉치는 것을 막고 균을 파괴하며 항암작용도 우수하다고 알려져 있습니다. 이처럼, 해삼은 약효가 우수하여 식욕을 돋우고 신진대사를 촉진할 뿐 아니라, 칼로리가 적어 비만증 예방과 성장 발육기의 어린이나 임산부에게 권장할 만합니다. <본초강목>에는 해삼의 건조 분말을 화농의 상처 표면에 응용한다고 기록되어 있습니다. 민간에서는 해삼 삶은 즙을 무좀에 사용했다고도 합니다. 그러나 성질이 활(滑)하여 비위가 냉하고 건실하지 못한 경우에는 대변이 묽거나 설사를 하므로 주의해야 합니다. 몸에 습담(濕痰)이 많은 경우에도 좋지 않으므로 어깨와 등이 잘 뭉치는 분들은 피하도록 하십시오.

23
바다의 불로초, 멍게

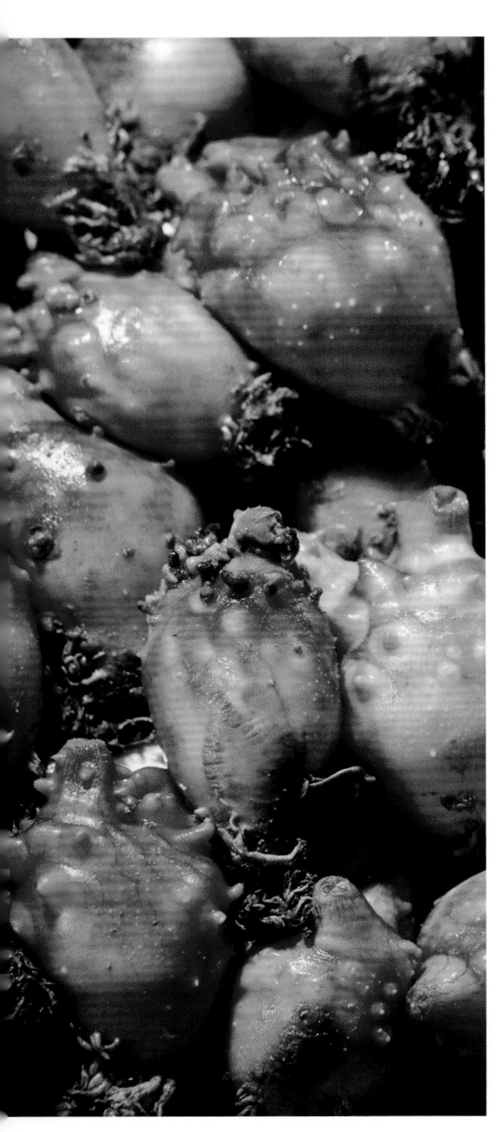

멍게는 붉은 몸통에 원뿔 돌기가 많이 나 있는 생김새 때문에, '바다의 파인애플'이라고도 불립니다. 지방 성분이 거의 함유되지 않아서 해삼, 해파리와 함께 '3대 저칼로리 수산물'에 속하기도 합니다. 한의학에서 멍게는 서늘한 약성(藥性)으로 열을 식혀주는 음식입니다. 따라서 속에 열이 많은 분들에게는 열을 꺼주는 효능이 있습니다. 찬 성질을 보완하기 위해서 따뜻한 성질의 초고추장과 함께 먹기도 합니다. 멍게는 특히, 단맛, 신맛, 짠맛, 쓴맛을 모두 갖고 있어 동시에 맛을 느낄 수 있으므로 뇌를 활성화할 수 있습니다. 또한, '플라스마로겐(plasmalogen)' 성분은 뇌 건강을 도와줘서 기억력 감퇴를 막아주므로 치매에도 좋은 음식이 됩니다. 붉은 껍질의 '콘드로이틴 황산(chondroitin sulfate)' 성분은 모발 성장을 도와주므로 머리를 감으면 탈모 예방효과도 기대할 수 있습니다. 멍게의 '타우린(taurine)' 성분은 나쁜 콜레스테롤 LDL 수치를 낮춰주므로 성인병을 예방해줄 뿐 아니라, 체내 활성산소를 제거해주므로 노화를 방지하고 피부를 맑고 깨끗하게 해주는 효능도 있습니다. '글리코겐(glycogen)' 함량도 높아서 감기나 천식 증상을 완화해주는 효과도 있습니다. 멍게의 '바나듐(vanadium)' 성분은 신진대사를 돕고 혈액순환을 촉진해서 혈관질환을 예방하여 줍니다. 또한, 체내 인슐린 분비를 촉진해 주므로 당뇨병 개선에도 도움이 될 수 있습니다. 뿐만 아니라, 멍게에는 식이섬유가 풍부하게 함유되어 있어서 장운동을 원활하게 하여 숙변을 제거해주므로 변비 증상을 개선해 줄 뿐 아니라, 비만 예방에도 효과를 볼 수 있습니다. 하지만, 서늘한 약성으로 몸이 찬 사람이 많이 섭취하면 배앓이나 복통, 설사를 할 수 있으니 삼가야 합니다.

24
바다의 호르몬,
성게

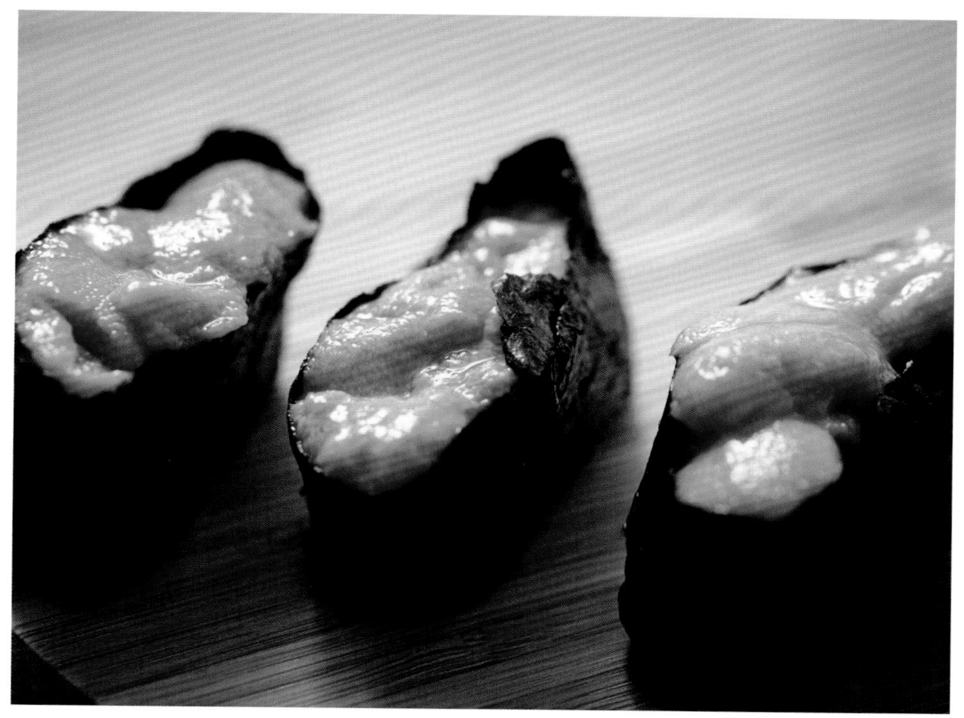

성게는 '아리스토텔레스의 등불'이라고 불리며, 동서양을 막론하고 예로부터 '천연 자연 강장제'로써 많이 즐겨먹어 왔습니다. 한의학에서는 '해담(海膽)' 즉 '바다의 쓸개'라 하여, '자양강장(滋養强壯)'으로 응용되어 왔습니다. 여름철에는 살과 맛이 최고조에 달하여 보양식으로도 많이 찾아왔습니다. 특히, 해삼보다 단백질을 많이 함유하고 있어 '바다의 호르몬'이라 불립니다. '엽산(folic acid)'의 함유량도 많아 소화흡수에 좋고 독성이 강한 항암제의 부작용을 감소 시켜주기도 합니다. 또한, 위와 장을 튼튼하게 하며 식욕을 증진하므로, 영양성분이 다소 부족한 쌀밥과도 최상의 궁합을 이룰 수 있습니다.

'칼슘'과 '비타민'도 풍부하여 산후회복을 도울 뿐 아니라, 알코올 해독역할도 하는 귀한 식품으로 알려져 있습니다. 생식선 안에 '지방' 및 '철분', '마그네슘' 등이 더 많이 함유된 것이 특색입니다. 따라서 빈혈 환자나 병후 회복기에 자주 찾아드시면 효과가 좋습니다. 정력 강화와 체력증강, 미각 장애, 피부 장애 예방, 스트레스 해소, 불임증 개선에도 응용될 수 있습니다. 하지만, 성게 난소는 수분이 71%나 되어 변질부패가 쉬우므로 대부분 '젓갈'로 가공한 것이 유통되고 있습니다. 성게의 알, 또는 생식선은 그 맛이 달고 고소하여 기호에 따라 다양한 조리법이 개발되어 왔습니다. 특히 산란기 때의 성게 알을 일본에서는 '운단(雲丹)'이라 하여 고급 영양 음식으로 여겨오기도 했습니다. 황금색 눈은 노화 방지나 암 예방에 효과가 있으므로 성게를 고를 때 노란빛이 진한 것이 좋으니 참고하시기 바랍니다. 또한, 인삼과 같이 '사포닌(saponin)' 성분이 들어 있어 결핵뿐만 아니라 가래를 제거하는 거담작용도 뛰어납니다. 특히 옆구리가 결리거나 늑간 신경통에도 활용하시면 좋은 효과가 있습니다. 이 외에도 표면의 울퉁불퉁 우스꽝스러운 돌기에는 '프라스마로겐(plasmalogen)'이라는 성분이 있어, 멍게, 굴 등과 같이 치매 예방에 도움을 줍니다. 성게 껍질에는 항균효능이 있어 가공식품에 활용하는 개발들이 연구 진행 중이라고 합니다. 성게는 유독하지만, 몸이 찬 사람에게도 섭취를 권장하고 있습니다. 그러나 알레르기 체질인 사람은 습진이 나기 쉬우므로 많이 먹지 않도록 주의해야 합니다.

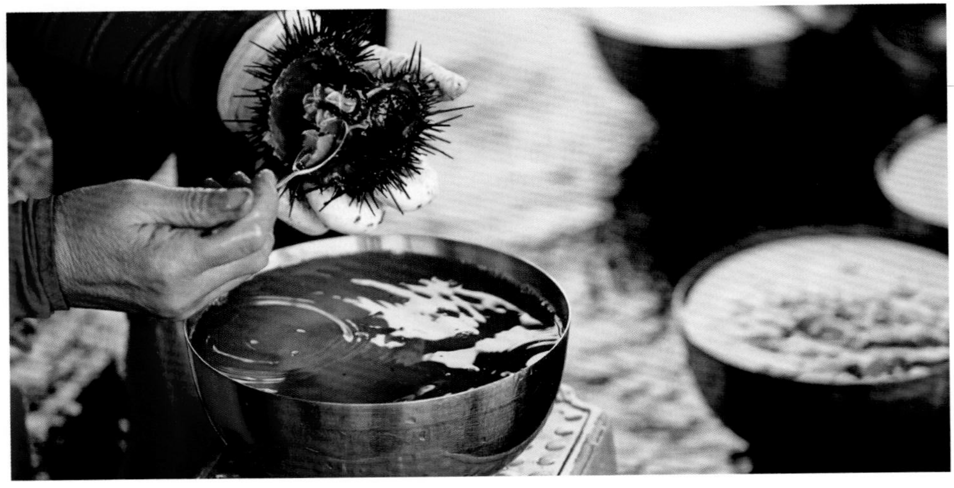

25
바다의 자연강장제, 우렁이

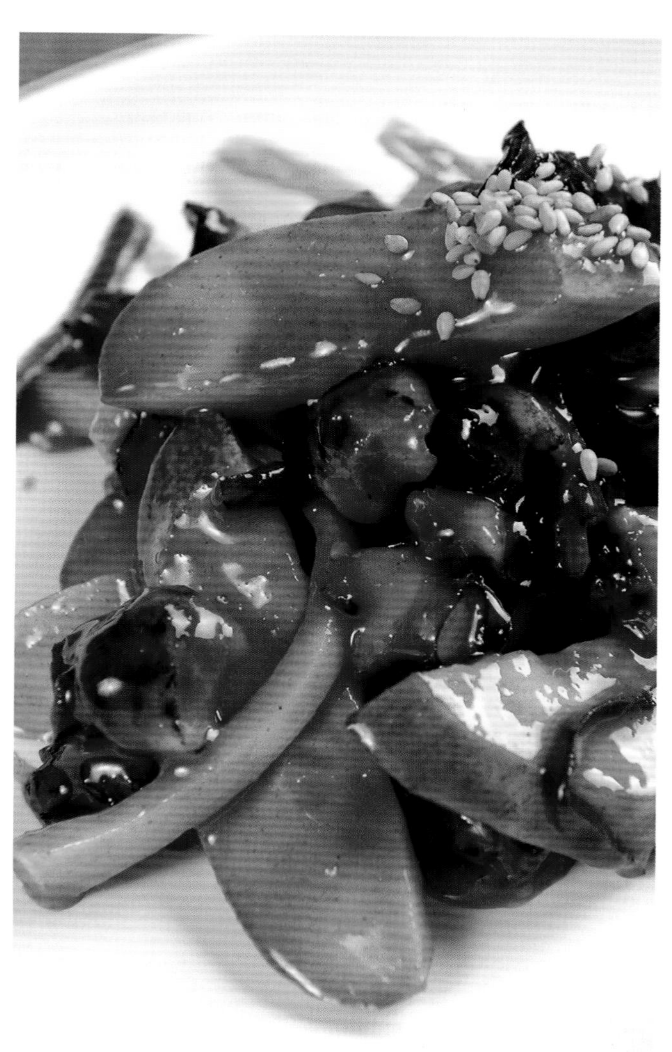

천년을 산다는 불로장생의 상징인 학이 즐겨 먹는 우렁이(전라(田螺,고동)는 예로부터 정력제로 많이 쓰여 왔습니다. 우렁이는 <동의보감>에 '성냉통이변(性冷通二便) 소종제열성주선(消腫除熱醒酒饍)'이라 전해지는 것처럼 그 기미(氣味)로 인해 소변불리(小便不利), 수종(水腫), 각기(脚氣), 간염(肝炎), 황달(黃疸), 복수(腹水), 목적동통(目赤疼痛), 종독(腫毒)을 다스려 왔습니다. 성질이 차고 달고 짠맛이 있어서 자양(滋養)과 해열(解熱), 이수(利水)의 효능이 우수하기 때문입니다. 또한, <동의보감>에는 '열독(熱毒)을 풀고 목마른 증세를 멈추게 한다. 또한, 간열(肝熱)과 목적종통(目赤腫痛)을 다스리고 대소변을 잘 통하게 하며 뱃속의 열결(熱結)을 제거한다.'고 기록되어 있습니다.

따라서 몸에 열이 많은 사람의 갈증을 없애주고 이뇨작용을 하기에 소갈(당뇨병)에 효험이 있으며 습열(濕熱)을 물리치기에 황달에도 좋습니다. 소변을 잘 나오게 하므로 부종(浮腫)이 있거나 방광에 열이 쌓여 소변이 시원찮게 자주 나오면서 아픈 경우에도 약효가 우수합니다. 선인들의 피부가 헐고 종기(腫氣)가 생겼을 때도 찧어 붙이면 염증이 없어지기도 하였습니다. 한의학에서 '전라고(田螺膏)'는 창(瘡)을 낫게 하고 종기(腫氣)로 인한 통증을 다스리며 껍데기는 반위(反胃:위암)와 위냉(胃冷)을 고치고 담(痰)을 삭인다고 전해지고 있습니다. 민간에서는 옹저(癰疽)의 뿌리(根)까지 빼는 데 신기한 효과가 있어, 가루를 만들어 바르거나 생것을 그대로 찧어서 붙여오기도 했다고 합니다.

뿐만 아니라, 주독을 풀어주어 술안주로도 아주 훌륭합니다. 한의학에서는 특히, 간장(肝臟)의 열로 인해 눈에 핏발이 서며 붓고 아픈 것을 낫게 하는데, 이 경우 생즙으로 마시면 효과가 훌륭합니다. 게다가, 우렁이는 분비물인 뮤신 점액질의 '콘드로이친황산(chondroitin sulfate)'이라는 성분 때문에 스태미나 식으로도 이용됩니다. 풍부한 비타민 B1은 피로 회복을 촉진해주어 간 기능 회복을 더해줄 수 있습니다. 이 외에도 육류와 비슷한 단백질 함량을 갖고 있으나 지질함량이 아주 적어 담백하며 칼슘과 철분, 비타민 함량이 높아서 다이어트뿐 아니라 성장기 어린이 체력보강 및 임산부, 노약자 등에도 아주 좋습니다. 하지만, 찬 성질이기에 많이 먹으면 배가 아프고 설사하므로 비위가 허약하고 냉하거나 설사를 하는 사람은 주의해야 합니다.

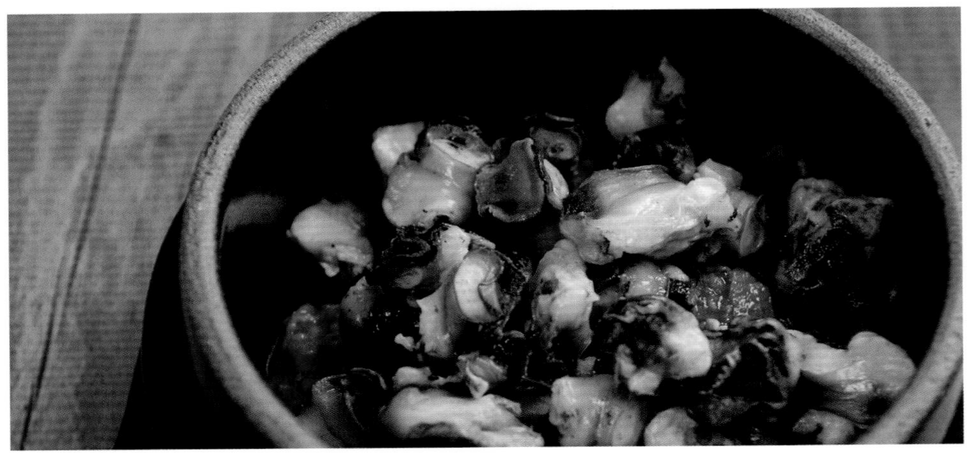

26
고단백 미네랄, 생선알

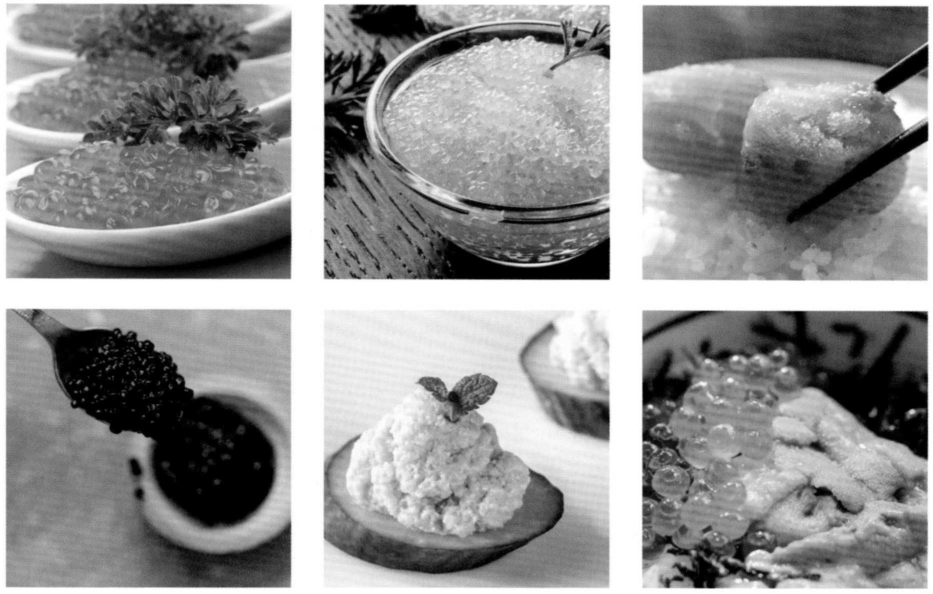

체질적으로 음인(陰人)이 많은 우리 선인들의 식단에는 생선을 날것으로 쉽게 접하지는 않아 왔습니다. 날치의 산란기는 4월 중순에서 10월 중순으로 겨울철이 가장 싱싱하고 맛이 있습니다. 특히, 식욕을 돋우는 데는 적날치알이 효과적이며 단백질과 미네랄이 풍부한 영양 식품입니다. 대구와 명태는 엄연히 다른 생선이지만 우리가 흔히 말하는 대구 알은 명태 알로 '비타민 E'가 생선 중에서 가장 많이 함유되어 있습니다. 따라서 노화를 방지해 줄 뿐만 아니라 성 기능도 향상해 주는 데 일조를 하여 왔습니다. 청어는 왕의 진상품이라 할 만큼 귀한 음식이라고 조선 시대 지리지 <읍지>에 전해집니다.

<동의보감>에는 '성질이 평하고 맛이 달며 독이 없다.'고 기록되어 있습니다. 주로, '습비(濕痺: 습독이 쌓여 다리가 저리고 힘이 빠지는 증상)로 다리가 약해지는데 주로 사용된다.'고 약효를 전합니다. 또한, '소화를 좋게 해주고 기력을 강하게 해준다.'라고도 합니다. 청어에는 '칼슘'과 '비타민 D'가 풍부하여 뼈를 튼튼하게 하므로 겨울철 원기회복을 위해 많이 먹고 있습니다. 특히, 모든 세포는 세포막으로 둘러싸여 있는데, 이 세포막은 인지질로 되어 있습니다. 인간 뇌의 30%도 이 인지질로 되어 있으므로 인지질이 풍부한 식품을 먹는 것이 뇌 건강에 좋다고 할 수 있습니다. 이 인지질은 여러 생선의 알에 풍부하며 특히, 청어 알에는 94%나 된다고 합니다. 따라서 청어 알에는 뇌에 좋은 'DHA나 EPA'가 인지질의 상태로 많이 함유되어 있으므로 뇌에 우수한 영양을 공급하여 줍니다.

뿐만 아니라, 생선 알에 각종 야채를 곁들이면 그야말로 훌륭한 웰빙 음식이 됩니다. 또한, 해조 국물에 갖은양념을 하여 시원한 국물을 내면 겨울철 입맛을 사로잡을 수 있을 것입니다. 해조류에 많이 들어있는 요오드 성분은 통풍에 의한 요산 배출을 도와줄 뿐 아니라, 인체 내의 신진대사를 촉진하고 혈액순환을 좋게 하기 때문입니다. 이처럼, 현대인에게 생선 알은 담백하고 상큼하여 미각을 살리기 위해 최근 인기 있는 고단백 음식이지만 콜레스테롤 수치조절이 문제가 되는 고혈압이나 통풍, 고지혈 [illegible] 등은 삼가야 합니다.

27
바다의 분유, 미역

미역에는 분유와 맞먹을 정도로 '칼슘'이 많이 함유되어, 예로부터 출산 후 쌀밥과 미역국을 삼신할머니에게 바치고, 그 미역국을 산모가 먹는 풍습까지 있을 정도였습니다. 고래도 새끼를 낳으면 미역을 뜯어 먹는다고 하듯이, 미역은 피가 뭉쳐있는 어혈을 풀어주는 효능이 커서 산후회복에 매우 좋은 식품이며 약재로도 활용되어 왔습니다. 뼈를 강화하고 늘어진 자궁의 수축과 지혈을 돕고 초조감을 해소해 해산 후유증이나 산후우울증을 빨리 풀고 젖을 잘 나오게 하기 때문입니다. 또한, 요오드가 풍부하므로 미역을 많이 먹은 산모의 젖을 먹는 아기는 갑상선호르몬이 많이 생성되어 성장이 촉진될 수 있습니다, 왜냐하면, 10세 전까지는 갑상선호르몬이 성장호르몬과 유사한 역할을 하기 때문입니다. 하지만, 중요한 단백질이나 비타민 등이 거의 없기 때문에 양질의 '단백질'과 '비타민'이 많이 함유된 식품을 함께 섭취하시길 권해드립니다. 특히, 콩이나 두부를 많이 섭취하면 영양은 풍부하지만, 몸속의 '요오드'가 배출되므로, '요오드'가 풍부한 미역을 함께 먹어 보충하면 영양섭취에 더 좋습니다.

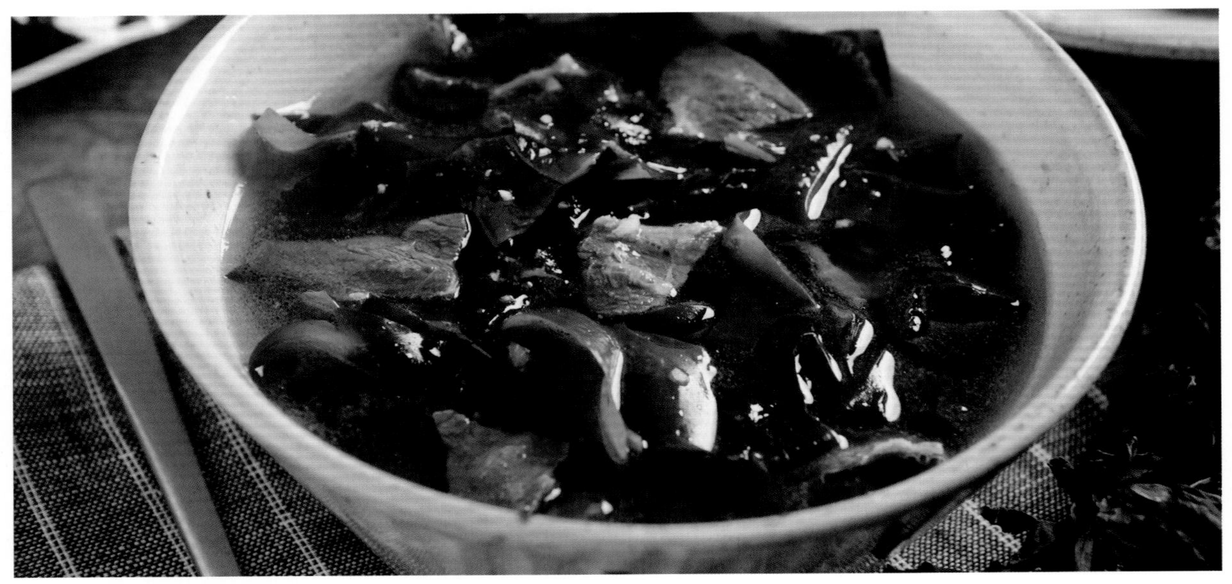

최근에 와서는 해조류가 동맥경화를 비롯한 성인병의 치료와 예방에 좋다고 알려졌습니다. 한의학에서는 성인병의 원인인 풍(風), 담(痰), 열(熱), 어혈(瘀血)로 기(氣)가 막히고 뭉쳐진 것을 미역이 풀어주고 삭여주기 때문입니다. 혈액 응고를 막는 '푸코이단(fucoidan)'은 혈중 콜레스테롤을 떨어뜨리는 '푸코스테롤(fucosterl)' 등이 함유되어 있어서 혈액순환에 이상이 생겨 피가 엉겨서 굳는 현상을 풀어주기도 합니다. 미역 속의 '요오드'는 갑상선 호르몬 구성 성분으로 심장과 혈관 활동, 체온과 땀 조절, 신진대사를 증진해주고 단단한 것을 부드럽게 풀어줘 갑상샘질환 치료에도 우수한 약효를 더해줍니다. 피를 맑게 하기 때문에 콜레스테롤과 중성지방을 떨어뜨리고 대소변을 잘 나오게 하기에 비만을 방지해 주므로 동맥경화는 물론이고 고혈압, 심근경색, 협심증, 당뇨병, 중풍 같은 성인병 예방에도 훌륭한 식품이 될 수 있습니다. 또한, 수분 대사를 촉진하여 번열(煩熱)을 내리고 부기도 없애주며 소변이 시원하게 나오지 않고 찔끔거리며 아프게 나오는 임증(淋證)의 치료에도 탁월한 효험을 봅니다. 그 밖에 미역은 피를 조화 시켜주고 심장을 맑게 하므로 답답해서 잠이 오지 않는 경우에도 좋습니다. 열과 혈압을 떨어뜨려 주기에 만약 열기로 인하여 목이 막힐 때는 즙을 내어 마시기도 합니다. 하지만, 몸이 냉하고 비·위장이 허약하거나 대변이 묽은 사람은 주의해야 합니다. 반면에 열이 많고 담이 잘 결리며 응어리가 잘 생기는 사람에겐 효험이 있습니다. 또한, 미역에 식초를 조금 넣어 먹으면 임산부와 태아 및 성인의 빈혈 예방과 골격형성 및 건강에 더없이 좋으니 활용해보시기 바랍니다.

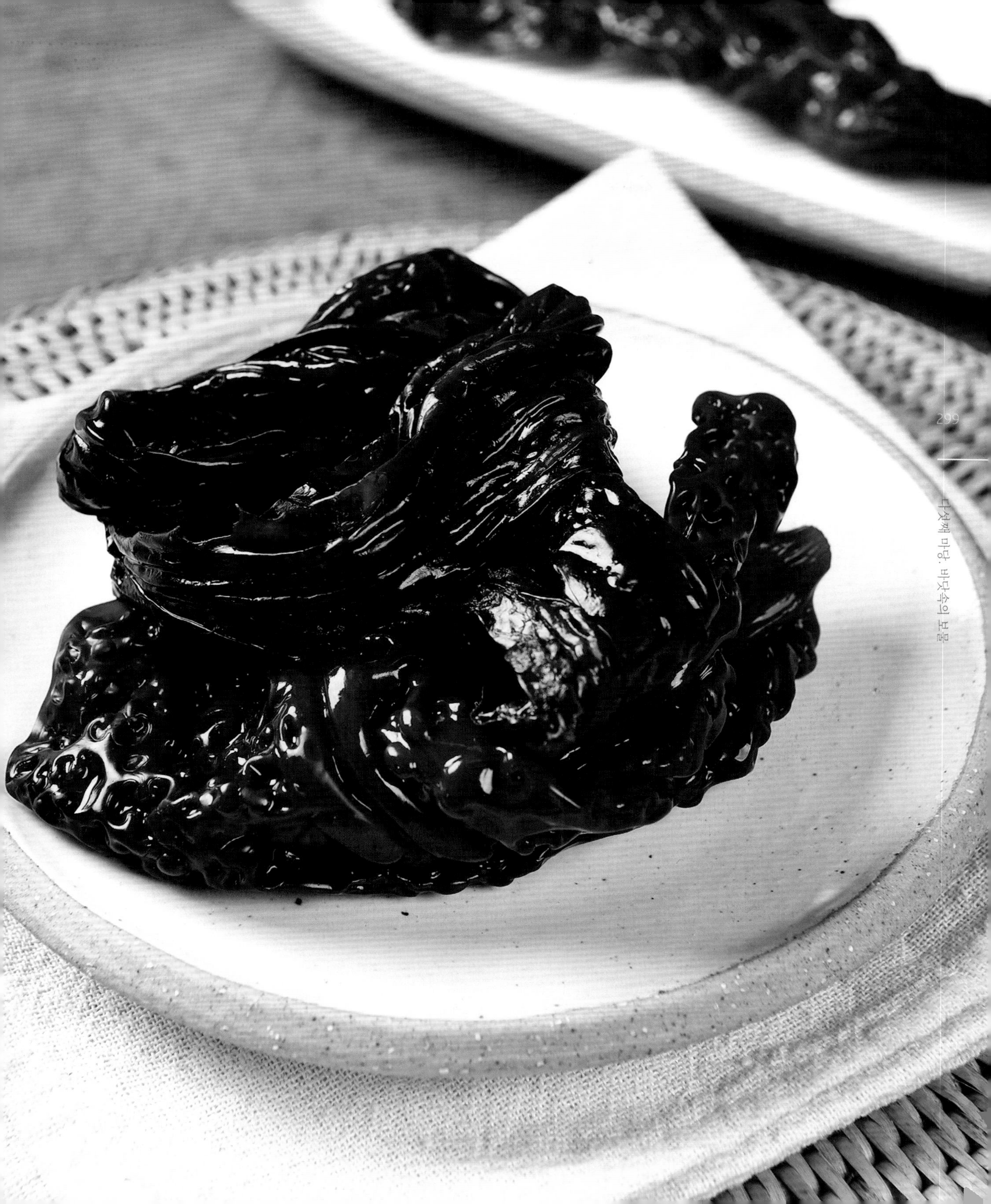

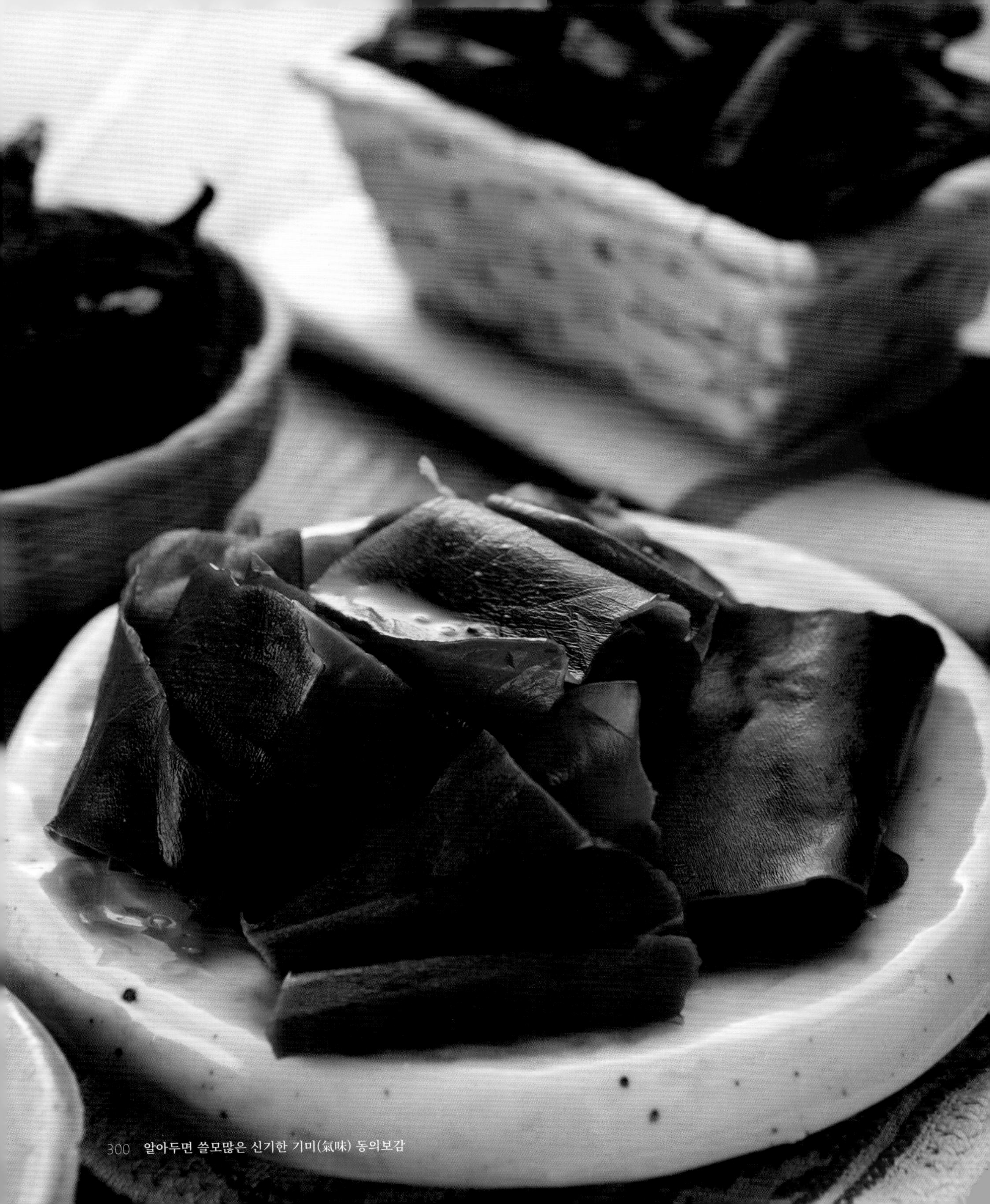

28
혈액독소를 빼내는 다시마

바다풀에 속하는 다시마는 고전 한의서에는 보하는 약종으로 속해있지 않았으나, 현대에 와서는 많은 연구 결과를 통해 보익제로 검증되어 왔습니다. <동의보감>에 한약재로 곤포(昆布)라고 부르며, 약성으로 냄새는 특이하며 짠맛이라고 전하고 있습니다. 따라서 약재로 사용할 때는 소금기를 없애기 위해서 충분히 물에 우린 다음, 말리는 것을 권해 드립니다. 효능은 '막힌 것을 풀어주고 응어리진 것을 헤쳐 준다.'고 기록되어 있습니다. 또한, '12가지의 수종(水腫)과 영류(癭瘤), 누창(漏瘡)을 낫게 하고 적괴를 없애며 오줌을 잘 나가게 하며 부은 것을 내리고 악창을 낫게 한다.'고 전하고 있습니다. 주로 뭉쳐있는 병을 말랑말랑하게 하여 낫게 한다고 하여 방광염이나 임파선염, 편도염, 갑상샘종 등에 응용되어 왔습니다.

다시마에는 '요오드' 함량이 높으며, 칼슘, 칼륨 등 40종이 넘는 미네랄을 풍부하게 함유하고 있습니다. 따라서 혈구나 혈색소, 혈청 단백질을 늘려주며 뼈의 성장발육을 빠르게 합니다. 특히, 다시마는 칼슘 함량이 높은 대표적 알칼리 식품으로 골다공증을 예방하는 데는 아주 우수한 식품입니다. 부신피질 기능을 높여줄 뿐 아니라, 최근에는 성장발육과 피로 회복 촉진작용에 있어 유효성들이 연구 보고되어 왔습니다. 또한, 혈압이나 혈당도 낮춰주며 피부질환의 항생작용도 도와줍니다. 이 외에도 다시마에 풍부한 '글루탐산(glutamic acid)' 성분은 주로 뇌신경 세포의 에너지로 사용됩니다. 정보전달의 40%를 담당하고 뇌 기능을 활성화하며 스트레스에 대한 저항력을 강화해주므로 치매 예방 등 다양한 효능을 기대할 수 있습니다. 하지만, 소화기계 비위가 허하고 냉하면서 습(濕)이 울체되어 있을 때는 피하는 것이 좋습니다. 또한, 기(氣)를 내려가게 하므로 오래 먹으면 몸이 여윌 수 있다는 것을 기억해두시기 바랍니다.

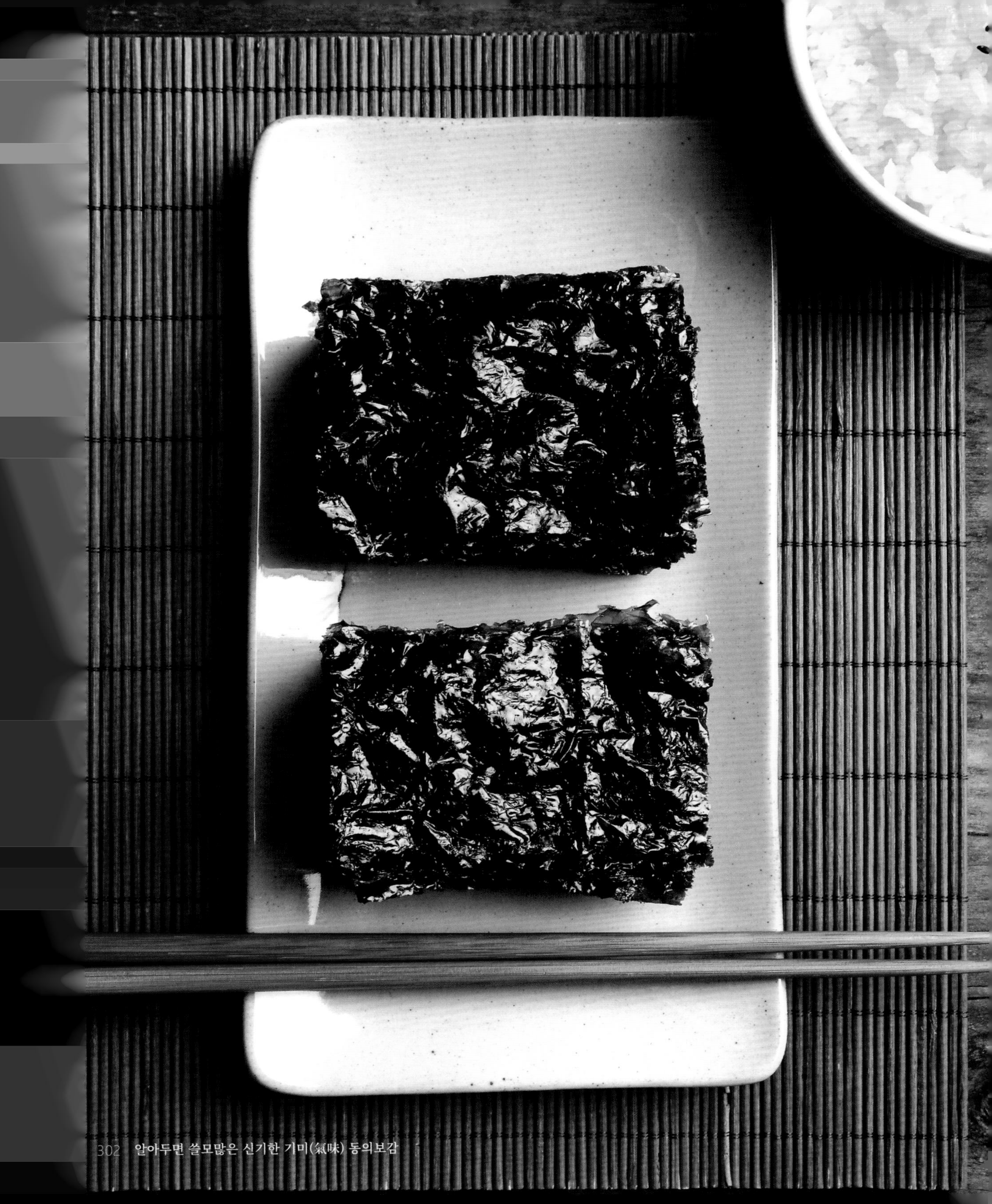

29
갑상선호르몬 재료,
김

알칼리성 홍조류인 김은 예로부터 영양이 풍부한 먹거리로, '감태(甘苔)', '해태(海苔)', '청태(靑苔)' 등으로 불려왔습니다. 한약재로는 '자채(紫菜)'라고 하는데, <동의보감>에 '찬 성질로 맛은 달며 독이 없기에 열을 내리고 가래를 삭여준다.'고 전합니다. 또한, '담(痰)을 삭이고 단단한 덩어리는 연하게 하며 열(熱)을 내리고 소변을 잘 나오게 한다.'고 기록되어 있습니다. 따라서 김을 먹으면 잡열(雜熱)이 없어져서 혈기(血氣)가 부드러워지므로 담이 걸려 가슴이 답답한 것을 풀어주며 기분까지 좋아지게 해줍니다. 이뇨효과도 있어 소변이 시원하지 않은 경우에 효과가 있고 대변도 잘 나오게 도와줍니다. 뿐만 아니라, 토하고 설사하는 '토사곽란' 증상이나 부종, 각기병 등에 효과가 있으며 여러 가지 약물의 독을 풀어주기도 합니다. '치질과 충병(虫病)을 다스리며 곽란, 토사 및 열중(熱中)에 유효하다.'고도 기록되었으니 식생활에서 잘 활용해보시기 바랍니다.

영양학적으로 김에는 '요오드'를 비롯하여 '비타민'이 풍부하게 들어있습니다. 또한, '나트륨' 함량이 적고, '칼슘'이나 '칼륨', '철', '인' 등과 같은 무기질도 많이 들어 있어서 알칼리성으로 매우 이상적인 식품이 될 수 있습니다. '요오드'는 두뇌발달에 연관되는 갑상선호르몬의 재료가 되고 '칼륨'은 머리를 맑게 해주는 효과를 보여줍니다. 최근에는 김 속의 '요오드' 성분이 동맥경화를 방지하는 성분이 존재한다는 보고가 나온 바도 있습니다. 김의 '타우린(taurine)' 성분은 혈압을 정상으로 유지하며 동맥경화 예방뿐 아니라, 담석 발생도 방지할 수 있습니다. 또한, 간의 기능을 강화하고 그 작용을 활발히 하는 효과가 있으므로 술을 마시기 전이나 마신 후에 김을 먹으면 알코올이 원활하게 분해되어 술에 취해도 구토 증상을 방지할 수도 있어서 예로부터 술자리에 안주로 김이 자주 올라왔습니다. 과음이나 해독을 위해 식탁에서 많이 활용해보시기 바랍니다.

특히, '비타민 B12'는 해조류 가운데 김에만 들어있는데, 성장과 조혈작용이 있으므로 이것이 부족하면 성장이 억제되고 빈혈이 생기게 됩니다. 따라서 아이들의 성장에 좋고 여성의 빈혈뿐 아니라 골다공증에도 좋습니다. '아연'도 많이 들어있어 굴과 마찬가지로 남성의 성기능 강화에 도움이 됩니다. 또한, '비타민 B12'는 신경이나 뇌의 작용과 관계가 깊습니다. 특히, 체내의 '비타민 B12'는 나이를 먹음에 따라 감소하므로 뇌세포의 감소와 함께 치매의 원인이 되므로 김이 도움이 됩니다. 김에 함유된 '비타민'의 종류나 그 양에 있어서도 레몬이나 토마토보다 많습니다. '비타민 C'는 열이나 습기에 약하므로 김은 습기와 빛을 피하여 보관하는 것이 좋습니다.

'베타카로틴(β-carotene)'도 많이 함유하고 있어서, 당근보다 시력보호에 좋고 야맹증 예방이나 안구건조증에도 도움을 준다고 보고되기도 하였습니다. 풍부한 '칼슘'으로 인해 성장기 아이들이나 뼈 건강을 생각해야 하는 사람들의 골다공증 예방에도 좋은 식품이 될 수 있습니다. 혈관에 쌓여 있는 콜레스테롤이나 나트륨 등의 유해 요소들을 몸 밖으로 내보내고 혈압을 떨어뜨려 주므로, 동맥경화나 고혈압 등 대사질환과 성인병에도 훌륭한 약효를 더해줍니다. 미생물에 의해 분해되어 나오는 김의 독특한 향기는 식욕을 증진해주는 효과가 있습니다. 고소하면서 단백질 함량도 높아서 소화흡수에 효과가 있으니 식탁에서는 빠질 수 없는 식재료가 될 수 있습니다.

이 외에도 '알긴산(alginic acid)'과 '섬유질' 성분도 풍부하여 장운동을 촉진해주므로 변비뿐 아니라, 독소 배출에도 효과를 보여줍니다. 해조류에는 '유산다당'이라는 식물섬유가 있는데 우리 몸의 면역성을 높여 암세포에 저항하게 해준다고 보고되어 있습니다. 특히, 해조류 중에서도 김은 암 예방효과가 가장 큽니다. 따라서 위암 발생 후 면역에 좋으며 위궤양에도 우수한 약재입니다. 하지만, '요오드' 성분의 김을 지나치게 드시면 갑상샘에 도움이 되는 것이 아니라 해를 미칠 수도 있으니, 한 번에 많이 섭취하시는 것은 좋지 않습니다.

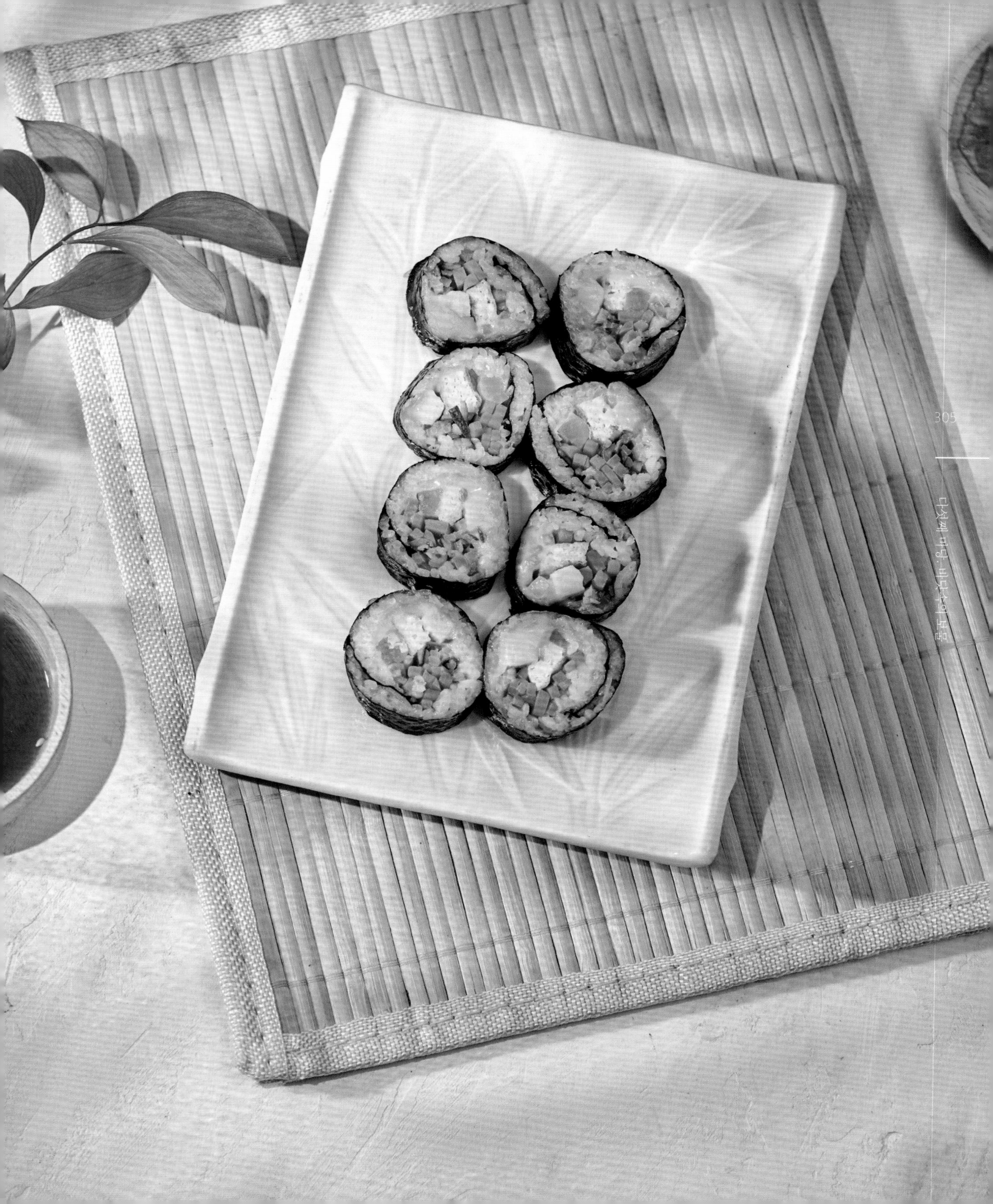

30
바다의 비타민, 파래

어린아이의 배냇머리처럼 가늘고 보드라운 녹색 실들이 잔뜩 엉켜있는 '파래'는 겨울철 건강에 좋으면서 가격도 저렴한 대표적인 해조류입니다. <동의보감>에 약재로는 '청태(靑苔)'라 불리며, 성질이 차고 맛은 쓰고 떫으며 독은 없다고 전합니다. 또한, '소식(消食), 거담(去痰)뿐만 아니라, 일체의 독창(毒瘡), 악창(惡瘡)도 치료하는데, 감초(甘草)와는 상극(相剋)이니 주의하여야 한다.'고 기록하고 있습니다. 독특한 맛 성분인 '메틸메티오닌(methyl methionine)'은 니코틴 해독에 아주 뛰어납니다. 또한, 위궤양이나 십이지장궤양 등을 예방 또는 진정 시켜주며 소화기 전체에 좋은 치료제역할을 해줍니다. 파래에 풍부한 '비타민 A'는 니코틴 중화뿐만 아니라, 간 해독에도 훌륭합니다. 예를 들면, 담배 때문에 손상된 폐의 점막을 재생 및 보호해주며 독성을 제거하여 결핵이나 폐암에 걸리지 않도록 막아주는 효과를 보여줍니다. 따라서 애연가나 간접흡연에 노출된 현대인들에게는 보약 이상의 의미가 될 수 있습니다.

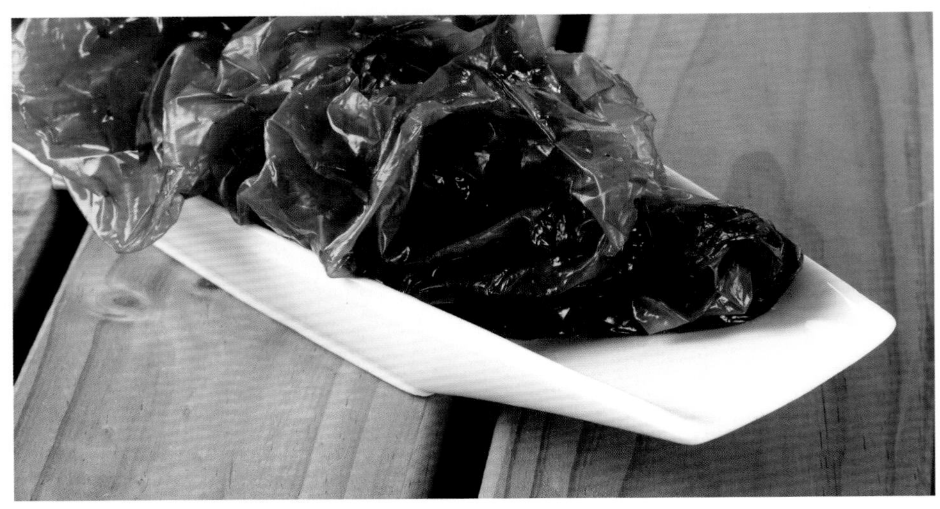

특히, '식물성 섬유질'이 풍부해서 대장의 연동운동을 촉진해 배변을 원활하게 하므로 변비 및 숙변 제거에 뛰어납니다. '철분' 뿐 아니라 철분 흡수를 도와주는 '비타민 A와 C'도 풍부하여 빈혈 예방 및 상태 완화에도 탁월합니다. 빈혈증이 있으면 일상에서 집중력과 기억력이 떨어지므로 청소년기에 도움이 됩니다. 두뇌활동을 원활하게 해줄 뿐 아니라, 혈액을 구성하는 '요오드'를 보충해서 피를 맑게 하기도 합니다. 또한, '철분'에는 혈액 중 산소를 운반하는 적혈구에 함유된 헤모글로빈 성분이 있으므로 천연 피로 회복제로도 우수합니다. '칼슘' 성분도 풍부하여 뼈와 치아도 건강하게 지켜줍니다.

또한, 차가운 성질로 인해 외상, 습진, 화상 등으로 피부가 상했을 때도 도움을 줍니다. 특히, 아토피성 피부염이나 과민성 피부염을 진정 시켜주고, 피부를 윤택하고 아름답게 해줄 수 있습니다. 엽록소가 많아 신진대사를 원활하게 할 뿐 아니라, 입 냄새를 없애주는 데도 효과적입니다. 이 외에도 몸이 무겁거나 만성피로와 같은 증상이 느껴질 때, 입맛을 돋우어 기운을 더하기도 합니다. 즉, 인체에 해로운 각종 산(酸)을 없애주기 때문에 쉽게 지치고 피로하지 않게 도와줍니다. 이처럼, 파래는 '바다의 비타민'이라고 부를 정도로 우리 몸에서 다른 식품 및 영양소들이 하지 못하는 꼭 필요한 기능을 합니다. 특히, 한 번 먹는 것만으로도 몸 안에서 활발한 활동을 하는 바다의 천연 영양제라고 할 수 있습니다.

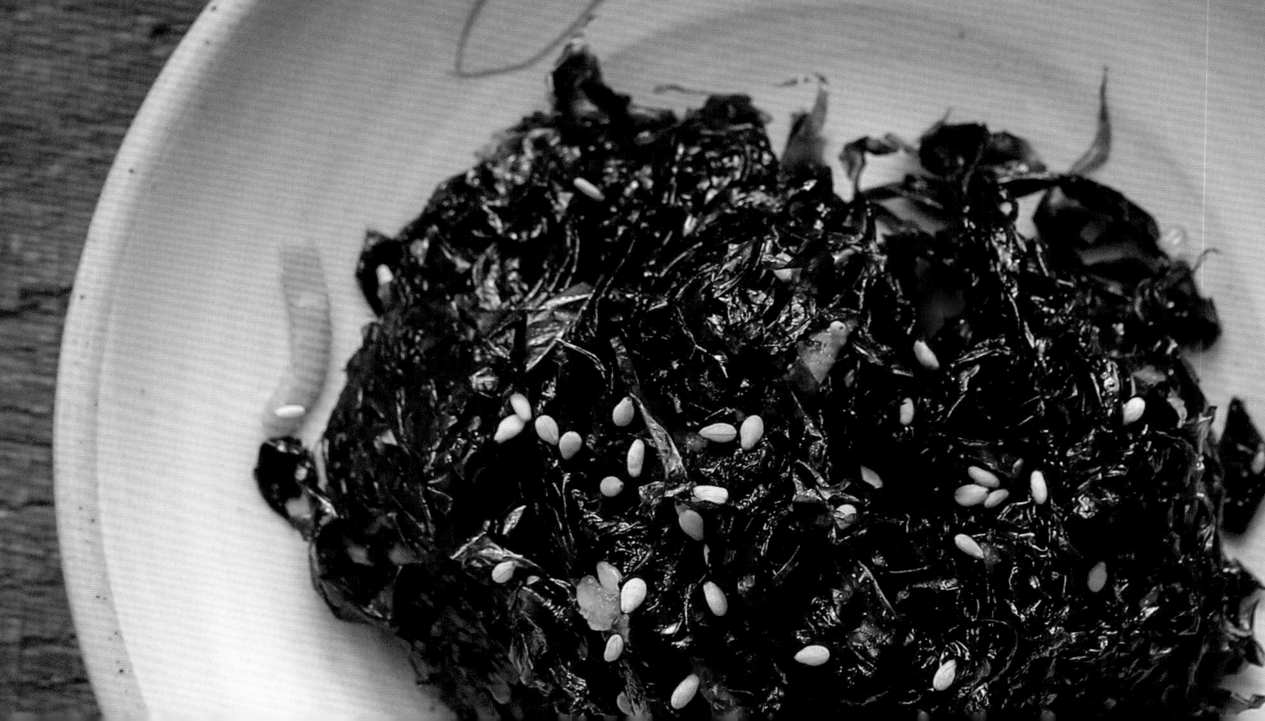

31
바다의 천연영양제, 매생이

'매생이'는 원래 김 양식 발에 달라붙는 잡초 정도로만 취급을 받아 왔었습니다. 하지만, 근래에 와서 영양가가 풍부하고 감칠맛이 풍부해 남도 특산품으로 귀한 대접을 받고 있습니다. 옛 문헌 <자산어보>에는 '매산태', '매산'이라 하며, '빛깔은 검푸르며 국을 끓이면 연하고 부드러워 서로 엉키면 풀어지지 않는다. 맛은 매우 달고 향기롭다.'라고 기록되어 있습니다. 엽록소를 다량 함유한 파래 사촌, 매생이는 물살이 잔잔한 청정해 연안에서 물과 햇빛만 먹고 자랍니다. 생육 조건이 까다로워서 오염물질이 유입되면 바로 녹아버리고 마는 성질 탓에 믿고 먹을 수 있는 '완전 무공해 웰빙 식품'이라 할 수 있습니다. 흥미로운 것은 '온기(溫氣)'를 잘 간직하여서 보기에는 안 뜨거워 보여도 먹으면 아주 뜨겁다는 사실입니다.

그래서 옛말에도 '미운 사위에게 매생잇국 준다.'라는 속담이 있습니다. 아무리 끓여도 김이 잘 나지 않아 모르고 먹다가 입안에 온통 화상을 입기 쉽기 때문입니다. 매생이는 담백하면서도 깔끔한 맛을 내는 천연 저칼로리 식품으로써 지질을 제외한 영양소가 고루 함유되어 발암물질로부터 정상세포를 보호해 줍니다. 또한, '비타민 A, C' 뿐 아니라, 골격형성에 도움이 되는 '철분, 칼륨, 요오드' 등 각종 무기질을 다량 함유하고 있어서 어린이 성장발육 및 골다공증 예방에 훌륭한 약효를 더해줍니다.

특히, 성인병 발병인자인 나트륨 이온의 배출에 효과가 있는 '칼륨'이 풍부하여, 매생이 섭취로 인한 '칼륨 생리효과'를 기대할 수 있으므로 콜레스테롤 저하 및 고혈압을 예방할 수 있으며, 변비에도 효과적입니다. 식이섬유 '알긴산(alginic acid)'도 풍부하여 몸에 쌓이는 미세먼지나 중금속 등을 배출하는 작용을 하므로 뇌신경 세포의 퇴화를 막아주기도 한다. 뿐만 아니라, 소화에도 도움을 주며 위궤양이나 십이지장궤양을 예방하고 진정시켜주므로 술 마신 후 숙취 해소 작용도 뛰어나며 간질환자들에게도 효능이 우수합니다. 하지만, 매생이에는 식이섬유가 많기 때문에 소화에 부담을 줄 수도 있습니다. 따라서 소화기가 약하거나 평소에 몸이 찬 사람이 많은 양을 섭취하시는 것은 좋지 않습니다.

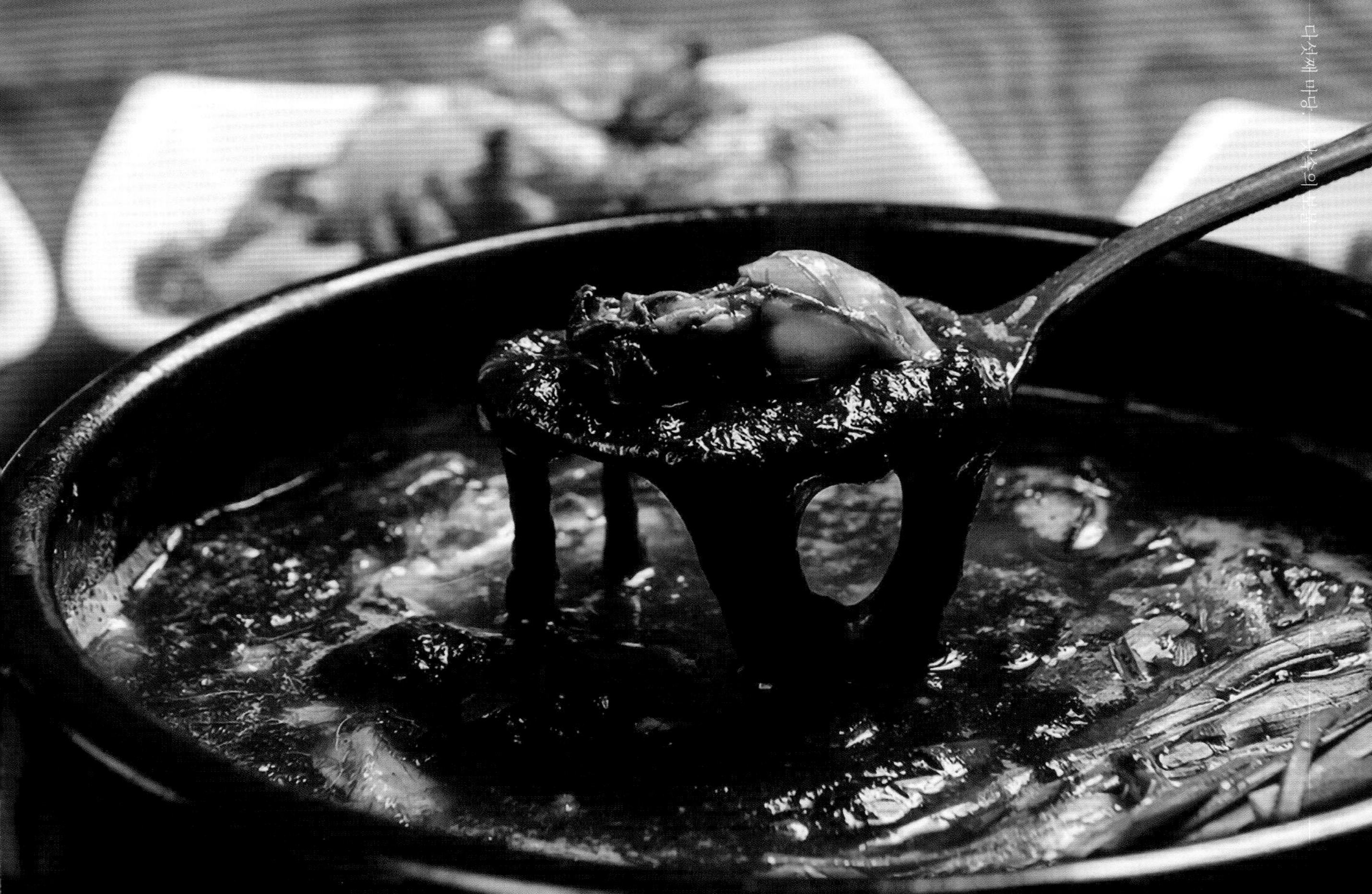

32
바다칼슘제, 톳

'톳'은 모양이 사슴 꼬리와 유사하다 하여 '녹미채(鹿尾菜)'라고도 하는데, 과거에는 구황식품으로 널리 이용하였습니다. 특히, 예전부터 '약식동원(藥食同原)'이라 하여 우리나라에서 전통적으로 먹어온 영양음식 중 하나입니다. 해조류 중 가장 뛰어난 알칼리성 식품으로 '칼슘, 인, 요오드, 철' 등의 무기염류가 많이 포함되어 있습니다. 따라서 골다공증 환자나 공부하는 아이들, 스트레스를 받는 어른들에게 도움이 됩니다. 상용하면 치아가 건강해지며 머리털이 윤택해질 뿐 아니라, 임신부가 먹으면 태아의 뼈가 튼튼해진다고 보고되고 있습니다. 즉, '바다에서 건진 칼슘제'라 불릴 만큼 칼슘 함량이 높아 질병에 대한 저항력을 높여주기 때문입니다. '철분'은 빈혈에, '요오드' 성분은 응어리진 부분을 풀어주고 소염작용도 강하게 하는 약효를 보여줍니다. 다른 해조류와 마찬가지로 '철분'이나 '미네랄' 흡수가 낮으므로 채소와 함께 섭취하면 '비타민 C'가 흡수를 도와주기도 합니다.

또한, '알긴산(alginic acid)'을 함유한 섬유성 물질이 풍부하여 수분을 흡수해 장벽을 자극하므로 배변을 촉진하기도 합니다. 더구나, 포만감을 충족시키고 칼로리도 낮을 뿐 아니라, 변도 잘 보게 하므로 다이어트식으로는 안성맞춤이 될 수 있습니다. '식이섬유'도 혈액을 깨끗하게 하며 동맥경화지수를 저하해 혈청 지질의 개선에 탁월한 효과가 있습니다. 따라서 비만, 당뇨에 좋을 뿐 아니라, 혈관 경화를 막아주고 혈압과 혈중 '콜레스테롤' 수치도 떨어뜨려 줍니다. 식탁에서 고기와 같이 섭취하면 효과가 더 좋아지므로 활용해보시기 바랍니다.

이 외에도, '활성산소'와 '과산화지질'의 생성을 억제하여 인체의 노화를 억제해 주는 바다의 '불로초'이기도 합니다. 뿐만 아니라, 뼈의 콜라겐 함량을 높이는 등의 다양한 효과가 있으니 많이 활용해보시기 바랍니다. 톳과 같은 해조류의 효능은 <동의보감>에도 '열을 내리고 담(痰)을 없애며 종양을 치료하고 부은 것을 가라앉힌다.'라고 기록되어 있습니다. 특히 민간에서는 피를 맑게 하는 청혈제(淸血劑)로 알려져 왔습니다. 또한, 해조의 찬 성질이 나쁜 열로 생기는 피부 질환에 효과가 있어 해조 목욕 등에도 응용되고 있습니다. 하지만, 톳은 '요오드' 성분이 많아서 임산부 등 갑상선 호르몬이 떨어지는 사람에게는 좋지만, 과잉섭취에 대한 우려도 있으므로 적당히 섭취해야 함을 기억하기 바랍니다.

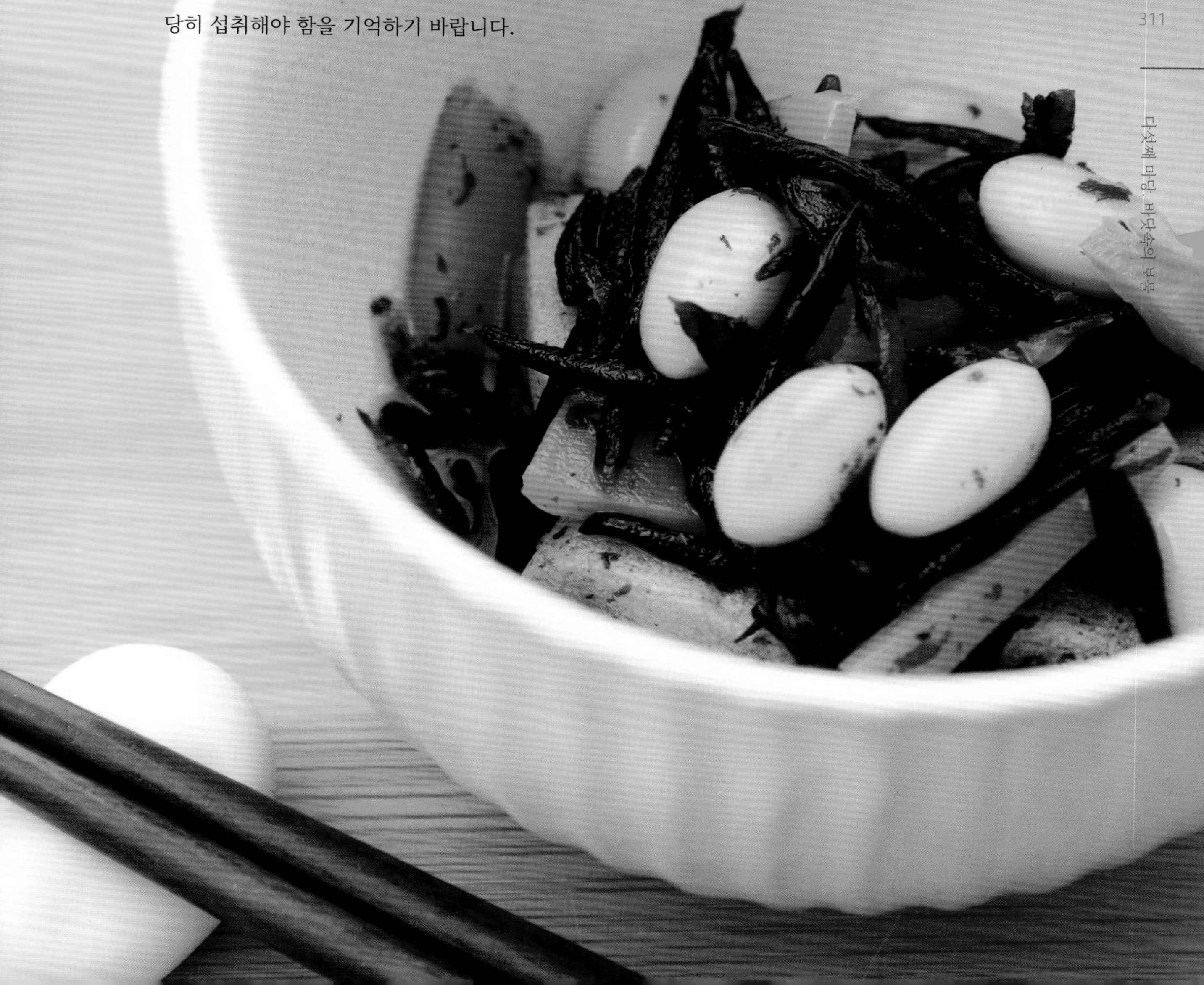

33
저열량 고단백 고칼슘 가을몸보신, 대하

새우는 한 번에 수만 개의 알을 낳을 정도로 생명력이 넘쳐 예로부터 정력에 좋은 스태미나 식품으로 알려져 왔습니다. <동의보감>에는 따뜻한 성질로서 '신장을 보하고 혈액순환을 촉진해 양기를 왕성하게 돋워준다.'고 기록하고 있습니다. 중국에서는 '혼자 여행을 갈 때 여행지에서 새우를 먹지 말라.'는 말까지 전해 내려오고 있다고 합니다. 한의학에서 모든 스태미나는 신장에서 비롯된다고 보는데, 새우는 신장에 좋은 식품이면서 온몸의 혈액순환이 잘되어 기력이 충실해져 필연적으로 양기(陽氣)를 더해주는 약재가 될 수 있습니다. 대하에는 '단백질'이 많지만, '지방'이 적고 '칼로리'가 낮으며 '칼슘'을 비롯한 '오메가-3', '셀레늄(selenium)' 등의 무기질, 각종 '비타민(B1, B2, B6, D, E)' 등이 많이 함유되어 있습니다. 따라서 허리와 뼈를 튼튼하게 하고 기력을 증진해 뇌수를 보충해주는 효과가 큽니다. 또한, '카로틴(carotene)'이 풍부하게 함유된 대하를 섭취하게 되면 체내에서 '비타민 A'로 변하여 면역력을 높여주는 데 도움이 될 수 있습니다. 뿐만 아니라, '칼슘'이 풍부하게 함유되어 있어 성장기 어린이나, 골다공증이나 뼈 질환 위험이 높은 어른들에게는 충분히 좋은 음식이 될 수 있습니다. 특히 대하에 많이 들어 있는 '타우린(taurine)'과 '키토산(chitosan)'은 혈중 콜레스테롤 수치를 현저히 저하시키는 작용을 하며, 간의 해독작용을 돕고 알코올로 인한 간 기능 저하를 개선하여 준다고 보고되고 있습니다. '타우린(taurine)'은 혈액 흐름을 제지하는 혈전 생성을 억제하는 효능이 있어, 체내 콜레스테롤 수치를 조절해주기 때문입니다. 또한, 혈압을 조절하고 심장병, 당뇨병 등 각종 성인병에 우수한 효과가 있는 것으로 알려져 있습니다.

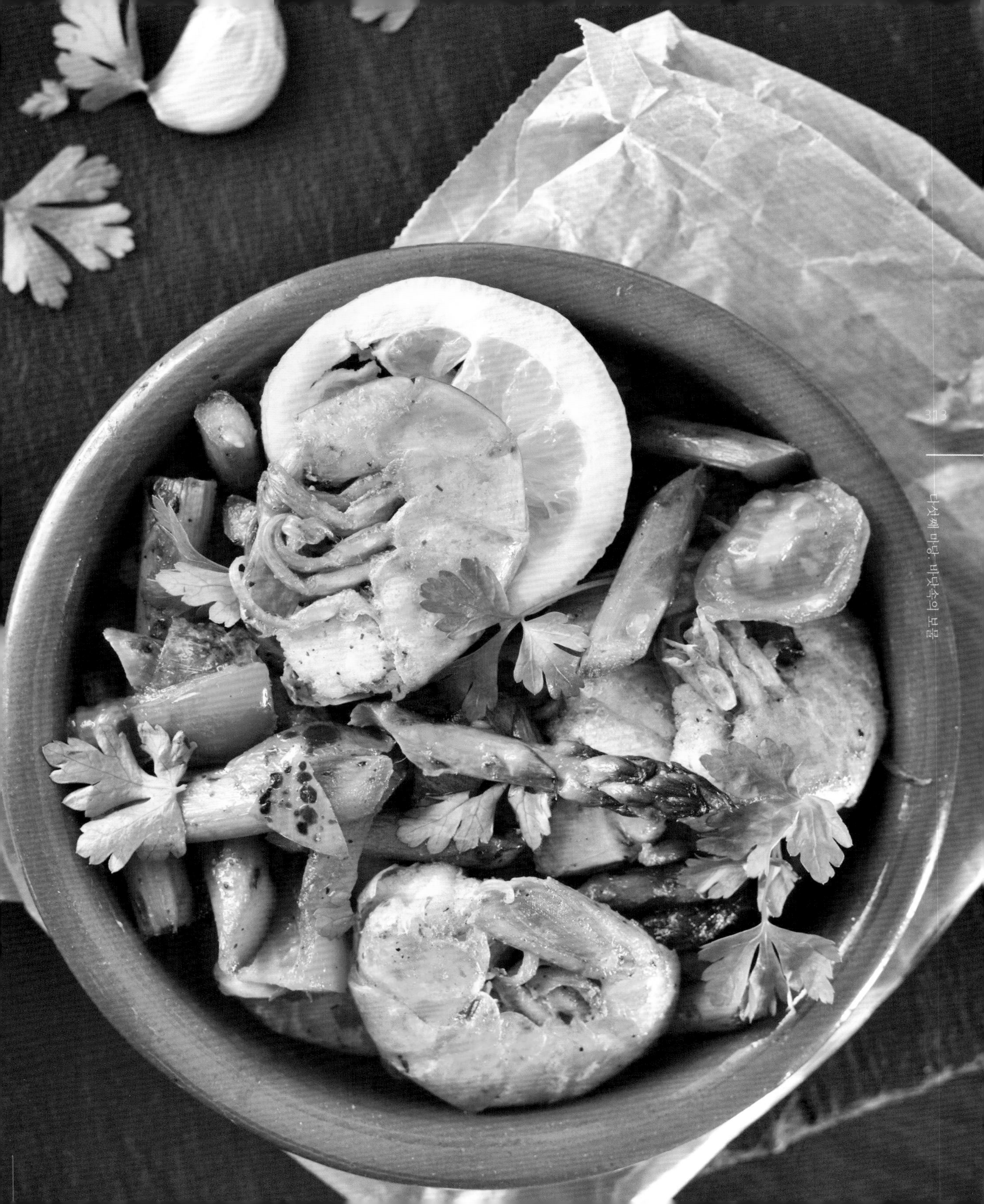

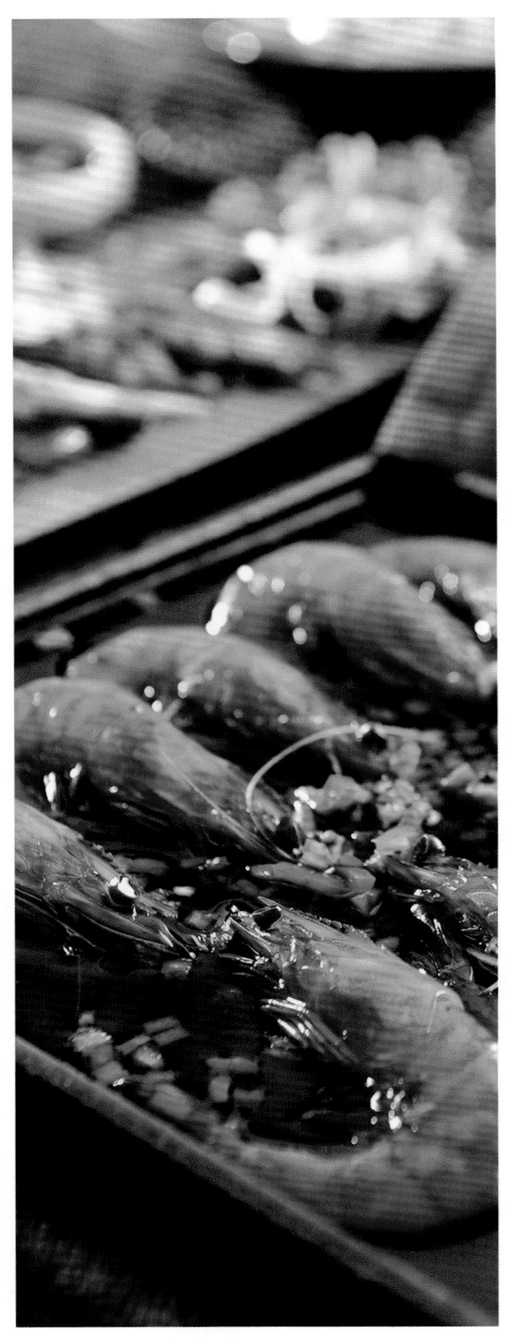

대하에 풍부한 '아미노산과 비타민, 미네랄' 성분이 신경세포를 보호하고 활성화해 인지기능 저하를 막아주고, 활성산소를 제거하여 신경세포와 심장 근육세포를 보호하며 노화 현상을 억제하여 주기도 합니다. 민간에서는 새우 요리 중의 하나로 '취하'라는 것이 있는데, 산 새우를 술에 담가 죽인 뒤에 구워 먹는 것으로 남성 발기부전에 효험이 있다 하여 여러 요리에 응용되어 왔습니다. 이는 술의 기혈순환을 촉진하는 효능을 빌어 새우의 '양기(陽氣)'를 보충하는 약성이 배가 되기 때문입니다. 특히, 솔잎 술에 담군 새우는 스태미나 효능뿐만 아니라, 심혈관계 및 일반 호흡기와 순환기에도 효과가 있다고 할 수 있습니다. 총각 때는 새우를 삼가야 한다는 말이 생겨났을 정도로 새우는 정력 식품임에는 틀림없습니다.

이 외에도 산후에 한의학적으로 혈(血)이 부족하여 젖이 나오지 않는 경우에 돼지 족발과 함께 끓여 먹으면 젖이 잘 나오는 효과도 볼 수 있습니다. 계절이 바뀌거나 기력이 떨어져 입맛을 잃기 쉬울 때 새우를 우려낸 구수한 아욱국을 먹으면 입맛이 나고 기운을 차리게 되어 많이 애용되기도 합니다. 아욱을 비롯한 일반 채소에는 단백질과 필수 아미노산이 절대적으로 부족한 것이 큰 결점인데, 이러한 아욱의 영양성분 중 부족한 성분을 가지고 있는 대표적인 식품이 바로 새우이기 때문입니다. 하지만, 지나치게 많이 먹으면 혈(血)을 상하게 하며 풍(風)과 열(熱)을 일으키고 응어리나 종기, 부스럼을 생기게 할 수 있습니다. 특히, 알레르기 체질을 가진 분은 천식이나 두드러기를 일으킬 수 있으므로 주의하여야 하며 학령기 아이들이나 콜레스테롤이 높은 분도 적게 먹어야 합니다.

34
술꾼들의 최고 보약, 다슬기

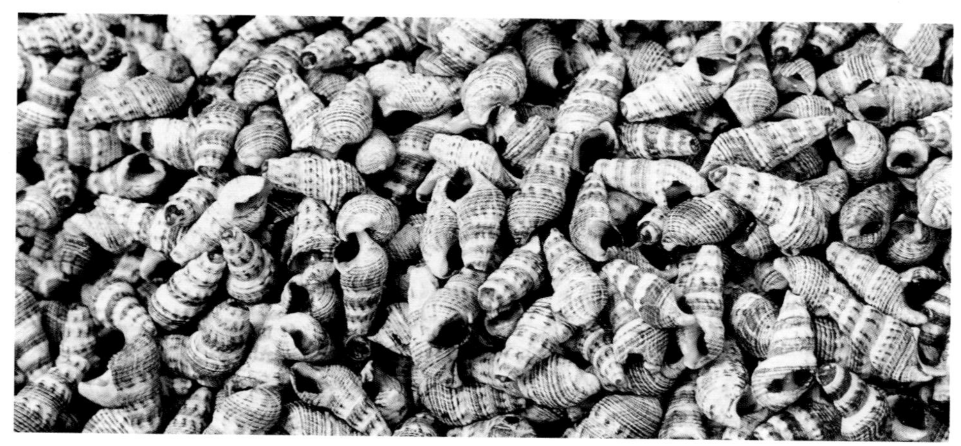

한의학의 기본이론인 오행(五行)에 따르면, 푸른색은 나무의 빛깔이고 인체에서는 목장부(木臟腑)인 간(肝)과 담(膽,쓸개)에 해당합니다. 물론, 육안으로도 간의 빛깔은 푸르고 쓸개즙 역시 푸른빛임을 알 수 있습니다. 우리 몸에 이러한 청색소가 부족할 때 간담 세포계통에 치명적 병증이 발생하는데, 이를 치료하고 보충하는 데 묘(妙)를 얻는데, 그 대표적 음식이 '다슬기'입니다. 한의학에서 다슬기의 약성은 서늘하고 맛은 달며 독은 없어 간장과 신장에 작용하며 대소변을 잘 나가게 합니다. 다슬기 살(肉)과 달인 물은 신장을 깨끗하게 하고 껍질은 간에 축적된 지방질과 유해물질을 제거하는데 더없이 훌륭한 약재입니다. 특히, '위통(胃痛)'과 소화불량을 치료하고 열독과 갈증을 풀어주어 아랫배가 더부룩하고 소화가 잘 안 될 때, 또한 술꾼들의 해장국이자 최고의 보약이 될 수 있습니다. 그대로 삶아서 약으로 쓰는 것도 좋으나 심화한 간과 담의 병을 치료하는 효과를 높이기 위해서는 기름을 내어 쓰는 것도 권해드립니다.

<동의보감>에 '다슬기는 얕고 맑은 물에서만 서식하며 소화를 돕고 간을 보하며 숙취를 제거하고 피를 맑게 해준다.'고 전하는 것을 보면 다슬기를 식용으로 한 역사는 아주 깁니다. 하지만, 고둥, 민물고동, 올갱이, 골뱅이, 고디, 소라 따위로 불리며, 심심풀이 정도로 까서 먹는 것 외에 그리 중요하게 여기지는 않았습니다. 간혹 민간에서 다슬기 껍데기를 가루 내어 위, 십이지장궤양, 간염 등의 질병에 먹거나 종기, 피부병 등에 바르기는 했으나 그리 널리 알려진 민간요법은 아니었습니다. 다슬기에 들어 있는 푸른 색소가 간에 정화작업을 하여 웅담에 견줄만한 신비로운 약이 된다고 알려지기 시작한 것은 최근이라 할 수 있습니다.

다슬기에는 '아미노산(amino acid)'과 '타우린(taurine)' 성분이 풍부하게 함유되어 있어 간 기능을 회복 시켜주므로 지방간이나 간경화 등의 간질환을 예방하고 개선하는 데에 도움이 됩니다. 특히, 숙취 해소에도 좋으며 피로를 회복하는데 활용해보면 훌륭한 효과를 볼 수 있습니다. '철분' 성분 또한 많이 들어있어서 자주 섭취하면 빈혈에도 도움이 되고, '칼슘' 성분이 풍부하여서 성장기 어린이의 발육이나 골다공증 예방에도 탁월합니다.

현대에 와서는 뼈와 치아를 튼튼하게 하고 불면증을 완화하고 신경 전달 기능 및 근육 운동을 원활하게 하여 부정맥을 방지한다고도 연구 보고되었습니다. 또한, 우울증을 없애고 우리 몸이 스트레스에 잘 대항하게 하고, 신장 및 담낭 결석을 예방하는 '마그네슘'과 신체 각 세포의 산소 공급에 필요한 헤모글로빈의 구성 성분인 '구리'를 다량 함유하고 있습니다. 다슬기를 요리하면 국물이 푸른빛을 띠는데, 이것이 바로 혈액 속에 '헤모글로빈'을 만드는 '구리' 성분이 미네랄 형태로 풍부히 들어있는 것으로 간 기능을 회복 시켜 황달을 제거하고, 이뇨 작용을 촉진해 체내 독소를 배설할 뿐만 아니라, 부종을 없애고 눈을 밝게 한다고 합니다.

'칼륨' 함량도 높아서 체내의 나트륨 배출을 도와주고 혈압을 낮춰 주므로 고혈압이나 동맥경화 등의 대사질환뿐 아니라, 심근경색, 뇌졸중 등의 혈관질환 예방과 개선에 도움이 될 수 있습니다. 다슬기는 산란을 자주 해서 냇물에 지천으로 널려있지만, 강물의 오염으로 인해서 피해 또한 가장 크게 받고 있습니다. 우리 몸에서와 같이 강이나 냇물, 호수 등을 정화 작업하여 물을 맑게 하는 것으로 알려져 있습니다. 따라서 식용을 위해서는 살아있는 다슬기를 2~3일 동안 깨끗한 물에 담가 잔모래와 이물질들을 없애고 삶은 후 요리하는 것이 좋습니다. 이어 바늘로 뺀 살을 부추와 마늘 등의 따뜻한 성질이 있는 양념과 함께 잠깐 끓여야 특유의 비린 맛이 없어지고 한의학적으로 음양(陰陽)의 궁합도 이루며 쫄깃쫄깃해집니다. 하지만, 다슬기는 폐흡충의 중간 숙주 역할을 하므로 날것으로 섭취하는 것은 피해야 하며 찬 성질이므로 생으로 먹어서는 안 되며 부추나 인삼 등의 따뜻한 성질의 약재랑 함께 먹으면 궁합을 이뤄 효과가 더 좋습니다.

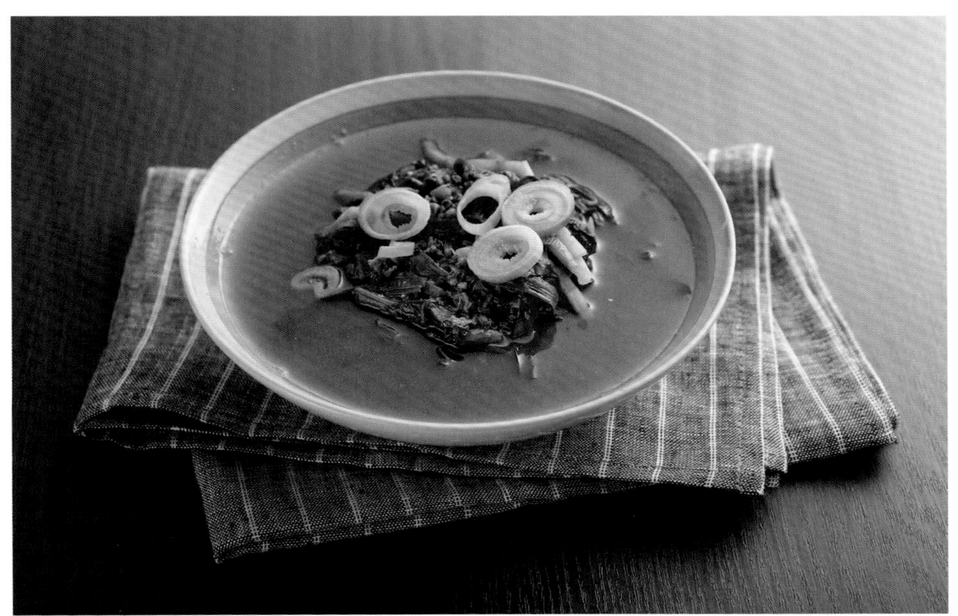

35
조개류의 보약,
재첩

깨끗한 민물에서 자생하는 남도의 명물, 재첩은 이미 오래전부터 서민들의 삶과 친숙해져 있습니다. 우리 조상들은 재첩을 '조개류의 보약'으로 여기어 간이 좋지 않은 환자는 오래 복용하기도 했습니다. 이처럼 중요한 에너지원으로 우리 선인들에게 오래도록 병후 쇠약한 사람을 보호해줄 뿐 아니라, 몸을 따뜻하게 해주고 피부를 윤택하게 하여 왔습니다. <동의보감>에서도 재첩은 '위장을 편안하게 해주고 부작용이 없으며 나아가, 간 기능이나 황달 및 당뇨에 도움이 된다.'고 전합니다. 한의서에는 '독이 없고(無毒) 다른 음식과 섭취 시 부작용이 전혀 없으며 눈을 맑게 하고 피로를 풀어준다.'고 기록되어 있습니다. 또한, '눈을 밝게 하고 위장을 편안하게 하며 몸의 열기를 내리고 기를 북돋우는 효능이 있다(明目 開胃 下熱氣).'고 추천되고 있습니다.

특히, 해장국으로 더없이 좋은데, 체내흡수율이 좋은 필수아미노산의 함량이 높기 때문입니다. 따라서 피를 더해주는 조혈(造血)과 해독작용에 뛰어나고 숙취 해소는 물론 지방간, 황달, 간염, 혈압, 담석증 등에 훌륭한 약효를 보여줍니다. 재첩에 들어있는 필수아미노산의 일종인 '메티오닌(methionine)', '미네랄' 등은 간장의 활동을 촉진하고, 황을 함유하는 아미노산인 '타우린(taurine)'은 감칠맛과 함께 담즙 분비를 활발히 해서 해독작용을 도와줍니다. 또한, 혈중 콜레스테롤 저하 및 혈압을 강하하는 효능이 있습니다. 따라서 이러한 성분들이 복합적으로 상승작용을 함으로써 간염 및 지방간의 활성화를 통해 간 기능을 향상해줍니다. '베타인(betaine)' 역시 단맛뿐 아니라, 간에 지방이 축적되는 지방간 예방에 탁월한 효험을 더해줍니다.

이 외에도 '카로티노이드(carotinoid)'라는 색소 성분이 많이 함유되어 있고, '푸코잔틴(fucoxanthin)'과 '할로신시아크잔틴 (halocynthiaxanthin)' 성분 등은 탁월한 항산화 작용과 항암작용 등이 밝혀진 미량 생리 기능성 물질입니다. 유기산의 일종인 '호박산(succinic acid)'은 재첩 등 조개류의 대표적인 맛 성분으로 우리 전통의 간장 등에서도 발견됩니다. 감칠맛을 더해주는 아미노산으로 '글리신(glycine)', '알라닌(alanine)', '프롤린(proline)'과 조미료의 원료로 사용되는 '글루탐산(glutamic acid)' 등도 풍부하게 함유되어 있습니다. 뿐만 아니라, '비타민 A, B, C' 등 각종 무기질도 풍부하게 함유되어 있어 재첩으로 끓인 국은 음주 후 숙취 해소 효능이 우수합니다. '칼슘'과 '인'의 구성비가 약 1대1 이라서 칼슘흡수율이 높아 악성빈혈을 다스리기도 합니다. 특히, 부추와 함께 먹으면 재첩에 부족한 '비타민 A'를 보충해주기도 합니다. 또한, 지방함량이 적어 현대인들의 다이어트식으로도 적합하며 특히, 'DHA와 EPA' 등의 고도불포화지방산이 풍부하게 함유되어 있습니다. 이는 뇌세포 신경전달물질인 시냅스의 주요 지방산으로 뇌세포를 구성하는 주성분으로 체내의 중성지질을 낮춰 혈압 저하와 심혈관 기능을 개선해 주기도 합니다. 동물에 다량 함유된 성인병 유발의 주범인 콜레스테롤 함량이 적지만, 다양한 생리기능을 활성화하는 식물성 콜레스테롤의 함량은 높습니다. 따라서 장에서 나쁜 콜레스테롤 흡수를 저해 시켜 동맥경화에 큰 도움이 될 수 있습니다.

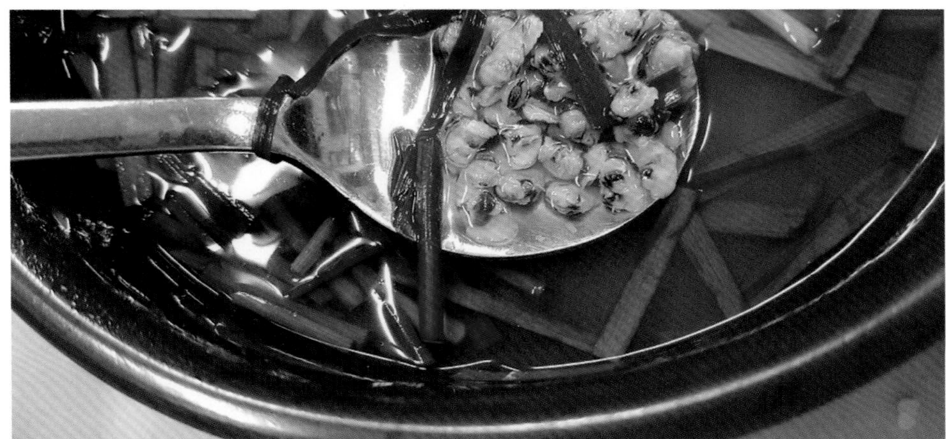

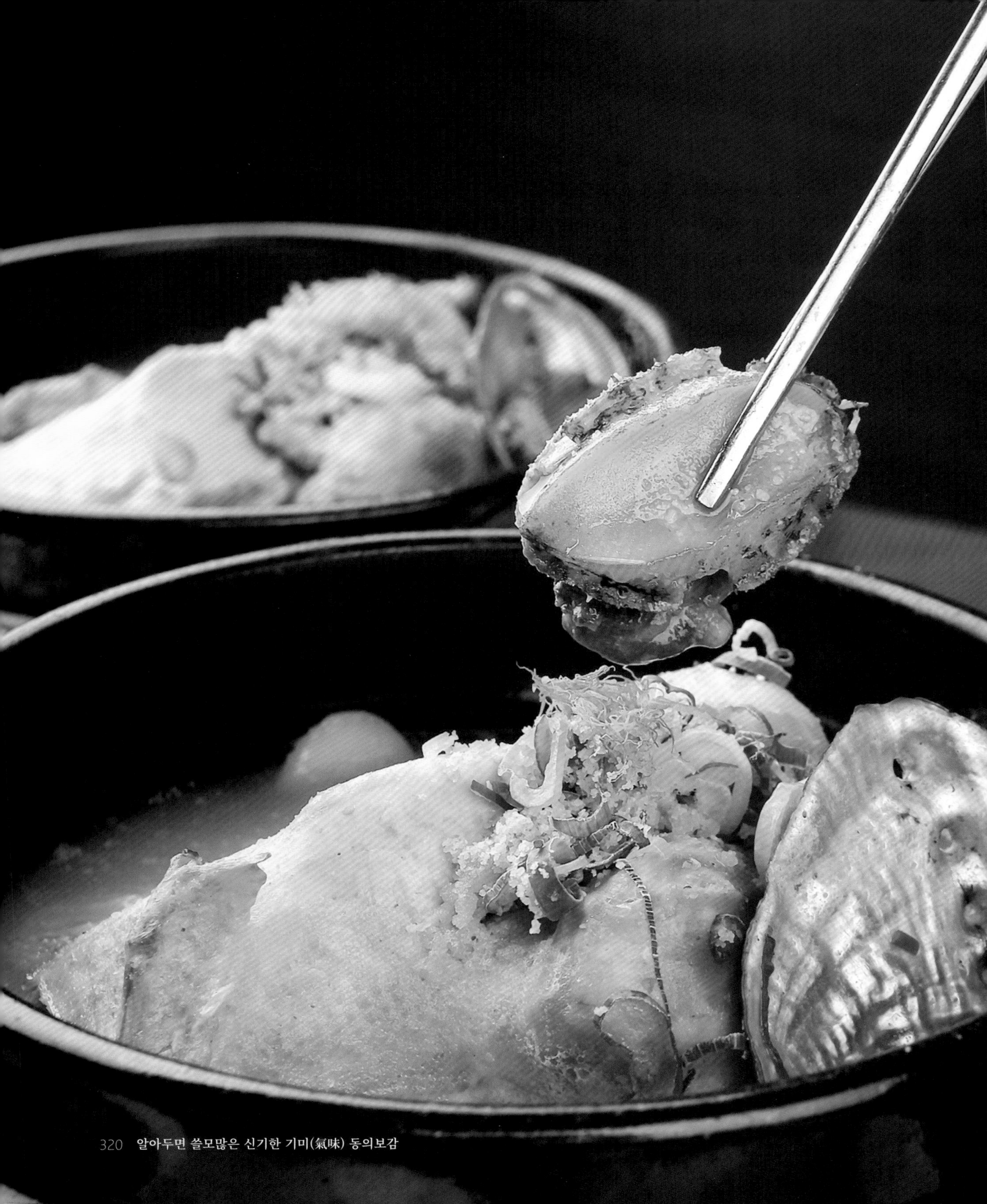

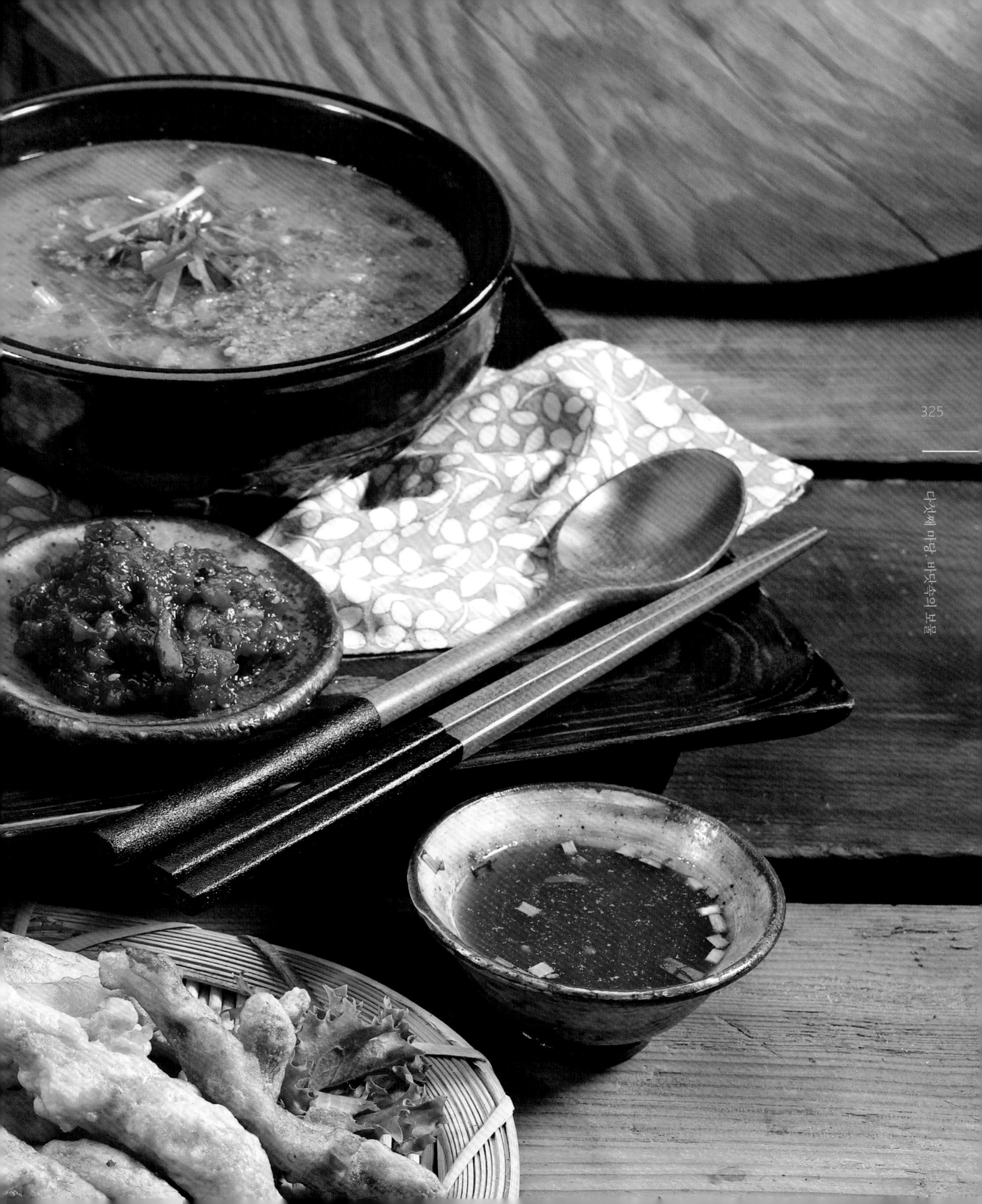

38
비타민이 풍부한 슈퍼푸드, 연어

미국 타임스지에서 선정한 세계 슈퍼 푸드 10위 안에 들어 있는 연어는 '비타민'이 풍부한 생선입니다. <동의보감>에 의하면, 연어는 따스한 성미(性味)를 가진 생선으로 속을 따스하게 해주며 주로, 산후조리와 부종에 사용되어 왔습니다. 연어뿐 아니라, 새우나 게의 붉은색 색소가 최근 주목받기 시작한 것은 '아스타잔틴(astaxanthin)'이라는 물질이 함유되어 있기 때문입니다. 이 물질의 항산화 작용은 '비타민 E'의 500배 이상이나 되며 토마토의 '라이코펜(lycopene)' 보다도 강해서, 최강 '카로티노이드(carotinoid)'라고도 불립니다. 특히, 이 성분이 혈액을 통해 뇌에 있는 활성산소를 제거하므로 치매 예방에 큰 도움이 되기도 합니다. 또한, 'EPA, DHA'로 구성된 '오메가-3 지방산'이 풍부하게 함유되어 우리 몸의 세포막 구성을 부드럽게 해주고, 콜레스테롤이나 포화지방 등으로 저하된 뇌세포의 세포 간 신호전달을 원활하게 해줍니다. 따라서 고혈압이나 동맥경화, 심장병, 뇌졸중 등 혈관질환을 예방해줄 뿐 아니라, 뇌세포의 산화한 스트레스와 염증을 감소 시켜 주므로 알츠하이머, 치매 등의 노인성 질환에 효과가 좋고 우울증 위험도도 낮춰준다고 보고되고 있습니다. 영국 킹스컬리지 런던대학교 연구팀은 '연어나 고등어, 참치 등의 기름진 생선에 풍부한 '오메가-3 지방산'이 노화되는 뇌를 보호하여 치매를 예방할 수 있다.'고 보고하였습니다. 이 외에도 '비타민 A, D, E'뿐 아니라, '비타민 B12'가 풍부하여 '칼슘' 흡수를 도와주며 신경억제장애 예방에 도움이 되기도 합니다. '비타민 B12'는 적혈구 생성에 필수적인 성분으로 빈혈 예방뿐 아니라, 신체 각 조직으로 산소공급을 더해주므로 피로 증상을 회복시키는 효과도 있습니다. 특히, '비타민 B군'을 거의 모두 함유하고 있어 성장과 소화를 촉진하고 위장장애를 완화해주며 혈액순환을 원활하게 해줍니다. 하지만, 연어의 '오메가-3'은 혈액 응고 억제작용을 하므로 출혈성 질환이 있거나 고혈압약이나 항응고제를 복용하고 있는 사람은 전문의와 상의를 하셔야 합니다.

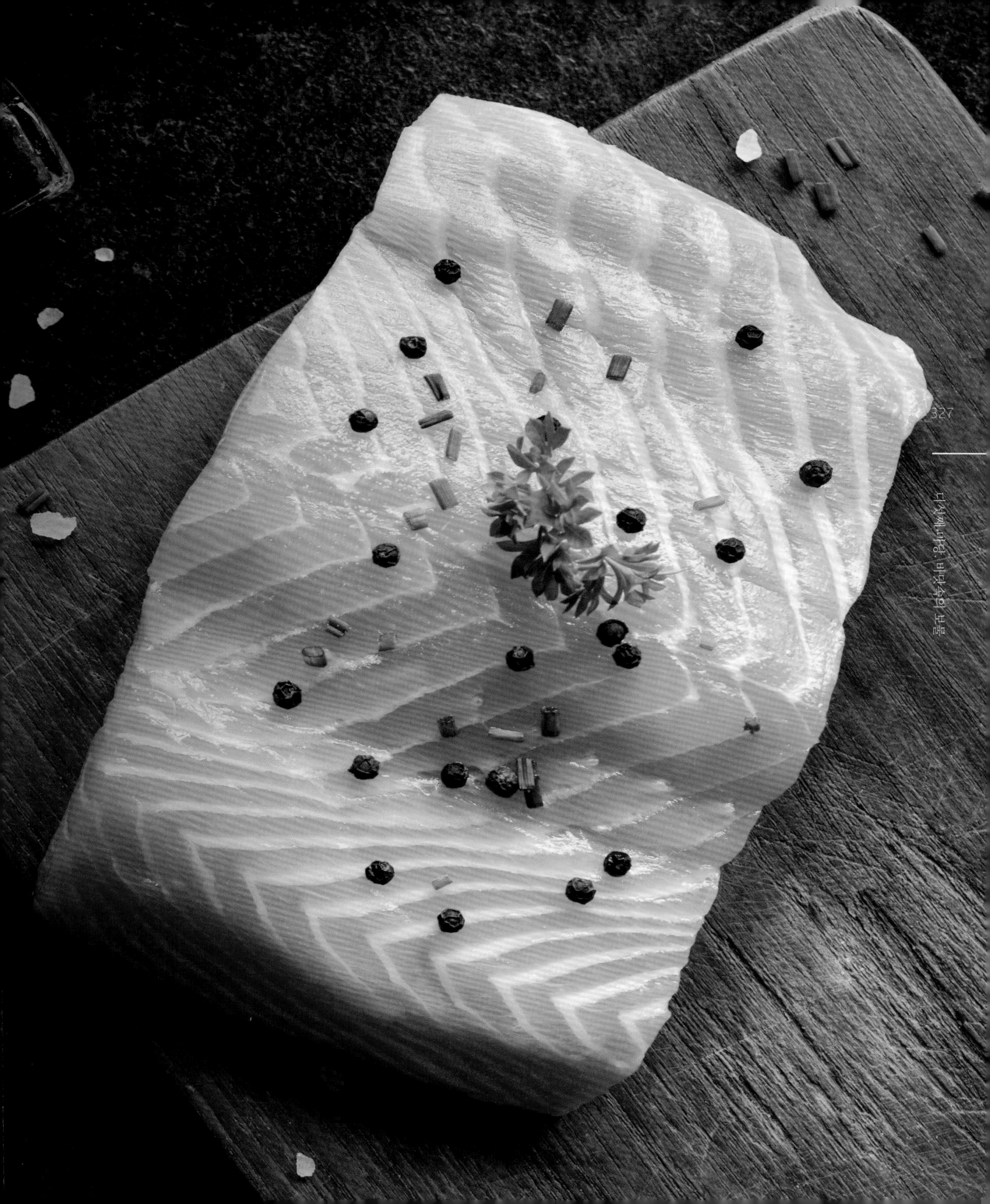

39
뇌성장에 좋은 참치

<동의보감>에 참치에 대한 기록은 찾아볼 수 없지만, 등 푸른 생선으로 기본성질은 차갑습니다. 참치는 지방이 적은 고단백 생선으로 불포화지방산 '오메가-3'가 많이 함유되어 있습니다. 따라서 DHA와 EPA가 혈관 내 콜레스테롤 수치를 낮춰주며 혈소판의 응집을 막아주어 현대인들의 혈관계 질환예방에 좋은 식품이 될 수 있습니다. 특히, DHA는 뇌세포 막의 구성성분으로 뇌신경 세포 내의 신호를 원활하게 전달해주므로 기억력 증진에 효과가 좋습니다. 뇌 건강의 향상을 도와주므로 성장기 어린이나 치매 노인들에게 좋으며 EPA 성분은 동맥경화나 고혈압, 고지혈증 등 성인병 예방에도 도움이 됩니다. 또한, 중성지방을 제거해주므로 지방간의 기능을 개선해주기도 합니다. 뿐만 아니라, '오메가-3' 성분은 정자 생산을 도와주어 남성들의 스태미나 음식으로도 좋습니다. 혈압을 조절해주고 혈관 내 노폐물을 배출 시켜주는 동시에 혈관 속의 피도 맑게 해주므로 피부를 밝게 하는 효과도 우수합니다.

참치 살코기에 많은 '타우린(taurine)'은 간세포를 재생 시켜주어 피로 회복을 도와줍니다. '셀레늄(selenium)'도 풍부하게 들어있어서 활성산소 제거를 도와주어 질병에 대한 노출이나 노화방지에도 효과가 있고, 필수아미노산 '메티오닌(methionine)'도 많아서 지방간을 예방해줍니다. 하지만, 참치는 수은 등 중금속 노출 위험이 높은 생선이므로 너무 많이 먹으면 태아 지능발달에 좋지 않은 영향을 미칠 수 있으므로 임산부의 경우 주 1회 100g 이하로 섭취량이 규정되어 있습니다.

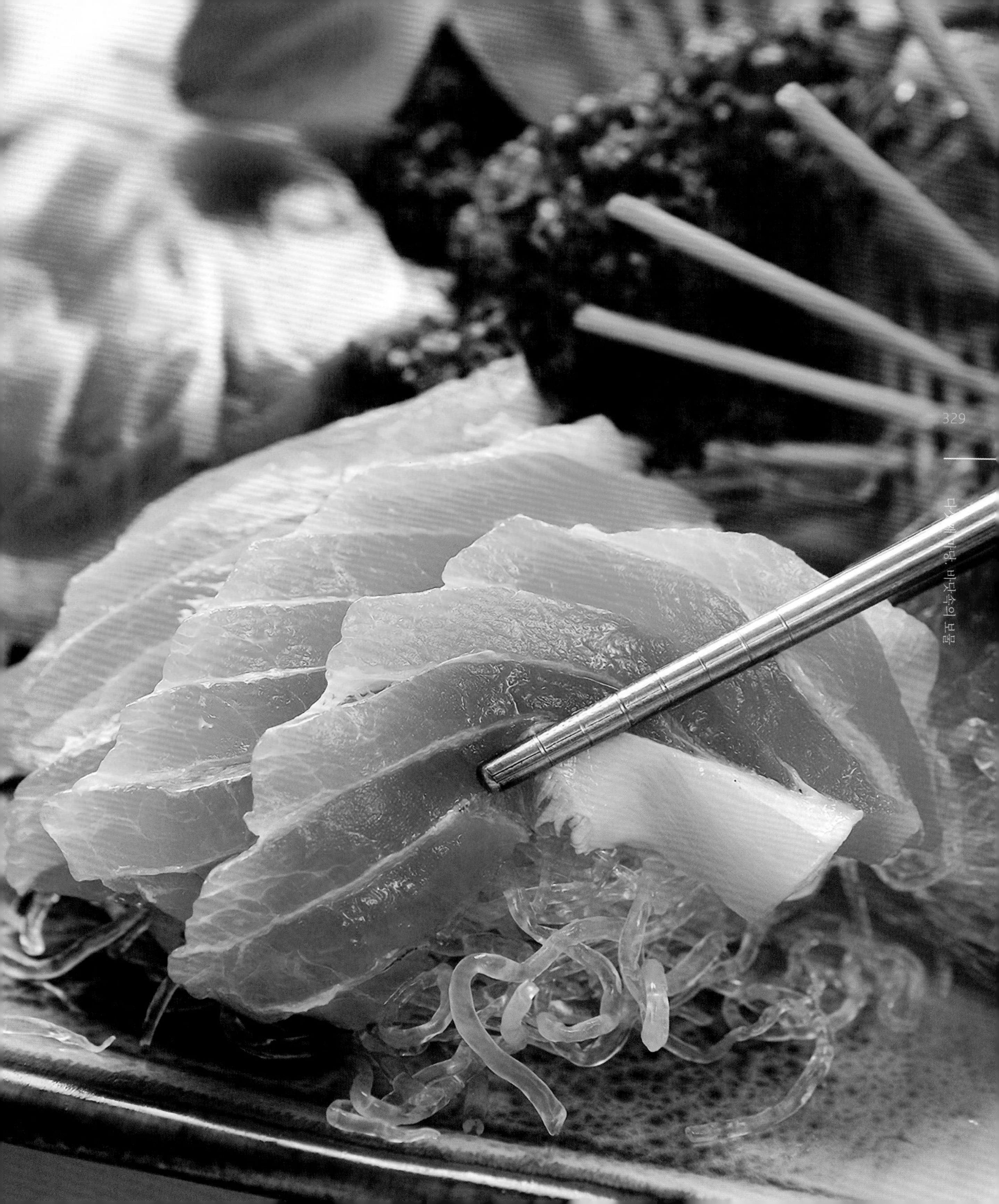

40
생활습관병에 갈치

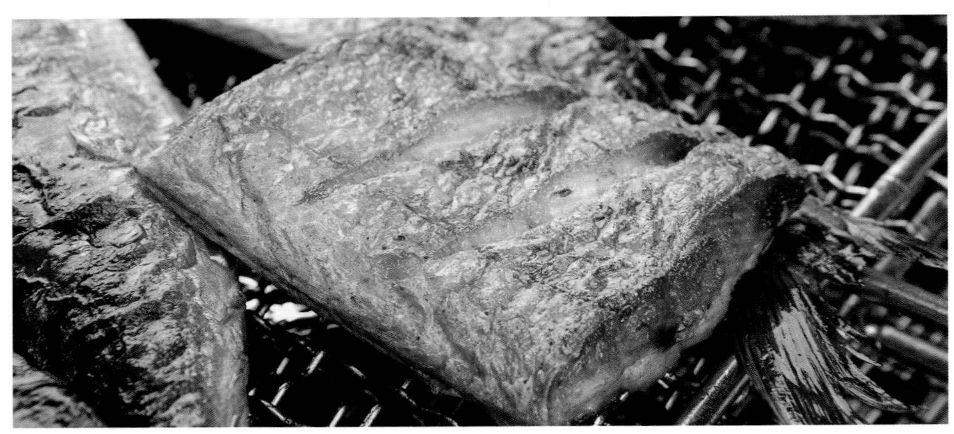

갈치는 바다 깊이 살지만, 운동을 별로 하지 않아서 비교적 살이 연한 생선입니다. 따라서 소화기가 약한 노인이나 어린이 영양식으로 알려져 있습니다. 특히, 강정(强精) 및 식욕을 돋우는 효과가 있어 오래도록 식탁의 인기를 차지해왔습니다. 한약재명으로 '대어(帶魚)', '군대어(裙帶魚)', '대류(帶柳)', '해도어(海刀魚)' 등으로 불립니다. '맛은 달고 성질은 따뜻하여, 주로 간경(肝經), 비경(脾經)으로 들어가서 효능을 발휘한다.'고 <동의보감>에서 전하고 있습니다. 한의학에서 갈치의 비늘은 지혈(止血)의 효과가 있어서 주로 외상 출혈에 외용으로 많이 사용되어왔지만, 비늘에는 유기염료인 '구아닌(guanine)' 성분이 침착되어 있어서, 회를 뜰 때 잘 처리하지 않으면 복통과 두드러기를 일으킬 수 있기 때문에 주의해야 합니다. 따라서 갈치 비늘은 영양소도 없고 알레르기를 유발하므로 다 벗겨내는 것이 좋습니다. 특히, 갈치의 은색 가루는 인조진주 광택원료로 이용되기도 하고 립스틱이나 화장품의 좋은 원료로 쓰이기도 합니다. 치질에는 갈치젓을 외용으로 사용하기도 하며, 갈치 기름은 간에 좋다고 하여 민간에서는 간염 치료에 응용하기도 합니다. 뿐만 아니라, 갈치 속에는 다른 어류와 마찬가지로 수분이 풍부하며 탄수화물(글리코겐 glycogen), 무기질, 여러 가지 미네랄 성분이 골고루 들어 있습니다.

특히, '단백질'과 '지방'이 알맞게 들어 있고 '리신(lysine), 페닐알라닌(phenylalanine), 메티오닌(methionine), 로이신(leucine)' 등과 같은 필수아미노산이 많아 곡류를 많이 먹는 사람들에게는 균형 잡힌 영양을 섭취할 수 있게 해줍니다. 지느러미 쪽에 많이 분포된 불포화지방산은 고혈압, 동맥경화 및 심근경색 등 성인병 예방에도 효과적입니다.
그 밖에 '나트륨, 칼슘, 인'과 같은 무기질과 '비타민 A, B, D, E군 및 나이아신(niacin, nicotinic acid)' 등도 빼놓을 수 없는 영양소입니다. 따라서 골다공증 예방뿐 아니라 성장기 어린이에게 아주 좋으며, 각기병과 야맹증 예방, 빈혈 방지와 소화불량에도 효과가 좋습니다. 고도 불포화지방산인 'EPA와 DHA' 함량이 높아 기억력 증진에도 도움이 됩니다. 주 영양성분이 전어와 유사한 대표적인 흰 살 생선으로 소량이나마 단맛을 내는 당질이 들어있어 고유한 풍미가 있습니다. 또한, 각종 생활습관병이나 성인병에 좋은 성분들이 많이 들어 있어 맛과 영양을 동시에 가져다주는 매력적인 먹거리입니다.
하지만, 지나치게 많이 먹으면 설사를 할 수 있으며 피부병이나 부스럼이 있을 때 먹으면 병세를 악화시킬 수도 있습니다. 이는 갈치 비늘의 유기염료 때문으로 주의해야 합니다. 또한, '칼슘'에 비해 '인산' 함량이 많아서 산성을 띠므로 채소와 곁들여 먹는 것이 좋다는 것을 기억해 주십시오.

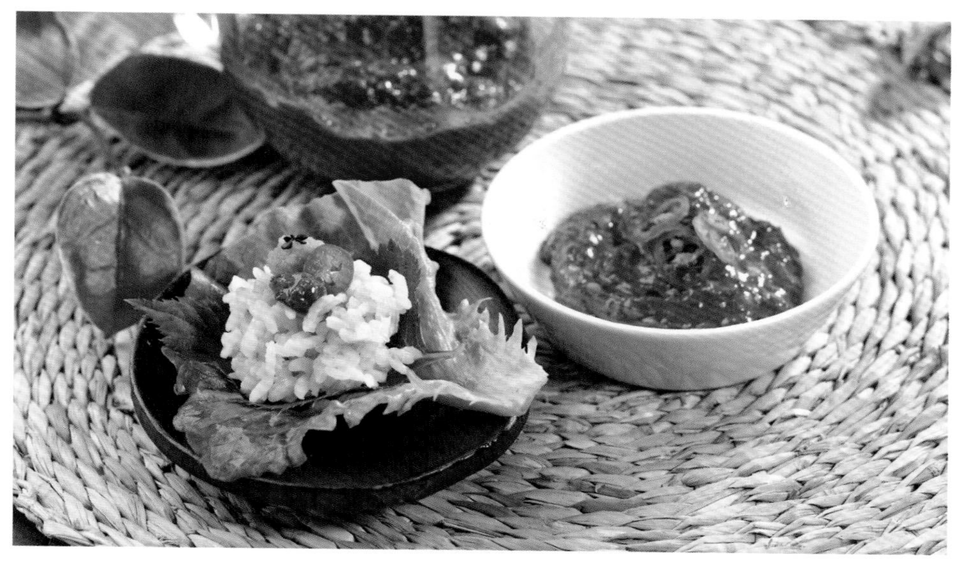

41
곡우살이,
조기

조기는 정(精)과 기(氣)를 강하게 하는 효능이 있어 기운을 돕는다는 뜻으로 '조기(助氣)', '머릿속에 돌이 들어 있는 물고기'라고 하여 '석수어(石首魚)', '곡우(穀雨)를 전후로 살이 오른다.'고 하여 '곡우살이' 등으로 불리어 왔습니다.

<동의보감>에는 '성질이 따뜻하며 맛이 달고 독이 없으며 특히, 질병을 앓은 뒤에 원기회복식으로 응용된다.'고 전합니다. 몸이 냉한 분들이 먹으면 비, 위장을 데워주어 소화를 돕고 입맛이 돌며, 대변이 묽거나 설사와 이질을 멎게 하는 효능이 있으므로 복통이나 오래된 설사나 이질, 소화 장애, 불면증, 건망증, 임질 등에 좋습니다. 또한, <동의보감>에 '소화기질환을 치료하거나 신장계통에 이상에 생겼을 때 탁월하다.'고 기록되어 있습니다. 조기를 말린 굴비(屈非) 역시, 소화를 잘되게 하며 입맛을 좋게 하고 헛배가 부른 것을 가라앉히며 설사와 이질을 멎게 하는 효능이 있습니다.

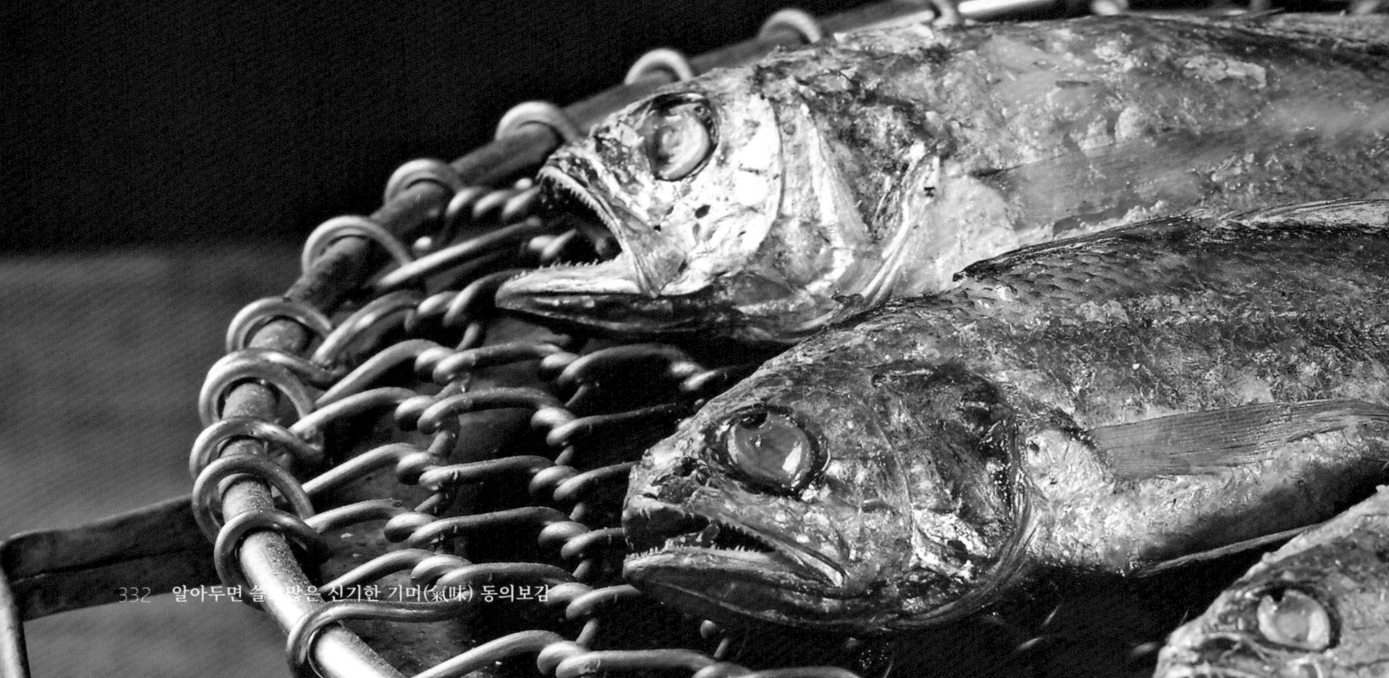

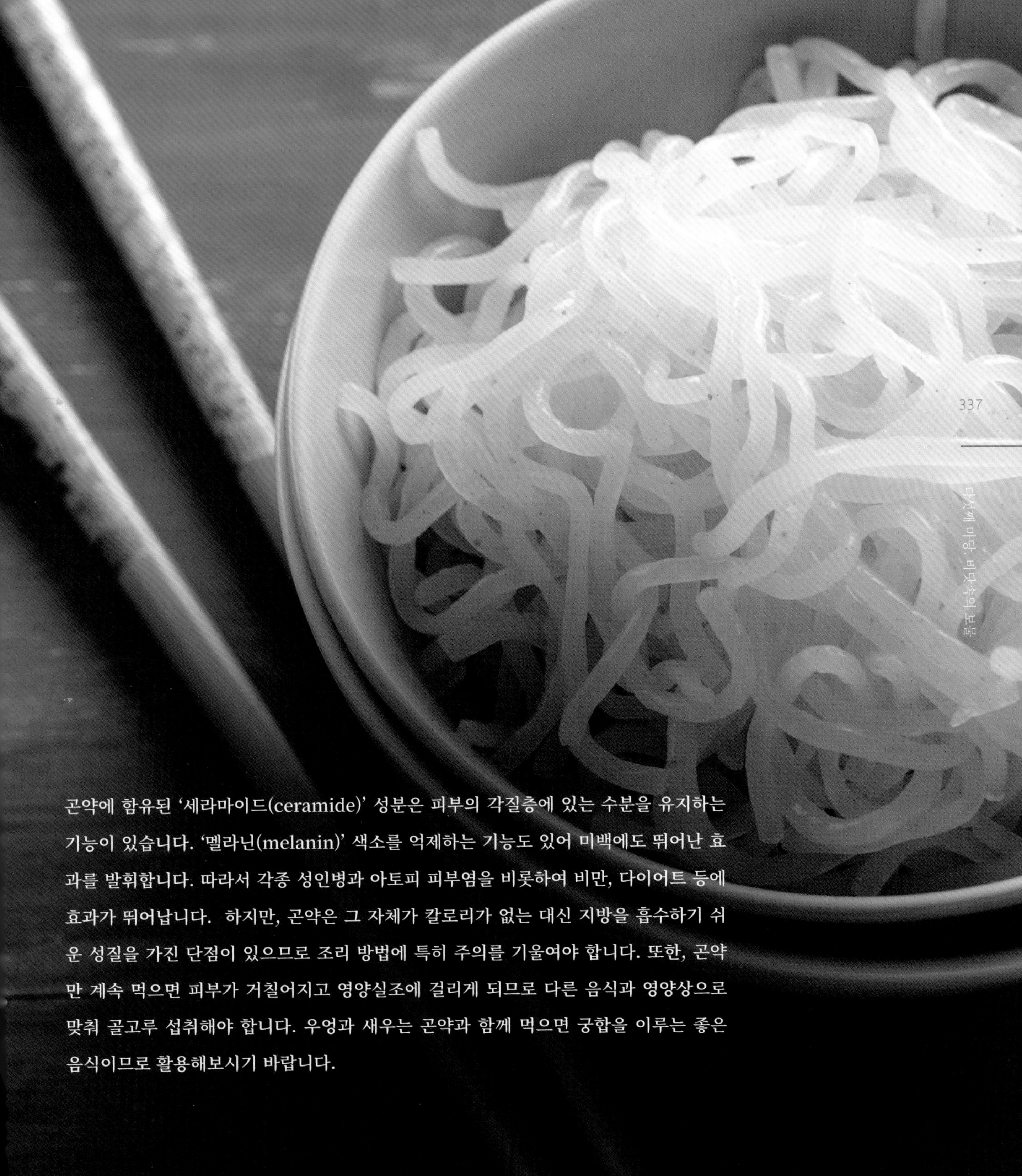

곤약에 함유된 '세라마이드(ceramide)' 성분은 피부의 각질층에 있는 수분을 유지하는 기능이 있습니다. '멜라닌(melanin)' 색소를 억제하는 기능도 있어 미백에도 뛰어난 효과를 발휘합니다. 따라서 각종 성인병과 아토피 피부염을 비롯하여 비만, 다이어트 등에 효과가 뛰어납니다. 하지만, 곤약은 그 자체가 칼로리가 없는 대신 지방을 흡수하기 쉬운 성질을 가진 단점이 있으므로 조리 방법에 특히 주의를 기울여야 합니다. 또한, 곤약만 계속 먹으면 피부가 거칠어지고 영양실조에 걸리게 되므로 다른 음식과 영양상으로 맞춰 골고루 섭취해야 합니다. 우엉과 새우는 곤약과 함께 먹으면 궁합을 이루는 좋은 음식이므로 활용해보시기 바랍니다.

45
위기(胃氣)를 고르게 하는 보양식, 붕어

붕어는 한의학에서 약으로 사용될 때는 '즉어(鯽魚)'라고 불립니다. <동의보감>에는 '성질이 따뜻하고 맛이 달며 독이 없다.'고 전하고 있습니다. 또한, '위기(胃氣)를 고르게 하고 오장을 보하며, 중초(中焦)를 고르게 하고 기(氣)를 내리며 이질을 낫게 한다.'고 기록되어 있습니다. 한의학 오행 원리에서 보면, '모든 물고기는 '화(火)'에 속하지만, 붕어만 '토(土)'에 속하기 때문에 위기(胃氣)를 고르게 하고 튼튼하게 한다.'고 전합니다. 물고기는 물속에서 잠시도 멈춰있지 않으므로 성미가 화(火)를 동하게 하는 것입니다.

민간에서는 붕어가 산후 보양식으로 알려져 있는데, 출산 후 기력회복과 모유 수유를 도우며 산후 부종을 개선해주는 효과가 있기 때문입니다. 또한, 배뇨 작용을 도와주어 체내에 쌓인 불순물들을 배출하도록 도와주기도 합니다. 특히, '고단백식품'이므로 다이어트할 때 단백질 보충 식품으로 좋습니다. '칼슘'과 '철분'이 다량 함유되어 있어서 어린이의 성장과 뼈 건강에도 챙겨먹으면 효과가 훌륭합니다. 또한, 철 결핍성 빈혈로 호흡곤란과 어지러움, 가슴 두근거림, 두통 등의 증상이 있을 때 보양식으로 챙겨 먹으면 도움이 될 수 있습니다. 이외에도 생강의 '진저롤(gingerol), 쇼가올(shogaols)' 성분이 붕어의 비린내를 제거해 주어, 함께 조리해 먹으면 음식궁합도 좋습니다. 붕어의 약성(藥性)이 따스하므로 몸이 냉한 사람에게는 따스한 기운을 더해주지만, 몸에 열이 많거나 다한증이 심한 분들에게는 해가 될 수 있으므로 섭취에 주의해야 합니다.

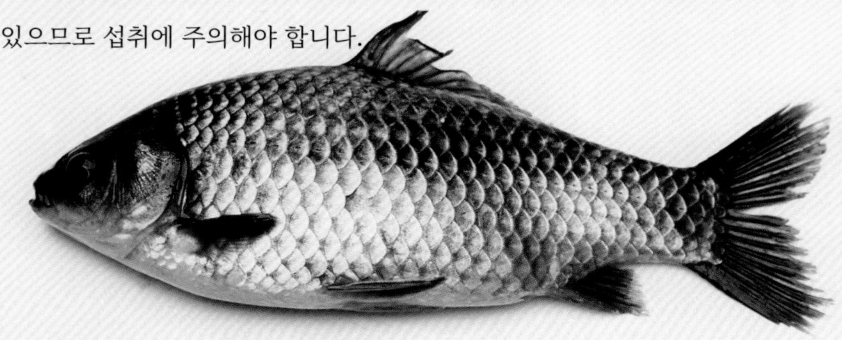

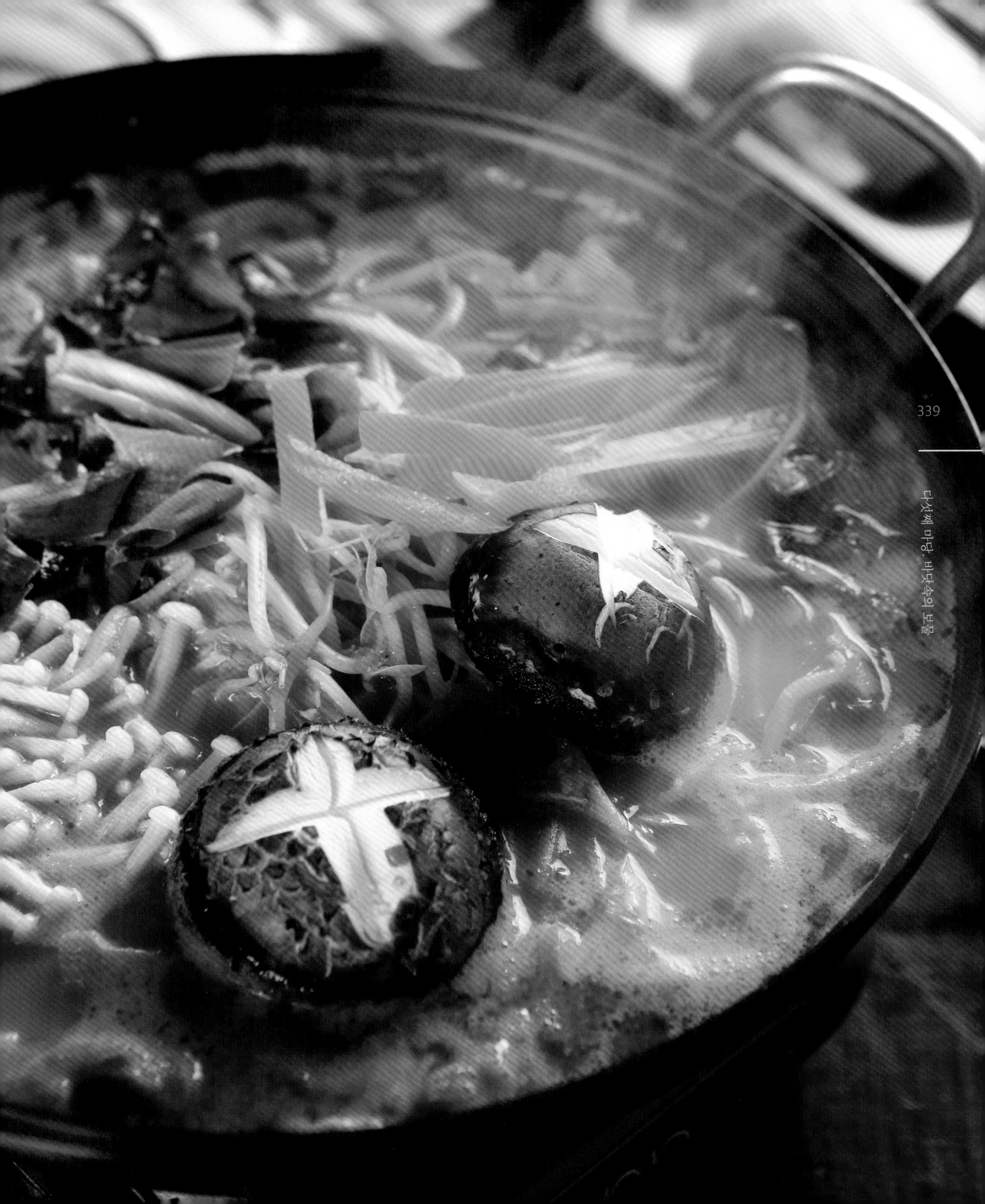

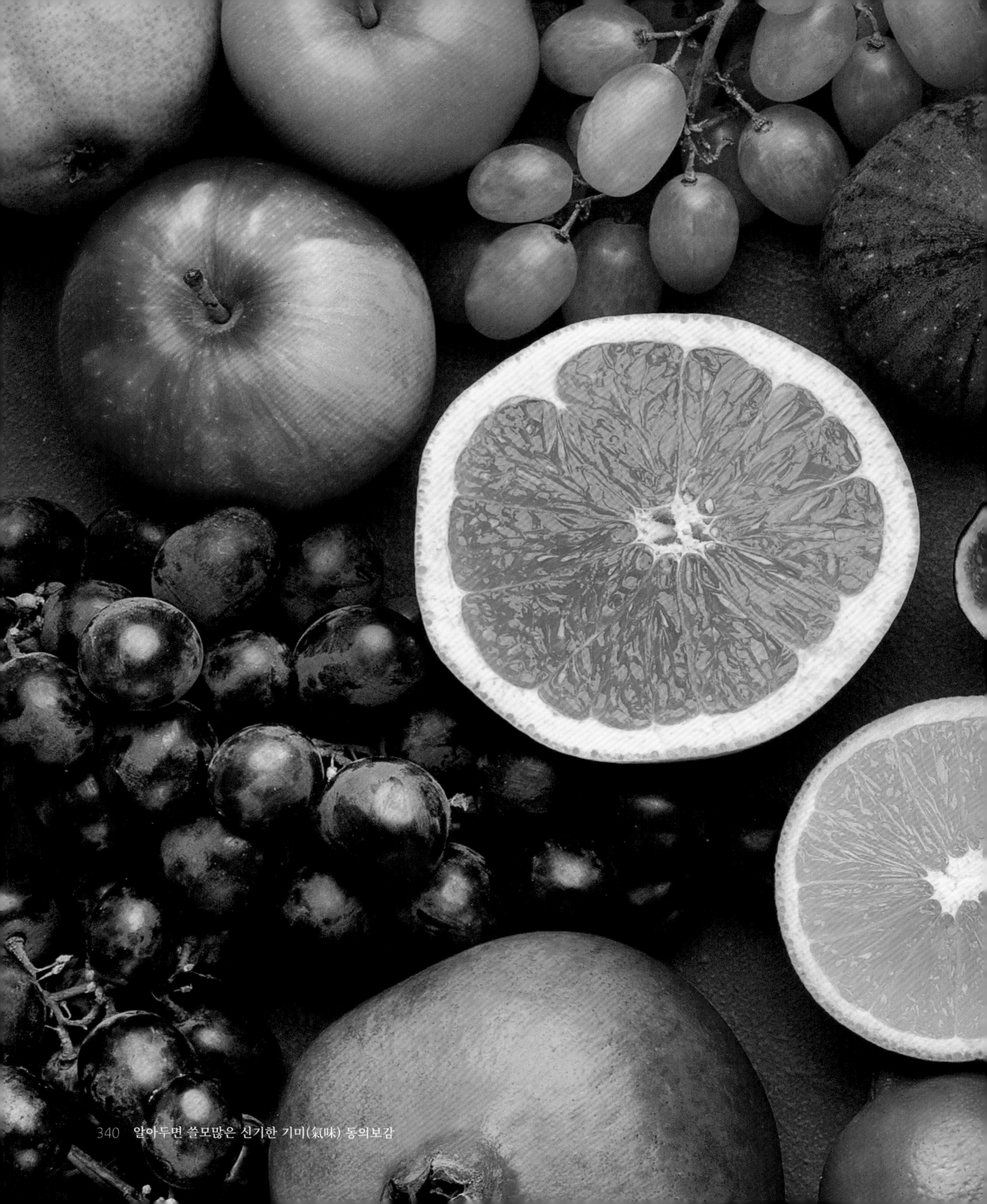

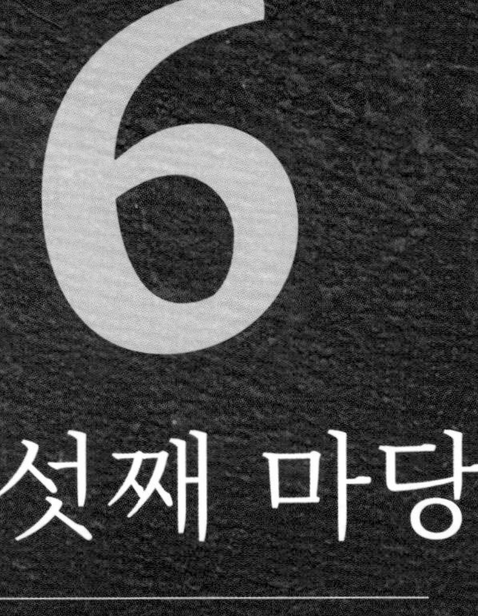

여섯째 마당

과일의 힘

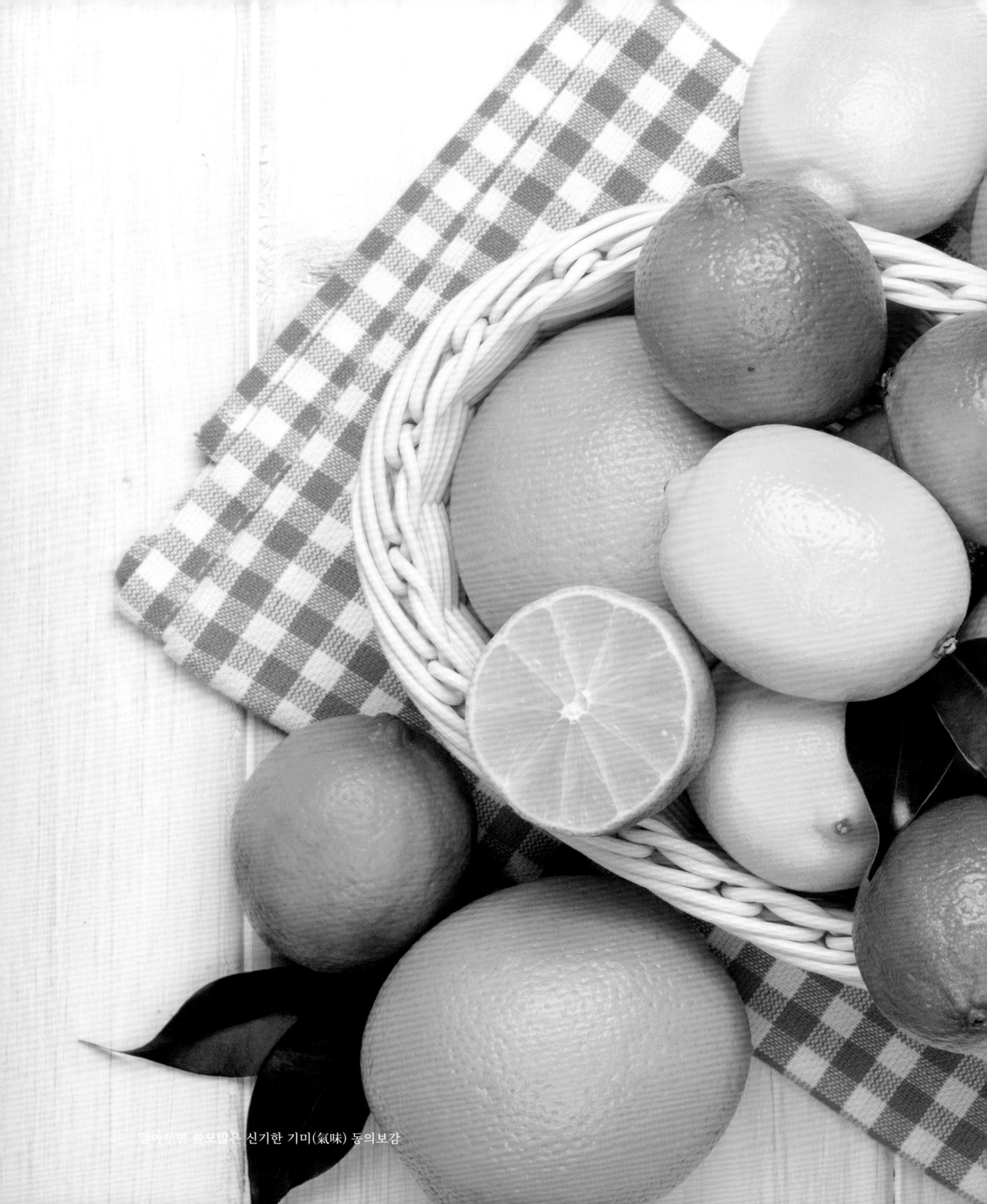

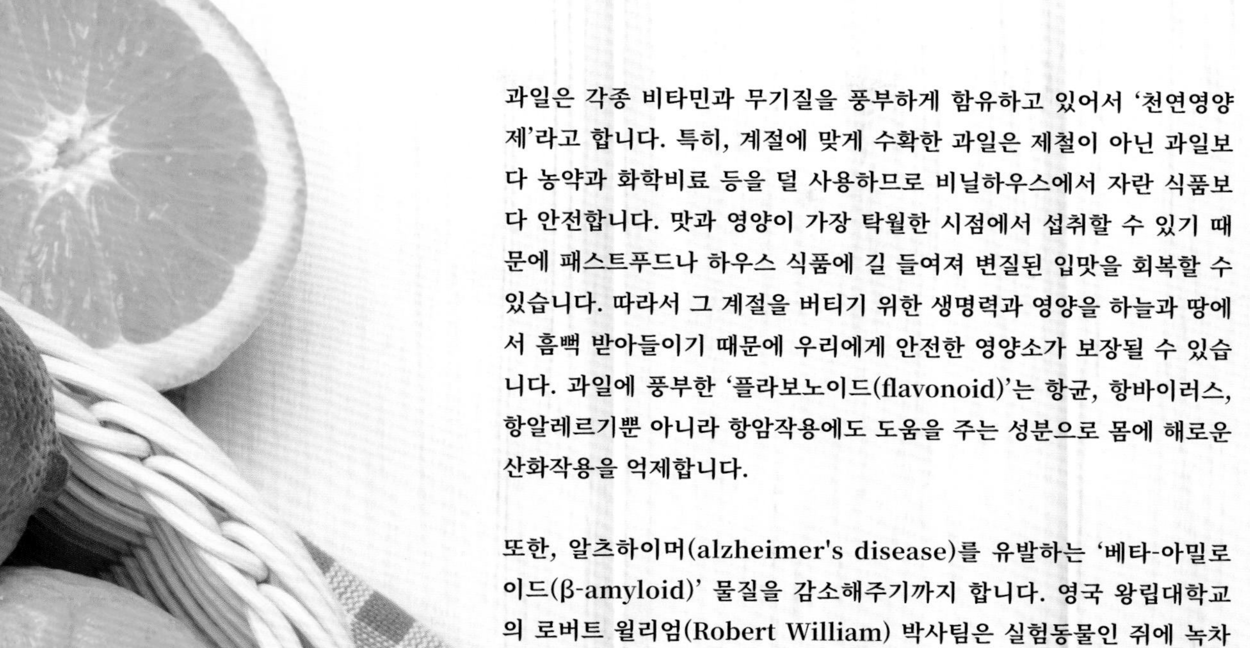

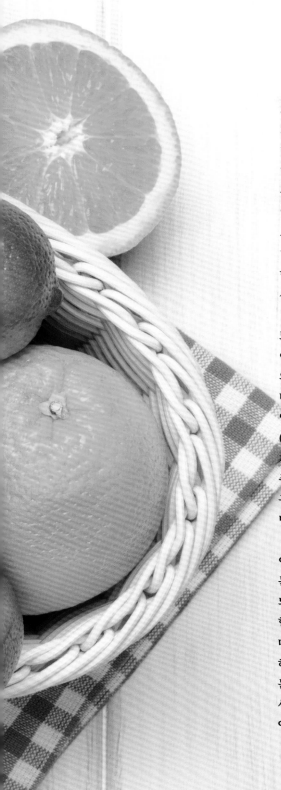

과일은 각종 비타민과 무기질을 풍부하게 함유하고 있어서 '천연영양제'라고 합니다. 특히, 계절에 맞게 수확한 과일은 제철이 아닌 과일보다 농약과 화학비료 등을 덜 사용하므로 비닐하우스에서 자란 식품보다 안전합니다. 맛과 영양이 가장 탁월한 시점에서 섭취할 수 있기 때문에 패스트푸드나 하우스 식품에 길 들여져 변질된 입맛을 회복할 수 있습니다. 따라서 그 계절을 버티기 위한 생명력과 영양을 하늘과 땅에서 흠뻑 받아들이기 때문에 우리에게 안전한 영양소가 보장될 수 있습니다. 과일에 풍부한 '플라보노이드(flavonoid)'는 항균, 항바이러스, 항알레르기뿐 아니라 항암작용에도 도움을 주는 성분으로 몸에 해로운 산화작용을 억제합니다.

또한, 알츠하이머(alzheimer's disease)를 유발하는 '베타-아밀로이드(β-amyloid)' 물질을 감소해주기까지 합니다. 영국 왕립대학교의 로버트 윌리엄(Robert William) 박사팀은 실험동물인 쥐에 녹차나 포도의 '플라보노이드'를 경구 투여했을 때, 뇌 질병을 경감시키고 인지능력도 개선되었다고 연구 보고하였습니다. 따라서 '플라보노이드(flavonoid)'가 풍부한 야채나 과일주스, 적포도주의 섭취는 치매의 개시를 늦출 수 있을 것이라 발표하였습니다. 특히, 플라보노이드의 일종으로 녹차의 주성분인 '에피카테킨(epicatechin)'을 이용한 세포연구는 항산화 활성과는 다른 경로를 통하여 뇌세포를 보호하며 치매 질병의 몇 가지 요인을 경감시킬 수 있다고도 확인하였습니다.

이와 같은 효과를 보이는 이유로 상대적으로 아주 적은 양으로 존재하는 '플라보노이드(flavonoid)'가 뇌에 도달해서 생리활성을 나타내며, 뇌에 쌓인 '베타-아밀로이드(β-amyloid)' 독소작용에 뇌세포를 보호할 수 있음을 제시하였습니다. 또한, '플라보노이드(flavonoid)'는 치매 외에 다른 형태의 뇌 질환에도 상당히 좋은 효과를 나타낸다고 보고하고 있습니다. 특히, 과일이 가지고 있는 천연색소는 뇌세포를 손상하는 활성산소 발생을 억제하여 스트레스를 완화해 주기도 합니다. 따라서 건강한 생활을 위해서는 자연이 주는 제철 과일의 건강함과 기운이 어우러진 맛을 습관화해야 할 것입니다.

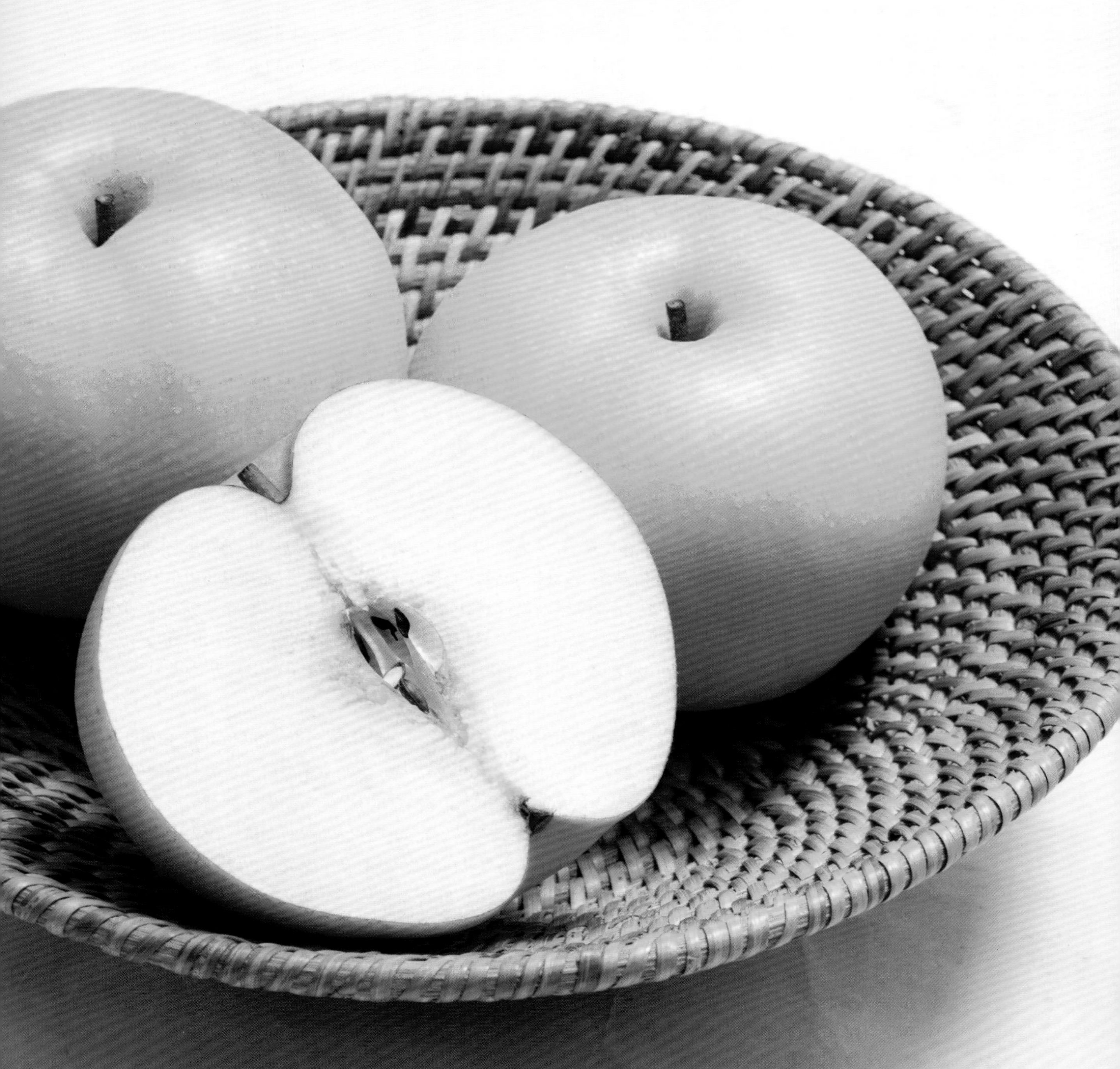

01 천연소화제, 배

그리스의 시인이자 역사가인 호머가 '신의 선물'이라고 극찬한 배는 천연소화제 혹은 환절기 보약 등으로 우리에게 잘 알려져 있습니다. 배를 뜻하는 한자어 '이(利)'는 건강에 매우 이롭다는 의미를 지니고 있습니다. 예로부터 배나무가 500년 이상 사는 것을 보고, 장수와 건강, 희망 등을 상징하는 과일로 칭송되어왔습니다. 한의학에서는 예로부터 해소나 천식 등 호흡기질환을 다스릴 뿐 아니라, 변비나 이뇨, 갈증, 그리고 원기회복 등에 도움이 된다며 약재로 활용해왔습니다. 배에 수분이 풍부하고 성질이 차며 달아서 폐에 윤기를 줄 뿐 아니라 가래를 삭여주는 효능이 있기 때문입니다.

따라서 자주 복용하면 열로 인한 기침이나 갈증, 그리고 열병을 앓아서 체내 수분 손실이 클 때 진액을 보충할 수 있습니다. 이처럼 한의학에서 배는 몸에 건조함을 풀어주고 열을 내려줄 뿐만 아니라 소화를 도와주고 변비에도 효과가 있다고 보고 있습니다. 배에는 특히 단백질 분해효소가 있어 고기 절일 때 썰어 넣거나 고기 먹은 후에 후식으로 배를 먹으면 소화에 더할 나위 없이 좋습니다. 그래서 옛 선인들이 고기 먹고 체했을 때 배술을 먹는 것은 바로 이런 이유에서입니다. 또한 간 기능을 원활히 하여 숙취도 풀어주므로 술 마시기 전후에 먹으면 효과를 볼 수 있고, 간장 기능이 떨어져 있거나 간암 환자에게도 도움이 될 수 있습니다. 최근에는 발암물질을 밖으로 배출 시켜 암을 예방하는데도 효과가 있다고 연구 보고되었습니다. 또한 강한 알칼리성 성질로 혈액을 중성으로 유지해주므로 건강을 관리해주는데도 훌륭한 식품입니다.

뿐만 아니라, 배에 풍부한 소화효소로 인해 우리 몸속의 비장(脾臟) 기능을 원활히 해주므로 면역력도 증강해줍니다. 배에 많이 들어있는 '펙틴(pectin)' 성분이 바로 변비를 해소해 줄 뿐 아니라, 혈중 콜레스테롤 수치를 줄여주고, 혈압을 내려주어 진정시키는 작용도 있어서 대사질환, 고혈압이나 심장병 환자들이 많이 먹으면 안정을 되찾을 수도 있습니다. 외용으로 종기의 근(根)을 빼낼 때, 생배를 썰어 환부에 붙이면 종기의 뿌리가 빠지면서 아물게 되므로 민간에서 예전에는 많이 응용하였다고 합니다.

하지만, 배 자체의 성질이 차가워서 비·위장이 냉한 사람은 많이 먹으면 좋지 않습니다. 특히, 대변이 묽거나 설사를 자주 하는 사람, 속이 냉하여 구토하는 경우 등은 피해야 하겠습니다. 또한, <동의보감>에는 쇠붙이에 다쳤을 때나 출산한 산모의 속을 냉하게 할 수 있으므로 많이 먹어서는 안 된다고 전하니 주의하는 것이 좋겠습니다.

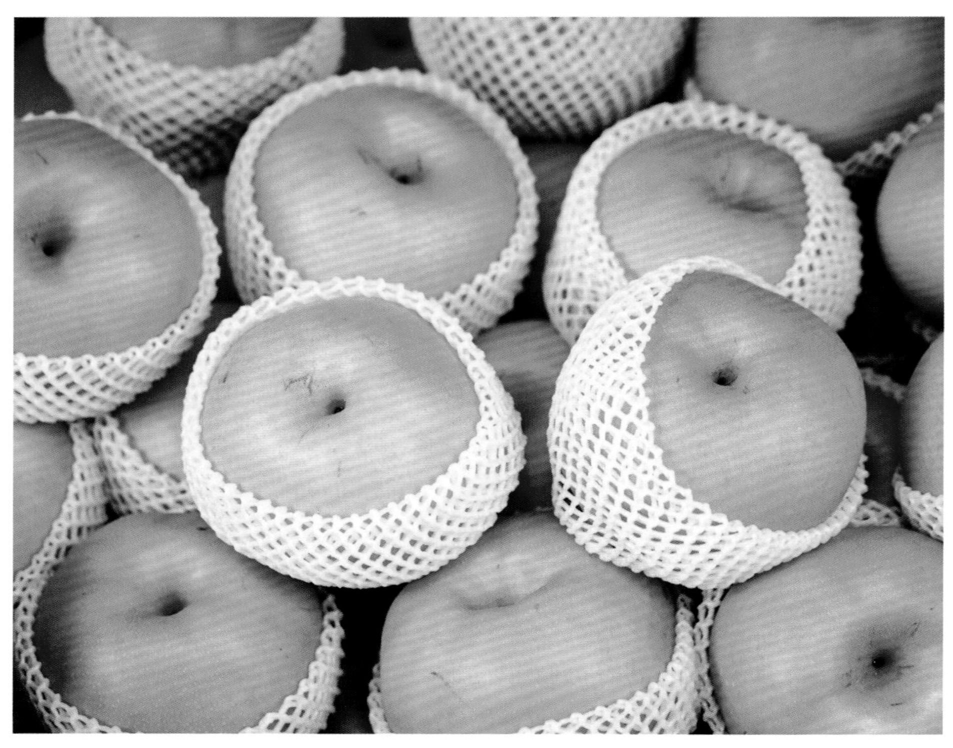

02
천연지사제,
감

가을의 제철 과일 감은 떫은맛으로 다른 과일에 비해 칼로리가 낮고 '비타민 C'가 사과보다 열배나 풍부한 알칼리성 식품입니다. 따라서 뇌세포 노화를 억제하고 신경세포를 보호하며 '폴리페놀(polyphenol)'과 '타닌(tannin)' 성분은 동맥경화를 예방해 주는 효과를 보입니다. '비타민 A'뿐 아니라 '식이섬유와 철분, 칼슘' 등도 함유되어 강력한 항산화 효능을 나타내기도 합니다. 환절기에는 피로회복 및 감기 예방에 도움이 되기도 합니다. 옛 한방의학서 <본초비요>에는 '오랜 숙혈(宿血) 즉, 피가 머무는 것을 다스리고 폐열(肺熱)이나 토혈(吐血), 반위(反胃), 장풍(腸風), 그리고 치질(痔疾)을 다스린다.'고 기록되어 있습니다. 또한 <동의보감>에는 감을 한약재로 '시자(柿子)'라고 부르는데, '차가운 성질로 폐와 심장의 열을 내려준다.'고 전합니다. 따라서 가슴이 답답하게 번열(煩熱)이 오르고 갈증이 있는 것을 없애주고 폐에 윤기를 주므로 건조하고 열이 있는 사람의 기침을 멎게 해주고 장에 윤기가 없어 생기는 출혈이나 치질에도 우수한 약효를 보입니다. 뿐만 아니라, 화(火)기를 없애는 작용이 있어서 옛 어른들은 떫은 감을 으깨어 환부에 바르는 방법으로 가벼운 화상 치료에 응용하기도 하였고, 과음으로 생긴 열독을 풀어주기도 하므로 숙취 해소에 활용해보시면 좋겠습니다. 곶감의 겉에 붙은 흰 가루는 감속의 당분이 밖으로 나온 것으로 '시상(柿霜)' 또는 '시설(柿雪)'이라 부릅니다. 장을 튼튼히 하여 오래된 설사를 낫게 하고 주근깨 등을 치료하여 피부미용에도 효과가 매우 훌륭합니다. 이 또한 심장과 폐가 열이 나거나 건조할 때 열을 꺼주고 윤기를 주기도 합니다. 따라서 가래를 삭여주기에 마른기침이나 만성기관지염에 활용해보시면 효험을 보실 수 있습니다.

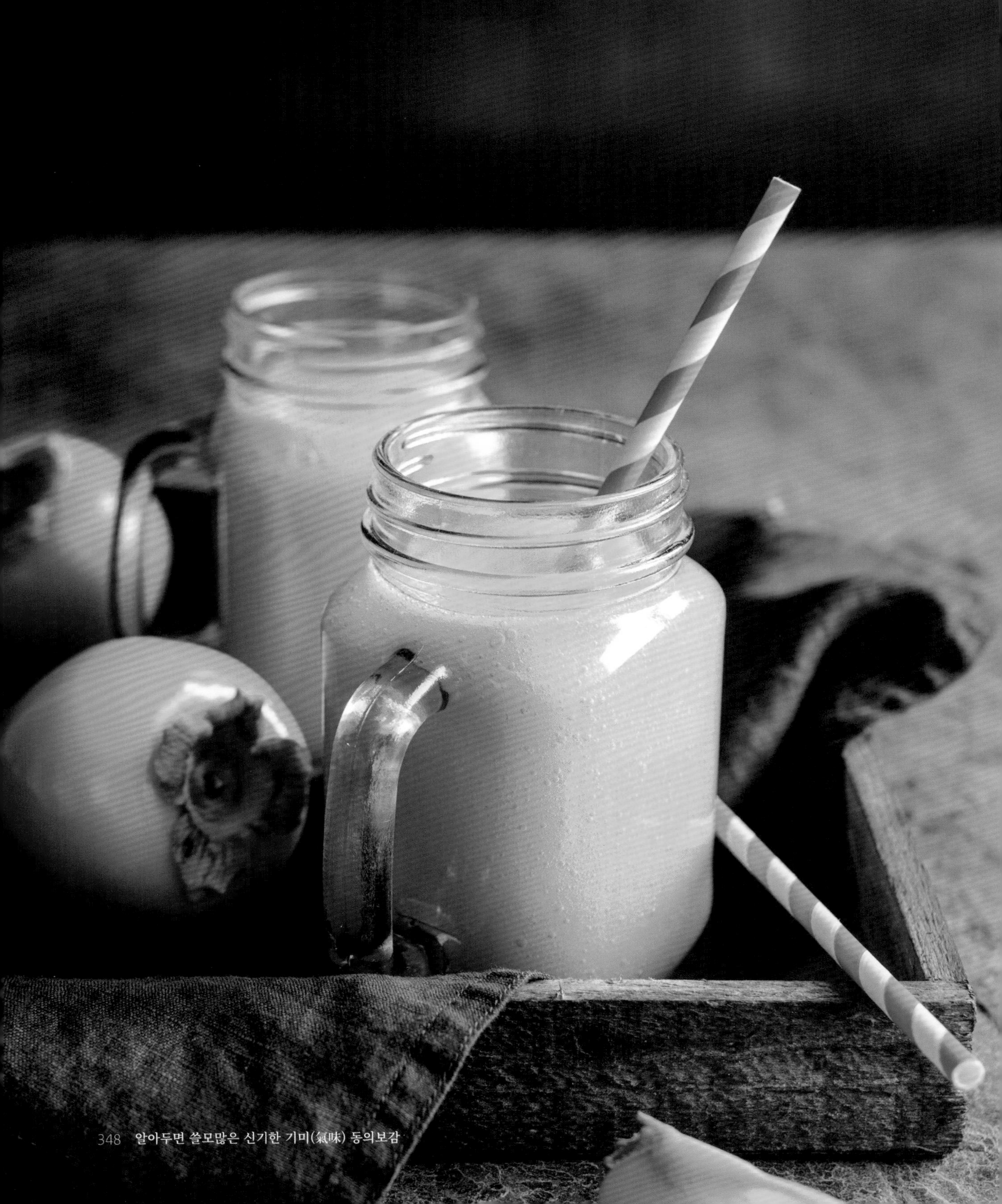

특히, 몸의 진액 소모가 많아 상부로 열이 오르는 '허열(虛熱)' 증상이나 입과 혀가 헐거나 입으로 출혈하는 경우에도 도움이 될 수 있습니다. 그리고 하얀 가루 자체가 포도당과 과당이 마른 것으로 정액을 만드는 작용을 하기 때문에 정력이 쇠약한 사람에게도 효능이 좋습니다. 뿐만 아니라, 만성 임질이나 야뇨증, 위장 하혈증상에 달여 먹으면 효과가 탁월합니다. 감에 풍부한 '폴리페놀(polyphenol)'과 '타닌(tannin)' 성분은 뇌세포 노화를 억제하고 신경세포를 보호하며 동맥경화를 예방해 주는 효험을 보입니다. '비타민 A'뿐 아니라 '식이섬유와 철분, 칼슘' 등도 함유되어 강력한 항산화 효과를 나타내기도 합니다. 또한 감잎에도 '비타민 A나 C', 그리고 '미네랄' 등이 풍부하게 들어 있어서 피로회복에 좋을 뿐 아니라 감기 예방에도 훌륭합니다. 특히, 감잎은 이뇨작용과 해열효과가 있고 혈압을 내릴 뿐 아니라, 콜레스테롤을 떨어뜨려 주므로 혈액을 정화하는 작용도 있습니다. 따라서 고혈압이나 동맥경화, 심장병에 좋으며 불면과 숙취에도 응용해보시면 도움이 되실 수 있습니다. 한의학에서 '시체'라고 불리는 감꼭지(柹蔕)도 응용하는데, 찬 성질로 쓰고 떫은맛이 있습니다. 따라서 기(氣)가 치밀어 올라온 것을 가라앉히는 효능이 뛰어나 특히, 열로 인한 딸꾹질에 아주 잘 듣습니다.

하지만, 떫은맛인 '타닌(tannin)' 성분은 장운동을 더디게 하여 변비를 일으키므로 한꺼번에 많이 먹으면 좋지 않습니다. 그리고 이 '타닌(tannin)' 성분이 '철분'의 흡수를 방해하므로 철 결핍증 환자나 빈혈 증상이 있는 분들은 먹는 것을 피해야 합니다. 뿐만 아니라, 소화효소의 작용을 방해하므로 비장이나 위장이 허약하고 냉한 분과 몸에 습과 담이 많아 설사를 잘하는 경우에는 드실 때 주의해야 합니다. 또한, 중국 한의서 <본초강목>에는 '게와 감이 상극의 궁합이니 피하라'고 합니다. 실재 조선의 경종 왕이 간장게장을 드신 후, 후식으로 감을 먹고 급성 식체에 시달리다가 승하하셨다는 기록이 전해지고 있습니다. 이 감의 '타닌(tannin)' 성분이 바다 게의 '단백질'과 만나면 인체 내에서 딱딱하게 굳기 때문에 복통이나 설사, 구토가 발생하고 심하면 급성 체기까지 일으킬 수 있으니 같이 먹는 것을 피해야 한다는 것을 기억하기 바랍니다.

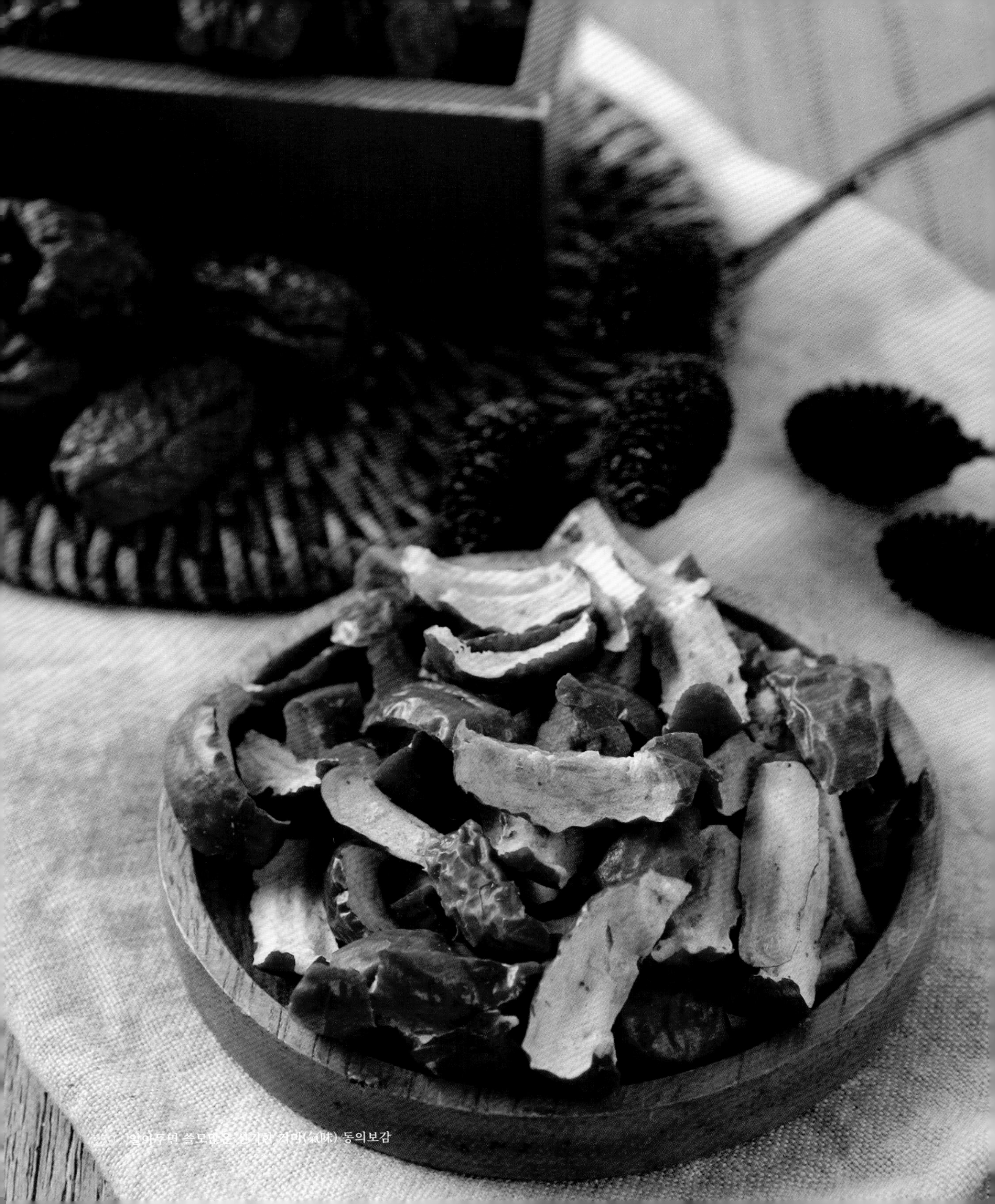

03
양귀비 건강미용식, 대추

우리 선조들이 건강을 위해 가장 많이 애용해온 대추는 하루 세 알을 먹으면 늙지 않는다는 말이 있을 정도입니다. 중국의 미녀 양귀비도 건강과 미용을 위해 즐겨 먹었다고 합니다. 대추는 약재로 사용되었을 때, 성질이 따뜻하고(溫) 달아서(甘) 우리 12경맥에 흐르는 혈맥(血脈)의 진액을 더함으로써 정신을 안정(安神:안신) 시켜주는 효과가 있습니다. 따라서 오장육부를 보해서 12경맥의 흐름을 돕고 소화흡수를 키우며 신경의 안정작용을 더해줍니다. 대추가 우리 몸에 흡수되면 심장을 도와 혈액순환을 원활하게 하고 신경을 안정시켜 잠을 잘 오게 하기 때문입니다. 그러므로 갱년기 여성들의 정서불안 증상이나 가슴이 답답한 번조(煩燥)증에 매우 특효가 있는 약재로 <동의보감>에 기록되어 있습니다.

한의서 <신농본초경>에도 '심복(心腹)의 사기(邪氣)를 다스리고 속을 편하게 하며, 비기(脾氣)를 기르고 위기(胃氣)를 튼튼하게 한다.'고 전하고 있습니다. 그러므로 소화기, 비위(脾胃)를 건강하게 하며 배 속이 차서 아프고 대변이 묽으며 설사하는 경우에 큰 효과가 있습니다. 또한, 평소에 위장이 약하거나 이렇다 할 병이 없는데도 기력이 떨어지고 빈혈이 있을 때 인삼과 함께 끓여 마시면 우리 몸의 기운을 돋아주기도 합니다.
불면증이나 수족냉증, 전신 쇠약 등에도 좋아 장복하면 체력을 향상해주므로 많이 활용해 보시기 바랍니다. 뿐만 아니라, 노화를 예방하고 부인병에도 특효가 있어서 중국의 황제나 비는 불로장수식으로 즐겨 먹었다고 합니다. 이 외에도 대추를 차로 끓여 마시면 간 기능이 활성화되어 급·만성 간염이나 간경변증에도 담즙 분비량을 늘릴 수 있고, 이뇨작용도 뛰어나서 다이어트에도 효과적으로 이용할 수 있습니다. 또한, 민간에서도 심장과 폐, 호흡기를 윤택하게 해주므로 감기 예방에 많이 사용되고 있습니다.

최근에는 대추의 효능이 근육의 긴장을 풀어주는 작용뿐 아니라, 소염 진통작용도 있어 류머티즘이나 관절염 등에도 효과가 있다고 연구 보고되고 있습니다. 또한, 임산부에게는 허한 것을 보해주는 '보허(補虛) 작용'을 할 뿐 아니라, 신경 안정과 심장 부담을 줄여주기에 태아를 보호해 주는 '안태(安胎)효과'가 있다고 할 수 있습니다. 특히, 한약을 달일 때 '강삼조이'라고 하여 생강과 함께 대추를 넣어 달이는 것은 영양과 완충의 의미입니다. 기혈(氣血)을 보하면서 다른 약과 조화를 이루어 부작용을 막고 위를 상하지 않도록 하기 위해서입니다.

하지만, 대추를 날것으로 많이 먹으면 몸에 열이 생기고 소화 장애를 일으키기 쉬우므로 좋지 않습니다. <동의보감>에 '대추를 많이 먹으면 몸이 여위며 오한과 열이 난다. 날로 먹으면 설사를 하는 경우가 있는데, 이것을 익혀 먹으면 장위의 기운을 보한다.'고 기록하고 있습니다. 뿐만 아니라, '습담(濕痰)'으로 소화가 잘 안 되거나 가스가 차서 더부룩하며 배가 나온 경우에는 피해야 합니다. 몸이 자주 붓거나 속에 열이 많은 경우에도 삼가야 합니다. 따라서 소아에게는 먹이지 않는 것이 좋겠고, 오래 먹으면 비(脾)장이 손상되어 몸에 찌꺼기인 습(濕)이 생기기 쉬우므로 복용에 주의해야 함을 기억해주십시오.

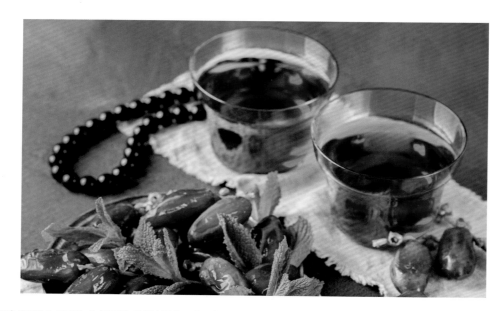

04
비타민의 왕, 레몬

비타민의 왕 레몬은 예로부터 여러 가지 요리에 풍미를 더해줄 뿐 아니라, 대항해시대에도 많은 선원의 괴혈병 예방과 치료에 사용되어 왔습니다. 풍부한 '구연산(citric acid)' 성분으로 신맛이 강해서 민간에서는 이뇨제나 발한제 그리고 수렴제로 널리 사용되어 왔습니다. 최근에는 항암효과뿐 아니라 소금 섭취를 줄여야 하는 고혈압 환자나 성인병 환자들에게도 도움이 되고 있습니다. '비타민 C'뿐만 아니라 '칼륨'도 풍부하여 인체에 쌓인 '나트륨'을 배출해주므로 디톡스 해독에도 훌륭한 식품으로 자리잡아왔습니다. 또한, 당뇨합병증 예방에도 레몬 성분은 탁월한 효과가 있다고 연구 보고되고 있는데, 레몬이 췌장으로부터 췌액 분비를 촉진하기 때문입니다. 특히, 레몬에 풍부하게 함유된 '비타민 P'는 모세혈관을 튼튼하게 하여서 혈액순환을 원활하게 도와주므로 콜레스테롤을 제거하여 혈액을 맑게 해주기도 합니다. 따라서 고혈압이나 동맥경화, 뇌졸증 등을 예방할 수도 있으므로 활용해보시면 약효가 훌륭합니다.

또 다른 중요한 레몬 효능은 면역력을 높여주는 작용입니다. 풍부한 '구연산(citric acid)'과 '비타민 C'는 신진대사를 원활히 하여 피로회복과 함께 스트레스를 해소하고 저항력을 높여서 감기 예방이나 피부 미용에도 효과가 우수합니다. 차로 만들어 꾸준히 마시면 혈색도 좋아지고 피부가 고와지므로 여성 음료로도 탁월하다고 볼 수 있습니다. 특히, 기억력 감퇴를 막는 데 효과적인 식물 색소인 '플라보노이드(flavonoid)'는 뇌세포의 손상을 막고 회복시키는데 자몽이나 레몬, 오렌지 등 감귤류에 많이 들어 있습니다. 우리 몸이 산성으로 되는 것을 막아 약알칼리성을 유지해주므로 감기나 구토, 배뇨통 등에 좋으며 소화기계통을 튼튼히 하고 심장병에도 효과가 있습니다.

또한, '플라보노이드(flavonoid)'는 항산화 작용 및 암세포 증식억제, 콜레스테롤과 중성지질 농도를 저하하는 효과가 있어서 여러 방면으로 건강 증진에 도움이 된다고 보시면 됩니다. 레몬의 '플라보노이드(flavonoid)' 성분도 산화 방지를 하여 신체의 산도 균형을 맞추며 노화를 방지하고 면역시스템을 강화하는 다양한 효과도 있습니다. 이처럼 레몬은 우리 몸이 산성화 되는 것을 막아 약알칼리 상태를 유지해주므로 감기나 두통, 배뇨통, 요도염에도 도움이 됩니다. 또한 소화기계통을 튼튼히 하고 심장병에도 효과가 있어서 심장부위 통증이 심할 때 활용하면 진정의 효능도 보실 수 있으실 것입니다. 옛 한의서 <본초습유(本草拾遺)>에 '레몬껍질(구연피)은 기를 내리고 심장병, 두통, 담을 없앤다.'라고 전하고 있으며, <본초강목(本草綱目)>에서는 '레몬껍질을 술에 담가서 탕을 마시면 담이 있는 기침과 심하(心下)의 기통(氣痛)을 다스린다.'고 기록하고 있습니다. 뿐만 아니라, 소화를 담당하는 위를 건강하게 하는 건위(健胃)작용이나 몸에 쌓인 독인 '담'을 삭히는 거담(祛痰) 작용도 우수합니다.

소화불량 등으로 흉협부나 상복부에 통증이 있으며 오한, 구토 그리고 식욕부진 등이 있을 때 혈액을 정화하고 혈관의 활동을 촉진해 주기도 합니다. 장운동을 자극하여 간장과 담낭, 신장에 축적된 '칼슘'을 녹이는 데도 도움이 되므로 찬물과 함께 마시면 숙변 제거 효과도 탁월하니 활용해보시기 바랍니다. 특히, 레몬은 로마 시대 때부터 항균뿐 아니라, 모든 독의 해독제라고 믿어 많은 음식에 함께 사용해왔습니다. 회충이나 곰팡이를 죽이는 살균력뿐 아니라, 레몬 양치는 잇몸이 까맣게 되고 피가 잘 나는 데도 약효가 우수합니다. 이 외에도 평소 기름기가 많은 식단에서 레몬은 지방을 빨리 분해해주므로 비만을 예방할 수 있어 중국인들은 일상생활에서 레몬을 가까이하여 사용해 왔습니다. 레몬이 평상시와는 달리 먹기 힘들 정도로 시게 느껴질 때는 피로와 스트레스 등으로 몸이 산성이 되어 있다는 반증이 될 수 있으므로 레몬즙의 양을 조금씩 늘려서 마시면 좋겠습니다. 하지만, 너무 끓여서 뜨겁게 하지 않는 것이 레몬에 함유된 '비타민'의 파괴를 줄일 수 있으므로 주의하기 바랍니다.

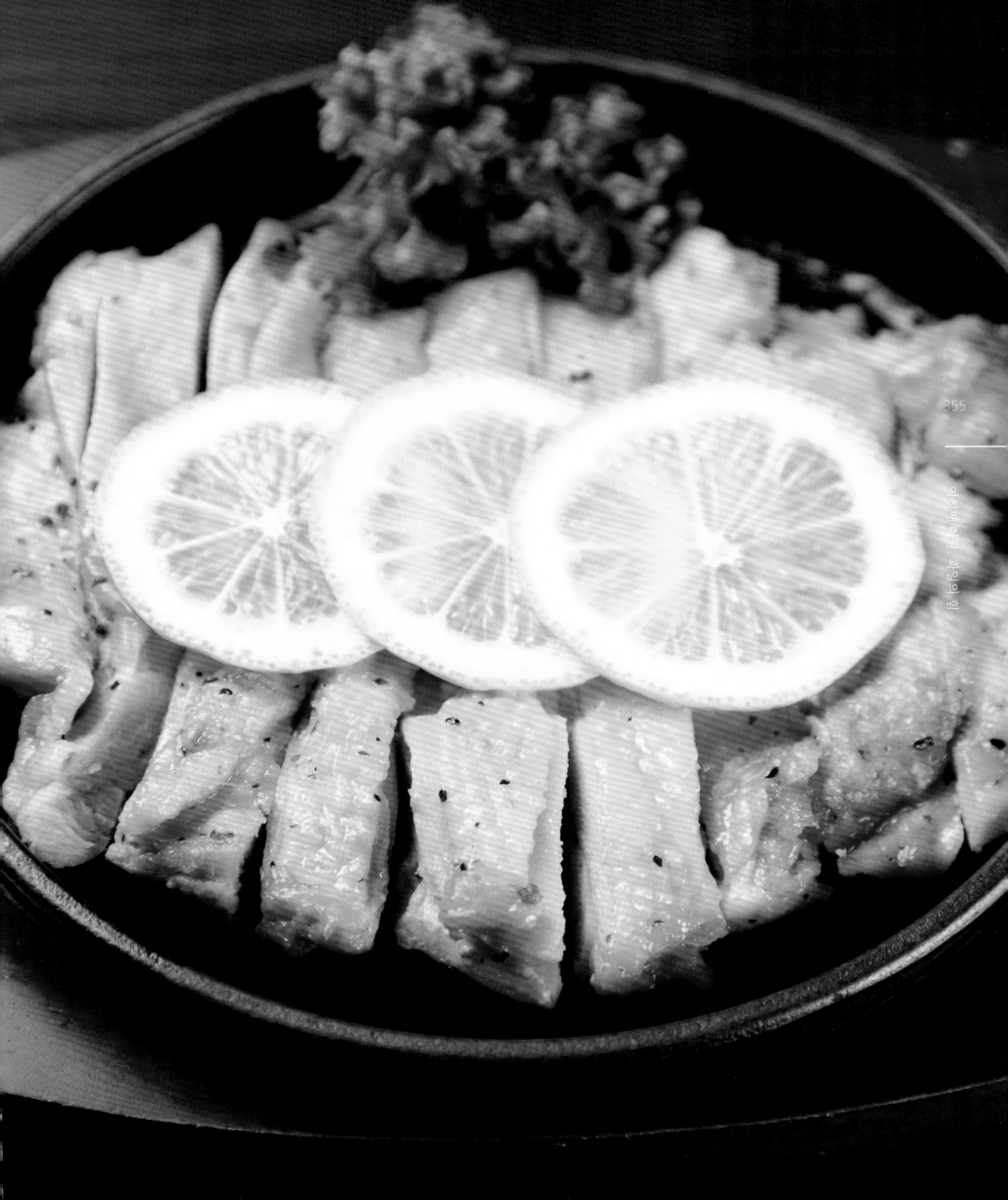

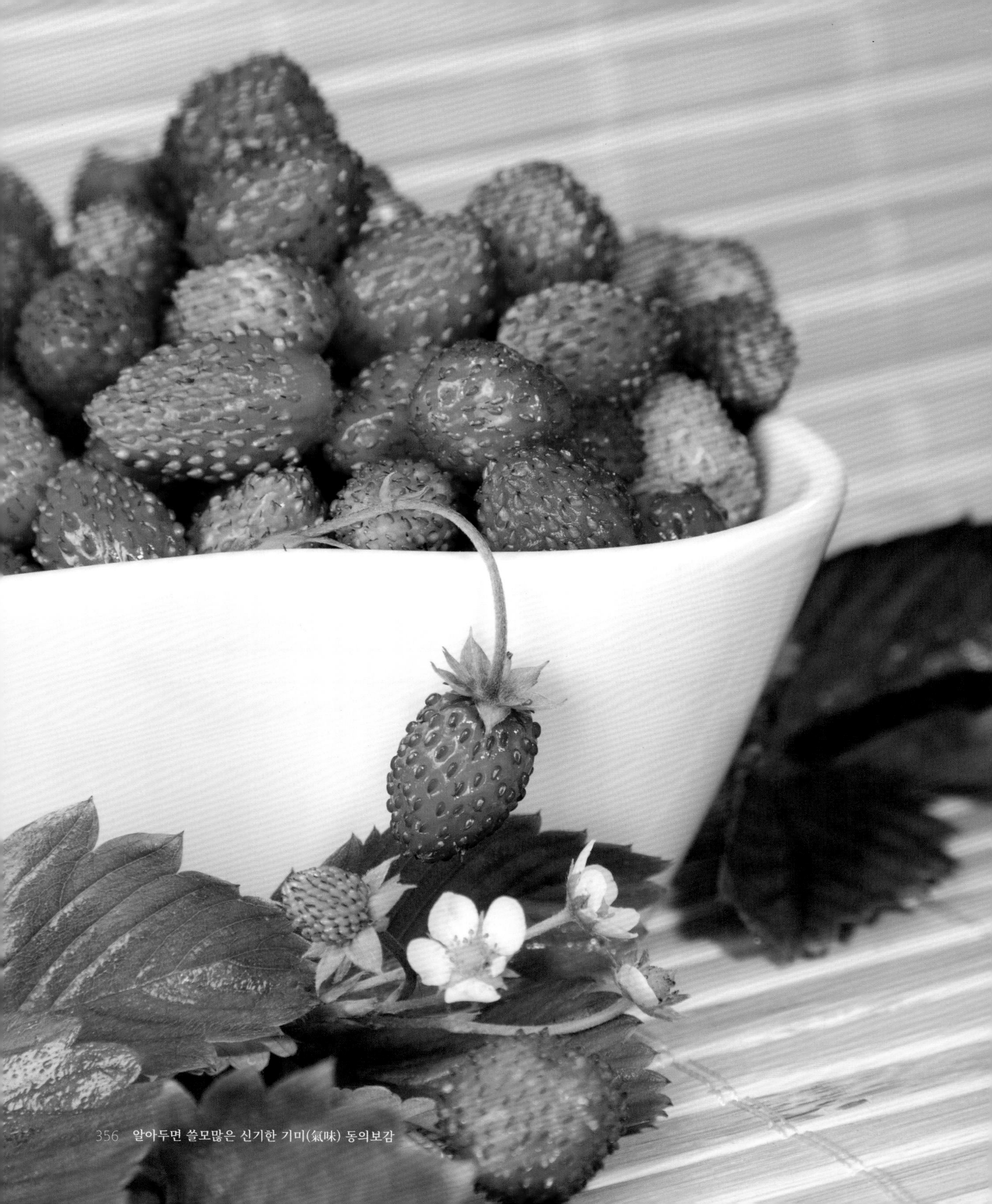

05
활력의 상징,
산딸기

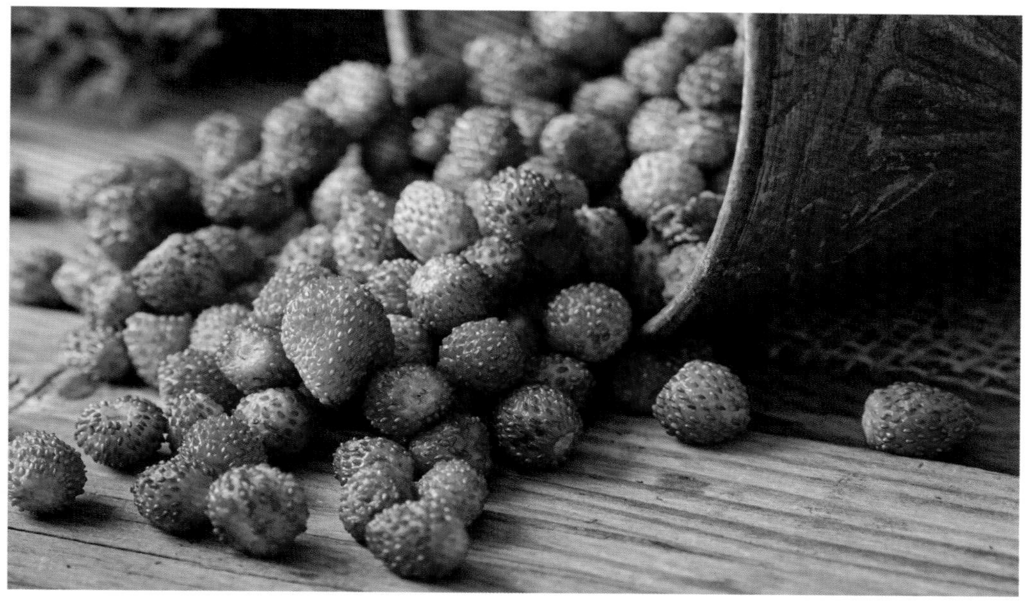

애정, 질투를 뜻하는 산딸기나무는 주로 햇볕이 잘 들어오는 양지바른 비탈에서 그 아름다움을 뽐내며 자랍니다. 덜 익은 산딸기 열매를 먹게 되면 요강이 엎어질 정도의 효험을 보여 '복분자(覆盆子)'라 이름이 붙여졌다고 합니다. 그만큼 힘이 강력한 천연 '정력제'로 유명하며 호르몬 개선에 도움을 주므로 남성과 여성 모두에게 효과가 훌륭합니다. 한약재로 여러 효능을 위해 처방되어왔는데, 야산에서 자생하는 장미과 복분자 딸기의 미성숙한 과실을 약으로 사용할 때는 주로 술에 쪄서 주증(酒蒸)하여 활용하고 있습니다. 산딸기는 '칼슘'과 '철분'을 다량 함유한 알칼리성 식품으로 '구연산(citric acid)'이나 '사과산(malic acid)' 등을 함유하고 있어서 신맛(酸)이 나는 것이 특징입니다. 맛이 달고 시면서 성질이 평(平)하여, <동의보감>에는 '보간신(補肝腎) 삽정축뇨(澁精縮尿)한다.'고 전해지고 있습니다. 몸에 기혈(氣血)을 더해줄 뿐 아니라, 신장의 양기를 돕고 정(精)을 굳건하게 지켜주므로 성기능 장애(임포텐스)와 조루(早漏)는 물론이고 정액이나 소변이 세거나 자주 나오는 유정(遺精)과 유뇨(遺尿) 그리고 빈뇨(頻尿) 등의 치료를 위해 상용하여 왔습니다.

또한, 밤에 소변을 누는 야뇨 증상이나 당뇨에도 뛰어난 효능을 보여 활용해왔습니다. 따라서 소변을 편히 볼 수 있도록 이뇨작용을 돕고 폐가 약한 허한(汗虛)증을 낫게 할 뿐 아니라, 감기나 열성 질병, 폐렴, 그리고 기침에 쓰이고 있습니다. 특히, 여성의 성생활에도 만족스럽게 해주며 불임증에도 훌륭한 효험을 보여왔습니다. <동의보감>에는 '覆盆子甘 益腎精 續嗣烏鬚 目可明(복분자감 익신정 속사오수 목가명)'이라며, '미감(味甘)하여 신정을 보익하며 여자의 잉태와 모발을 검게 하고 눈을 밝게 한다.'고 기록되어 있습니다. 또한, 오래도록 장복하면 회춘한다는 말이 있습니다. 그러므로 여성에게도 좋은 약이며 술을 담가 두었다가 부부가 함께 마시면 사랑의 묘약이 되기도 하므로 활용해보시기 바랍니다. 이처럼 복분자에는 현대 의학적으로 '에스트로겐(estrogen)'이 풍부하여 여성의 노화 방지를 비롯해 심장병이나 골다공증, 우울증 등의 개선에 우수한 효과가 있는 것으로 연구 보고되고 있습니다. 복분자의 '타닌(tannin)' 성분은 항암효과가 있으며 '폴리페놀(polyphenol)'도 다량 함유되어 항산화 작용을 하여 노화를 방지해주기도 합니다. 복분자에 함유된 '사포닌(saponin)'은 거담작용과 진해효과를 보이며 콜레스테롤 대사를 도와주는 약효도 탁월합니다. '베타-시토스테롤(β-sitosterol)'은 강심작용과 이뇨효과, 담즙분비를 촉진해 주기도 합니다. 폴리페놀(polyphenol)의 일종인 '갈릭산(Gallic acid)'과 '퀘시틴(Quercetin)' 성분은 강력한 항산화 및 항염증 효과를 보여 뇌신경 세포를 보호하기도 합니다. 따라서 심혈관질환뿐 아니라, 치매 예방효과를 보이므로 활용해보시기 바랍니다. 복분자의 잎과 줄기 그리고 뿌리는 내분비와 자궁수축에도 훌륭한 효험을 볼 수 있습니다. 잎은 지사(止瀉)제나 지혈(止血)제로도 활용되며 꽃은 자궁질환이나 신경쇠약 그리고 급만성 감염성 질병과 뱀이나 벌레에 물렸을 때 약으로도 쓰입니다. 또한, 치질이나 눈의 염증을 치료하기도 하고 신경쇠약이나 고혈압, 동맥경화에도 응용될 수 있습니다. 뿌리는 기관지 천식이나 습진 등 알레르기성 질병에 달여 드시면 효과를 보실 수 있습니다. 하지만, 한의학에서는 '체내에 음혈(陰血)이 부족한 사람은 주의해야 한다.'고 강조하고 있는데, 양기(陽氣)가 강한데도 불구하고 더욱 강해지기 위해 먹어서는 오히려 손해를 볼 수 있으니 주의하시기 바랍니다. 또한, 한의학에서는 몸 안의 에너지 창고인 신정(腎精)의 음기(陰氣)가 허약해서 열이 있거나 소변이 잘 나오지 않는 사람도 좋지 않으니 주의하시기 바랍니다. <동의보감>에도 '소변단삽자(小便短澁者)나 신허유화자(腎虛有火者)는 피해야 한다.'고 전해지고 있으니 삼가시기 바랍니다.

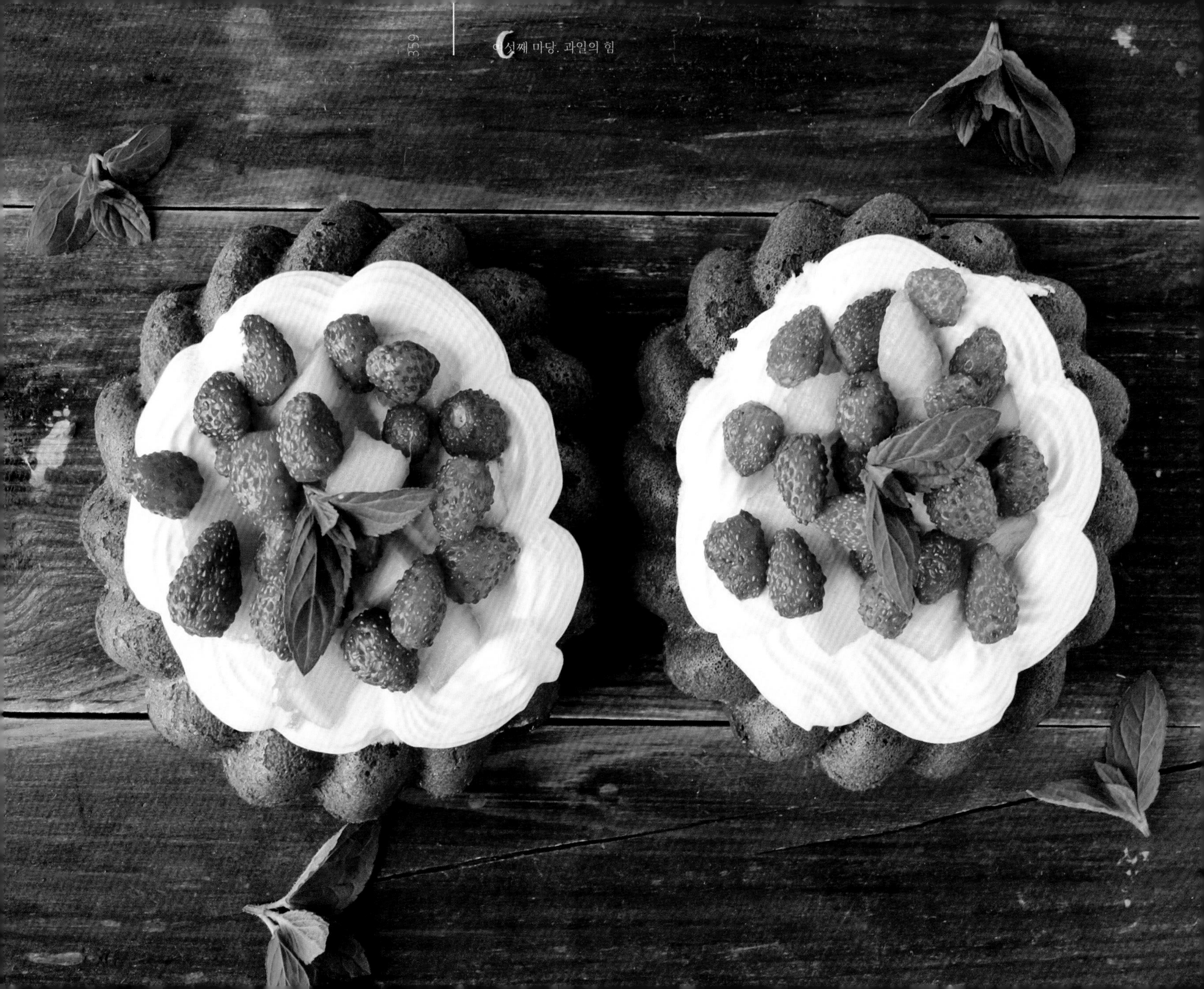

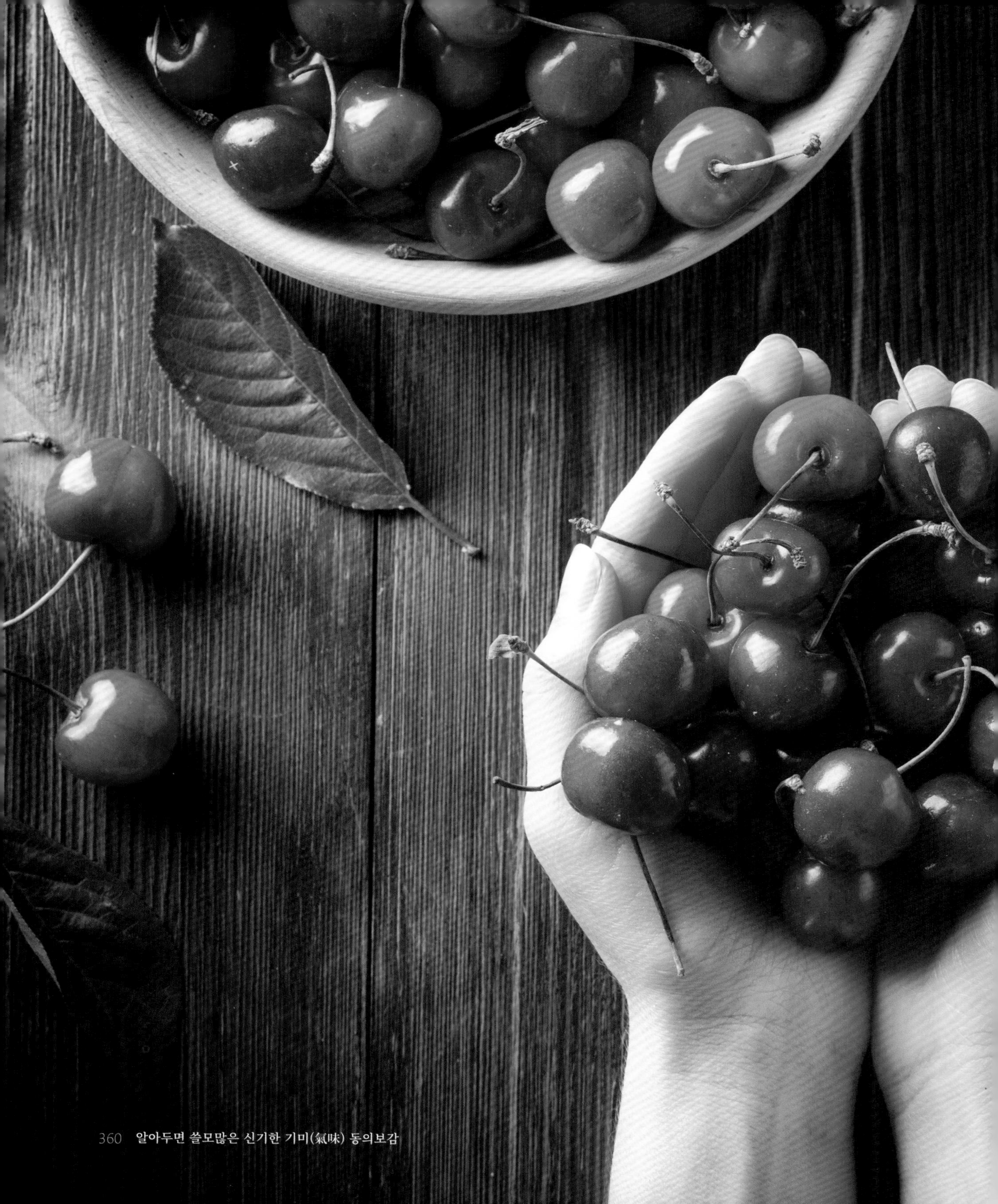

06
천연 소염제, 체리

과일 중의 다이아몬드라고 불리는 빨간 체리는 주로 더운 나라에서 수입해오는데, 우리 동양의 앵두와 비슷한 과일입니다. 주로, 단것을 생으로 많이 먹고 있지만 영양이나 건강 면에서 보면 신맛이 나는 것이 더 좋습니다. 한의학적으로 신맛은 우리 몸에 대사를 촉진하여 피로회복의 효능을 촉진하기 때문입니다. 주로 식욕 증진의 효과가 뛰어나며 숙면을 취하는데도 도움이 되는 여름철 과일입니다. 빨간색 과일은 심혈관계에 도움이 되므로 대사질환뿐 아니라, 암과 노화가 우려되는 중년층의 건강에 필요한 식품입니다.

특히, 체리에는 붉은 색소인 '안토시아닌류(anthocyanins)'의 항산화 성분을 풍부하게 함유하고 있어서 혈관보호 기능은 물론 혈류를 원활하게 하고 항염효과까지 보여줍니다. 체리에 함유된 '안토시아닌(anthocyanin)'과 '시아니딘(cyanidin)' 성분은 혈중의 '요산(uric acid)' 농도를 낮춰주기 때문에 우리 몸에 자주 발생하는 관절염이나 통풍 증상을 완화해주기도 합니다. 뿐만 아니라, 신체의 염증을 풀어주는 소염효과가 좋아서 관절염이나 통증 감소 등에 처방하는 약인 '아스피린(aspirin)'이나 '아이뷰프로펜(ibuprofen)' 보다도 열 배나 강할 수 있다고 연구 보고되고 있습니다. 따라서 미국이나 유럽의 민간에서는 체리가 통풍으로 인한 통증과 부종을 줄여준다고 믿어 즐겨 먹어왔다고 합니다. 또한, 혈액 속 혈소판 응집을 막고 콜레스테롤을 제거해주므로 심혈관질환 예방뿐 아니라 치매 예방에 좋으니 활용해 보시기 바랍니다.

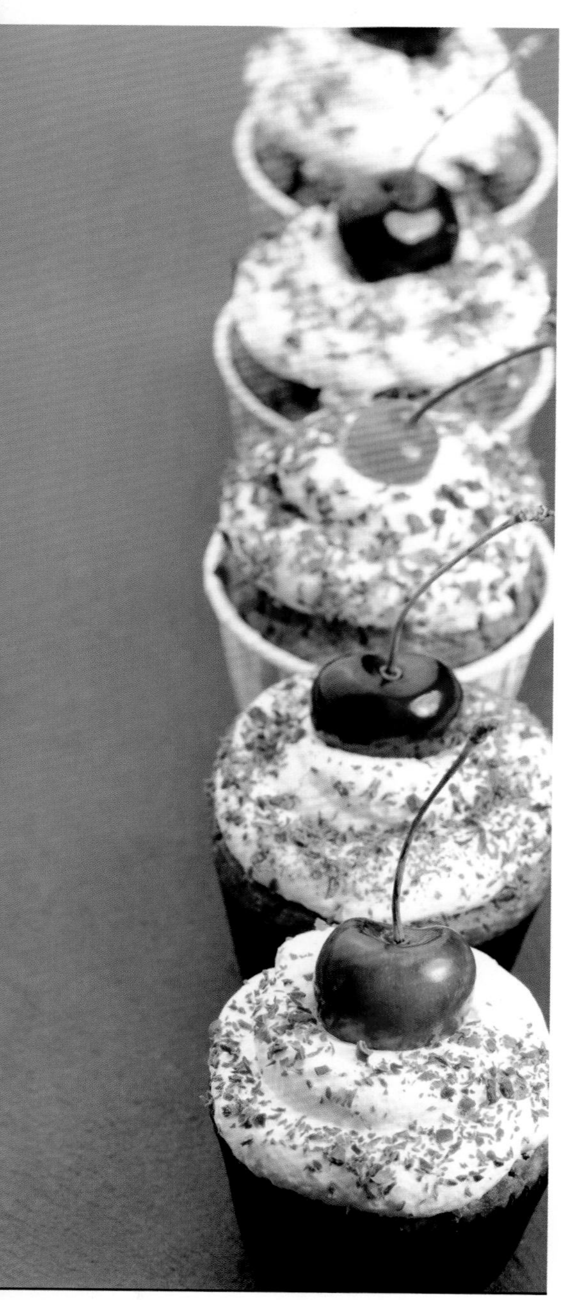

체리의 항산화 작용은 심혈관질환이나 당뇨 등의 대사성 증후군의 발병 위험을 낮추기도 합니다. 대사성 증후군은 심장질환과 뇌졸중, 당뇨병 발병 위험을 높일 수 있는 질환 군으로 체리의 '안토시아닌(anthocyanin)'은 혈관 건강에 해로운 'LDL 콜레스테롤'과 중성지방 축적을 막고 지방간 위험을 줄이기도 합니다. 섬유소인 '펙틴(pectin)' 성분 또한 정장 효과뿐 아니라, 콜레스테롤 수치를 떨어뜨리는 데 일조하고 있습니다. 체리에 풍부한 '칼륨' 성분 또한 '나트륨'과 노폐물을 인체 외부로 배출하는 효과를 더해주므로 신진대사를 활발하게 해주고 혈관 건강에 도움이 되어 성인병 예방에도 훌륭한 약재가 될 수 있습니다. 따라서 체리를 차나 주스로 만들어 먹으면 감기나 기침, 천식 등 기관지 관련 질환뿐 아니라, 심장병이나 뇌졸중 등 혈관질환 예방에 유익하므로 식탁에서 많이 이용해 보시기 바랍니다.

또한, 체리는 '미용수의 성수'라고 불리며 거칠고 트러블이 많은 피부를 깨끗하고 탄력 있는 피부로 가꾸어 주기도 합니다. 따라서 여드름 피부나 기미, 잡티 등 문제 있는 피부에도 탁월한 약효를 보이기도 합니다. 피부에 탄력 증진이나 미백, 영양공급 등의 효과를 극대화해 건강한 피부로 가꾸어 주기 때문에 오일로 만들어 많이 애용되어 왔습니다. 특히, 피부미용학에서 '체리시드(cherry seed)' 오일은 모공과 피지 조절에 뛰어난 효과가 있다고 알려져 있으며 푸석푸석한 피부에 탄력을 주기도 합니다. 하지만, 보관이 용이치 않아 주로 잼이나 통조림, 술 등 다양한 방면으로 활용되고 있습니다.

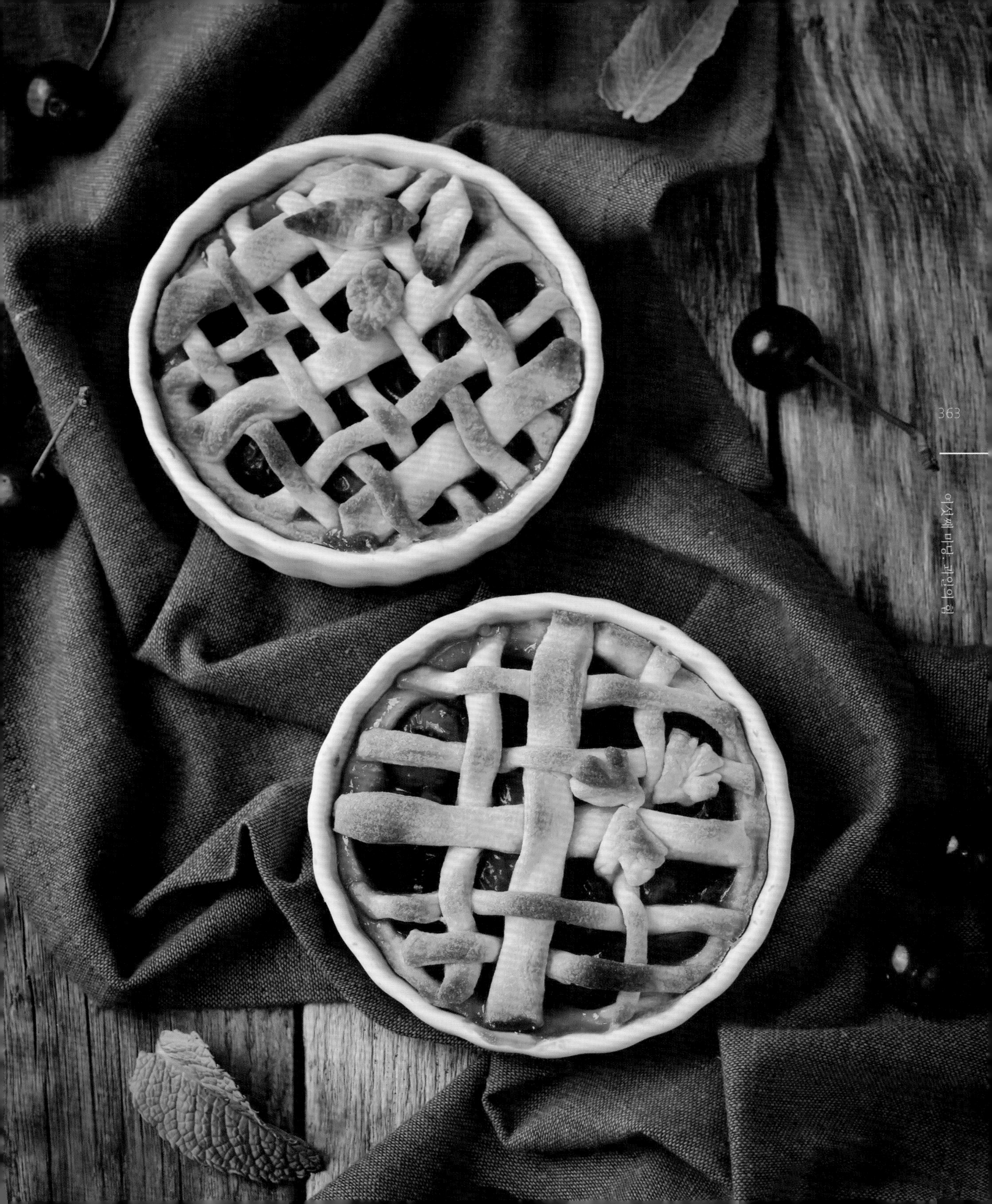

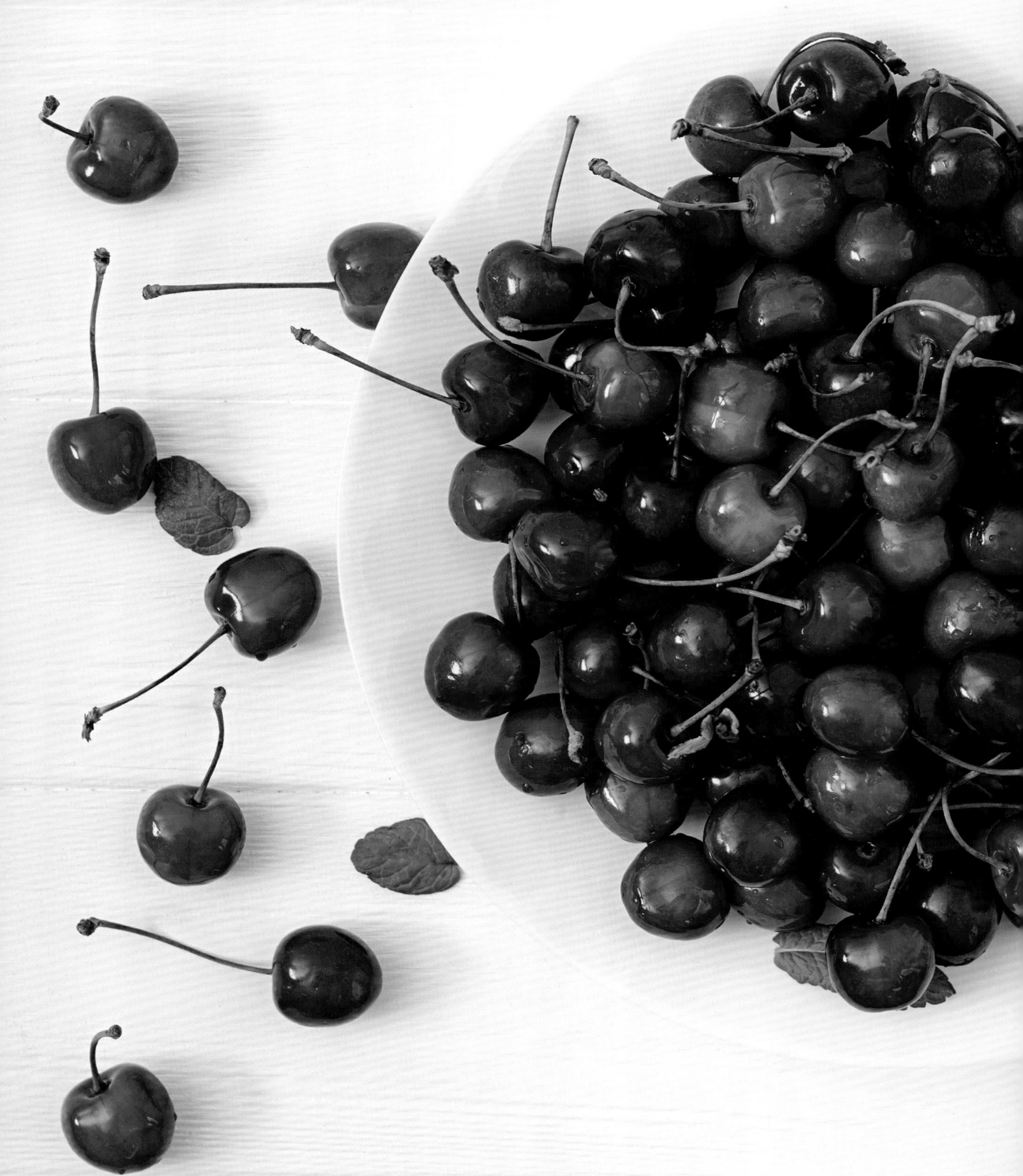

07
레드푸드, 앵두

앵두(櫻桃)는 고려시대와 조선시대에 왕실의 제사에 제물(祭物)로 사용할 만큼 귀한 대접을 받았으며 한방에서는 약재로 많이 쓰여 왔습니다. 음력 3월 말에서 4월 초에 '정양의 기운(正陽之氣)'을 받으며 모든 과실 중에서 제일 먼저 익기 때문에 성질이 열(熱)하며, '함도(含桃)'라고도 불립니다. <동의보감>에서는 '甘熱水穀痢 調中益脾令顔媚'(감열수곡리 조중익비령안미)라 하여 이질과 설사 및 복통, 전신통에 효과적이라 전해오고 있습니다. 또한, '심장과 배꼽의 사이에 위치하여 음식의 소화 작용을 맡는 중초(中焦)를 고르게 하고, 비장(脾臟)의 기운을 도와주며 얼굴을 고와지게 하고 체(滯)하여 설사하는 것을 멎게 한다.'고도 기록되어 전해집니다.

따라서 앵두는 예로부터 혈액순환을 촉진하고 수분 대사를 활발하게 하여 부종(浮腫)을 치료하는데 쓰였습니다. 폐 기능을 좋게 하여 가래를 없앨 뿐 아니라, 기관지염 및 부스럼에 활용하시면 효과적입니다. 민간에서는 동상에 걸렸을 때 앵두즙을 바르면 효과가 있는 것으로 알려져 있습니다. 또한, 신진대사를 도와 피로회복 효능에도 좋습니다. 주성분은 '단백질'이나 '지방, 당질, 섬유소, 회분, 칼슘, 인, 철분, 비타민(A· B1· C)' 등으로 구성되어 있습니다. 새콤한 앵두의 신맛은 '사과산(malic acid)'이나 '구연산(citric acid)' 등의 '유기산(organic acid)'에 의한 것으로 우리 몸의 신진대사 촉진과 피로회복에 효과가 뛰어나며 정장효과가 있는 '펙틴(pectin)' 성분도 풍부합니다. 따라서 소화기관을 튼튼하게 하여 혈색을 좋게 하는데 특히, 앵두에는 '비타민 A와 C'가 아주 많이 들어 있어 미백과 노화에도 우수한 효과가 있습니다.

붉은 빛깔의 색소는 '안토시안계(anthocyanin)'로 수분대사를 활발하게 하므로 갈증 해소나 몸이 붓는 부종에도 도움이 됩니다. 물에 잘 녹아 나와서 젤리나 잼, 정과, 화채, 그리고 주스 등을 만들어 먹을 수 있는데, 씨를 빼지 않고 소주에 우려내어 보약주(補藥酒)를 담가서 활용하기도 하였습니다. 특히, 앵두주는 피로를 풀어주고 식욕을 돋워 주며 장기간 복용하면 남성의 성기능 장애도 개선해 주며 또한, 동상에 걸렸을 때도 즙을 내어 바르면 약효가 훌륭합니다.

특히, 앵두 씨는 생약으로 특수 성분을 추출해서 기침과 변비의 약재로 쓰이기도 합니다. 앵두 잎인 '앵도엽(櫻桃葉)'은 짓찧어 뱀에 물린 자리에 붙이고 즙을 내어 복용하면 뱀독이 속으로 침투하여 공격하는 것을 예방할 수 있습니다. 동쪽으로 뻗은 앵두나무 뿌리는 '동행근(東行根)'이라 하여 촌백충(寸白蟲)과 회충(蛔蟲)을 치료하기 위해서 달인 즙을 공속에 먹었다(空心服 공심복하였다)고 민간에서 전해지고 있습니다. 비를 맞으면 벌레가 저절로 속에 생기나 물에 수침(水浸)을 잘해서 오래 두면 다 나오므로 걱정을 안 하셔도 됩니다. 하지만 성질이 열성(熱性)이 강하므로 몸에 열이 많은 분들은 피하시고 많이 먹으면 열이 많이 나고 폐 조직에 화농이 생기어 폐옹(肺癰)이 되므로 삼가셔야 합니다.

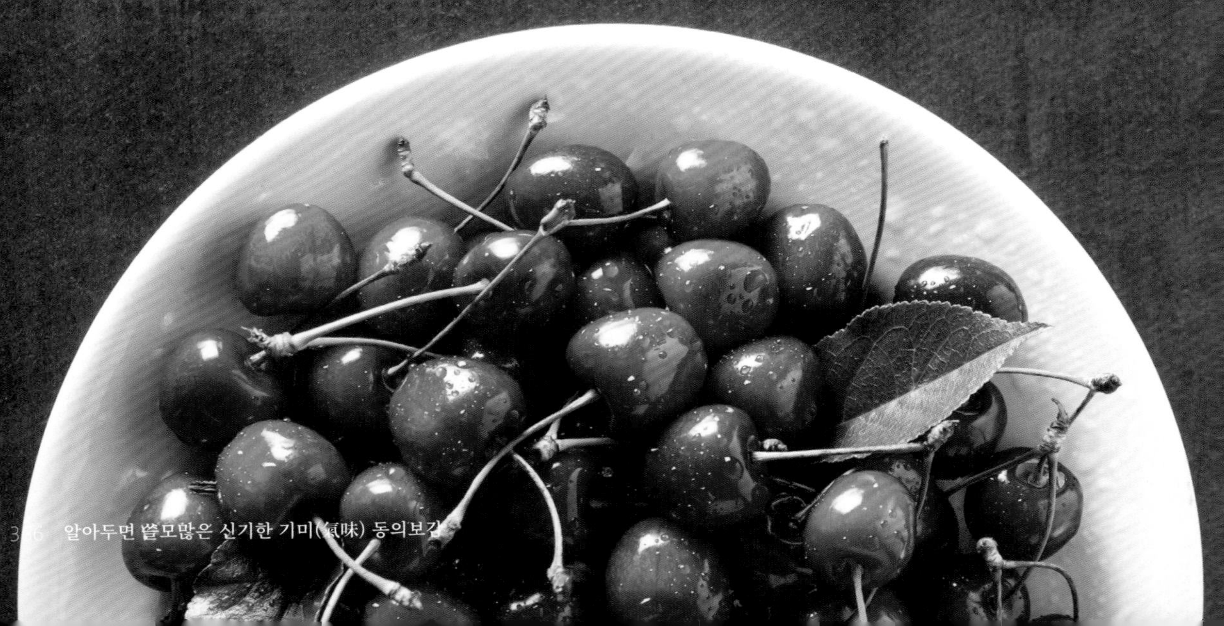

09
보약덩어리, 다래

다래는 머루와 함께 우리나라에서 사랑받는 대표적인 과일로 깊은 산골짜기에서 자라는 야생 과일입니다. 외국에서 들여와 재배하는 키위도 '양다래, 참다래'라 하며 한 종류로 보면 됩니다. 키위를 영양가 높은 '과일'로 본다면, 우리나라 정통 다래는 열매를 먹기보다는 '약'으로 많이 쓰여 왔습니다. 원숭이가 즐겨 먹는 복숭아같이 생긴 열매라고 해서 한약재로는 '미후도(獼猴桃)'라고 부르고 있습니다.

이 미후도는 여성의 냉증 치료뿐 아니라, 각종 암에 걸린 사람들이 자주 찾아왔습니다. 그 줄기는 주로 소변이 안 통하거나 붓고 복수 찬 데에 이뇨작용을 더해주고, 독이 쌓여서 생긴 풍습증을 없애는 작용을 도와줍니다. 뿌리는 오줌을 잘 나가게 할뿐더러 부은 것을 치료하고 암에도 활용하시면 효과가 좋습니다. 급성 전염성 간염에도 유효하며 식욕부진 및 소화불량에는 건조한 것을 사용하기도 합니다.

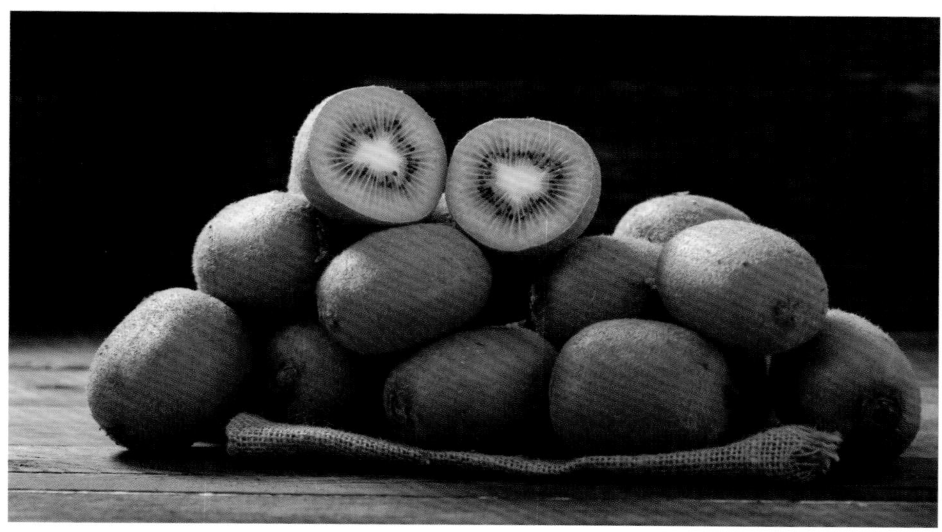

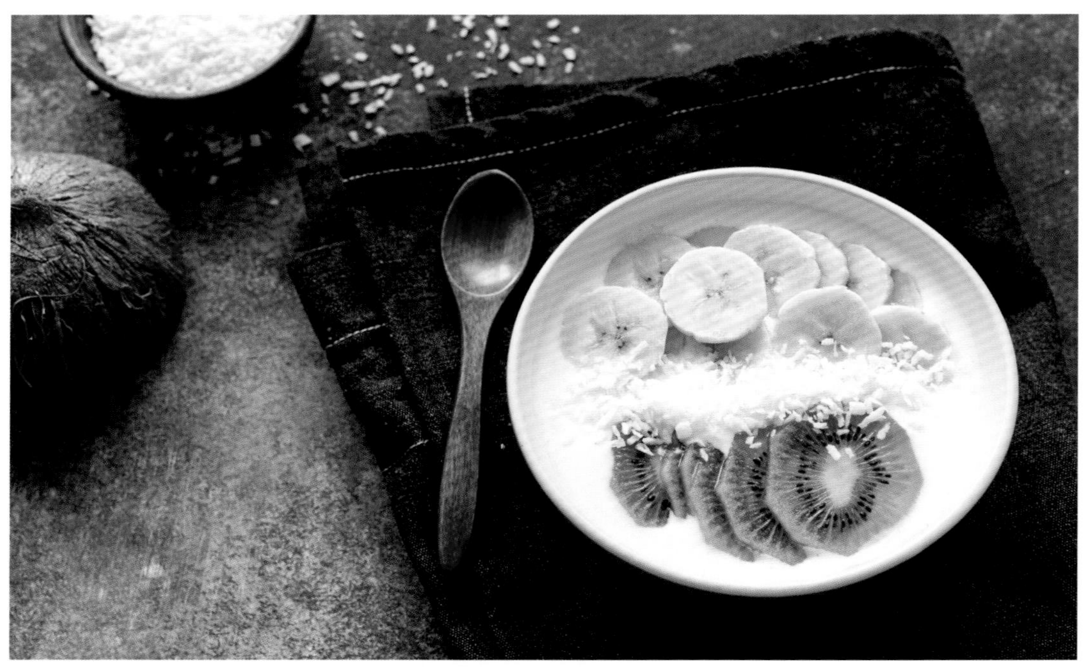

다래는 <동의보감>에 '성미(性味)가 달고 시며(甘酸 감산) 차서(寒) 갈증(渴症)과 번열(煩熱), 열옹(熱壅), 석림(石林) 및 위일반(胃一反. 즉, 반위(反胃))을 다스린다.'고 전해지고 있습니다. 즉, 열을 내리는 解熱(해열) 작용, 갈증을 멈추게 하는 止渴(지갈) 효과, 하초 습열을 치료하는 通淋(통림) 효과가 우수하다는 기록입니다.

또한, '심한 갈증과 가슴이 답답하고 열이 나는 것을 멎게 하고 결석 치료와 장을 튼튼하게 하며 열기에 막힌 증상과 토하는 것을 치료한다.'고 전하듯이, 열이 나서 가슴이 답답하고 잠을 자지 못할 때도 효과가 우수합니다. 만성간염이나 간경화증으로 황달이나, 구토, 그리고 속이 울렁거릴 때도 달여 마시는 것을 활용해보시기 바랍니다. 북한의 <동의학사전>에 예전에는 괴혈병의 치료에도 사용되었다고 소개되고 있습니다. 또한, <동의보감>에는 '서리 맞은 다래가 당뇨에 좋다.' 고 소개하고 있습니다. 가을 서리를 맞으면 추위를 이기기 위해서 움츠리므로 몸속 진액이 빠져나가는 '소갈(消渴)증', 당이 소변으로 빠져나가는 당뇨를 수렴하는데 도움을 주기 때문입니다.

이렇게 참다래가 몸에 좋은 이유는 영양학적으로 '비타민 C'가 귤의 두 배 정도 많고 식물성 섬유인 '펙틴(pectin)' 성분과 '칼슘'이 다른 과일보다 뛰어나기 때문입니다. 또한, '칼륨'이나 '구리', '섬유소' 등의 영양소를 함유하고 있어서 성장기의 어린이나 환자, 산모, 소화기 질병을 가진 사람들에게 좋으니 많이 활용해보시기 바랍니다. 최근에 특히, 이 식이섬유소가 변비치료와 고혈압 예방에도 효험이 있다고 연구 보고되고 있습니다. 더구나, 사과의 6배에 해당하는 풍부한 '토코페롤(비타민E tocopherol)'은 세포막의 손상을 조기에 막아 피부 노화를 지연 시켜주기도 합니다. 또한, 수분과 미네랄이 풍부하게 함유되어 있어서 스트레스와 자외선에 지친 피부에 활력과 수분을 공급하여 건강한 피부를 유지하도록 도와주고 피부암을 예방해주기도 하니 실생활에서 응용해보시기 바랍니다. 다른 과일과 영양소를 비교할 때 비타민 C, '아이코빅산(accorbic acid)'도 풍부하여 직간접 영향으로 항암효과도 있습니다. 또한, 혈액 속의 콜레스테롤을 감소 시켜주므로 고혈압이나 동맥경화, 그리고 심장병 등의 성인병을 예방해줄 뿐 아니라, 포함된 당이 천천히 방류되는 과당 형태로 되어 있어서 혈당량이 변하는 것을 막아주므로 당뇨 및 다이어트에도 도움이 될 수 있습니다.

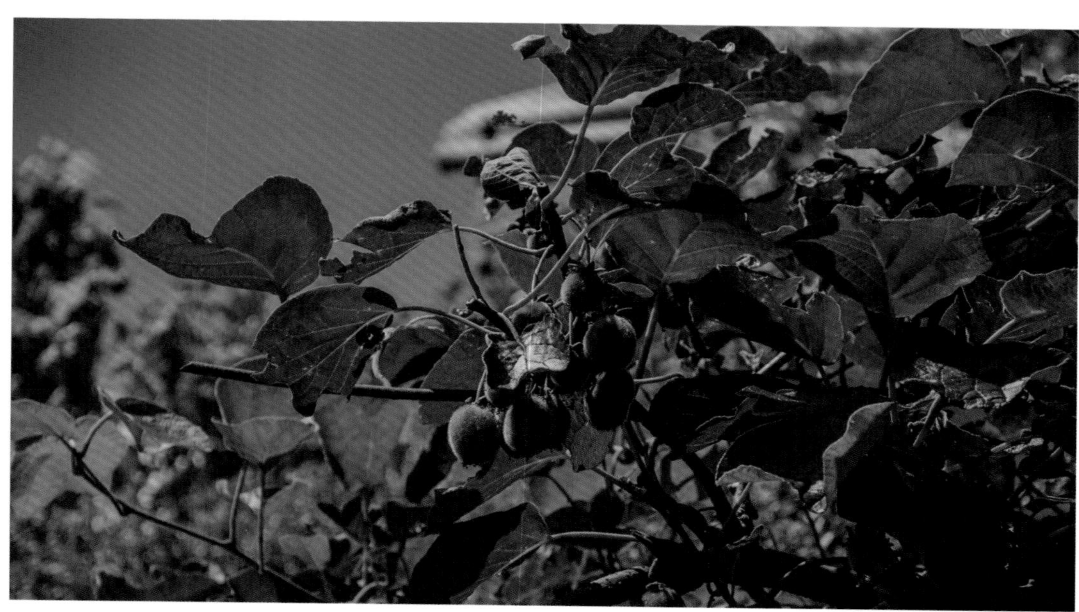

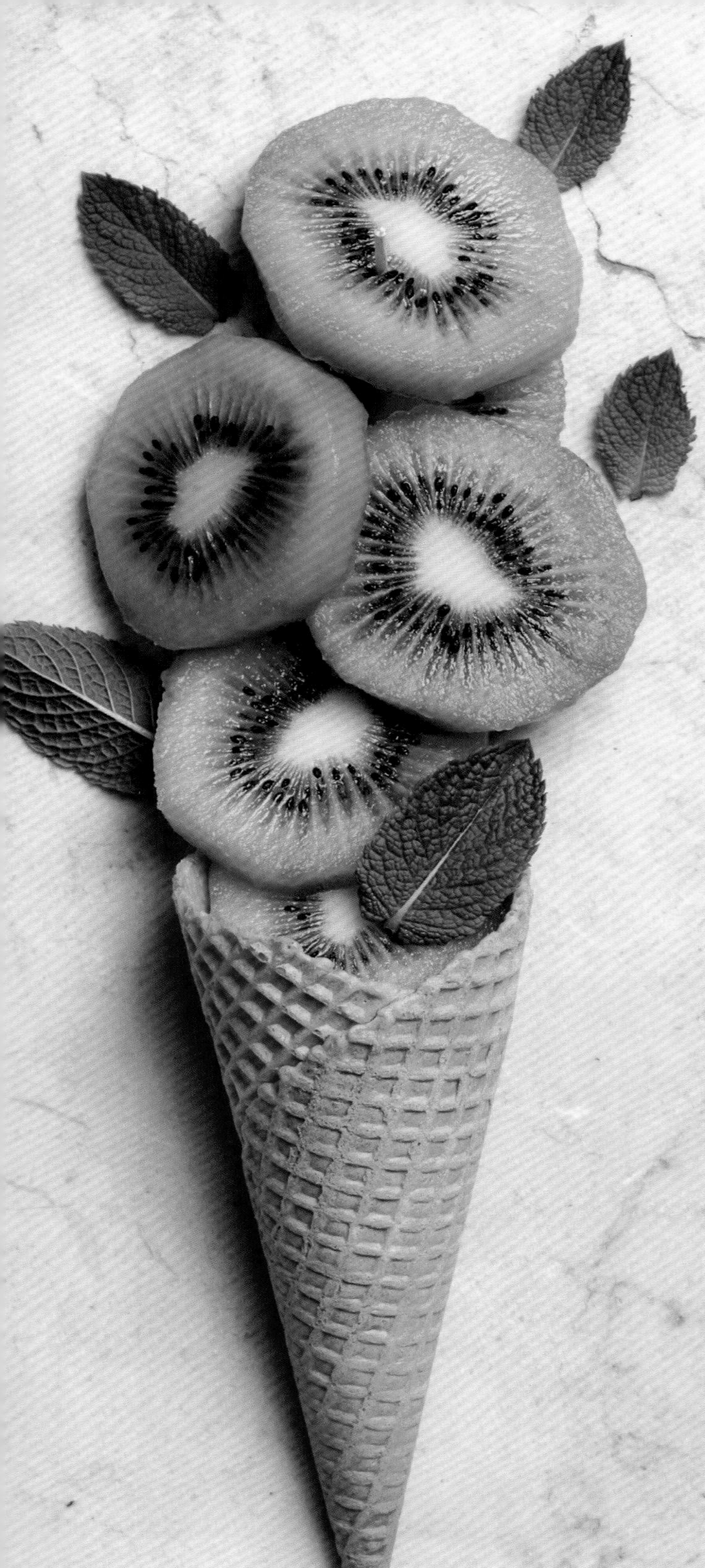

스트레스에 저항하는 힘을 올리는 '코르티손(cortisone) 호르몬'이 '비타민 C'에 의해 촉진되기 때문에 스트레스 해소 효과도 있으며 피로회복과 감기에도 훌륭한 과일입니다. 특히, 키위는 많은 요리의 장식과 고기와 생선요리에 많이 사용되기도 합니다. 이는 단백질 분해효소인 '악티니딘(actinidin)'을 함유하여서 고기 육질을 부드럽게 해 주고 소화를 돕기 때문에 후식으로 이용되고 있습니다. 다래의 한 종류인, '개다래' 열매는 맛이 쓰고 시고 떫고 매우며 성질은 뜨겁고 독이 없는데, 혈액순환을 도우며 몸을 따뜻하게 하여 중풍이나 구안와사, 그리고 여성의 냉증치료에 사용되어 왔습니다. 뿐만 아니라, 염증을 삭이고 몸 안에 있는 요산을 밖으로 내보내며 통증 억제하는 효과가 탁월하여서 통풍과 류머티즘 관절염 치료에도 큰 효험이 있으니 활용해보시기 바랍니다.

하지만, 찬 성질로 소화기에 부담이 될 수 있으니 몸이 차고 소화 기능이 약한 사람은 많이 먹지 말아야 합니다. 가려움증이나 발진이 나타나거나 헛배가 부르며 구역질이나 설사를 하기도 하므로 주의하기 바랍니다.

10
겨울건강대비, 유자

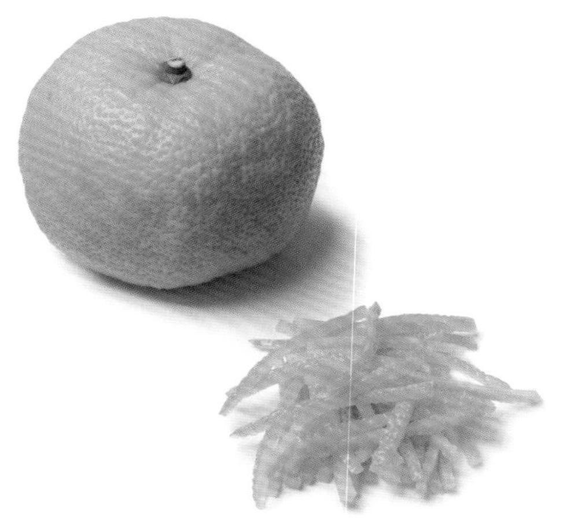

겨울을 알리는 전령사 '유자(柚子)'는 '대귤(大橘)'이라 불리며 '맛은 달고 매우 시며 따뜻한' 과일입니다. 앞에서 설명해 드린 바와 같이 신맛(酸味)은 한의학에서 간 기능을 도와 근육을 튼튼히 만들어주는 작용을 하므로 온몸이 욱신욱신 쑤시는 몸살감기에 효과를 볼 수 있습니다. 뿐만 아니라, 유자의 이러한 서늘한 성질은 가슴을 시원하게 하며 술독을 풀어 주기도 합니다. '유자를 먹으면 답답한 기운이 가시고 정신이 맑아지며 몸이 가벼워지고 수명이 길어진다.'고 <동의보감>에 기록되어 전해지고 있습니다. 특히, 유자의 향은 독특하여서 방향성 건위(健胃) 작용을 도와주기도 하므로 소화불량이나 구역질이 날 때, 식욕이 떨어질 때 드시면 약효를 보시기도 합니다. 또한, 가래를 삭이고 기침을 그치게 하기도 하는데, <동의보감>에도 '유자는 위 속의 나쁜 기운(惡氣)을 없애고 주독(酒毒)을 풀어 주며 입 냄새를 없애준다.'고 전해지고 있습니다.

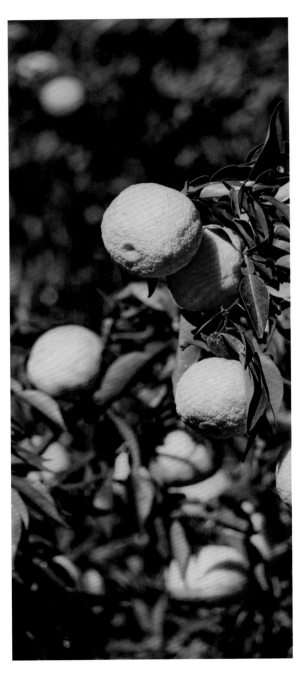

영양학적으로도 유자는 비타민을 비롯한 구연산(citron)이나 페놀(phenol), 그리고 미네랄 등이 풍부하기에 활성산소로 인한 인체의 노화를 방지해주기도 합니다. 따라서 꾸준히 섭취하시면 갱년기 장애를 늦추거나 예방하는 데도 도움이 될 수 있습니다. 또한, 차로 마실 경우 많은 비타민을 흡수할 수 있기 때문에 감기 예방에도 효과가 좋아서 건조한 겨울에 많이 마셔왔습니다. 더구나, 유자에 풍부한 칼슘은 성장기 어린이의 골격 형성과 성인의 골다공증 예방에 효과가 있으니 많이 활용해보시기 바랍니다.

피로가 누적되고 불규칙한 생활을 하는 현대인들에게 유자의 '펙틴(pectin)' 성분은 혈관 안의 나쁜 콜레스테롤의 농도를 낮춰 피를 맑게 하고, 살균과 항염증 작용, 진통작용을 도와주기도 합니다. 또한, 염증을 다스리는 비타민 B2, '라이보플라빈(riboflavin)' 성분이 풍부하게 들어있어서 여드름증 등 피부 치료에 효능을 보이고 전립선 등에 항암작용을 하기도 합니다.

특히, '헤스페리딘(hesperidin)'이라는 성분은 항알레르기 효과와 항균작용을 해주기도 합니다. 뿐만 아니라, 몸속의 작은 모세혈관을 보호하고 강하게 해 주어 혈액순환을 촉진해 뇌혈관에 이상이 생겨 발생하는 중풍을 예방하고 신경통에도 좋은 약효를 나타내 줍니다. 특히, 그물망에 넣어 목욕하기만 해도 피로가 풀리고 피부미용과 신경통, 관절염에 적잖은 효과를 볼 수 있으니 응용해 보기 바랍니다.

유자 씨 또한 '플라보노이드(flavonoid)' 성분의 작용으로 진통 효과를 나타냅니다. 한의서 <본초강목>에도 '유자 씨를 검게 태워서 이용하면 진통 및 면역기능을 조절하고 정장작용과 건위 작용이 우수하다.'고 소개되어 있습니다. 따라서 민간에서는 예부터 면역 파괴로 인한 '만성 류머티즘'을 치료하는데 이를 널리 이용해 왔습니다. 이는 원래 유자 씨가 가지고 있는 항염증 작용이나 진통 작용, 그리고 항산화 작용 등에 활성탄의 효능을 가미하여 '류머티즘'의 통증을 억제하는 것으로 이해하면 되겠습니다. 하지만, 유자는 신맛이 강해서 많이 먹으면 간의 기운을 상하게 할 수도 있으니 주의해야 합니다. 특히, 학질처럼 열이 오르내리는 사람이 먹으면 좋지 않고 기운이 약하고 설사를 자주 하는 사람도 역시 피해야 함을 꼭 기억하기 바랍니다.

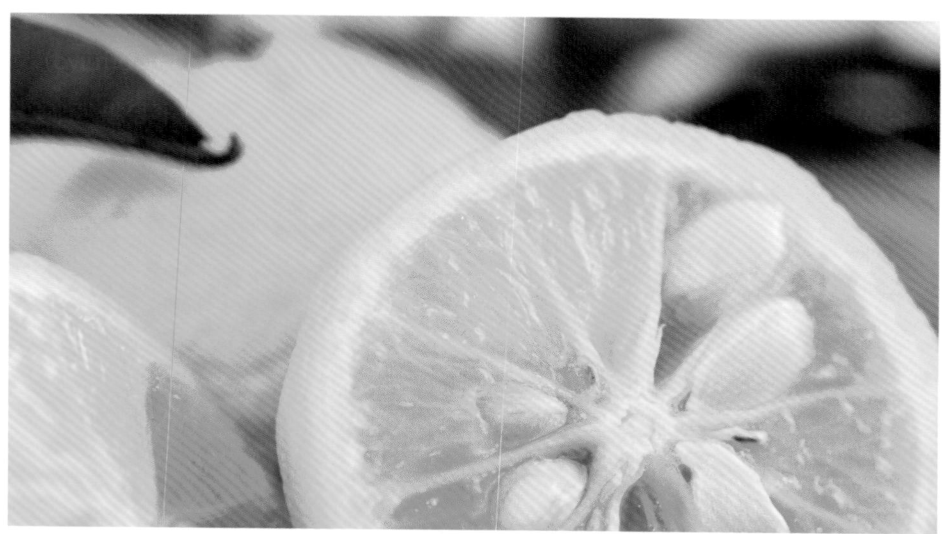

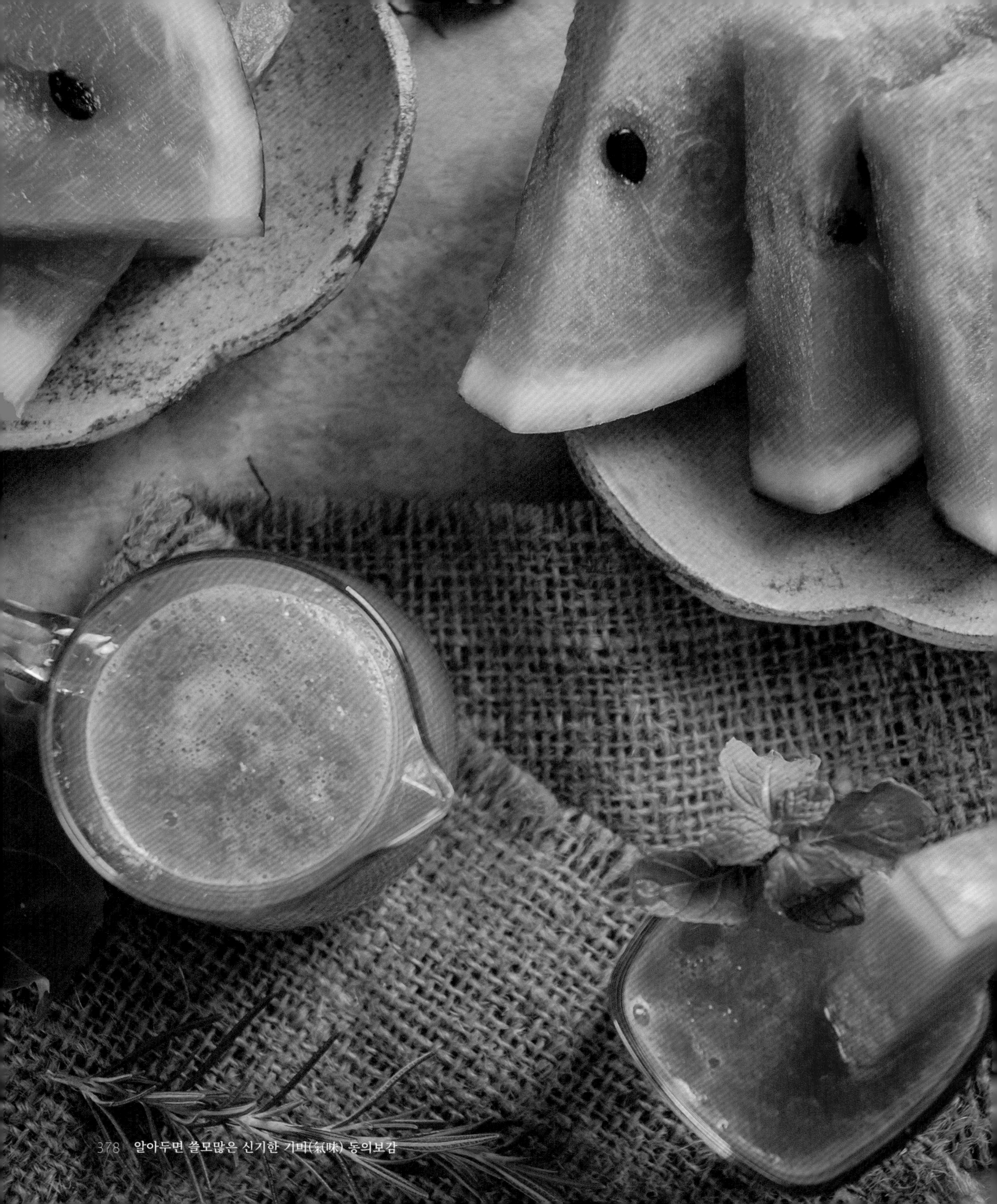

11
여름건강 팔방미인, 수박

더운 여름철 건강을 위한 팔방미인 수박은 껍질이 두꺼워 먹을 수 있는 부분이 매우 적고 대부분 수분으로 되어 있어 속만 맛보기 때문에 실속이 전혀 없다는 뜻으로 예부터 '수박 겉핥기'라는 말이 있습니다. 하지만, 갈증 해소뿐 아니라 피로회복 및 우리 몸에 쌓인 쓸데없는 물(부종)을 배출하는데 수박이 가장 대표적인 과일인데, 여기에는 여러 가지 이유가 있습니다. 수박 속에는 아미노산의 일종인 '시트룰린(citrulline)'이라는 성분이 풍부하여서 체내에 흡수되어 독소를 요소로 변화 시켜서 소변으로 배출시키기 때문입니다. 우리 몸속 소변이 제대로 배출되지 않으면 쉽게 피로해지고 몸이 많이 부어서 세포와 세포 사이에 필요 없는 조직액이 늘어나는 원인이 됩니다. 따라서 소변의 양이 적고 몸이 자주 부을 때 특히, 신장 기능이 약한 분들이 수박을 즐겨 먹는 것이 이 독을 빼내는 데 좋겠습니다. 또한, 수분이 풍부하고 찬 성질로 '해열(解熱)'이나 '해독(解毒)' 작용도 뛰어나므로 뜨거운 햇볕을 받아 속이 메스껍거나 토하려고 할 때도 효과를 볼 수 있습니다.

이처럼, 수박은 성질이 차고 더위를 가시게 하며 갈증을 없애고 갑갑증을 풀어주기 때문에 소변을 시원하게 잘 봐야 건강해질 수 있는 주로 열성 체질에게는 잘 어울리는 식품입니다. 특히, 더위를 먹어 갈증이 심하며 소변이 농축되어 붉고 뻑뻑하고 잘 나오지 않을 때는 아주 훌륭한 약재입니다. 또한, 심장병이나 고혈압 등에 의한 부종에도 효과를 볼 수 있습니다. 뿐만 아니라, 수박에 포함된 '콜린(choline)' 성분이 뇌 기능을 원활하게 만들어주므로 집중력과 기억력 향상, 숙면에도 도움이 되니 활용해보시기 바랍니다. 수박씨에는 '리놀산(linoleic acid)'이 많아서 동맥경화증 예방 및 혈압강하, 진정, 통증 완화에 도움이 되기도 합니다. '단백질'과 '비타민 B, E' 등도 풍부해서 호박씨처럼 말려 먹으면 효과를 볼 수 있어, 예로부터 중국에서는 불로장생의 식품으로 여겨져 왔습니다.

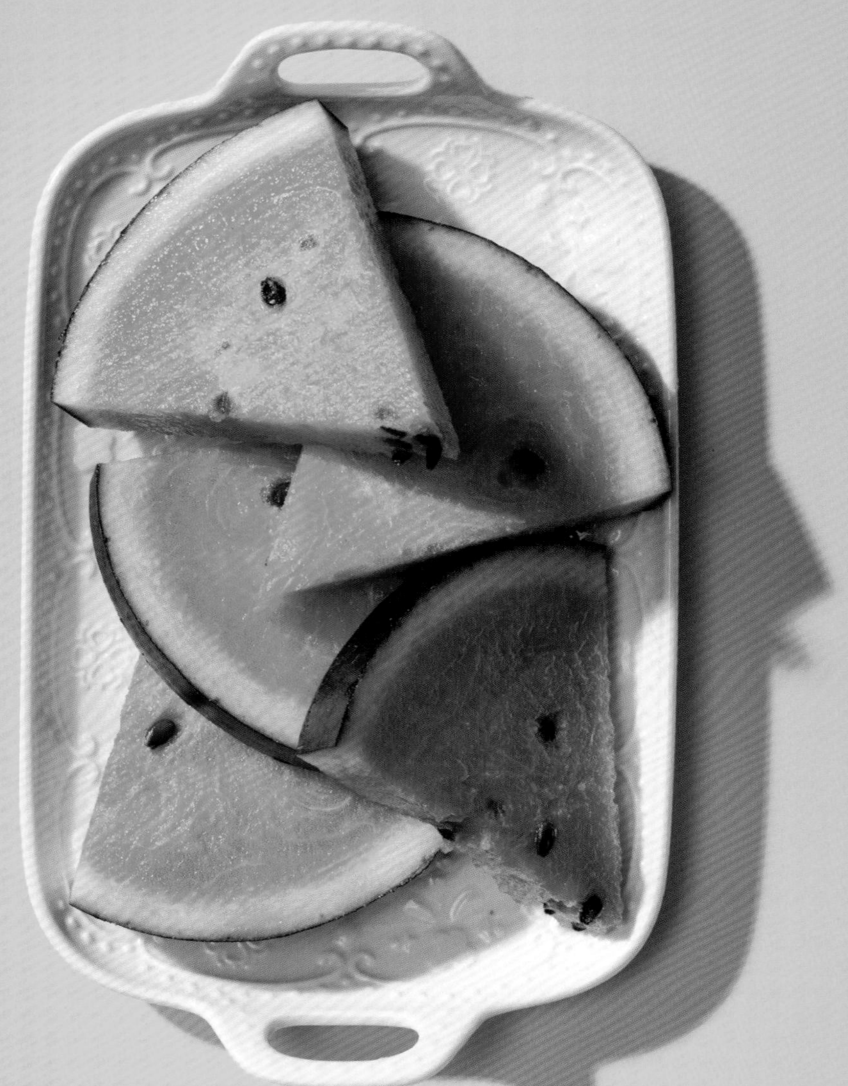

현대에 와서 수박은 '비타민 C'의 함유량은 매우 소량이지만 붉은 색소가 품고 있는 '베타카로틴(β-carotene)'이나 '리코펜(lycopene)' 등의 성분이 풍부하여서 이뇨와 항암 및 피로회복제로서의 효과뿐 아니라, 몸이 붓거나 하체 비만이 있는 사람에게는 훌륭한 다이어트 음식으로도 상당한 관심을 갖게 되었습니다. 하지만, 수박의 찬 성질로 몸이 찬 사람에게는 독으로 작용할 수 있으니 삼가야 합니다. 여름에 배탈이 자주 나는 장이 안 좋은 분들도 드실 때 주의해야 하고, 당뇨 환자나 혈당이 높은 사람에게 수박은 당 흡수가 빠르므로 많이 먹으면 안 되며, 몸을 차게 하는 성질이 있으므로 해가 넘어간 밤보다는 태양이 높은 한낮에 먹는 것이 우리 몸의 궁합에 더 좋다는 것을 기억하기 바랍니다.

12
생명과 지혜의 과일 석류

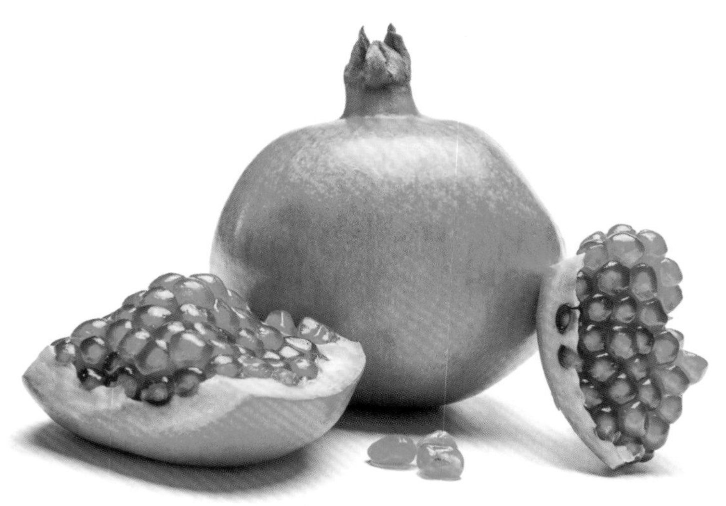

빼어난 외모와 영리한 머리로 한 시대를 풍미했던 양귀비와 클레오파트라가 즐겨 먹었다고 전해지는 석류는 고대로부터 '생명과 지혜의 과일'로 알려져 왔습니다. 특히, 현대에 와서는 공해로 더러워진 혈액을 정화해줄 뿐 아니라, 자연치유력을 높여 면역력이 강화되므로 아름다움과 건강을 위한 과일로 사랑받고 있습니다. 석류가 한약재로 사용되면, 맛이 시고 쌉쓰름하면서 따뜻한 성질로 활용됩니다. <동의보감>에는 '안석류(安石榴) 꽃에는 황색과 적색 두 가지가 있고 열매도 단 것과 신 것이 있다. 단 것은 식용으로 하고 신 것은 약으로 쓴다.' 고 기록되어 있습니다. 석류의 껍질과 열매는 모두 위와 대장이 냉해서 오는 질환이나 여성들의 하복부 냉증 및 염증이 있을 때 흔히 사용되어 왔습니다.

석류에는 '안토시아닌(anthocyanin)'을 주성분으로 하는 '플라보노이드(flavonoid)'나 '타닌(tannin)' 등 폴리페놀(polyphenol)이 풍부하게 함유되어 있습니다. 이 성분은 뇌에 쌓인 찌꺼기를 제거하여 산화를 막아주므로 뇌 건강을 지켜주는 데 훌륭한 약재가 됩니다. 특히, 대장의 만성 염증으로 이질이 계속되거나 세균성 설사에는 특효인데, 석류 속의 '타닌산(tannic acid)' 성분이 장점막을 수렴 시켜 설사와 장염 치료 효과를 보여주기 때문입니다. 최근에 와서는 소화를 도와 식욕도 증진해줄 뿐 아니라 임신 중의 입덧이나 치매를 예방할 수도 있다고 연구 보고되고 있습니다. 게다가, 살균작용이 뛰어나 질병이나 상처 등의 증상을 완화하기도 합니다. 또한, 살충효과도 있어 날고기에 의한 촌백충이나 회충이 있을 때 구충제로 사용되기도 한다고 전해지고 있습니다. 코피가 날 때 석류꽃을 가루로 하여 콧속에 불어넣으면 지혈효과를 볼 수 있다고 기록되어 있으며, 꿀에 재워 아이들의 기침이나 천식 및 편도선염이나 갑자기 호흡이 가쁘면서 숨이 찬 마비풍이나 '후풍(候風 목 안이 벌겋게 붓거나 목덜미 밖까지 연급된 증상)'에 사용하면 효과적이라고 전해지기도 합니다. 즙을 내어서 입안을 헹구는 데 활용하면 임시방편으로 심한 입 냄새를 제거하기도 하니 한번 응용해보시기 바랍니다. 인체는 체내에서 다양한 기능을 가진 여러 호르몬을 분비하여 체내 항상성을 유지하면서 건강을 유지하는 시스템이 운용됩니다.

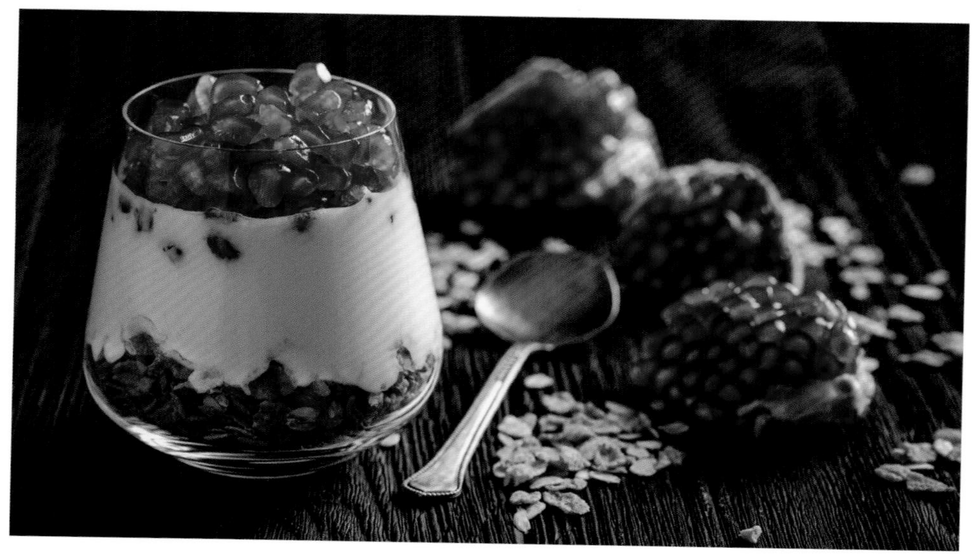

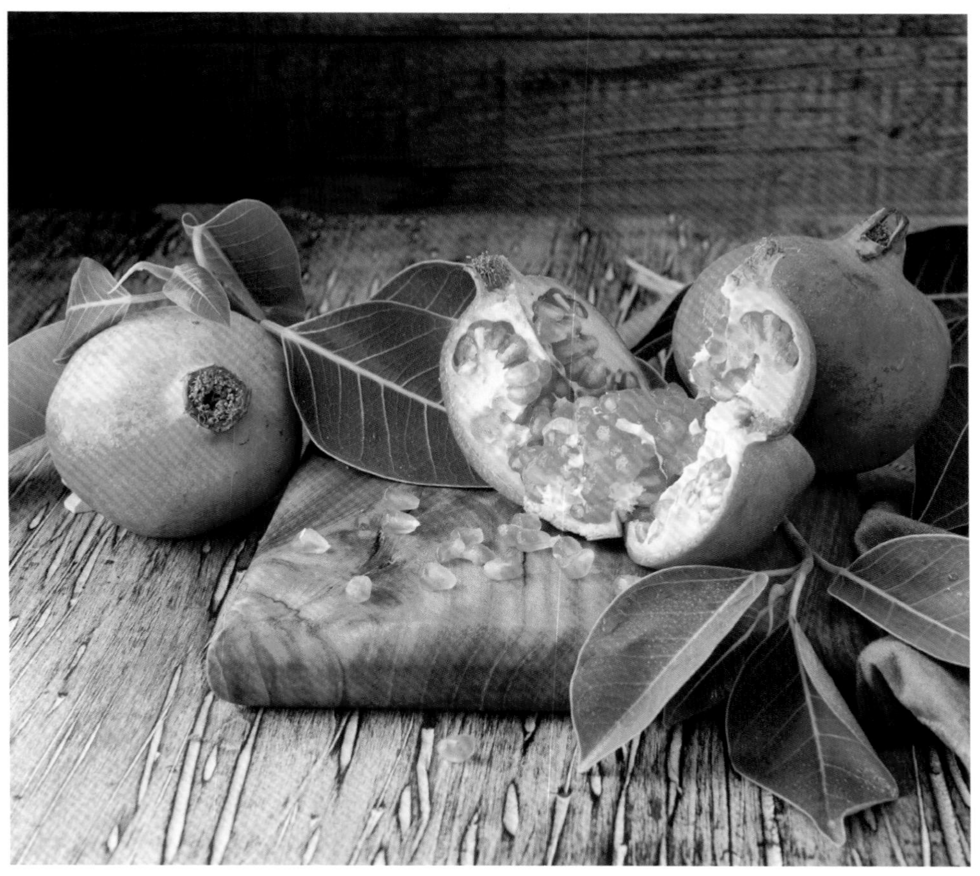

석류가 최근 특히 주목받는 것은 바로 이 호르몬, 즉 여성호르몬 '에스트로겐(estrogen)'이 많이 함유되어있기 때문입니다. 우리의 기억장애뿐 아니라 알츠하이머형 노인성 치매, 그리고 동맥경화 등은 모두 이 여성호르몬 '에스트로겐(estrogen)'의 감소와 관계가 매우 깊습니다. 또한, 자궁의 발육, 내막의 증식, 유선의 발육, 그리고 제2차 성장 등 여성을 보다 여성스럽게 하는데도 주요 역할을 하고 있습니다. 게다가, 이 여성호르몬은 정자의 감소를 억제하고 심장과 간장의 기능을 회복 시켜 피로를 풀어주며 전립선암의 발병도 낮춰주기 때문에 남성에게도 매우 중요하므로 석류를 즐겨 드시면 많은 도움이 되실 수 있습니다. 이처럼 석류는 여성 생리작용을 활발히 도와 피부미용뿐 아니라 갱년기에 겪는 여러 증상을 완화해줍니다. 여성호르몬 감소로 인한 골다공증과 어깨 결림, 관절염 예방이나 구내염과 불면 그리고 우울증까지도 치료 효과가 있다고 보고되고 있습니다.

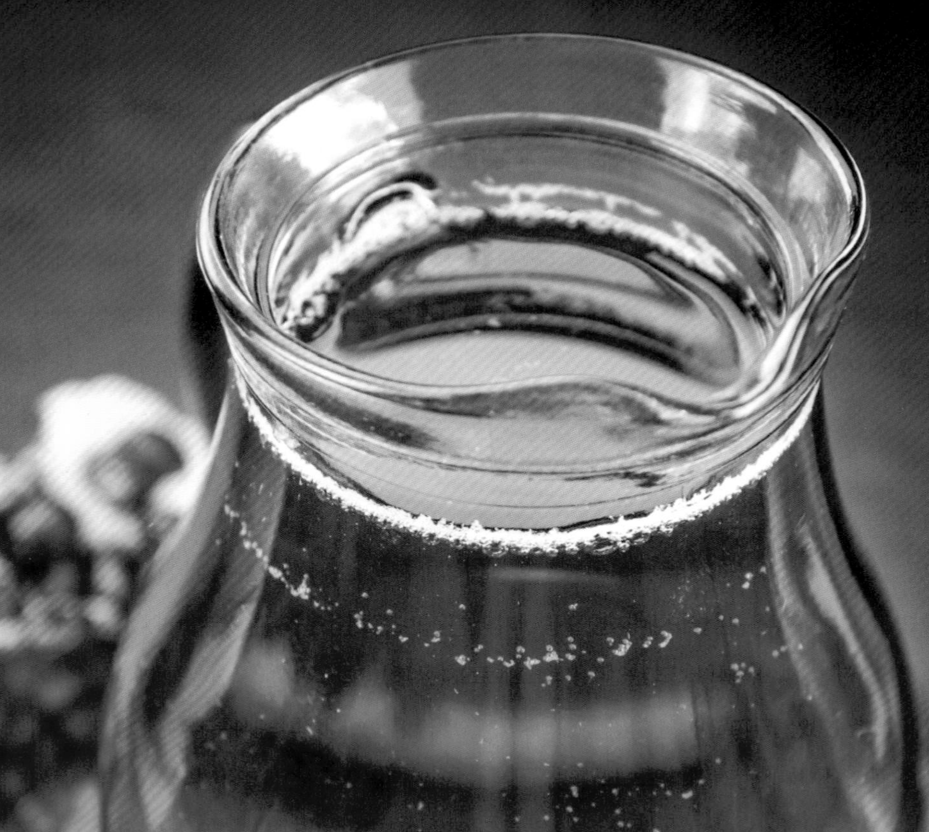

특히, 여성에게 좋은 '무기질'도 다량 함유되어서 불규칙한 월경주기 개선, 질 수축력과 분비물 증가, 성관계 시 만족도를 개선해주기도 합니다. 석류에 풍부한 '칼륨'은 체지방 감소와 이뇨작용을 도와줄 뿐 아니라, 다이어트나 변비 그리고 무좀에도 좋으니 활용해 보시기 바랍니다.

또한, 항암작용을 하는 '엘라그산(ellagic acid)' 성분 때문에 위장암이나 전립선암, 폐암 그리고 피부암 등에까지도 약효의 응용범위가 매우 넓습니다. 하지만, 여성호르몬은 체내에서 남성호르몬의 작용을 억제할 수도 있으므로 성장호르몬을 제지하여 키 크는데 방해를 받기 때문에 성장기 청소년의 경우에는 주의해서 복용해야 합니다. 혈압 약을 복용하고 있거나 수술 전후에 섭취하실 때는 전문 의료인과 상의하시는 것이 좋겠습니다. 석류는 씨까지 함께 먹어야 여성호르몬 '에스트로겐(estrogen)'을 제대로 섭취할 수 있다는 것도 잊지 말기 바랍니다.

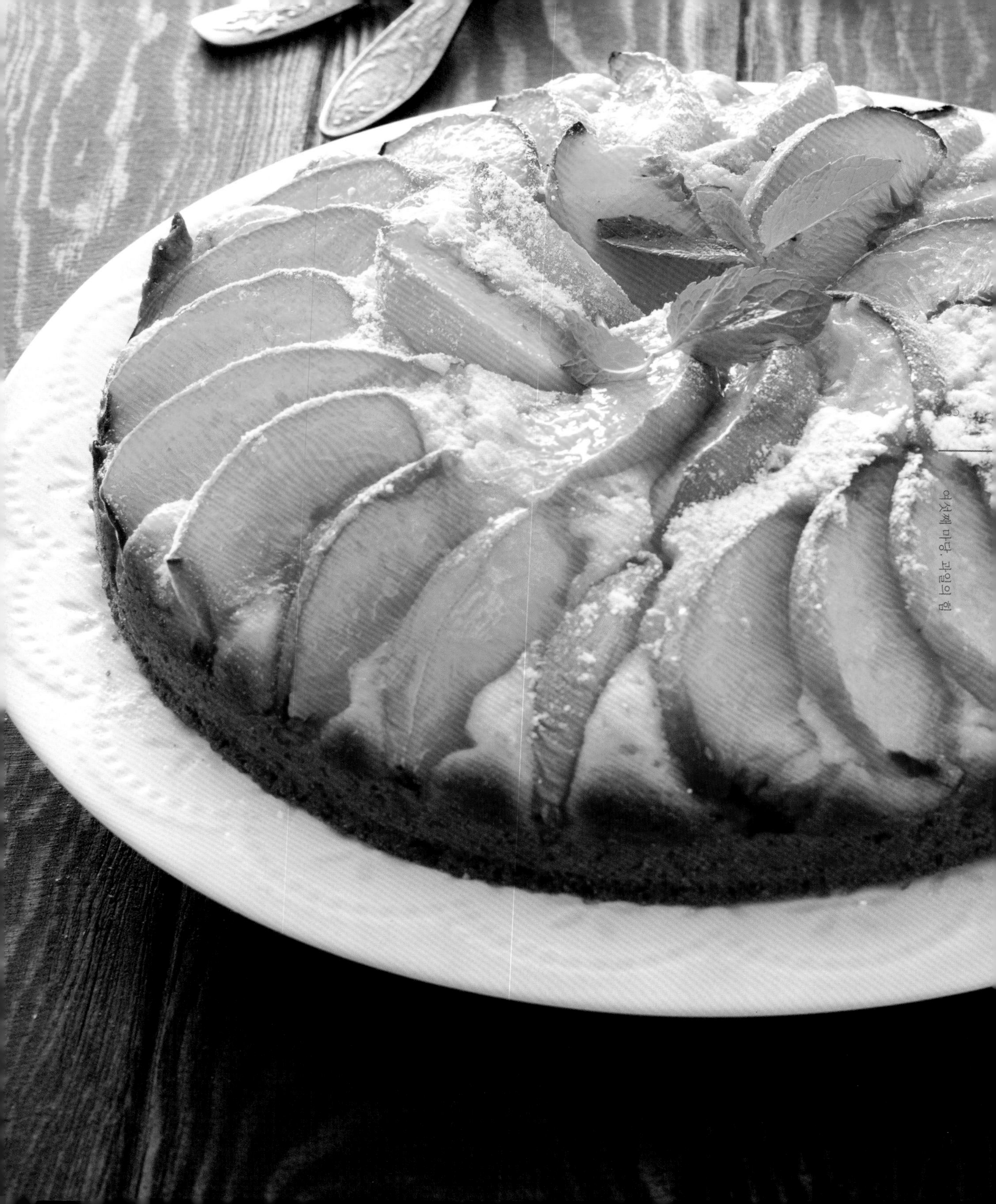

13
여름과일의 여왕, 복숭아

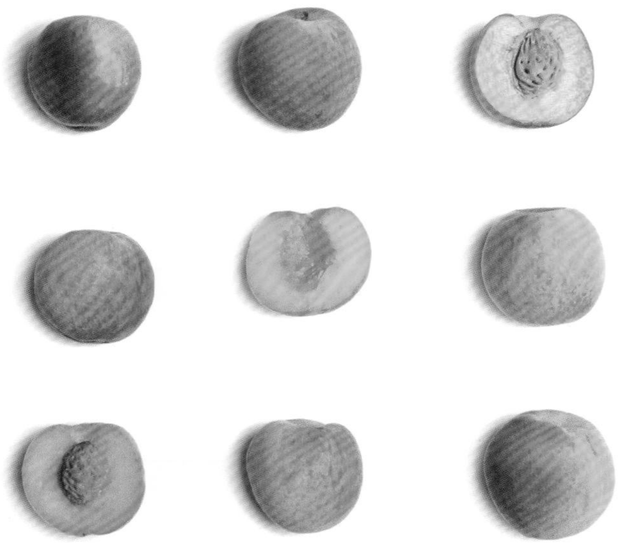

여름 과일의 여왕이라 불리는 복숭아는 손오공이 훔쳐 먹고 오래 살았다는 설화가 전해오듯이, 예로부터 불로장수의 약일뿐 아니라 신선이 먹는 과일이라 하여 '선과(仙果)'라고도 알려져 왔습니다. 대부분의 여름 과일들이 그렇듯이, 봉숭아는 성질이 서늘하여 소화기 비·위장이 냉한 분들에게는 배가 아프고 설사하기 쉬운데, 약간 따뜻한 성질로 속이 냉한 분들에게 적합합니다. <동의보감>에는 한의학적으로 '몸속 에너지인 기와 혈을 더해 주며 간장과 심장의 기를 더하여 몸을 보양해준다'고 합니다. 특히, 폐의 기를 보강해 주므로 호흡하는 인후부와 목에 해당하는 질병이 있을 때 자주 드시면 효과가 좋습니다. 오래된 천식, 기침이 많을 때, 편도가 부을 때, 그리고 입이 마를 때라든지 갑상샘 질환이 있을 때는 이러한 증상을 완화해주기도 하니 활용해보기 바랍니다.

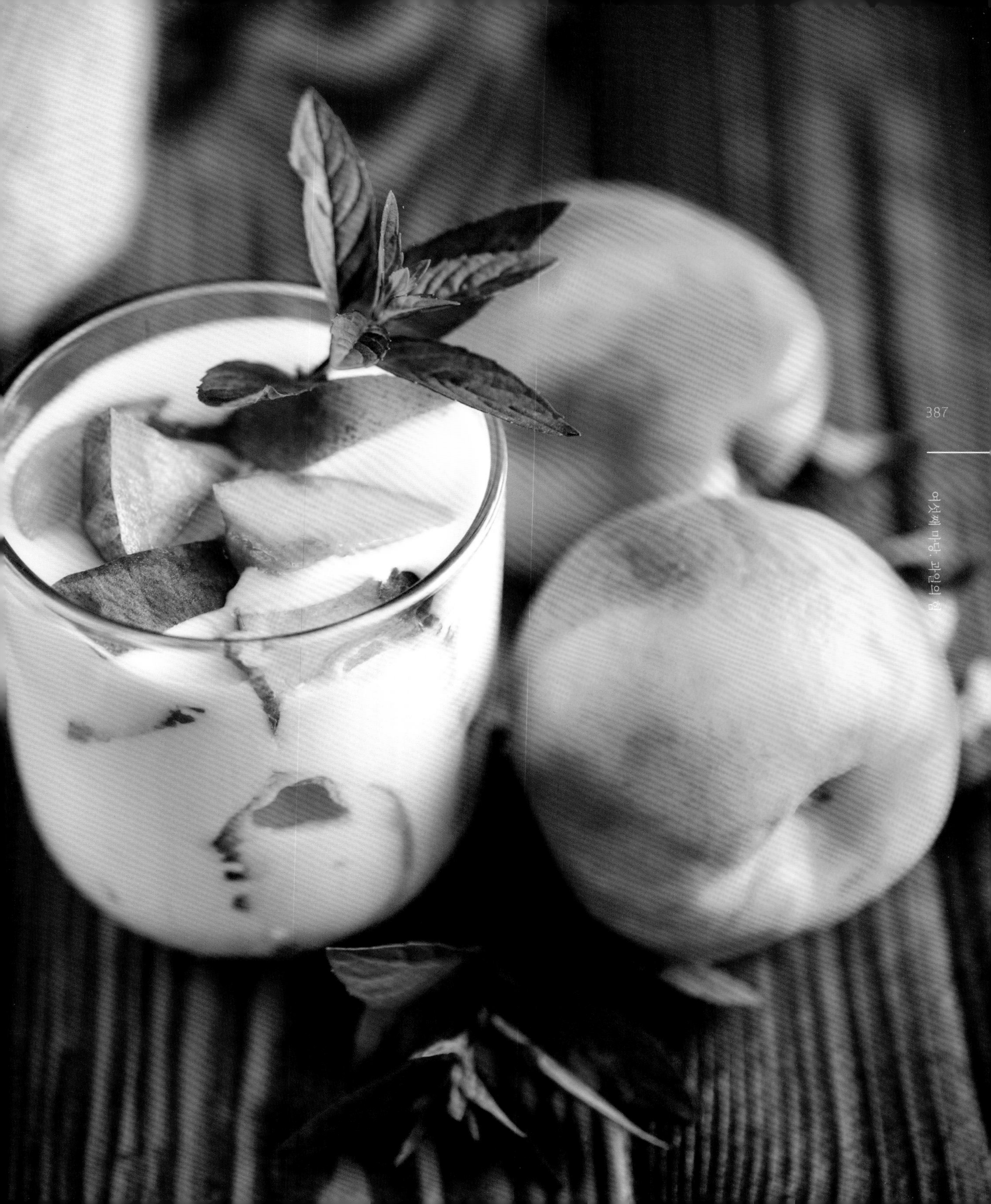

복숭아에는 '펙틴(pectin)'이라는 식물성 섬유와 '비타민 A, C'가 풍부하며 또한, '구연산(citron)' 등도 많이 함유되어 있으므로 몸이 산성화 되는 것을 막고 간장 기능을 활발하게 해주기도 합니다. 따라서 체내에 쌓인 묵은 피를 깨끗하게 정화하여 혈액순환을 더해주고 혈색을 좋게 해주기도 하므로 미용에 매우 효과적인 식품으로 볼 수 있습니다. 뿐만 아니라, 몸이 허약하고 진기가 부족하여 장이 건조한 경우에도 장을 촉촉하고 윤택하게 해주므로 변비에 자주 드시면 약효가 우수합니다. 복숭아씨는 한방에서 '도인(桃仁)'이라 하여 어혈을 푸는 명약입니다. 월경불순이나, 갱년기 장애, 피부 트러블, 멍든 데, 그리도 변비 등의 증상을 완화하는데도 효과가 크므로 한약재로 많이 처방되고 있습니다.

복숭아 잎 또한 열을 내리고 땀을 잘 나오게 하며 살충작용이 매우 뛰어납니다. 몸에 오래도록 쌓인 찌꺼기인 한의학적 병증 '습(濕)'을 없애주므로 두통에도 효과가 있어 약재로 활용되어 왔습니다. 또한, 피부 모공 수축작용이 있는 타닌(tannin) 성분이 함유되어 있어 예로부터 피부질환에도 많이 사용되어 왔습니다. 옛 의서에 부스럼이 있거나 땀띠, 습진, 비듬, 그리고 짓무른 피부 등에도 즙을 내어서 붙이거나 달인 물로 목욕을 하면 약효가 좋다고 기록되어 전해지고 있으니 한번 활용해보기 바랍니다. 하지만, 알레르기를 잘 일으킬 뿐 아니라, 따스한 성질로 많이 먹으면 부스럼이나 종기 그리고 화농성 염증을 일으키기도 하니 열이 많은 분은 적게 먹어야 합니다. 특히, 자라와 게는 복숭아와 상극이므로 함께 먹으면 복통을 일으키므로 주의해야 합니다. 또한, 복숭아씨가 2개 있는 것은 독이 있으므로 먹지 말아야 하니 기억해두기 바랍니다.

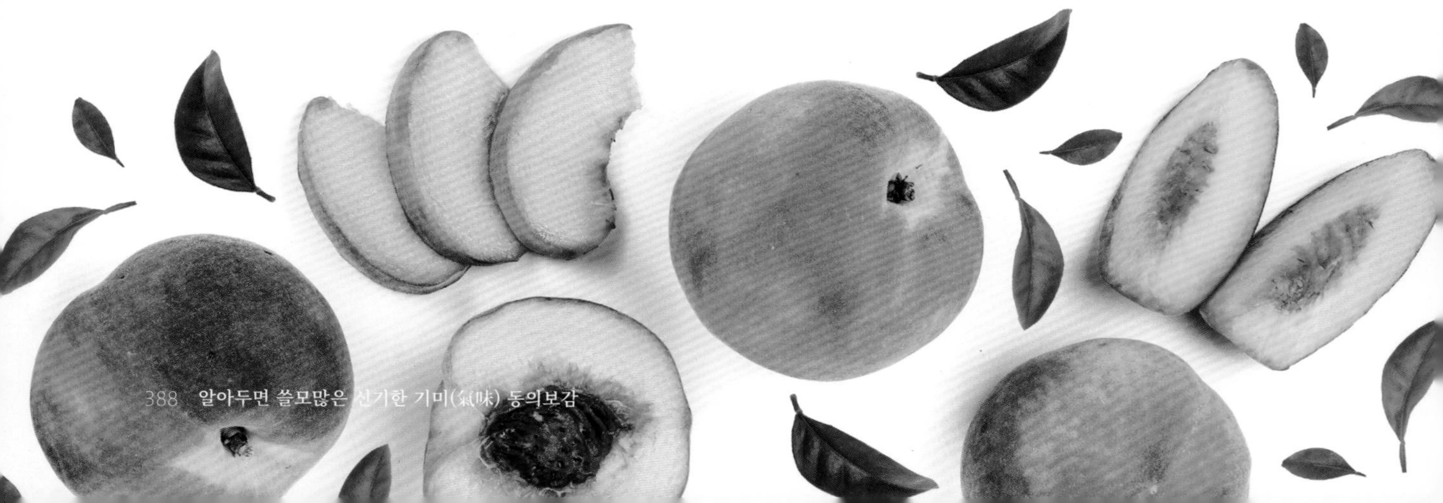

14
피로회복 절대강자, 매실

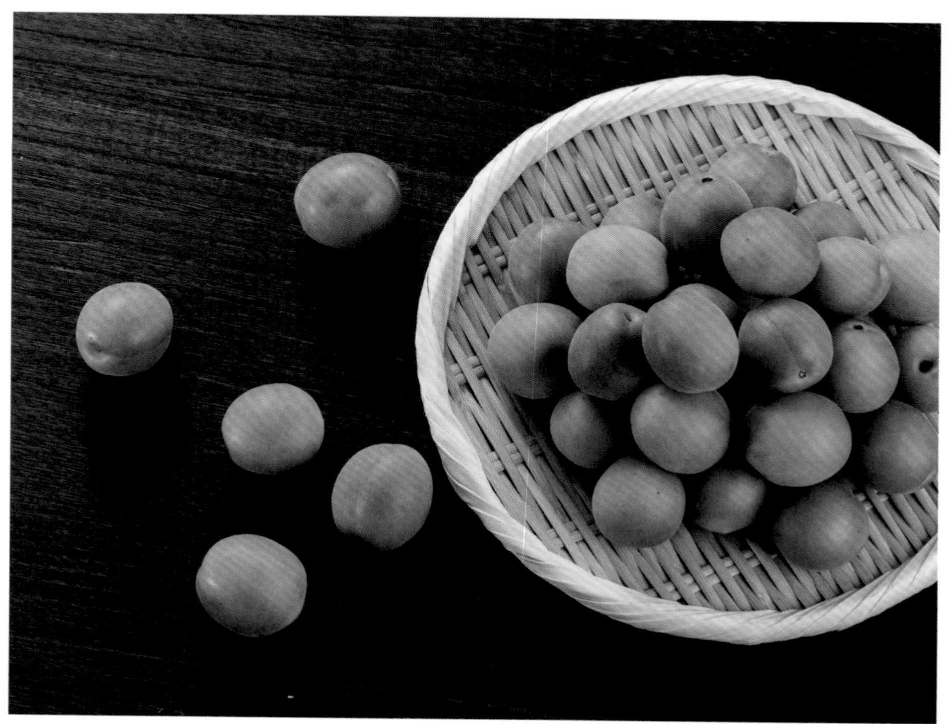

겨울에 김장하듯, 해마다 6월이 들어서면 위장 건강을 위해 청으로 많이 만들어 먹는 매실은 매화나무의 열매로 시고 따뜻한 성질을 가지고 있습니다. 한의학에서 약재로 쓸 때는 껍질을 벗기고 씨를 발라낸 뒤 연기에 그을리고 말려서 검게 되는 것을 사용하는데, 이것을 '오매(烏梅)'라고 부릅니다. 조선시대 단오절에는 임금이 친히 중신들에게 이 '오매'를 위주로 한 '제호탕'이라는 보약을 하사하여 기운 없는 여름에 피로 회복을 도와줬다고 할 만큼 매실은 더위를 먹고 입이 마른 것을 그치게 하며 땀을 많이 흘리는 때에 효과가 매우 좋습니다.

또한, <동의보감>에서는 지혈효과가 커서 대변이나 소변에 피가 섞여 나오거나 자궁출혈이 있는 경우에 효험을 볼 수 있으며, 폐의 기(氣)가 허약하여 오래된 기침에도 약효를 볼 수 있다'고 전하고 있습니다. 매실을 소금에 절인 것을 '백매(白梅)'라 하며, 입에 물고 있으면 입 냄새도 없애준다고 하여 예전 민간에서는 많이 애용하였다 합니다. 더구나, 매실로 술을 만들어 먹으면 물고기의 독을 푸는 데도 좋아서 매운탕이나 생선회를 먹을 때 함께 먹으면 적합하며 또한, 입맛을 나게 하고 피로를 풀어주는 효과도 우수합니다. 즉, 매실의 포도당이 분해되어 우리에게 에너지를 주는 간의 '크렙스 사이클(krebs cycle)'을 원활하게 만들어주는 역할을 하기 때문입니다. 뿐만 아니라, 매실 속 '구연산(citron)'은 강한 해독작용과 함께 묵은 피를 제거하고 간 기능을 활발하게 만들어주는 효과가 있어 차로 만들어 두고 장복하시면 좋겠습니다. 또한, 매실에는 이러한 '구연산(citron)'뿐 아니라, '사과산(malic acid)', '호박산(succunic acid)', '주석산(tartaric acid)' 등 '유기산(organic acid)'이 풍부하며, '칼슘', '인', '칼륨' 등의 무기질과 '카로틴(carotene)', '카테킨산(catechin acid)', '펙틴(pectin)', '타닌(tannin)' 등을 함유하고 있는데, 이 '유기산(organic acid)'이 신맛을 내고 위장 기능을 활발하게 해주고, 소화를 좋게 하고 식욕을 돋워주며 피로를 풀어줄 뿐 아니라, 변비로 인해 거칠어진 피부에 윤기와 생기를 더해주기도 합니다.

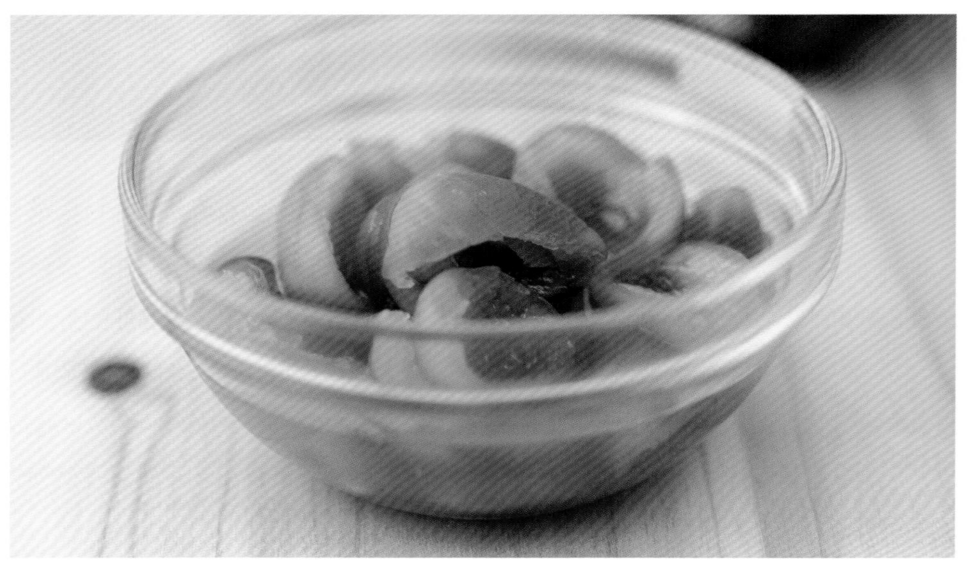

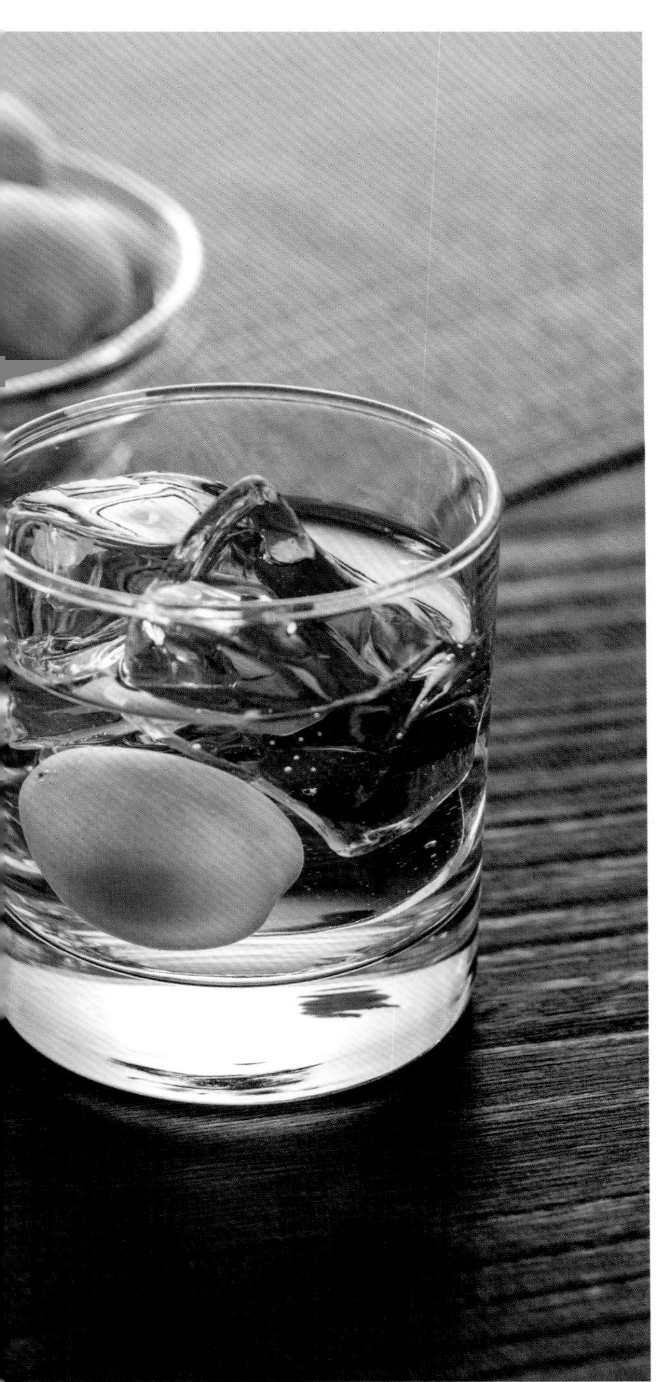

특히, 이 유기산(organic acid)이 항균(抗菌)과 살균력을 가지며, 당질의 대사를 촉진하고 피로 회복을 돕고 칼슘을 효율적으로 장벽에 흡수 시켜 칼슘 부족을 해소해주기까지 합니다. 잠깐, 여기서 살펴보면, 칼슘이나 철분 등의 알칼리성 광물질은 식생활의 균형을 유지하도록 해주고 위와 장의 움직임을 도와주기 때문에 소화 기능과 해독에 도움이 되는 것입니다. 또한, 매실에 풍부한 비타민 E 성분과 식물섬유에 의해서 미용효과와 정장작용에 의한 변비 해소와 신진대사 촉진 등의 훌륭한 효과를 보실 수 있습니다.

이처럼 매실은 예로부터 민간에서도 3독(즉, 음식물의 독, 핏속의 독, 물의 독)을 해독하는 작용이 뛰어나 현대에 와서 피로 회복과 체질 개선을 위한 알칼리성 식품으로 권장되는 웰빙 과실이 될 수 있었습니다. 하지만, 병의 기운이 심할 때는 피해야 하며 땀을 많이 내야 할 감기 초기나 위산이 많아 속이 쓰린 경우에는 주의해야 하며 많이 먹으면 치아를 손상하게 하니 주의하기 바랍니다.

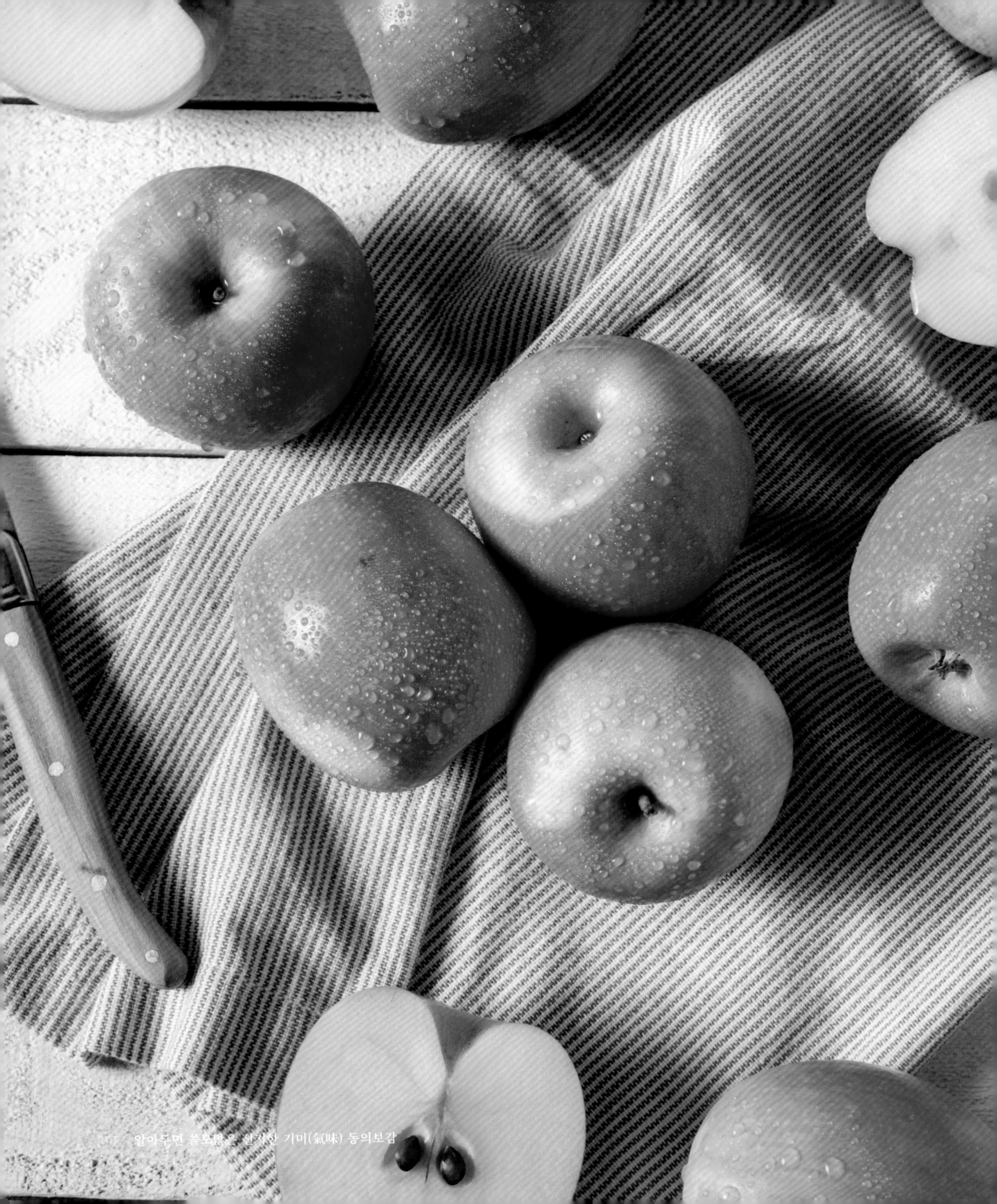

15
아침사과 금사과
저녁사과 독사과

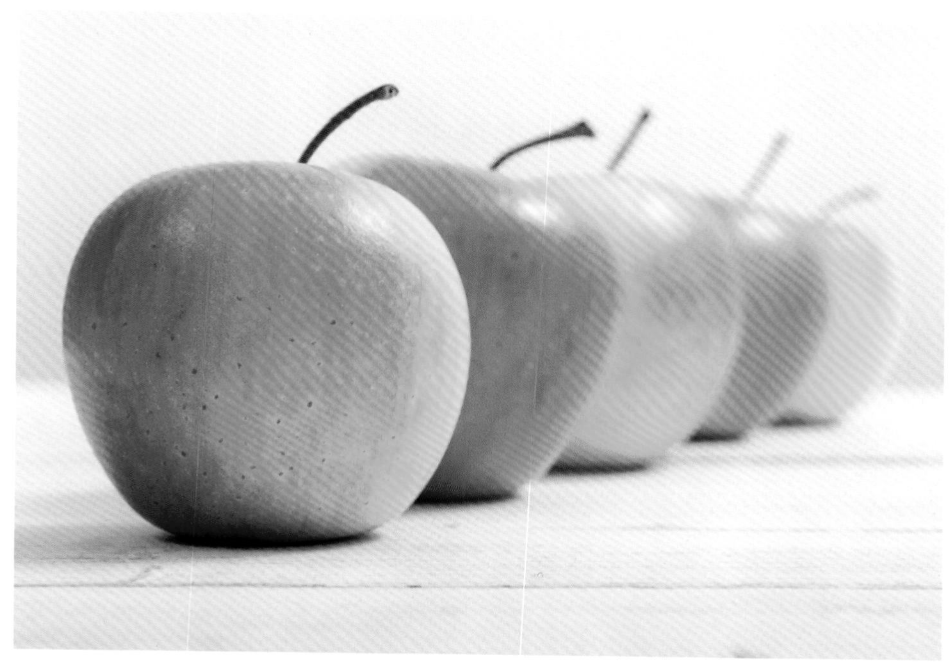

미국 속담에 '하루에 사과 한 개를 먹으면 의사가 필요 없다.'라는 말이 있습니다. 그만큼 사과에는 '비타민'과 '미네랄' 등이 풍부해서 건강에 좋다는 뜻을 의미합니다.

<동의보감>에서는 한의학에 약재로 쓰였을 때, '내자(奈子)' 혹은 '평파(萍派)' 등으로 부르며, 성미(性味)는 서늘하며 단맛이라 합니다. 주로, 심기(心氣)를 돕고 중초(中焦) 와 비위(脾胃)를 보(補)해주므로, 예로부터 이상적인 정장제로써 역할뿐 아니라, 심혈관계를 튼튼히 해주는 데 많이 활용되어 왔습니다. 또한, 갈증을 멈추어 폐(肺)의 진액을 보충해주는 효과도 주므로 마른기침(乾咳)에도 복용하시면 좋습니다. 민간에서는 술과 함께 먹으면 뼈마디의 통증도 잘 멎게 해 준다고 하여 응용하기도 했다고 합니다.

사과 껍질에 풍부한 식이섬유소 '펙틴(pectin)' 성분은 사과 효능의 가장 중요한 핵이라 할 수 있는데, 정장(整腸)으로 인해 변비나 대장암 예방뿐 아니라, '식품 유해첨가물'과 함께 여분의 콜레스테롤을 배출해 주므로 성인병 예방에 약효가 우수합니다. '타닌(tannin)' 성분과 함께 장의 운동을 자극해 줄 뿐 아니라, 장내에서 유산균과 같은 유익한 세균이 번식하는 것을 도와 장을 튼튼하게 해주기 때문입니다. 특히, 장벽에 젤리 모양의 벽을 만들어 유독성 물질의 흡수를 막고 장 안에서의 이상 발효를 막는 역할을 하기도 합니다.

사과의 '펙틴(pectin)' 성분은 껍질에 많이 함유되어 있기 때문에 껍질째 강판에 갈아서 그 즙을 마시면 효과를 더하실 수 있습니다. 모든 과일의 껍질에는 외부 노폐물을 방어하기 위해서 각종 항산화 물질 성분이 풍부하기 때문입니다. 사과 껍질도 구토를 제어할 뿐 아니라, 노화 방지와 피부 독소 배출에도 큰 역할을 하고 있습니다. '섬유소'와 함께 풍부한 '플라보노이드(flavonoid)'라는 항산화 물질은 암 발생도 감소 시켜 준다고 보고되고 있습니다. 항산화제 '케르세틴(quercetin)'은 뇌의 인지기능을 떨어뜨리는 염증 발생을 막아주므로 치매나 신경 억제 장애와 같은 뇌의 손상을 막아주기도 합니다. 껍질에 집중돼 있기 때문에 함께 섭취하면 더 좋겠습니다.

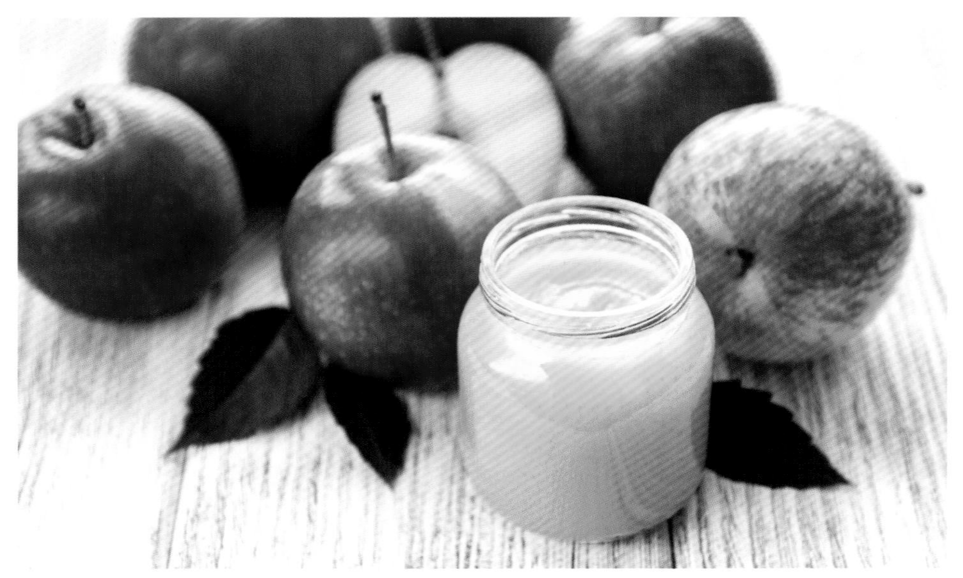

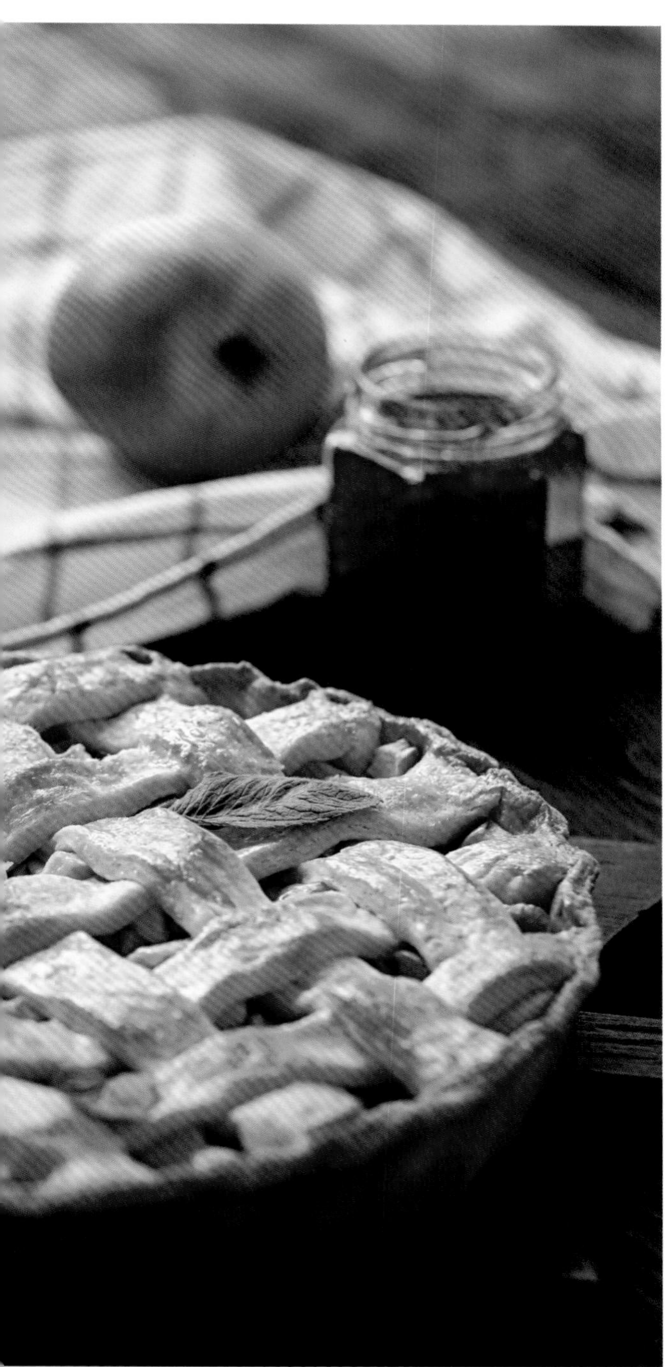

일반적으로 과일이 채소보다 항산화력이 높으므로 뇌세포 파괴를 막기 위해서는 충분히 섭취하는 것이 좋습니다. 사과를 매일 한 알씩 먹으면 머리가 맑아질 뿐 아니라, 집중력과 각성이 좋아진다는 보고가 있으므로 한번 활용해보시기 바랍니다. 또한, 위액 분비를 촉진해 식욕을 증진하며 땀으로 소실된 체내의 알칼리 성분을 보충해 주기 때문에 인체에 쌓인 피로와 갈증을 풀어주기도 합니다. 진통 효과도 더해주므로 '섬유소'와 함께 복통이나 설사를 할 때 도움이 될 수 있습니다.

사과에 풍부한 섬유소는 혈중 '인슐린(insulin)'을 통제하고 혈당치 변동을 예방하여 당뇨병에도 좋다고 연구 보고되고 있습니다. 따라서 당분이 있음에도 불구하고 혈당을 높이지 않으며 오히려 혈당의 급상승을 막는 데 효과적이므로 활용해보시기 바랍니다. 특히, 사과의 '유기산(organic acid)'은 위액의 분비를 왕성하게 하여 소화를 도와주며 철분의 흡수를 높여주기도 합니다. 그 밖에 '칼슘', '칼륨' 등이 많아 육식으로 과잉 흡수된 염분을 배출 시켜주므로 혈압의 균형을 이루게 하기도 합니다. 따라서 고혈압이나 동맥경화, 뇌출혈 발생을 줄여주므로 중풍 예방뿐 아니라, 후유증을 해소하기 위해서라도 사과를 많이 먹는 것이 좋겠습니다.

사과 내에는 '구연산(citric acid)'과 '주석산(tartaric acid)' 등도 풍부하여서 몸 안에 쌓인 피로물질을 제거해주므로 스트레스로 인한 긴장을 완화해줍니다. 뿐만 아니라, 사과의 '비타민 C'는 열에 강할 뿐 아니라, 헤모글로빈 수치를 높여 혈액순환을 도와주어 '사과 같은 뺨'이란 표현처럼 혈색을 좋게 하므로 평소에 많이 챙겨 드시기 바랍니다. 사과는 삶아 먹으면 주식이 될 뿐 아니라 환자 보양식이 되며 소화제나 미용식으로도 충분히 훌륭합니다.

하지만, 사과가 찬 성질이므로 속이 냉한 사람은 날것으로 많이 먹으면 좋지 않습니다. 풍부한 당분은 '이'를 썩게 하고 '사과산(malic acid)'은 치아를 부식시키기도 합니다. 또한, 사과산은 '칼슘' 성분이므로 위벽을 자극해서 손상시키므로 특히, 빈속에 사과를 먹으면 위가 약한 사람은 속 쓰림이 심해지기도 하니 주의하기 바랍니다.

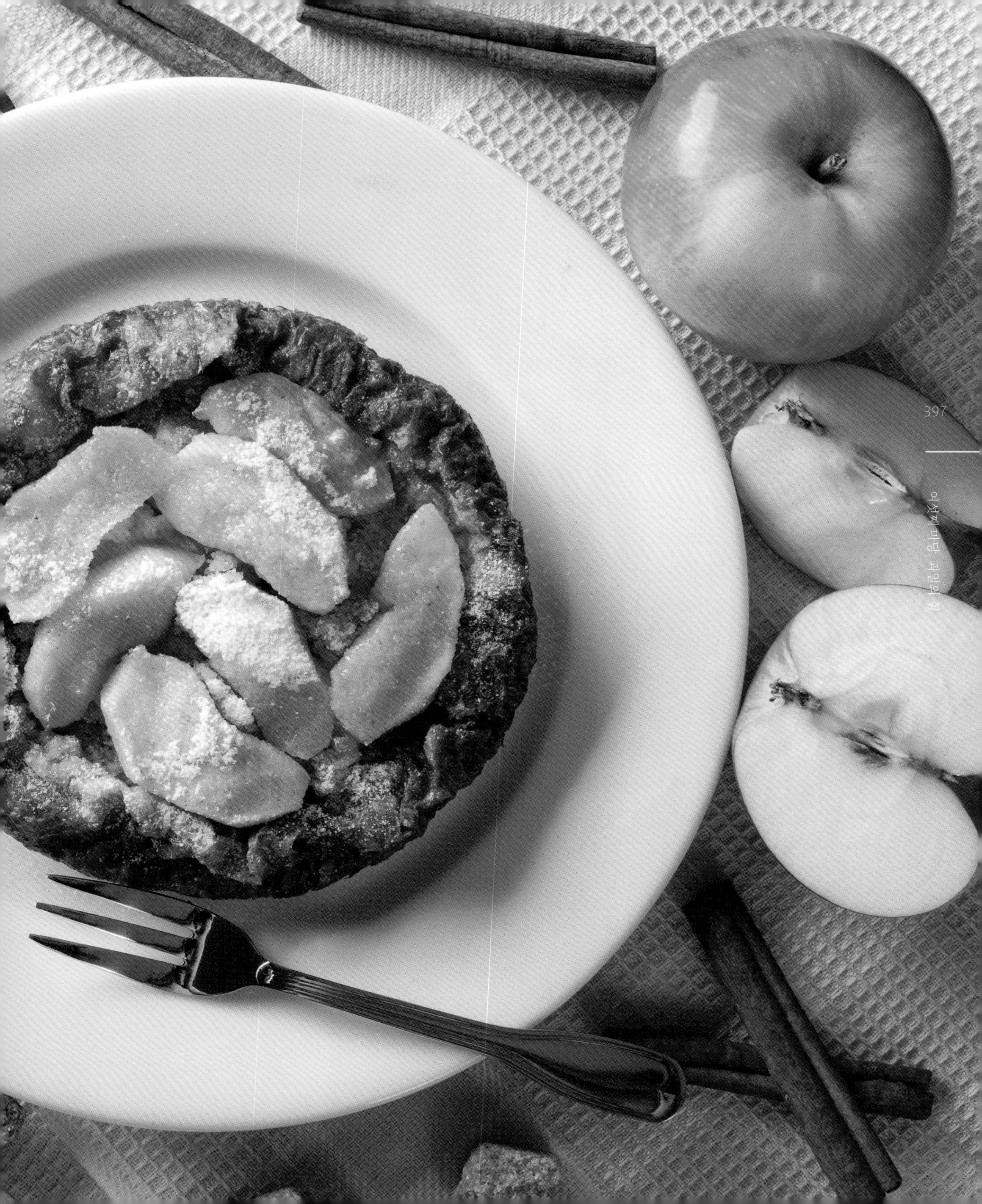

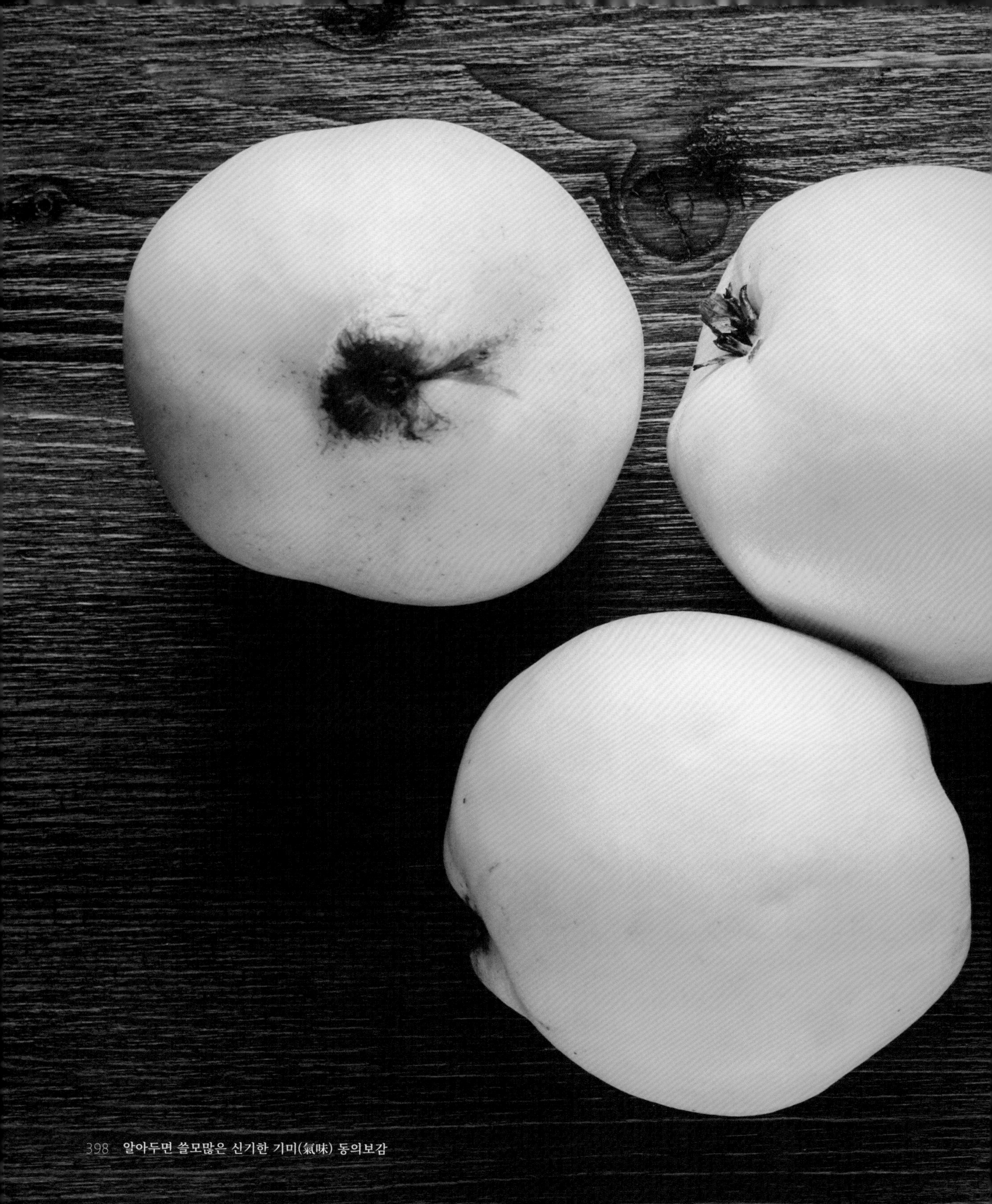

16
근골격계 대표과일, 모과

가을이 깊어지면 독특한 향으로 우리를 유혹하는 모과는 꽃이나 수피 또한, 아름다운 식물입니다. 예로부터 근골을 튼튼히 하는 대표적인 과일로 '칼슘' 및 '철분', '무기질'이 풍부하고, '사포닌(saponin)'과 '사과산(malic acid), 주석산(tartaric acid), 비타민 C, 플라보노이드(flavonoid), 타닌(tannin)' 등이 함유되어 있습니다.

특히, '비타민 C'가 풍부하게 함유되어 있어 건조하고 거칠어지기 쉬운 피부 미용에 도움을 줍니다. 인체 내에서는 신진대사를 돕고 소화효소의 분비를 촉진하는 작용을 하여 소화가 잘 되게 도와주고 입맛을 돋우는 효능이 우수합니다. 끈적끈적한 점액 성분이 많은 것을 골라 얇게 썰어 햇볕에 말려 차로 만들어 수시로 마시면, 겨울철 건강관리에 효능이 있으니 활용해보기 바랍니다.

<동의보감>에 '모과의 성미(性味)는 시고(酸) 떫고(澁) 못생겼지만, 약재로 사용되었을 때 향기와 약효가 좋아서 서근활락 화위화습(舒筋活絡 和胃化濕)한다.'고 전합니다. 즉, 강한 신맛은 한의학적으로 간장과 연계되어 풀이되는데, 근육과 관계되어 기운이 탈진되고 풀어진 근육을 추스르는 효능이 있으며 위장을 조화롭게 하여 쌓인 독인 습을 말려주기도 합니다.

또한, '미산각종습 곽란전근슬구급(味酸脚腫濕 藿亂轉筋膝拘急)'이라 전해지며, 腸(장)이나 四肢筋骨(사지근골)이 꼬이는데 활용하여 효험을 보아왔습니다. 즉, 습기를 물리치고 근육을 활기차게 하는 효능이 있으므로 팔다리 근육에 경련이나 쥐가 날 때, 관절통이나 신경통이 있을 때 약재로 사용하면 효과를 볼 수 있습니다. 특히, 위장 평활근의 경련을 가라앉혀서 비장을 편안하게 하므로 구토나 설사를 멈추게도 합니다. 식중독으로 배가 뒤틀리듯이 아프고 구토나 설사를 심하게 하면 체내의 수분이 지나치게 빠져나가고 알칼리가 지나치게 축적되어 알칼로시스에 빠지게 됩니다. 이렇게 되면 혈액 중의 '칼슘'이 적어지는 '저칼슘혈증'을 일으키므로 장딴지 근육에 경련이 발생하는 등 토사곽란(吐瀉癨亂) 증상이 올 수 있습니다. 이때, 모과는 사지 근육경련을 가라앉혀주고 만성 류머티즘, 허리와 무릎 운동마비, 관절통 등에 많이 응용될 수 있습니다. 그리고 술을 많이 마셔 숙취가 생긴 경우에도 차로 드시면 훌륭한 해독제 역할을 해줍니다.

또한, 한약재로 처방하여 드실 때 관절에도 도움이 되는데, 특히 퇴행성관절염으로 관절이 변형을 일으키고 관절을 움직일 때마다 소리가 나거나 아파서 운동 범위가 제한될 때 큰 도움이 됩니다. 또한, 술로 빚어 먹으면 술의 힘을 빌려 모과의 약기운을 끌고 가기 때문에 오래된 신경통이나 근육통, 관절통이 있는 분들이 장복하시면 더욱 좋을 뿐 아니라, 혈액순환을 개선해주므로 저린 분들에게도 우수한 약효를 보여줍니다. 또한, 폐를 도와 가래를 삭여주고 기침을 멎게 하므로 만성기관지염에 효과가 있으며 체력이 약하여 쉽게 피로하고 감기에 잘 걸리는 분들의 예방과 치료에도 좋습니다. 땀을 많이 흘리거나 변이 묽으며 소변이 잦거나 몽정 혹은 조루증에도 도움이 되니 활용해보기 바랍니다. 하지만, 너무 오래 복용하면 신맛에 의해 치아가 손상되고 뼈조직을 무르게 할 수 있으니 조심해야 합니다. 더구나, 모과에는 근육을 오므리는 성질이 있으므로 음식에 체하여 뱃속이 꽉 막혀 있거나 위산이 많은 경우, 그리고 변비가 있을 때는 피해야 합니다. 또한, 소변이 적게 나오거나 소변의 색이 붉은 경우에도 많이 먹지 말아야 하며, 철(鐵) 성분을 꺼(忌)리므로 철 그릇과 함께 사용하시는 것은 주의해야 합니다.

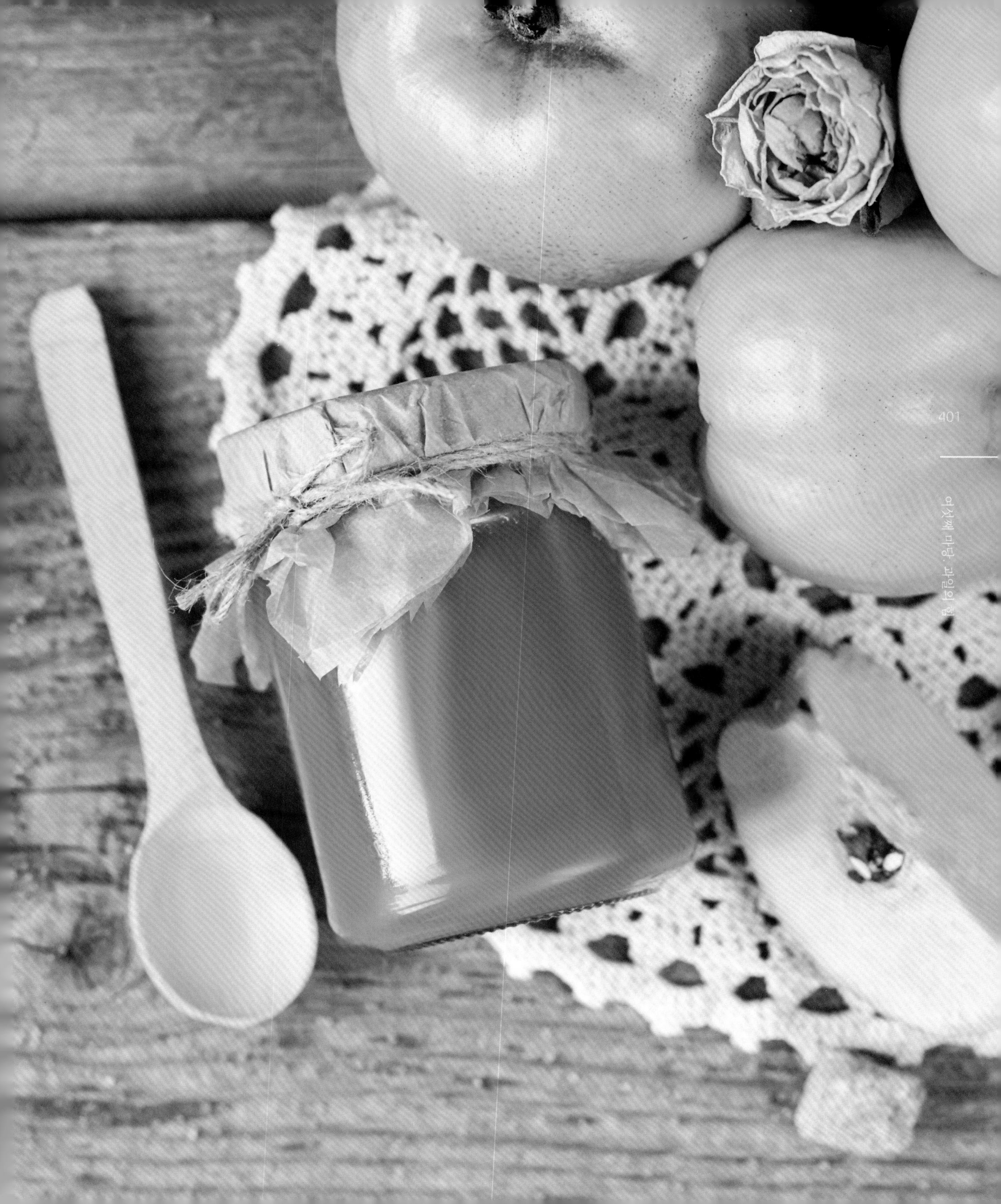

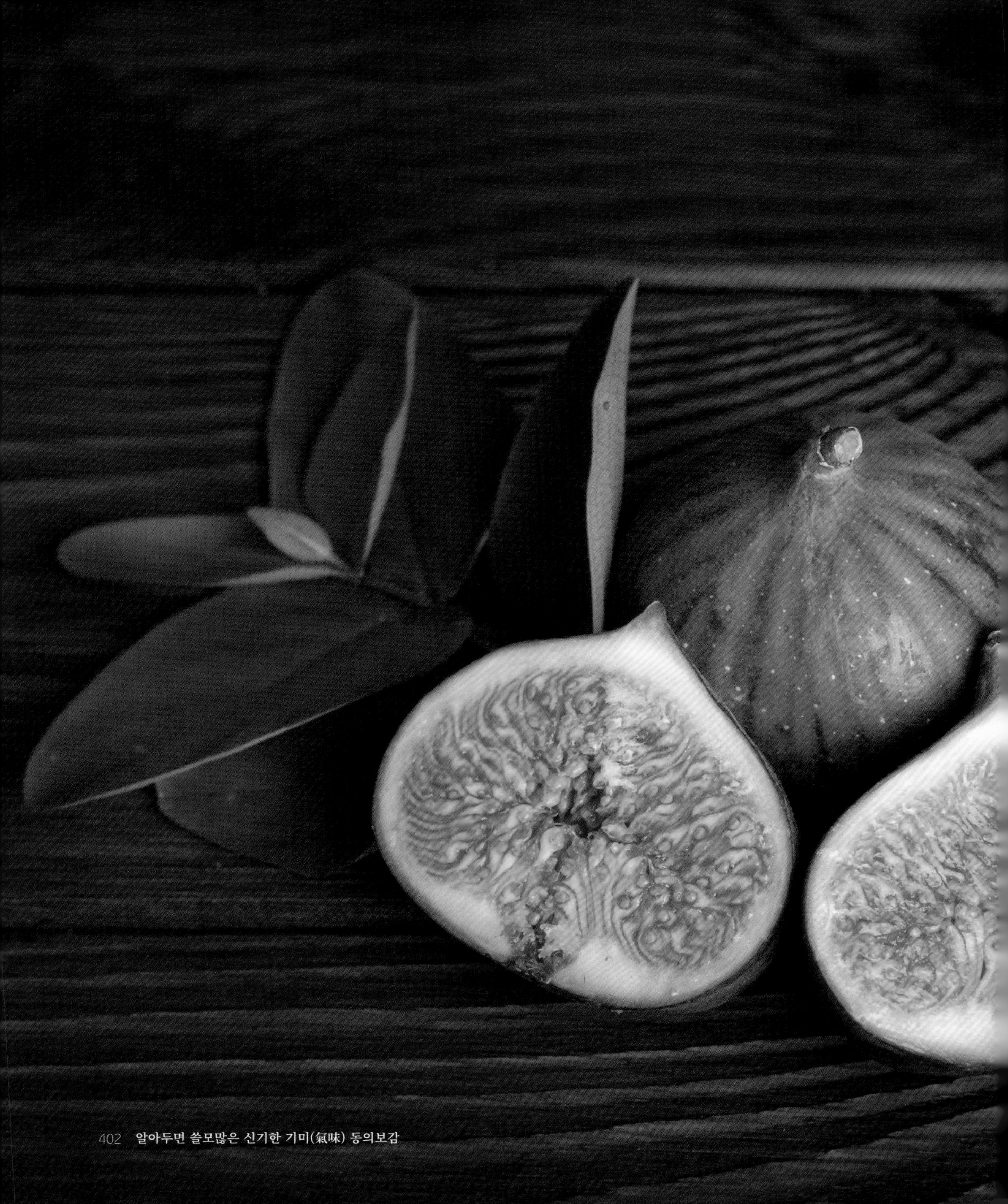

17
창세기에 등장하는 무화과

불교에서 보리수나무가 등장하듯이, 무화과는 성경 '창세기'에 나올 만큼 오래전부터 동서고금을 막론하고 인류의 사랑을 받으며 전해 내려왔습니다. 클레오파트라가 가장 좋아한 과일로도 알려져 있는데, 고대 올림픽 선수들과 로마 검투사의 스태미나식으로, 혹은 그리스 최고의 시인 호머나 철학자 플라톤의 예찬 대상이 되기도 했습니다. 약재로 사용되었을 때, 성질이 평하고 맛은 달며 독이 없으며 다른 나무와는 달리 겉으로 꽃이 보이지 않으므로 '꽃이 없는 열매'라는 뜻에서 '무화과(無花果)'라고 이름이 붙여졌다고 합니다. 고대 이집트와 로마·이스라엘에서는 주로 강장제나 암·간장병 등에 사용했으며, 우리나라 의서 <동의보감>에서도 소중히 활용되었다고 전하고 있습니다.

한약재로 처방되어 혈압강하와 위를 건강하게 하는 건위 작용을 도와주고, 변비나 암, 부인병 등의 활력 회복에 좋은 효과를 보여준다고 권장되고 있는데, 중국의 의학서 <본초강목>에는 '설사를 멈추고 인후통을 낫게 한다.'고 기록되어 있습니다. 동양에서는 주로 생으로 먹으나 유럽과 미국에서는 말린 건과(乾果)로 많이 쓰이고 있습니다. 단백질 함량이 높고 섬유질이 많은 알칼리성 식품으로서 소화불량이나 변비, 설사, 각혈, 신경통, 피부질환, 빈혈 그리고 부인병 등 실생활에서 큰 효과를 보여주니 활용해 보면 좋겠습니다.

위장을 튼튼하게 하여 해독과 부기를 가라앉히기도 하는데, 이것은 장운동을 활발하게 하는 '펙틴(pectin)'이라는 식물성 섬유가 많이 함유되어 정장작용을 도와주므로 변비에 도움을 주기 때문입니다. 특히, 무화과 속에 풍부한 '벤즈알데하이드(benzaldehyde)' 성분은 대장암 등을 억제하며 '비타민 A나 C, 칼슘' 그리고 '인' 등이 풍부하므로 치질이나 하혈을 개선해주기도 합니다.

줄기나 잎에서 흰 즙을 짜내면 단백질 분해효소인 '휘신(ficin)' 성분이 배출되어 고기를 연하게 하는 작용이 있어 연육제로 활용될 뿐 아니라, 주독이나 어독을 해독해주는 약효도 훌륭합니다. 또한, 이 성분을 몸에 생긴 사마귀와 무좀 그리고 치질 등에 바르면 효험을 보실 수 있습니다. 중국의서 <의학입문>에도 '마른 나뭇가지나 잎에서 나오는 점액을 계속 바르면 모든 악창이나 종양 특히, 치질이나 티눈, 사마귀에는 효과가 탁월하다.'고 전하고 있습니다. 따라서 인체에 출혈이 있을 때는 입욕제로 사용해도 좋고, 잎을 삶아서 환처에 바르거나 구더기 살충용으로 사용해도 됩니다.

실제 생잎을 변기에 넣으면 취기(臭氣)를 없애고 구더기 발생을 막는다고 민간을 통해 전해지고 있습니다. 또한, 말린 잎을 목욕물에 넣어 활용하면 신경통에도 효과가 있다고 전해지니 응용해보기 바랍니다. 특히, 현대 의학으로는 혈중 콜레스테롤 수치를 낮춰주고 혈관 건강에 해로운 'LDL 콜레스테롤' 수치를 떨어뜨리며 혈압을 조절해주고 혈관 벽에 쌓인 유해산소를 제거해준다고도 연구 보고되어 있습니다. 따라서 노화와 성인병의 주범인 유해산소를 없애는 항산화 작용이 우수하므로 대사질환 등에 자주 활용하시면 효과를 보실 수 있으실 것입니다.

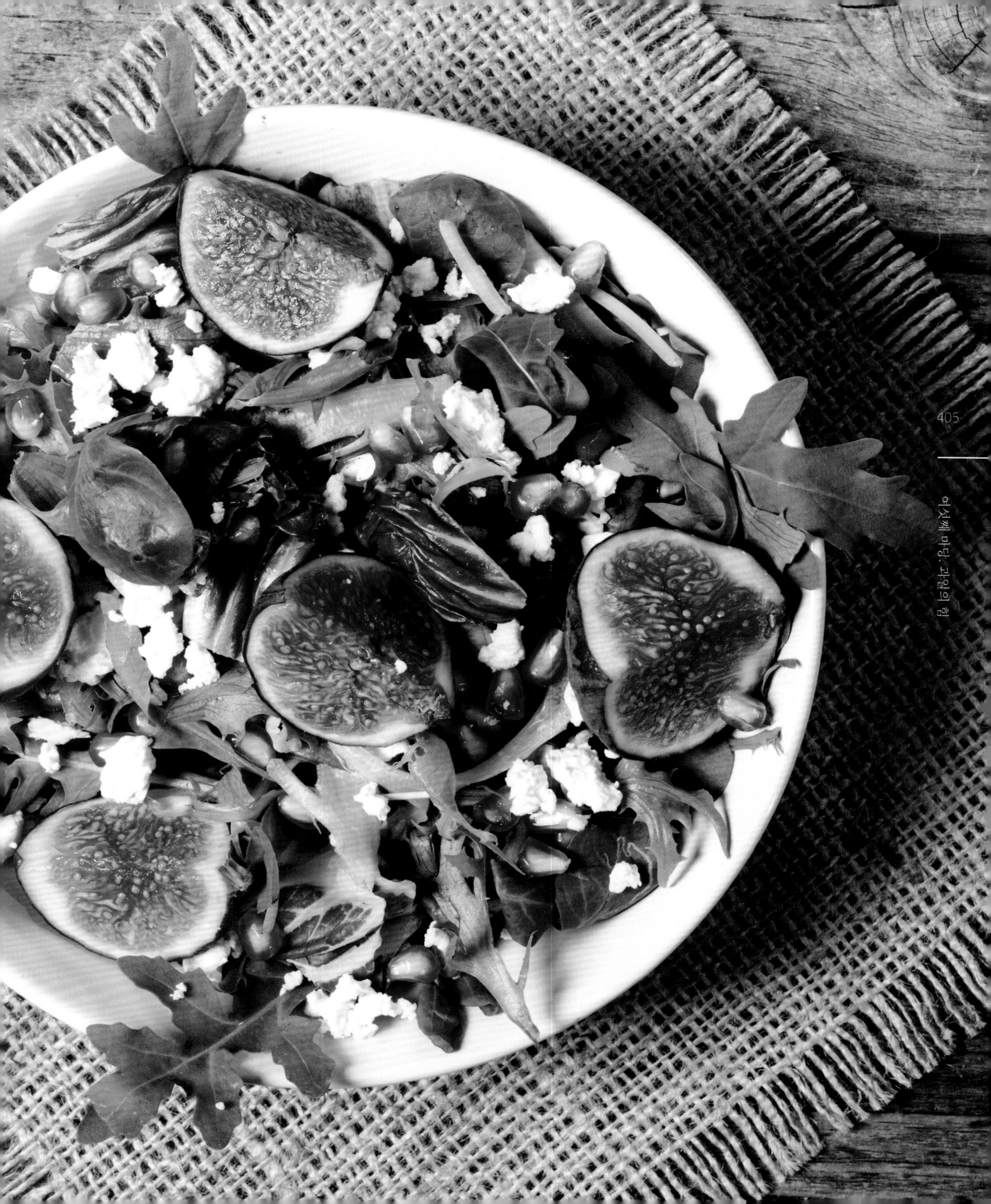

무화과 자체가 항균효과도 우수하여 세균이나 바이러스 등의 병원체를 죽이기도 합니다. 따라서 '농약을 전혀 치지 않고도 키운다.'라는 말이 있을 정도로 독특한 향 때문인지 무화과나무 주변에는 벌레나 해충도 접근을 꺼립니다. 강한 항균효과로 인해서 피부가 민감한 분들이 접촉하게 되면 알레르기 반응을 일으킬 수 있으므로 무화과의 잎과 뿌리를 만지실 때는 주의해야 하겠습니다. 뿐만 아니라, 항염효과가 우수하여 관절염이나 목 부위의 통증. 기침이 있을 때 추천되며 우리 여러 한의서에도 인후질환에 응용된 기록이 많이 전해지고 있습니다. 민간에서는 기관지 천식 환자에게도 활용되며 코피나 치질, 여러 출혈 등에 효과가 좋고, 폐결핵의 각혈에도 특효를 보여서 많이 활용되어 왔습니다. 하지만, 너무 많이 먹으면 설사를 유발할 수 있고 덜 익은 무화과를 먹으면 위가 아프거나 식욕을 잃을 수도 있습니다. 또한, 말린 무화과는 당이 많아서 충치 발생의 원인이 될 수 있고 알레르기 환자들에게 가려움증이나 따가움이 발생할 수도 있으니 주의하기 바랍니다.

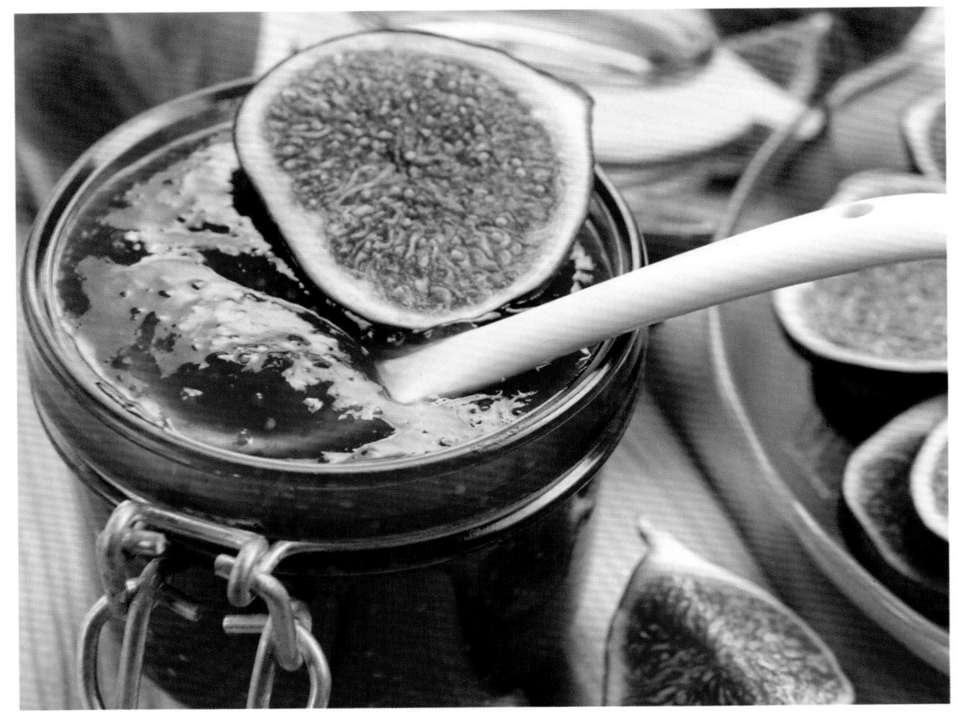

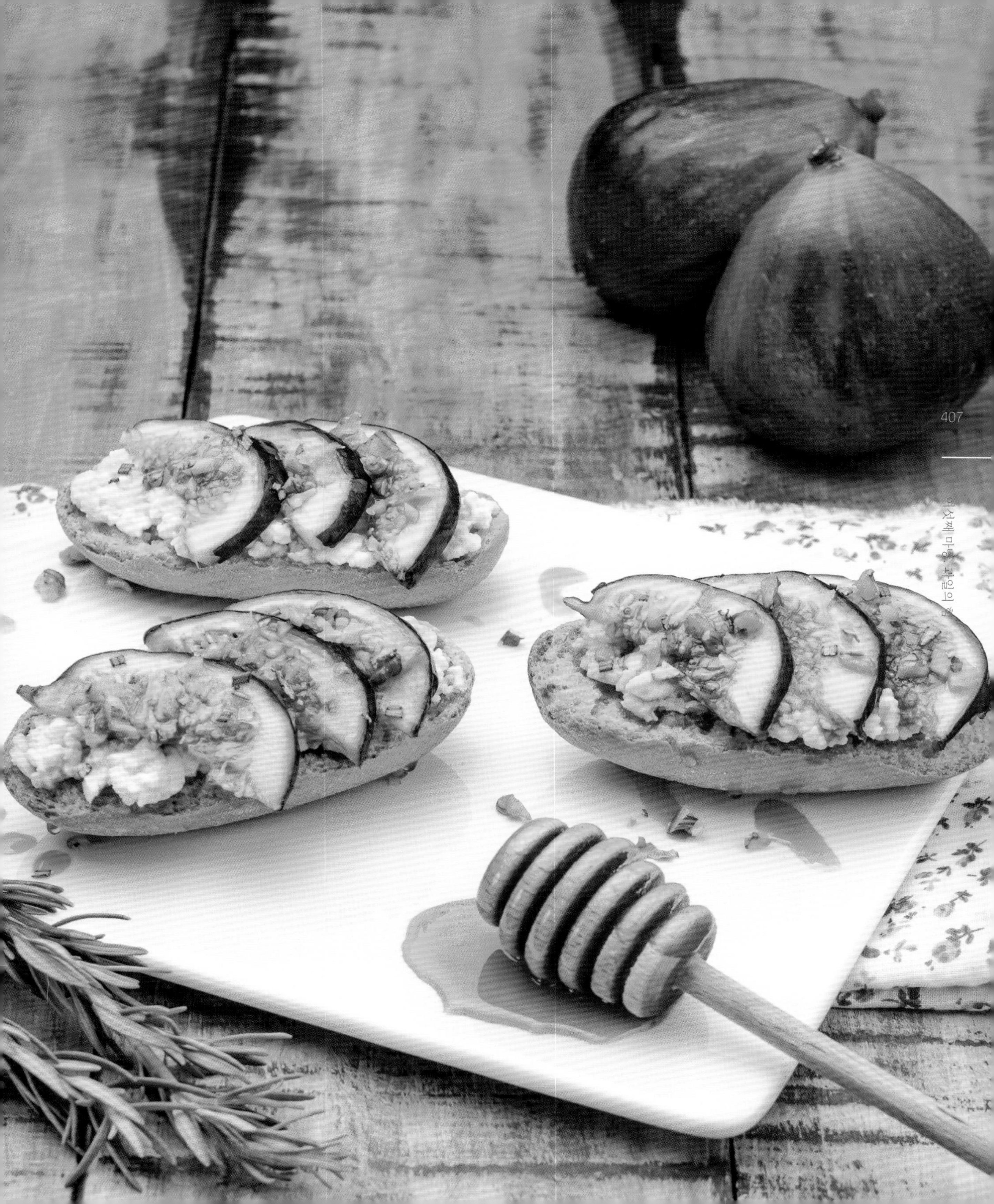

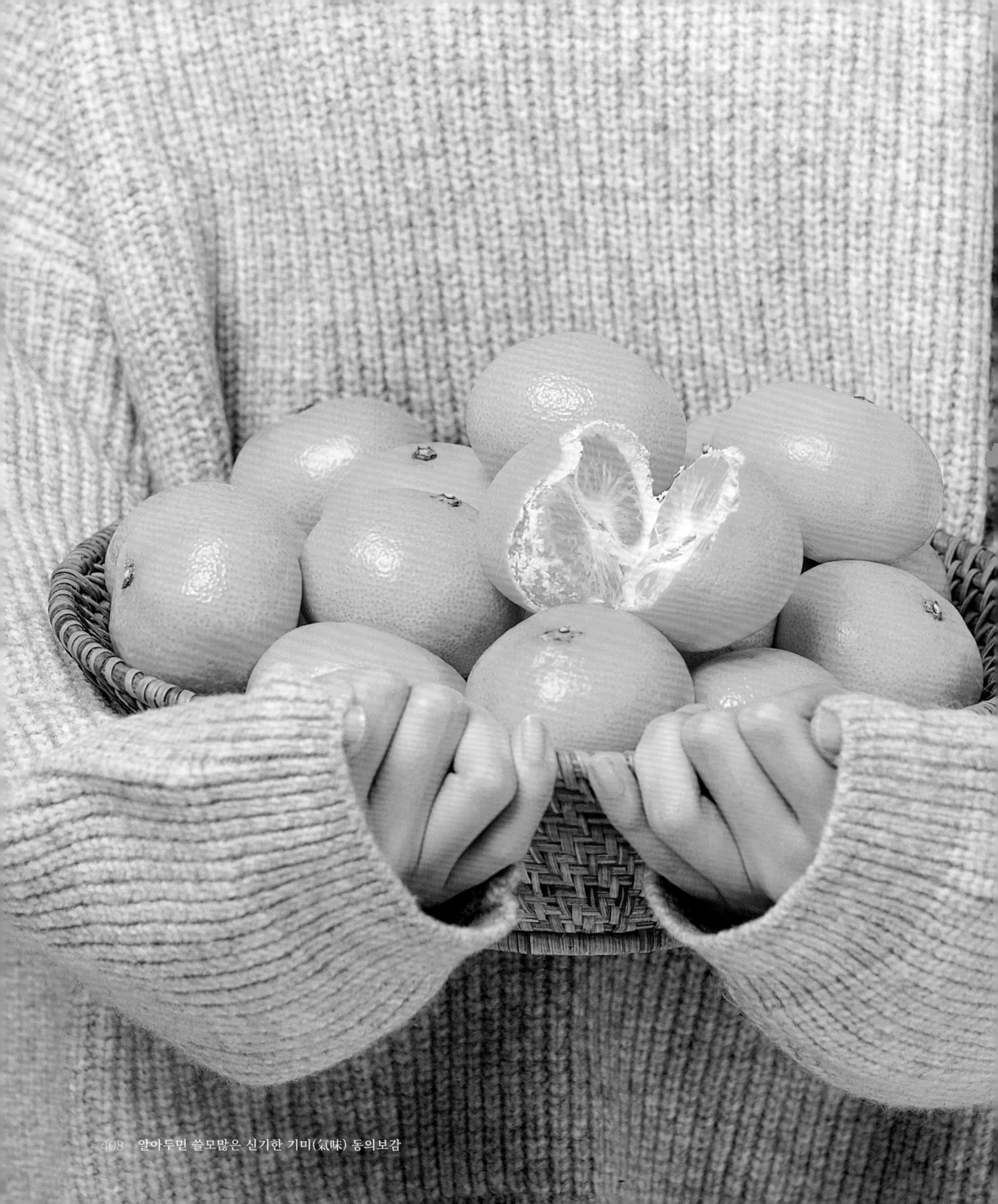

18
항산화제의 보물창고, 귤

귤은 예로부터 감기 예방이나 동맥경화 등 성인병에 많이 먹어 왔습니다. 주성분 '펙틴(pectin)'은 담즙 배설을 촉진하고 간에서의 콜레스테롤 합성을 억제하면서 혈중 '콜레스테롤' 수치를 줄여줍니다. 특히, 귤의 '칼륨'과 '칼슘'은 혈압을 낮추는 역할을 해주므로 겨울철 조심해야 할 고혈압 환자에게 효과가 훌륭합니다.

'비타민'과 '구연산(citric acid)'은 체내 에너지 대사를 원활히 하고 내장 운동을 부드럽게 하며 피로회복과 스태미나 증진에 탁월한 약효를 발휘합니다. 따라서 피부와 점막을 튼튼하게 하여 겨울철 감기 예방에 좋다고 할 수 있습니다. 또한, 귤이나 오렌지, 레몬 등의 감귤류는 비타민과 미네랄 및 항산화제의 보물창고이므로 뇌 건강에 큰 도움이 되니, 평소에 자주 섭취하기 바랍니다. '과육(果肉)'은 시고 달며 서늘한 성질로서 진액(津液)을 더해주므로 갈증과 번조를 풀어주고 술을 깨는 작용도 합니다. 기(氣)를 소통 시켜 흉격에 기가 맺힌 것을 풀어주는 데, 귤껍질인 '귤피'에 비해서는 약하다고 볼 수 있습니다.

<동의보감>에서 귤껍질은 맵고 쓴맛에 따뜻한 성질로 오래 묵힌 것일수록 약성(藥性)이 좋기에 '진피(陳皮)'라 부르고 있습니다. 기(氣)를 순행 시켜주는 작용이 매우 크고, 담(痰)과 습(濕)을 제거하는 효능이 뛰어납니다. 따라서 기침이 나고 기(氣)가 치밀어 오르는 것을 다스리며 가래를 삭여주므로 감기나 진해, 거담 등 기관지 계통의 질병에 특효를 발휘할 수 있습니다. 또한, 위를 보호하기 때문에 식욕부진과 소화가 안 되어 가슴이 답답한 경우에 먹으면 효과를 볼 수 있습니다. <동의보감>에도 '가슴에 기(氣)가 뭉친 것을 치료하고 소화가 잘 되게 한다.'고 기록하고 있습니다. 또한, 구역질이나 구토, 딸꾹질을 막고 땀을 내게 하기도 하며, 그 외에도 동맥경화 예방과 각기병, 설사, 두통 등의 치료에 효과적입니다. 뿐만 아니라, 물고기와 바닷게의 독을 해독하며 비린내도 없애준다고 합니다. 민간에서는 생선 가시가 목에 걸렸을 때도 우수한 약효를 볼 수 있다고 전해오고 있습니다.

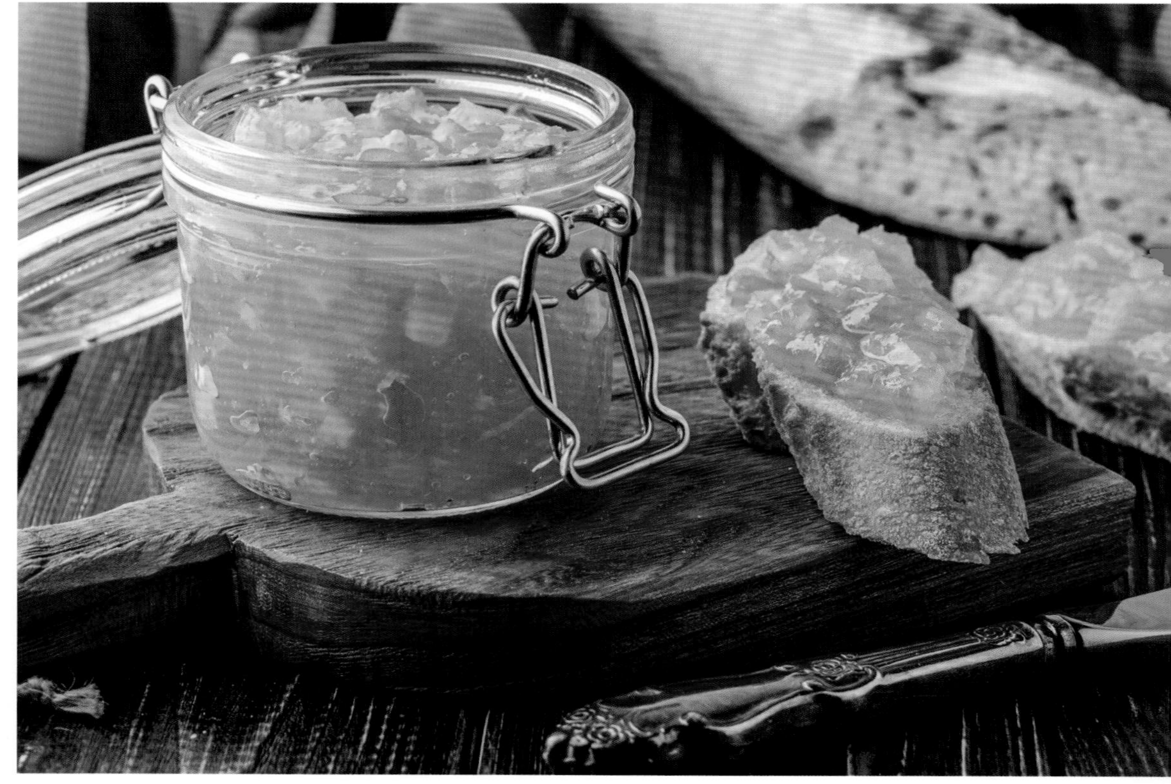

덜 익은 귤껍질(청피:靑皮)은 기(氣)를 흩어버리는 성질이 있다 합니다. 한의서에는 주로 옆구리가 결리고 아픈 경우와 뱃속의 덩어리를 풀어주기도 한다고 기록되어 있습니다. 약재로 처방하였을 때, 가슴이 답답한 것을 뚫어줄 뿐 아니라, 속이 더부룩하거나 밥맛이 없는 경우에도 효과를 볼 수 있습니다. 또한 소화도 돕는데, 특히 물고기나 생선회, 게를 먹고 체한 데 약재로 처방되면 탁월합니다. 따라서 귤피 하나만으로도 스트레스나 과일상(過逸傷)으로 인해 찌뿌듯한 몸을 가볍게 할 수 있어 훌륭한 가정상비약이 될 수 있습니다. 특히, 귤껍질의 '헤스페리딘(hesperidin)'은 잇몸이나 모세혈관을 튼튼하게 하고 피부에 탄력을 주는 역할을 하여 동맥경화와 고혈압을 예방한다고 실험 보고되고 있습니다. '테레빈유(oil of terebinth)'도 콜레스테롤을 떨어뜨리는 역할을 하기도 합니다. 그러나 오래 먹을 경우에 진기(眞氣)를 상하게 하므로 막히고 체하지 않은 데에는 적당치 않습니다. 또한, 음기(陰氣)가 약하여 마른기침하는 사람, 기가 허약하거나 야윈 사람은 적합하지 않습니다.

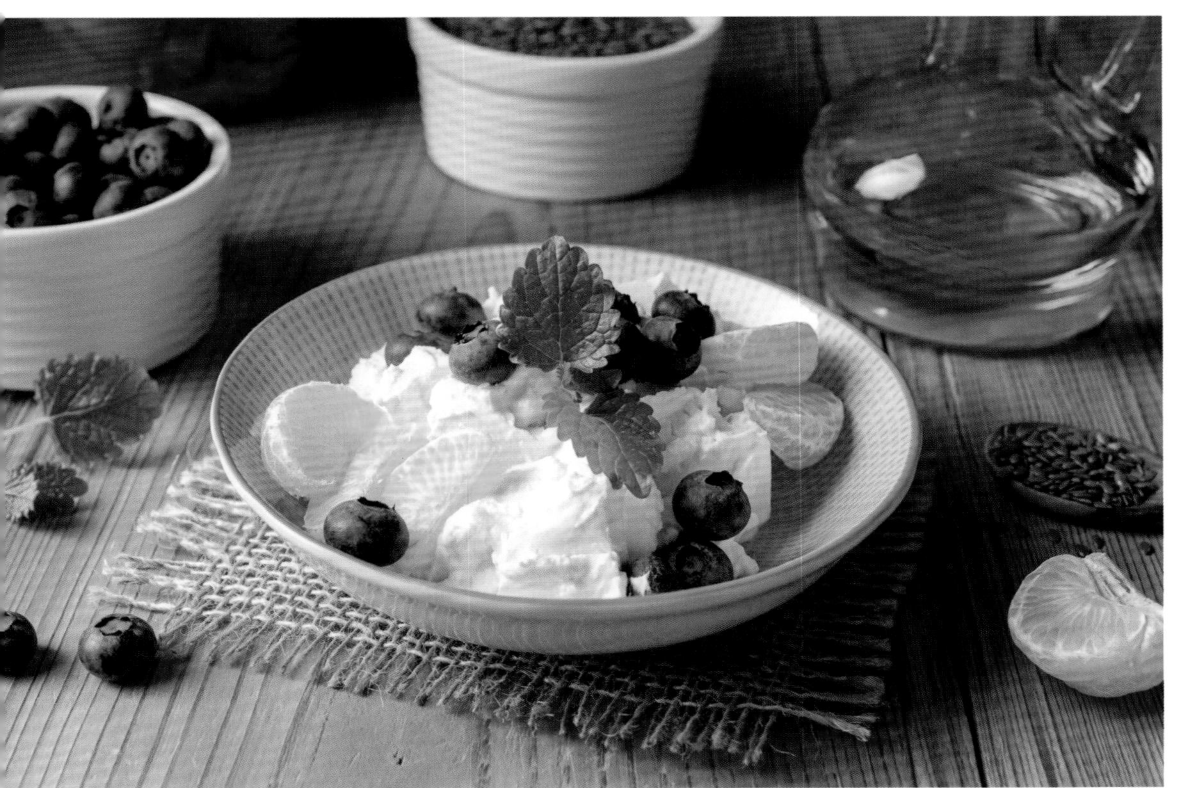

귤 씨(橘核)는 쓴맛에 약성이 차지도 따뜻하지도 않습니다. 한의학에서는 요통이나 방광염, 요도염에 쓰이는데 특히, 고환이 붓고 아플 때 처방에 함께 넣으면 특효 약재가 될 수 있습니다. 하지만, 영양이 좋다고 지나치게 많이 먹으면 부작용이 나는 일이 많습니다. 소량의 수산(OH)이 있어 신장에 나쁜 영향을 주기 때문입니다. 또한, 귤의 색소가 피부의 지방을 물들여 피부가 황달에 걸린 것처럼 되기도 하니 주의하기 바랍니다.

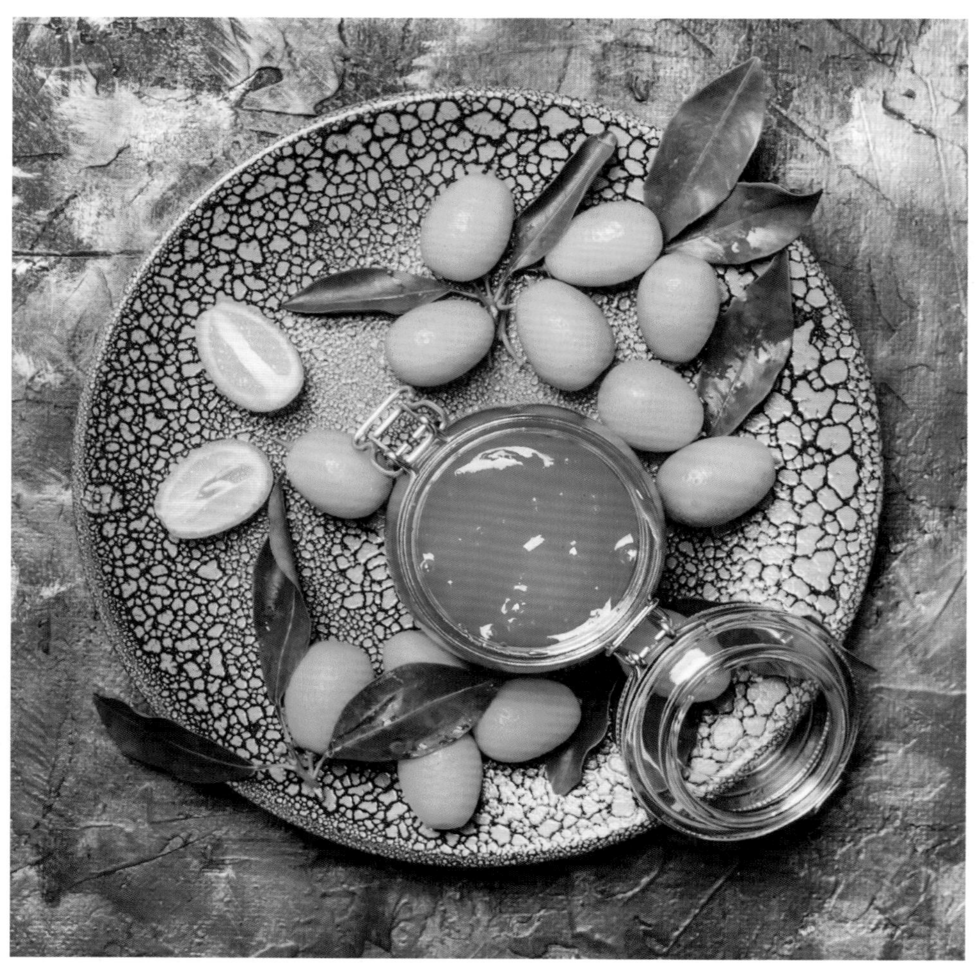

19
기혈(氣血)을 보하는 포도

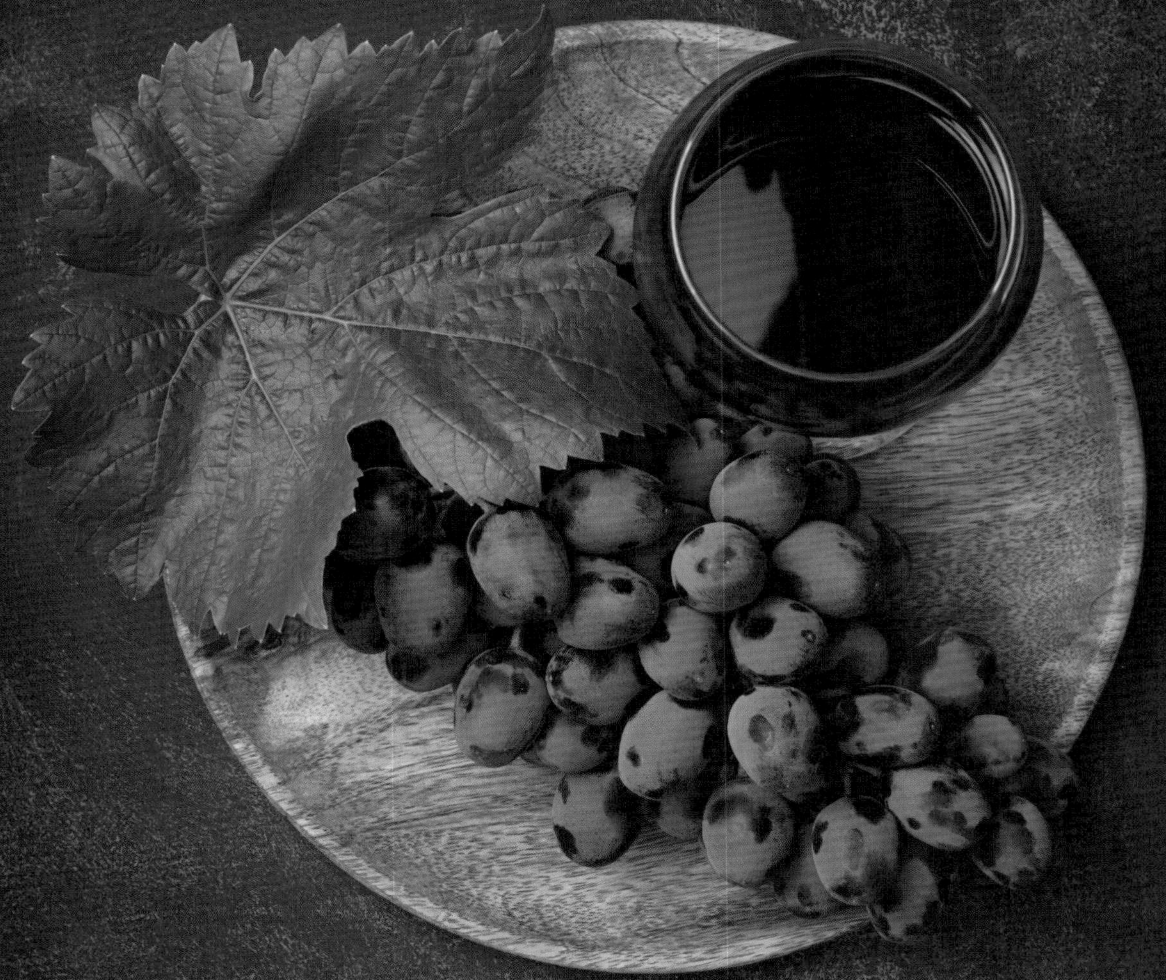

포도는 한의학적으로 기(氣)와 혈(血)을 보하는 효능이 강하여 허약체질에 먹으면 좋습니다. 신장(腎腸)과 간장(肝腸)의 음기(陰氣)를 보하며 기운을 더해주기 때문입니다. 갈증도 멎게 하므로 여름철 더위와 피로를 물리쳐 주기에는 훌륭한 과일입니다. 따라서 오래 먹으면 몸을 가볍게 하고 늙지 않게 하는 장수식품에 속하여 왔습니다.

최근에 포도주를 마시면 심장병 예방에 좋다고 알려졌는데, <동의보감>에도 포도는 '옛날 소동파 때부터 아주 중요하게 여겨 술을 담가 마셔 만병을 통치하였다.'고 전해지고 있습니다. 포도가 기혈(氣血)을 크게 보하고 근육을 활발하게 하며 경락을 잘 소통 시켜주므로 술을 담가 마시면 좋다고 전합니다. 그러므로 혈액순환과 심장근육의 수축 운동을 잘 되게 하며 심장에 혈액을 공급하는 관상동맥의 수축도 활발하게 해주고 동맥경화를 예방해준다는 의미로 볼 수 있습니다. 또한, 포도주 자체가 알칼리성이고, '유기산(organic acid)'이 들어 있기 때문에 입맛을 돋우어 주고 장운동을 촉진해주기도 합니다.

이처럼 포도는 비타민의 활성화와 함께 혈액순환과 신진대사를 촉진해줍니다. 소화불량이 개선되고, 암세포의 증식이 억제되어 '얼격'이나 '반위(反胃)' 같은 소화 장애 질환 또는 소화기 암 등에 노출되어 있을 때 훌륭한 약재가 될 수 있습니다. 특히, '칼슘과 칼륨, 철분'이 많이 함유된 알칼리 식품이기에 뼈와 근육을 튼튼하게 하므로 허리와 무릎에 힘이 없고 시큰거리는 경우에도 효과가 좋습니다. 가슴이 두근두근하고 잠이 잘 오지 않으며, 식은땀을 흘리고 화끈거리는 것을 없애주기 때문에 신경이 예민한 분들에게도 적합합니다. 따라서 열병을 앓은 후나 허열(虛熱)이 남아 있는 환자나 공부에 지친 수험생에게 권해드립니다.

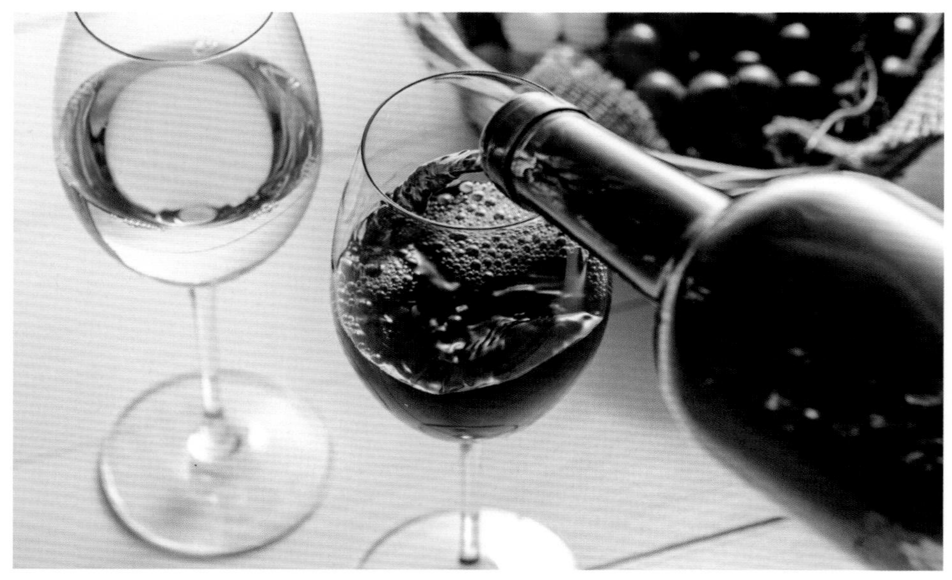

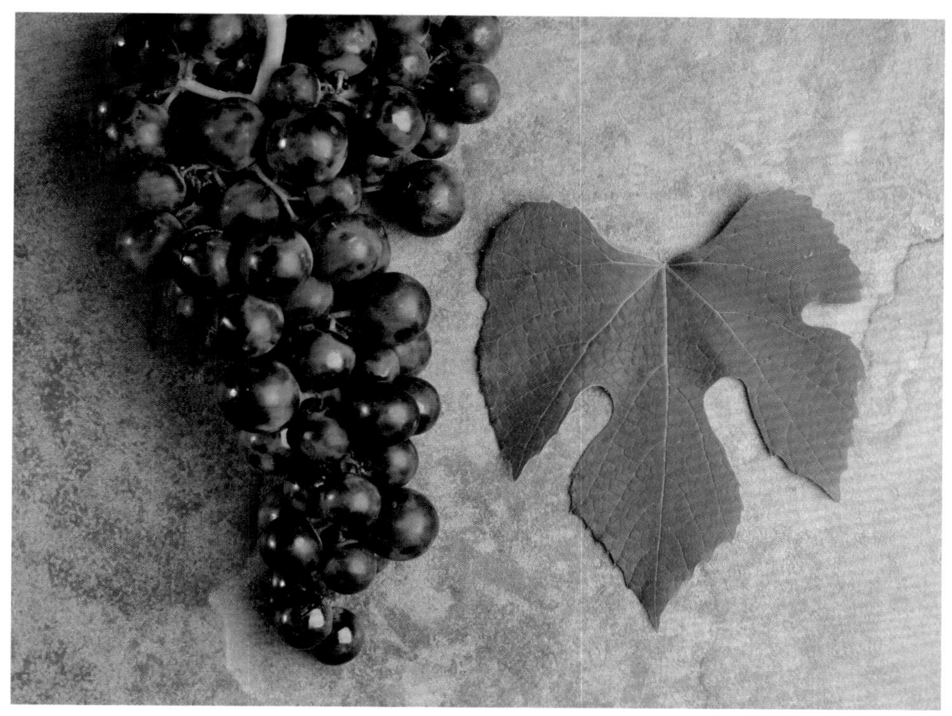

또한, 소변을 잘 나오게 하는 효과도 있어 요도염이나 방광염 등에도 활용하면 약효가 우수합니다. 태(胎)를 튼튼하게 하는 효능도 있어 특히, 임신부에게 많은 도움이 됩니다. 태아가 자주 요동을 쳐 배가 아프고 아래로 뻗쳐 내려오는 느낌이 있으며, 심하면 출혈이 되기도 하는 병증(태동 불안증)에는 포도가 예방해 줄 수 있을 것입니다. 포도나무 잎은 이뇨작용을 해서 부기를 빼며 구토를 가라앉히기도 합니다. 소변이 시원하게 나와야 건강해지는 체질이나 구토를 일으키는 병에 잘 걸리는 체질에는 포도뿐 아니라, 포도 잎도 활용해보면 좋습니다. 껍질에는 질 좋은 섬유질이 풍부하여 장의 연동운동을 도와주기도 합니다.

뿌리에도 이뇨효과가 있어 신경통과 관절염에 좋습니다. 체질의학 이제마 선생님은 '포도나무 뿌리는 구역과 구토를 그치게 하므로, 짙게 달여서 마시면 좋다.'라고 전하고 있습니다. 하지만, 많이 먹으면 장이 알칼리화 되어 설사하기 쉽고 눈이 어두워지며 배에 가스가 차게 되어 아랫배가 더부룩해집니다. 따라서 비·위장이 허약하여 소화력이 약한 분은 적게 먹어야 하며 또한, 포도 한 가지만 먹는 이른바 '포도 건강요법'은 바람직하지 못하니 삼가기 바랍니다.

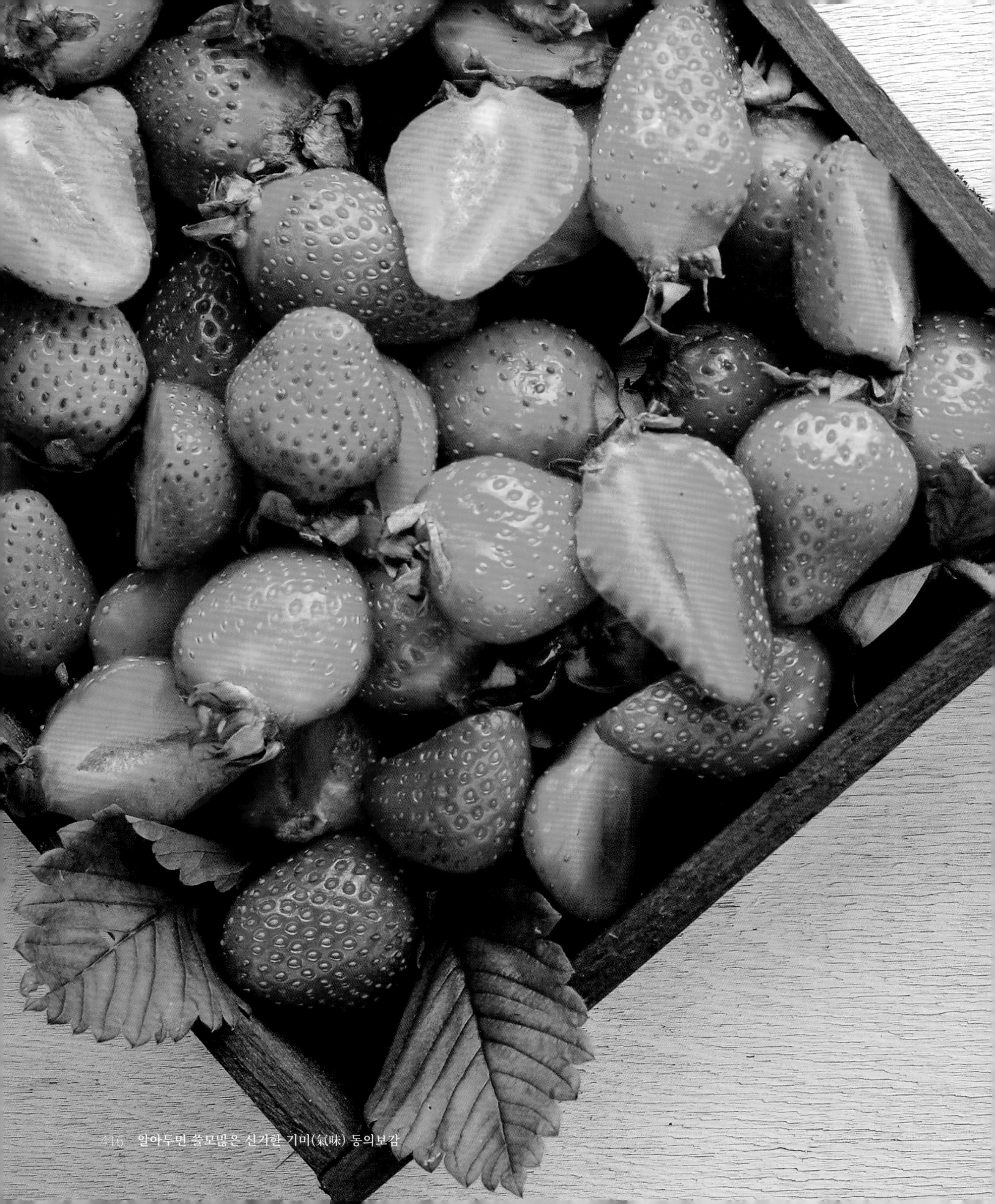

20
황후의 과일, 딸기

황후의 과일 딸기는 여성스러운 색깔의 부드럽고 달콤한 맛으로 오랫동안 대중들에게 사랑받으며 '황후의 과일'이라 불려 왔습니다. 우리나라에는 19세기 중엽 이후 일본으로부터 들여왔다고 추정되는데, 한의학에서 딸기는 해열과 가래를 삭이는 효능이 있다고 전해져 기침이나 고열에 많이 복용하여 왔습니다. 우리가 흔히 먹는 양딸기에는 '비타민 C'가 감귤보다 1.5배 많으며, 사과보다도 16배나 많이 함유되어 항산화 작용이 우수하므로 피로 회복과 감기 예방, 면역력 강화에 훌륭한 약재가 됩니다. 특히, '비타민 C'는 '비타민 E'와 함께 혈관 벽의 세포막을 이루는 불포화지방산 성분이 산화되어 손상되는 것을 막아주는 역할을 합니다. 터프츠대학의 제임스 조셉 박사 연구팀은 시금치나 딸기의 비타민 E를 먹어 항산화 능력을 높여주면 노화로 인한 뇌 기능 손상을 막을 수 있다는 연구이론을 내놓은 바 있습니다. 딸기에 들어있는 '플라보노이드(flavonoid)'는 뇌세포 막의 유동성을 증가 시켜 '도파민(dopamine)'과 같은 신경전달물질을 분비하므로 뇌세포를 보호하는 데 효과적이라고 보고하고 있습니다.

또한, 성인병 예방의 한 연구에 의하면, 일주일에 3회 이상 딸기를 먹으면 심장질환에 걸릴 확률이 32%나 낮아진다고 보고되었습니다. 딸기의 섬유질 '펙틴(pectin)'이 콜레스테롤 수치를 낮춰주기 때문입니다. 또한, 장운동을 활발하게 해주므로 변비 예방과 치료에도 약효가 우수합니다. 딸기의 '안토시아닌(anthocynin)' 성분은 시력을 보호해주고, 눈의 망막에서 붉은빛을 감지하는 시각 색소(visual pigment) 단백질 '로돕신(rhodopsin)' 활동을 촉진해주므로 시력 회복에 효과가 있습니다. 이 외에도 '엘라직산(ellagic acid)' 성분과 함께 암세포 괴사(apoptosis)도 유도하여 암세포증식을 막아주기도 합니다. 하지만, 딸기의 약성(藥性)이 차가우므로 평소에 몸이 찬분들이 많이 먹게 되면 복통이나 설사를 유발하므로 주의해야 합니다.

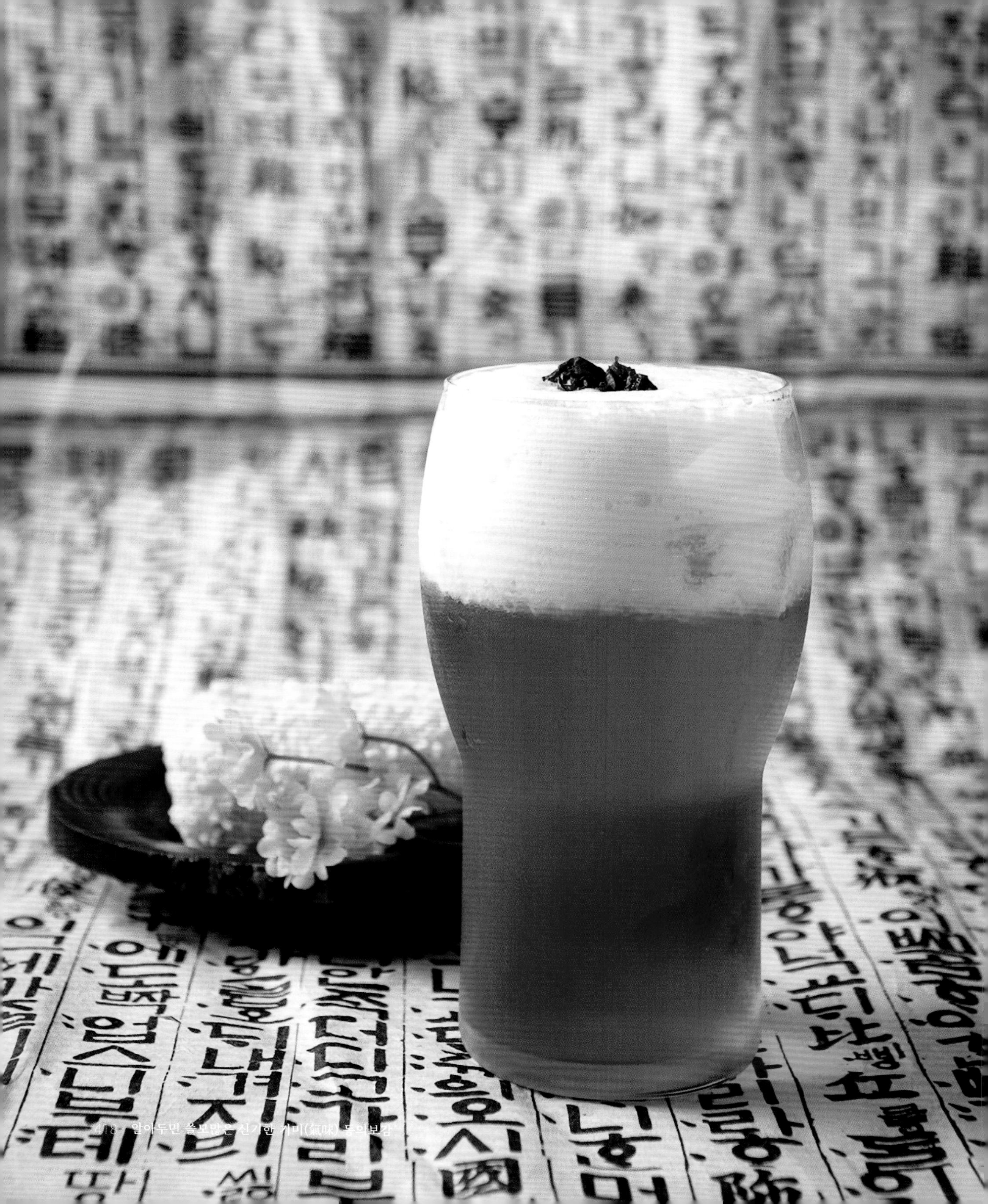

21
여름철 건강관리에는 오미자

한의학에서 오미자는 인삼처럼 귀한 약재로 많이 활용되어 왔습니다. '다섯 가지 맛을 가진 열매'라는 뜻으로, 실제로 육질의 시큼한 맛이 가장 강하고, 껍질은 달고, 씨는 쓰고 매운맛이 느껴집니다. 오미자가 약재로 활용되었을 때, 약성(藥性)은 '시고 따스하면서 비, 폐, 신경에 들어간다.'고 기록되어 있습니다. 한의학에서 신맛은 기운을 수렴하는 성질이므로 수삽약(收澁藥)으로 분류되어 지나치게 흘러나오는 기운들을 거둬들이는 약리 작용을 할 수 있습니다. 따라서 <동의보감>에는 '허로(虛勞)로 몹시 여윈 것을 보하며 눈을 밝게 하고 성 기능을 높이며 남자의 정액을 보충한다.'고 전합니다. 또한, 오장의 기운을 보하며 허로 손상을 낫게 하는데, 진액을 생겨나게 하며 기침과 천식에도 좋으며 갈증을 멈추고 설사나 이질을 낫게 하는 효과도 볼 수 있습니다.

오미자는 '눈을 밝게 하고 신을 덥게 하며, 풍을 다스리고 역기를 내리며, 먹은 것을 잘 삭히고, 곽란으로 힘줄이 켕기는 것 그리고 분돈, 냉기, 수종, 반위, 흉만 등 여러 가지 병증을 낫게 한다.' 고도 기록되어 있습니다. 따라서 오미자는 한의학적으로 위로는 폐(肺) 기운을 수렴하면서 촉촉하게 하고, 아래로는 신(腎)을 보하여준다고 할 수 있습니다. 더위에 체액 손실을 막으며 정기(正氣)를 북돋아 주고 속을 따스하게 하므로 여름에 어울리는 약재입니다.

오미자에 함유된 '안토시아닌(anthocyanin)'과 '시잔드린(schizandrin)' 성분은 항산화 작용을 할 뿐 아니라, 혈액순환을 도와주므로 동맥경화나 고혈압, 심장병, 심근경색, 협심증과 뇌질환을 예방해주는 효과가 우수합니다. '시잔드린(schizandrin)' 성분은 최근 알츠하이머 질환 조절제로도 쓰이고 있습니다. 대뇌피질과 척수에 흥분작용을 하며 중추신경계를 자극하여 치매를 유발하는 신경독을 막아주어 뇌 세포를 보호해주기 때문입니다. 따라서 뇌세포 활동을 촉진해주며 기억력과 인지능력을 향상해주므로 치매 예방에 좋을 뿐 아니라 심신안정과 진정효과도 기대할 수 있습니다.

에스트로겐(estrogen)과 유사한 화학구조를 지닌 '리그난(lignan)'과 '베타카로틴(β-carotene)' 성분도 우수한 항산화 효능을 가지고 있어서, 몸속의 활성산소를 억제하여 몸 밖으로 배출 시켜주므로 세포의 노화를 막아줍니다. 간의 체내 독성물질을 제거해주고 염증을 풀어주는 데도 도움이 되므로, 신장과 간 기능을 개선해줄 뿐만 아니라, 눈 건강에도 도움이 되므로 꾸준히 섭취하시길 권해드립니다. 또한, 비타민 C뿐 아니라, '주석산(tartaric acid), 사과산(malic acid)' 등도 많이 들어있어서 영양소 공급과 함께 체내 지방을 배출 시켜주므로 다이어트에도 훌륭한 식품이 될 수 있습니다.

하지만, 노폐물이 잘 배출되지 않는 분들이 수렴하는 약성의 오미자를 많이 드시게 되면 병리적인 노폐물인 습담(濕痰)이 몸에 더 쌓이게 되어 소화 장애나 부종 증상 등이 발생할 수 있습니다. 뿐만 아니라, 몸에 염증이 있거나 발열 증상이 있을 때 수렴성이 강한 오미자를 복용하면, 열을 더 가두어버려 오히려 병적인 열(熱)증을 더 유발할 수 있으니 삼가야 합니다. 예를 들면, 노인성 기침은 건조함으로 인한 것이므로 오미자가 도움이 되지만, 유행성 감기로 인한 기침은 바이러스 사기(邪氣)를 발산 시켜야 하므로 오미자는 오히려 염증과 열을 더 발생하게 하므로 먹지 않는 것이 좋습니다. 특히, 소화력이 떨어져서 뱃속에서 물소리가 자주 나는 분들도 오미자를 복용하면 소화흡수 작용을 막을 수 있으니 삼가도록 하십시오.

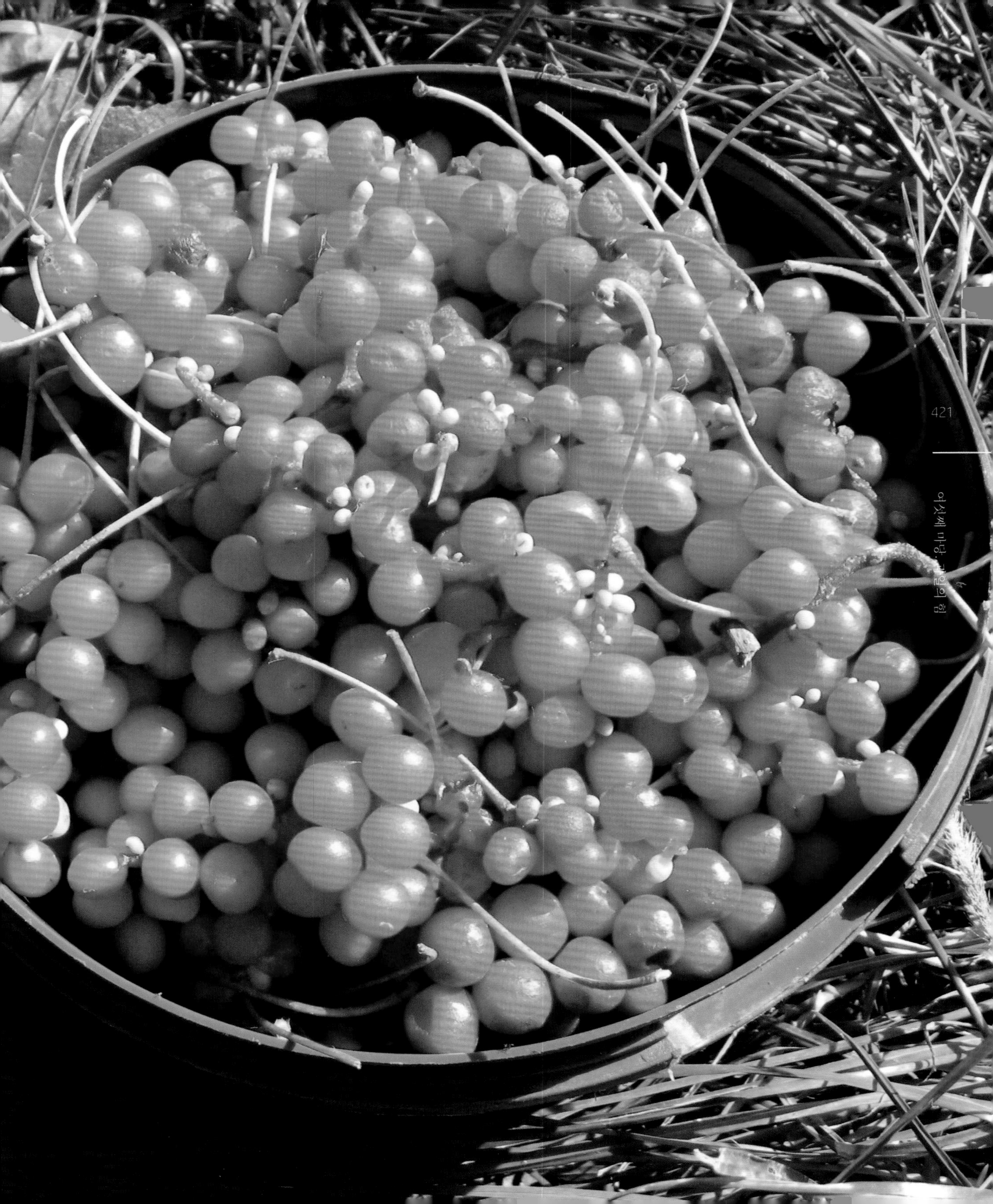

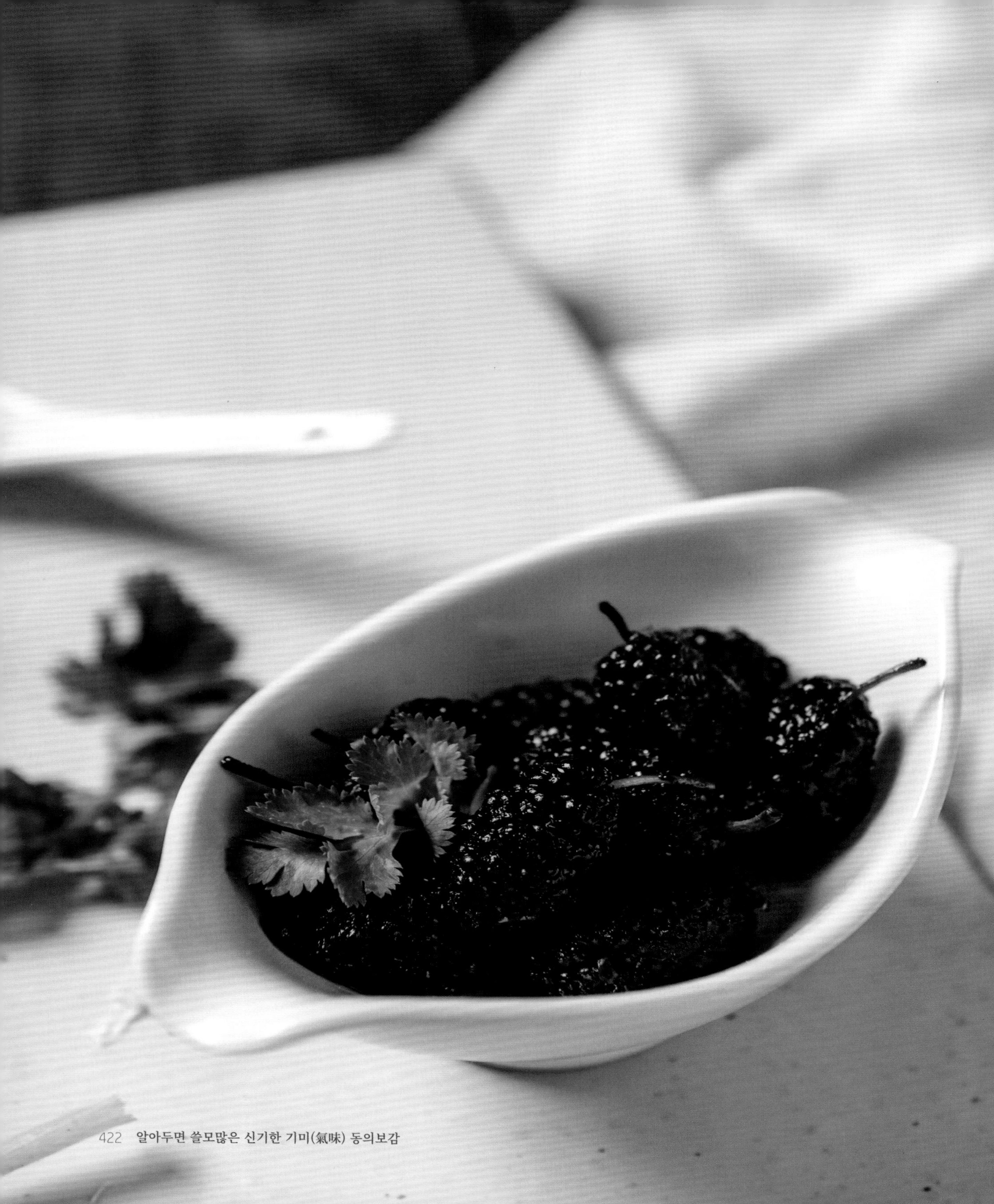

22
젊음의 묘약, 오디

오디는 뽕나무의 열매를 말하는 것으로, 처음에는 녹색이다가 익어가면서 검은빛을 띤 자주색으로 변해갑니다. <동의보감>에는 오디가 한약재로 사용되었을 때, '상심자'라고 부르며, '성미(性味)는 달고 차며 독이 없다.'고 전합니다. '혈(血)을 보하며 진액을 생겨나게 하며, 오장과 관절을 이롭게 하며 혈기를 통하게 한다.'고 처방하고 있습니다. 또한, '간장을 튼튼하게 하고 정력을 좋게 하며, 소변을 잘 나가게 하고 부은 것을 가라앉히기도 하며 당뇨와 숙취 제거에도 좋다.'고 기록합니다. 한의학에서 인체의 에너지 창고인 간신(肝腎)을 보하여주므로, <동의보감>에는 오디술을 오래 복용하면 '구복 변백불로(久服 變白不老)'라고 합니다. 따라서 머리털이 일찍 하얘지고 귀와 눈이 일찍 어두워지는 데에도 처방되어 왔고, 음혈(陰血)을 보(補)하여주므로 음혈(陰血) 부족으로 오는 현기증이나 불면증에도 훌륭한 약효를 보입니다. '허열(虛熱)을 내리며 음(陰)을 자양하고, 갈증을 멈추며 머리털을 검게 한다.'고도 기록되어 있습니다. 또한, '기억력을 좋게 하며 정신을 안정시키고 늙지 않게 한다.'고도 전하고 있습니다.

현대에 와서는 오디에는 '안토시아닌(anthocyanin)' 성분이 풍부하게 들어 있어서 혈류의 흐름을 개선해주고 콜레스테롤 수치도 낮춰주므로 당뇨와 동맥경화, 고혈압에도 도움을 준다고 보고되어 있습니다. 특히, '루틴(rutin)' 성분과 함께 모세혈관을 튼튼하게 하여 혈압억제 효과를 기대할 수 있습니다. 뿐만 아니라, '비타민 A, C'와 '포도당, 과당, 타닌, 사과산' 등이 들어 있어 체내 혈당 수치를 낮춰 주어 당뇨병 치료에도 아주 이롭습니다. 알코올 분해를 도와주고 갈증 해소에도 효과적이며 사과보다 칼륨이 2배, 칼슘이 14배, 비타민 C는 18배나 많은 영양분을 함유하고 있다고 합니다. 또한, 오디에는 철분도 많이 들어 있어서 뼈를 튼튼하게 해주므로 관절염 예방효과도 기대할 수 있습니다. 하지만, 약성(藥性)이 차가우므로 소화기관이 허약하고 냉한 분들이 비위허한(脾胃虛寒)으로 인해 복통이나 불쾌감, 설사할 때에는 먹지 말아야 합니다.

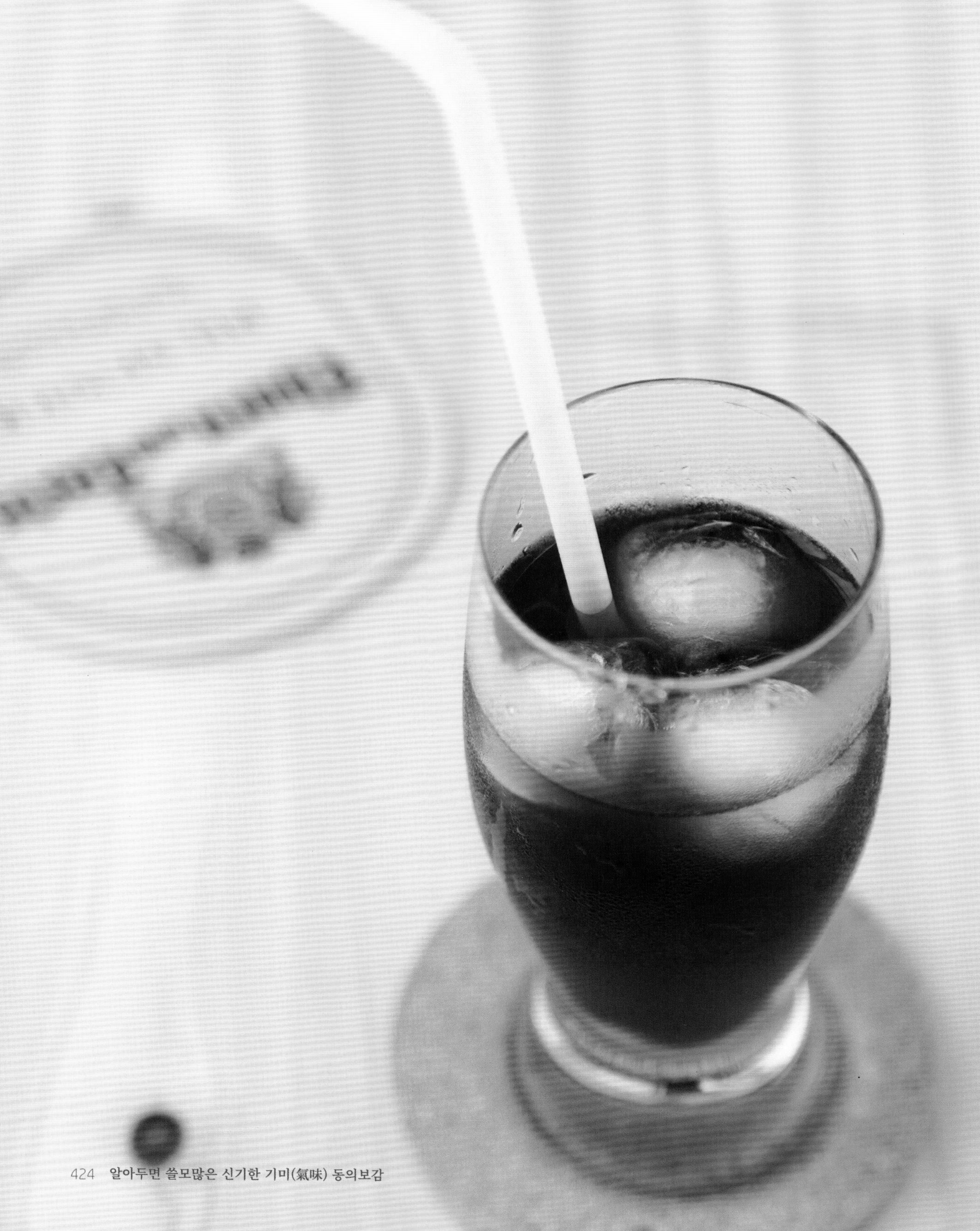

23
천연여성호르몬,
산수유

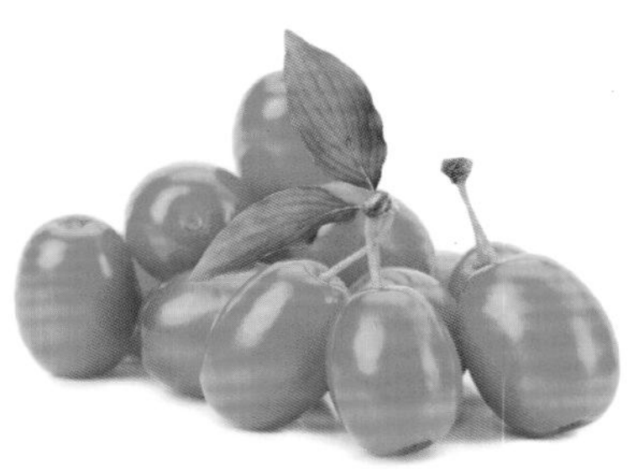

산수유는 산수유나무의 잘 익은 열매를 말하는 것으로, 우리 선조들이 따스한 겨울을 건강하게 지내기 위해 즐겨 복용하여 왔습니다. 한의학에서는 과육(果肉)을 약재로 사용하는데, <동의보감>에 '성미(性味)가 약간 따뜻하고 시고 떫으며 독이 없다.'고 전합니다. 하지만, '살찌게 하고 원기를 도우며 정액을 보충하나 그 씨는 정액을 절로 나가게 하므로 빼고 써야 한다.'고 기록되어 있습니다. 또한, '음(陰)을 왕성하게 하며 신정과 신기(腎氣)를 보하고, 성 기능을 높이며 음경을 단단하고 크게 한다. 정수(精髓)를 보해주고 허리와 무릎을 덥혀주어 신을 돕는다. 소변이 잦은 것과 노인이 시도 때도 없이 소변을 보는 것을 낫게 하고, 두풍과 코가 메는 것, 귀먹는 것을 낫게 한다.'고 전하고 있습니다.

<향약집성방>에는 '속을 덥게 하며 배 안의 기생충을 죽이고, 성 기능을 높이며 정기를 돕는다.'고 기록합니다. 또한, '소변 양을 줄이며 오장을 편안하게 한다. 오래 먹으면 몸이 거뜬해지고 눈이 밝아지며 힘이 솟는다. 모든 풍병과 기병 그리고 주사비(酒齇鼻 코끝이 빨갛게 되는 증상)를 낫게 하며, 다리와 무릎을 덥게 하고, 콩팥을 보한다.'라고 합니다. 따라서 복분자나 오미자와 같이 기운을 수렴하는 성질의 과일은 정액이 새는 유정(遺精), 자다가 정액이 새는 몽정(夢精), 너무 빨리 사정하는 조루(早漏), 소변이 저절로 나오는 유뇨(遺尿), 요실금, 야뇨증, 지나치게 땀을 흘려 허탈한 증상, 여성의 과다월경, 자궁출혈 등에 효과적으로 활용될 수 있습니다.

복분자과육의 '유기산(organic acid)'과 '코르닌(cornin)' 성분은 부교감신경의 흥분작용이 있으므로 신장 기능을 개선해주고 배뇨작용을 도와줍니다. '코르닌(cornin)' 성분은 '에스트로겐(estrogen)'과 유사한 호르몬 작용으로 자궁출혈, 월경불순, 생리통, 갱년기 증상 완화와 부인병 개선 등에 효과적입니다. '유기산(organic acid)'은 근육 수축력을 높여주고 방광 조절력도 향상해주므로 요실금이나 빈뇨, 야뇨증에 처방되어도 우수한 약효를 보여줍니다. '사포닌(saponin)' 성분도 혈액순환을 도와줄 뿐 아니라, 기(氣)를 더해주어 남성들의 스태미나 강화에 효과적일 수 있습니다.

또한, 감자의 4배, 바나나의 10배 이상의 칼륨을 함유하고 있어서, 혈관 내의 나트륨을 체외로 배출 시켜주므로 고혈압이나 심근경색, 동맥경화 등 심혈관질환을 예방해주고, 뇌 혈류 건강을 지켜주는 훌륭한 식품입니다. 뿐만 아니라, 산수유는 '인슐린(insulin)' 분비를 촉진해주므로 당뇨병에 효과를 보여 왔으며, 소변을 잘 나가게 하며, 혈압을 일시적으로 낮춰주기도 합니다. 특히, '비타민 A'가 많이 들어있어서 눈의 피로를 회복 시켜주고 시력 개선에 좋을 뿐 아니라, '우르솔릭산(ursolic acid)' 성분은 항산화 작용을 하여주므로 청각세포를 보호해주고 중이염 개선에도 유효하다고 보고되고 있습니다.

최근에는 대장균이나 폐렴, 칸디다균, 파상풍균, 장내세균 등에 대한 억균 작용을 한다는 연구도 보고되었습니다. 하지만, 산수유에는 '코르닌(cornin)'등 천연'에스트로겐(estrogen)' 성분이 많이 함유되어서 성호르몬 균형을 불안하게 할 수 있어 단기간 말리거나 끓여서 복용하시길 권해드립니다. 산수유의 약성(藥性)은 차가우므로 몸이 차가운 분들은 드시는 것이 좋지 않습니다. 또한, 비타민 A가 많이 들어 있어서 많이 복용하시면 현기증이나 두통을 유발할 수도 있으니 주의하시기 바랍니다.

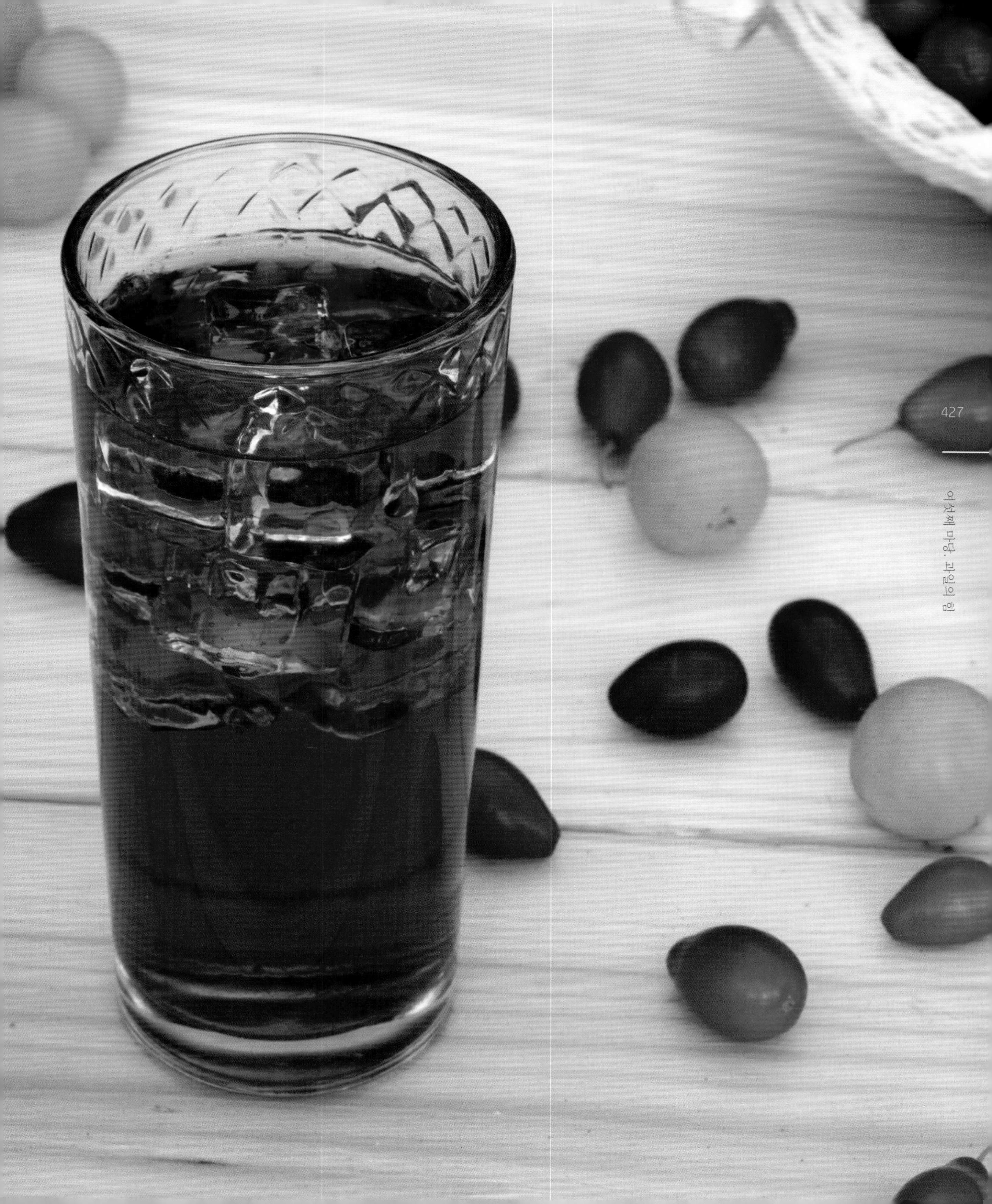

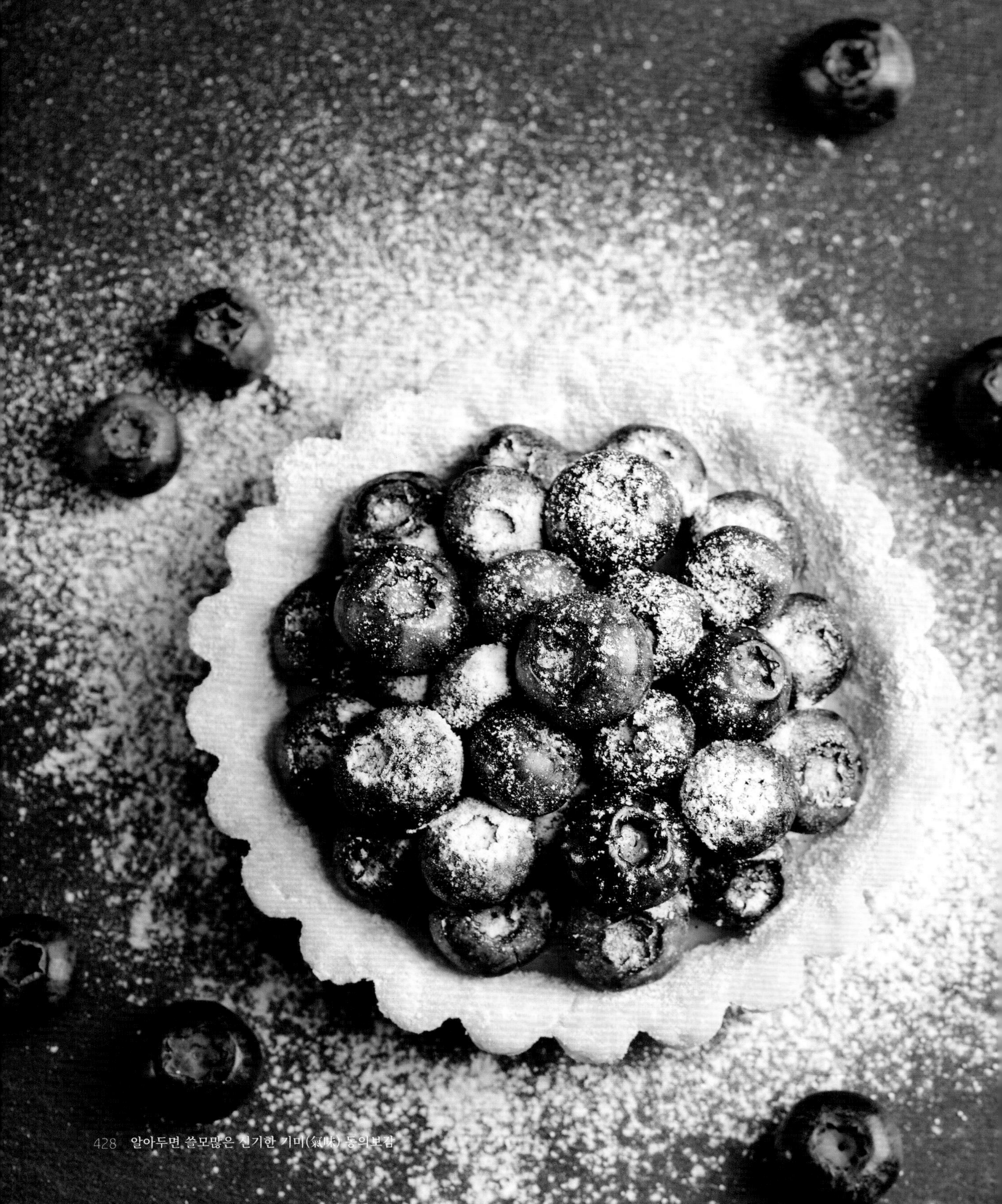

25
피부미용과실, 살구

<동의보감>에 살구 열매는 '행실(杏實)'이라 하며, '성질이 열하고 맛이 시며 독이 있다.'고 전하고 있습니다. 하지만, 정신이 상하고 힘줄과 뼈가 상하기 때문에 많이 먹으면 안 됩니다. 살구의 씨는 한의학에서 '행핵인(杏核仁)'이라 부르며 많이 처방되는 약재입니다. <동의보감>에도 '성질이 따뜻하고 맛이 달고 쓰며 독이 있다.'고 기록되어 있습니다. '기침이 나면서 기가 치미는 것을 치료하며, 폐기로 숨이 찬 것을 낫게 하고 해기(解肌)하여 땀이 나게 하며, 개의 독을 없앤다.'고 전합니다. 따라서 기침을 멎게 하고 가래를 삭여주므로, 기관지 환자들에게 폐 건강을 강화하기 위해서 많이 처방되고 있습니다.
하지만, 독이 있어서 사람을 죽일 수도 있으므로 민간에서 함부로 사용해서는 안 되므로 주의하기 바랍니다.

또한, 살구에는 '비타민 A'가 많이 함유되어서, 혈관을 건강하게 해주고 야맹증을 예방해주기도 합니다. '칼륨'도 풍부하게 들어 있어서 혈관 벽을 막게 하는 나트륨 독 배출을 도와주므로 혈관 건강을 지켜주는 효능이 있습니다. 살구에 풍부한 '베타카로틴(β-carotene)'과 같은 항산화 물질은 암 예방에도 효과적이며, '라이코펜' 성분은 피부에 탄력을 주며, 주름을 개선해주고 주근깨와 기미를 없애주는 등 노화 방지에도 우수한 약효를 보입니다. 뿐만 아니라, 살구씨에는 '올레인산(oleic acid)'과 '리놀렌산(linolenic acid)' 등의 불포화지방산이 많아서 미세먼지나 자외선으로부터 피부 건강을 지키는데도 탁월한 효험을 줍니다. 하지만, 살구 씨에는 '아미그달린(amygdalin)' 성분이 들어있어, 돼지고기와 함께 먹으면 복통 등의 증상을 유발할 수 있으므로 피해야 합니다. 또한, 많이 먹으면 손가락 마비나 사망에 이를 수도 있으니 적당히 섭취하길 권해드립니다.

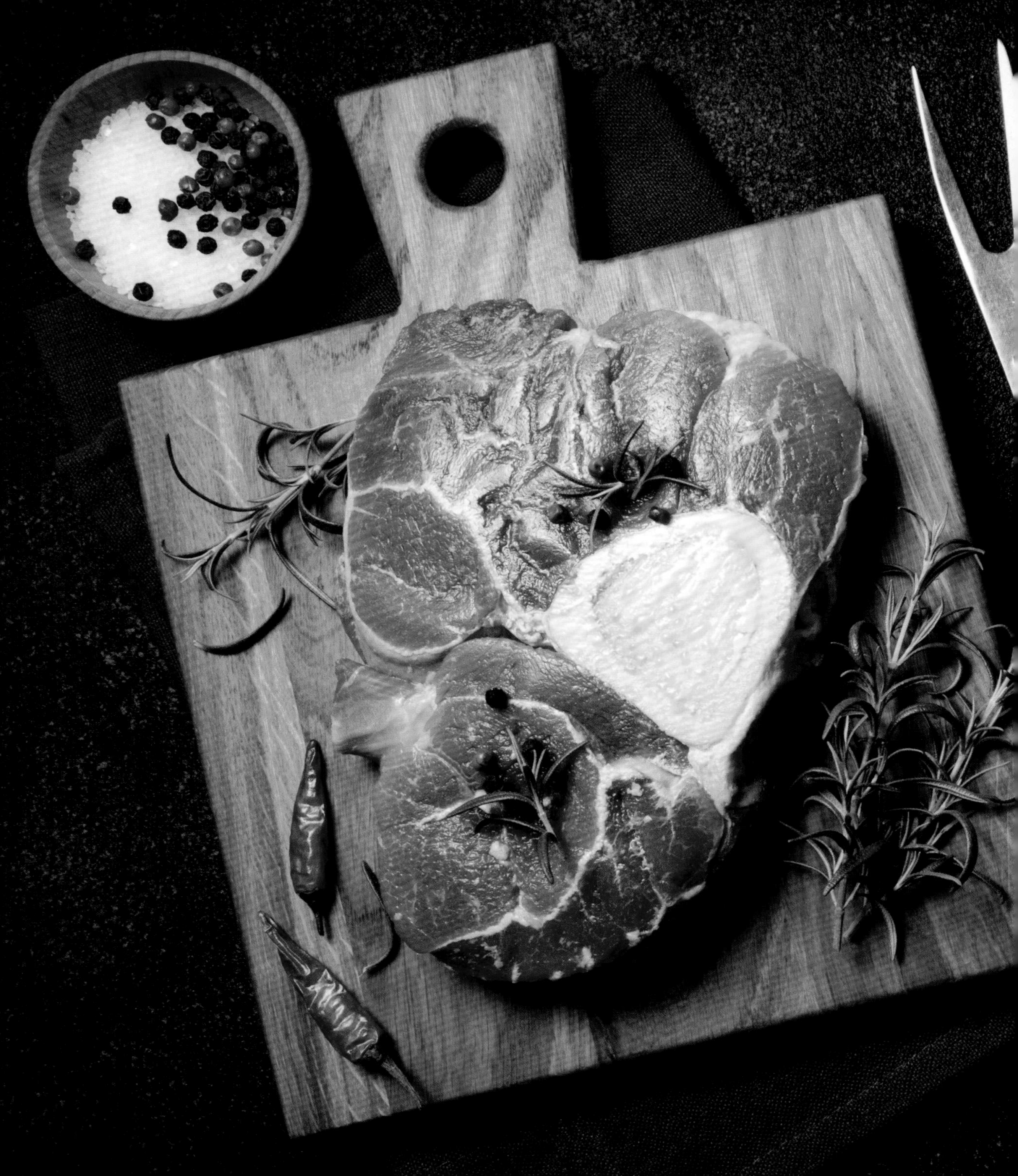

7

일곱째 마당

몸을 만드는 육, 가금류 외

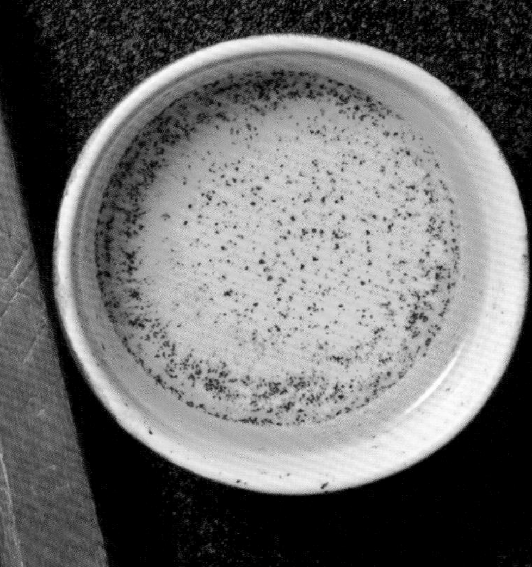

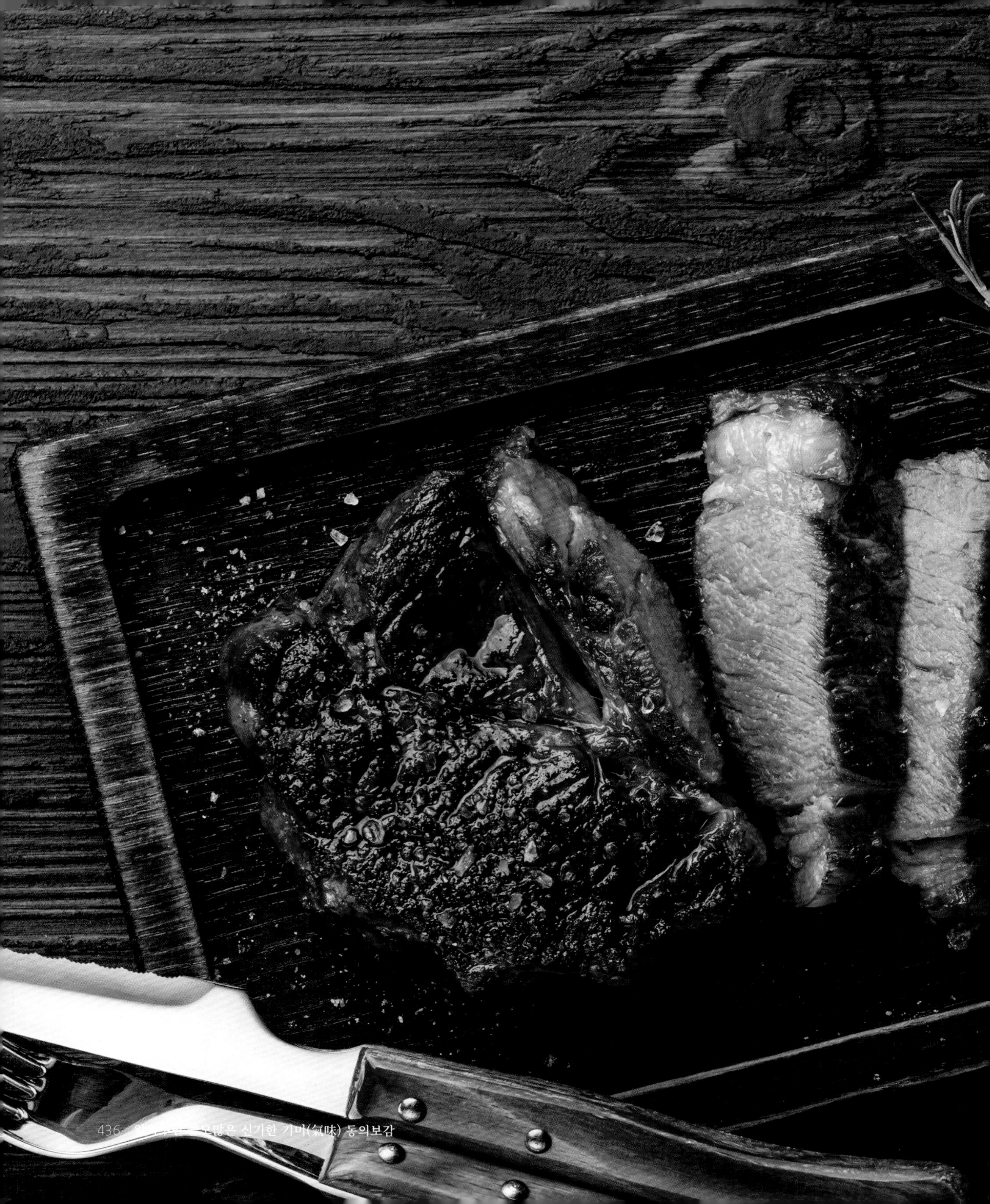

육, 가금류에는 단백질을 풍부하게 함유하고 있어서 근육과 뼈에 긍정적인 영향을 주지만, 비만과 성인병을 발생시킨다는 오해로 섭취를 피하는 분들이 많습니다. 하지만, 적당량의 살코기 섭취는 건강을 위해서 뿐 아니라, 영양 면에서도 유익합니다.
예를 들어 인체에 흡수된 '철분'은 뇌에 산소공급을 해주므로 뇌 활력을 찾아주는 매우 중요한 성분입니다. 특히, '철분'은 식품 내에서 '헴철(Hem-iron)'과 '비헴철(Nonhem-iron)'의 두 가지 형태로 존재하는데, 체내에서 '철분'의 흡수율은 매우 다릅니다. 식품에 포함된 '헴철(Hem-iron)'은 쇠고기와 돼지고기 등과 같은 육류에 주로 들어 있는 철분의 형태를 말하며, '비헴철(Nonhem-iron)'은 곡류와 채소 등 식물성 식품에 존재하는 형태입니다. '헴철(Hem-iron)'의 흡수율은 10~35%지만, '비헴철(Nonhem-iron)'은 2-20%의 흡수율을 보여, 두 형태의 철분 모두 체내 흡수율이 매우 낮은 편인데, 그중에서도 '비헴철(Nonhem-iron)'은 '헴철(Hem-iron)'에 비해 흡수율이 약 2배 정도로 낮습니다. 즉 '철분'은 체내 흡수율이 매우 낮으므로 양질의 철분 식품을 섭취하는 것이 몸을 만드는 데는 매우 중요합니다.

바로 이러한 양질의 철분 식품으로 어육류(쇠고기, 돼지고기, 가금류, 어패류 등)를 꼽을 수 있는데, 이는 '헴철(Hem-iron)'의 함량이 많고 흡수율이 높을 뿐 아니라, 함께 섭취하는 '비헴철(Nonhem-iron)' 식품의 철분 흡수도 증가시키기 때문입니다. 우리나라 사람들은 전통적으로 식물성 식품을 많이 섭취하는 편인데, 이 경우 식사로 섭취되는 철분의 절대량은 비교적 충분한 편이지만, 흡수율이 낮은 '비헴철(Nonhem-iron)'이 많기 때문에 철분 섭취 면에서 볼 때 비효율적이라고 할 수 있습니다. 따라서 '철분'과 궁합이 잘 맞는 식품을 찾아서 함께 먹는 것이 중요합니다. '비타민 C'는 '철분' 흡수를 증가시키므로 철분이 풍부한 식품을 서로 같이 먹으면 철분의 흡수를 높일 수 있습니다. 예를 들어 육류를 섭취할 때 '비타민 C'가 풍부한 오렌지 주스 1컵을 함께 마시는 것은 좋은 방법이 될 수 있습니다.
하지만, 차(茶)에 많이 함유된 '타닌(tannin)' 성분은 '철분(비헴철 Nonhem-iron)'과 결합하여 흡수를 낮추는 것으로 알려져 있습니다. 따라서 빈혈이 있는 사람의 경우 식사하실 때 차나 커피를 함께 섭취하는 것은 될 수 있는 한 피해야 함을 기억하기 바랍니다.

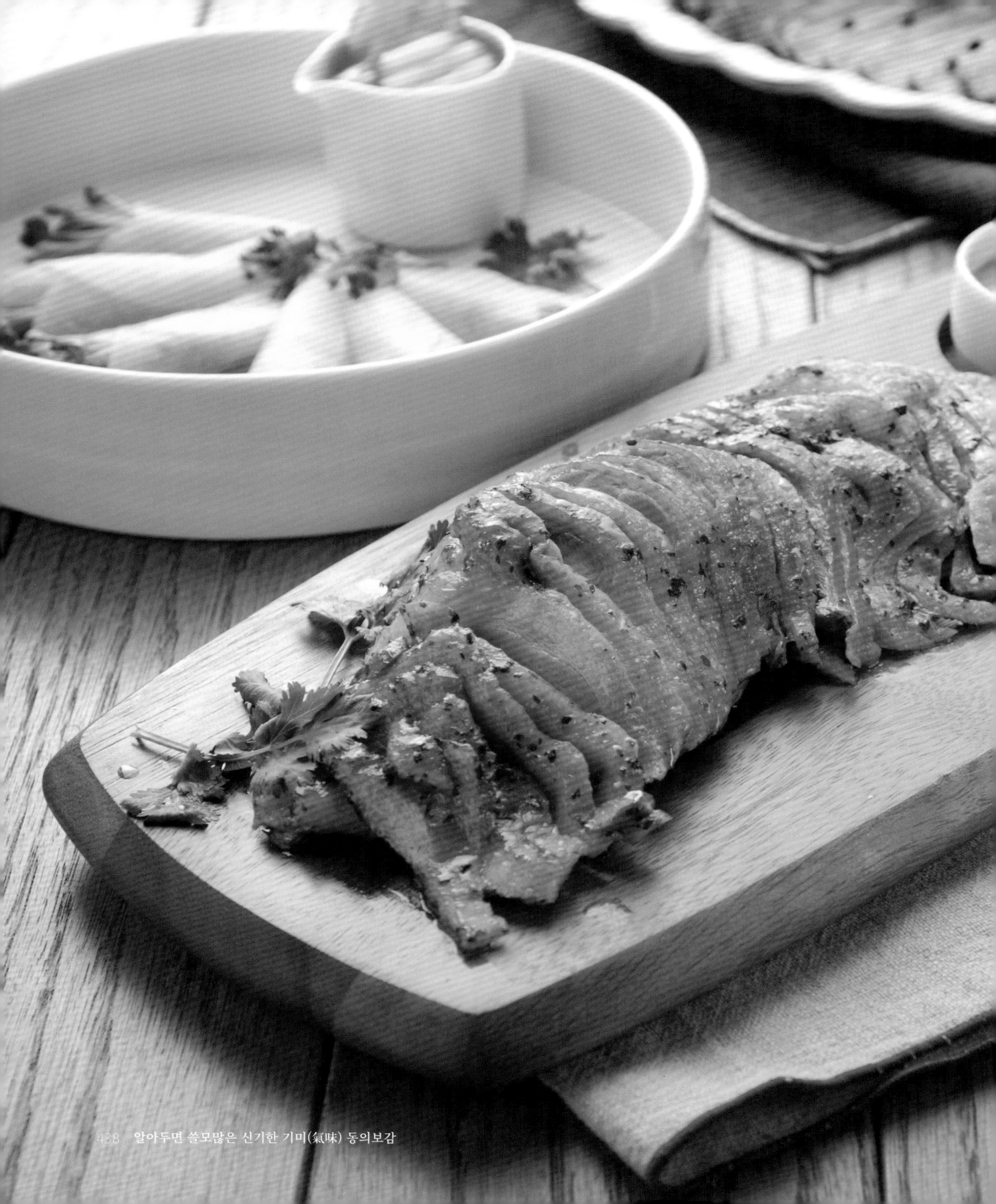

01
알칼리성 스테미너식, 오리

<동의보감> 기록에 의하면, 한의학에서 오리는 맛이 달고 짜며, 기운을 보강해 주고 비위(脾胃)를 조화롭게 해주어, 여름철 열독(熱毒)을 풀어 줄 뿐 아니라, 질병에 대한 저항성이 뛰어나 보신제로 애용되어 왔습니다. 하지만, '닭 잡아먹고 오리발 내민다.'는 옛 속담이나 '오리고기를 잘못 먹으면 손가락이 붙는다.'는 옛말 등으로 미루어, 오리는 제사상이나 폐백 음식에 오르지 못하고 닭이 오르는 등 우리 조상들은 오리고기를 별로 좋아하지 않은 것 같습니다. 오리고기는 닭고기보다 육질이 질기고 비린내가 나며, 상대적으로 뼈와 기름이 많은 편입니다. 하지만, 영양가가 쇠고기나 돼지고기에 뒤지지 않고, 고기류 중에서는 드물게 알칼리성 식품으로 성인병 예방에 효과가 있다는 사실이 알려지면서, 최근 들어 그 소비가 늘고 있습니다. 체내에 축적되지 않는 '불포화 지방산'이 다른 고기보다 많고, 사람의 몸에 꼭 필요한 '필수아미노산'을 많이 공급하기 때문입니다.

<동의보감>에도 오리는 고혈압이나 중풍, 신경통, 동맥경화 등 순환기 질환에 특효가 있고, 비만증, 허약체질, 병후 회복, 음주 전후, 정력 증강, 위장 질환에 효험이 있으며, 몸 안의 해독작용과 혈액순환을 도와 성인병에 특히 좋은 것으로 나타나 있습니다. 따라서 열과 독을 풀어주어 허(虛)한 것을 보충하고, 장부를 이롭게 하여 집중력과 지구력의 저하를 막는 한편, 몸의 산성화를 막아주는 스태미나 식품이라고 할 수 있습니다. 특히, '비타민 C'와 '비타민 B1, 비타민 B2' 등의 함량이 높아 성장발육촉진과 갱년기 장애 예방에 효과가 있으며, 집중력과 지구력의 저하를 막아주기도 합니다. 또한, 알칼리성으로 산성화된 몸을 중화 시켜주므로, 몸의 산성화를 막아주고 면역력을 좋게 해 줄 뿐 아니라, '칼슘이나 인, 철, 칼륨'도 많이 들어 있어서 중요한 광물질의 공급원이기도 합니다.

따라서 오리는 고단백이지만 저열량, 저칼로리의 대표적인 스태미나 식품이며, 막힌 혈관을 풀어주어 동맥경화나 고혈압 등의 성인병 예방과 관리에도 도움이 될 수 있습니다. 오리에 함유된 '레시틴(lecithin)' 성분은 독소를 배출해주므로 불필요한 몸의 부기와 신장을 개선해주는 약효도 보여줍니다.

옛 한의서, <본초강목>에는 '허(虛)를 보(補)하거나 열을 내리는 데 유용하다'고 기록되어있으며, <동의보감>에도 '補虛 除熱 和藏府 利水道'이라 하여 오리는 '허한 것은 보하며 피를 맑게 하는(淸血청혈) 작용이 있고, 오장육부의 기능을 고르게 하며 소변을 잘 나가게 한다.'고 전해지고 있습니다. 몸속의 물을 잘 통행 시켜주고 소변을 잘 나오게 하므로 부종이나 복수를 치료할 수 있고, 특히, 양잿물을 먹어도 잘 죽지 않을 만큼 생명력이 강해서 체질적으로 독을 다스리는 데 효과가 있습니다. 따라서 고혈압이나 중풍, 신경통, 동맥경화 등 순환기 질환뿐 아니라, 비만증, 허약체질, 병후 회복, 음주 전후, 정력 증강, 위장 질환에 효험이 있으며, 몸 안의 해독작용과 혈액순환을 도와 성인병에 특효가 된다고 여겨집니다.

또한, 음기(陰氣)를 보하고 위장을 도와주는 효능이 있으므로, 허약하여 생기는 기침, 갈증, 유정(遺精), 도한(盜汗)은 물론, 여성의 월경량이 적은 경우에도 좋고, 병후에 체력이 허약한 사람의 회복에도 도움이 될 수 있습니다. 하지만, 오리고기는 찬 성질이라 체질이 허약하고 손발이 차며 대변이 묽거나 설사하는 사람은 주의해야 합니다. 즉, 열이 많은 체질인 소양인에게는 좋으나 몸이 냉한 체질인 소음인에게는 어울리지 않습니다. 뿐만 아니라, 민간에서는 오리의 피와 기름이 중풍에 좋다고 남용하고 있으나 득보다는 오히려 해를 보는 수가 많음으로 주의해야 합니다. 오리와 부추는 좋은 음식궁합을 이루므로 식생활에서 많이 활용해보기 바랍니다.

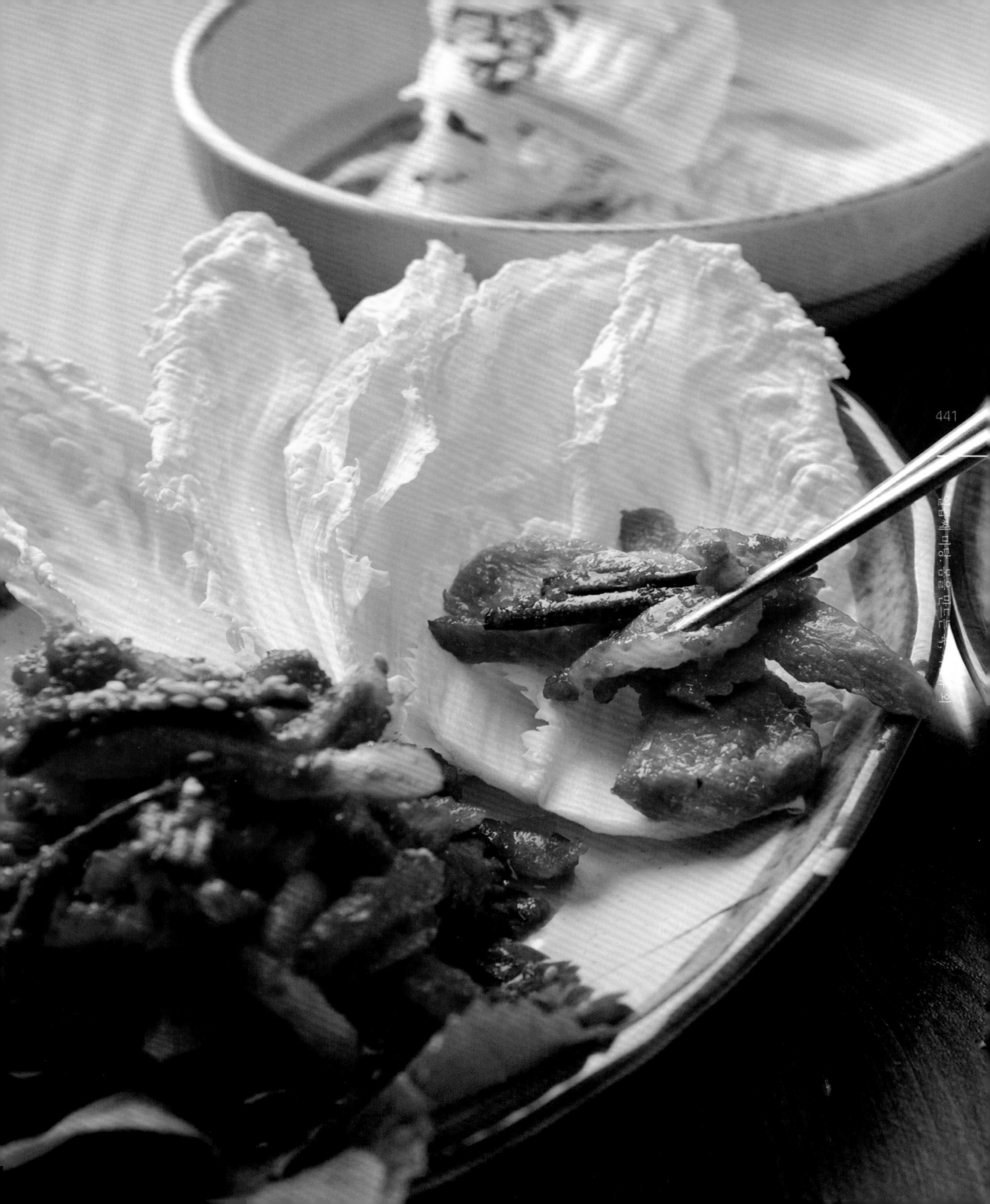

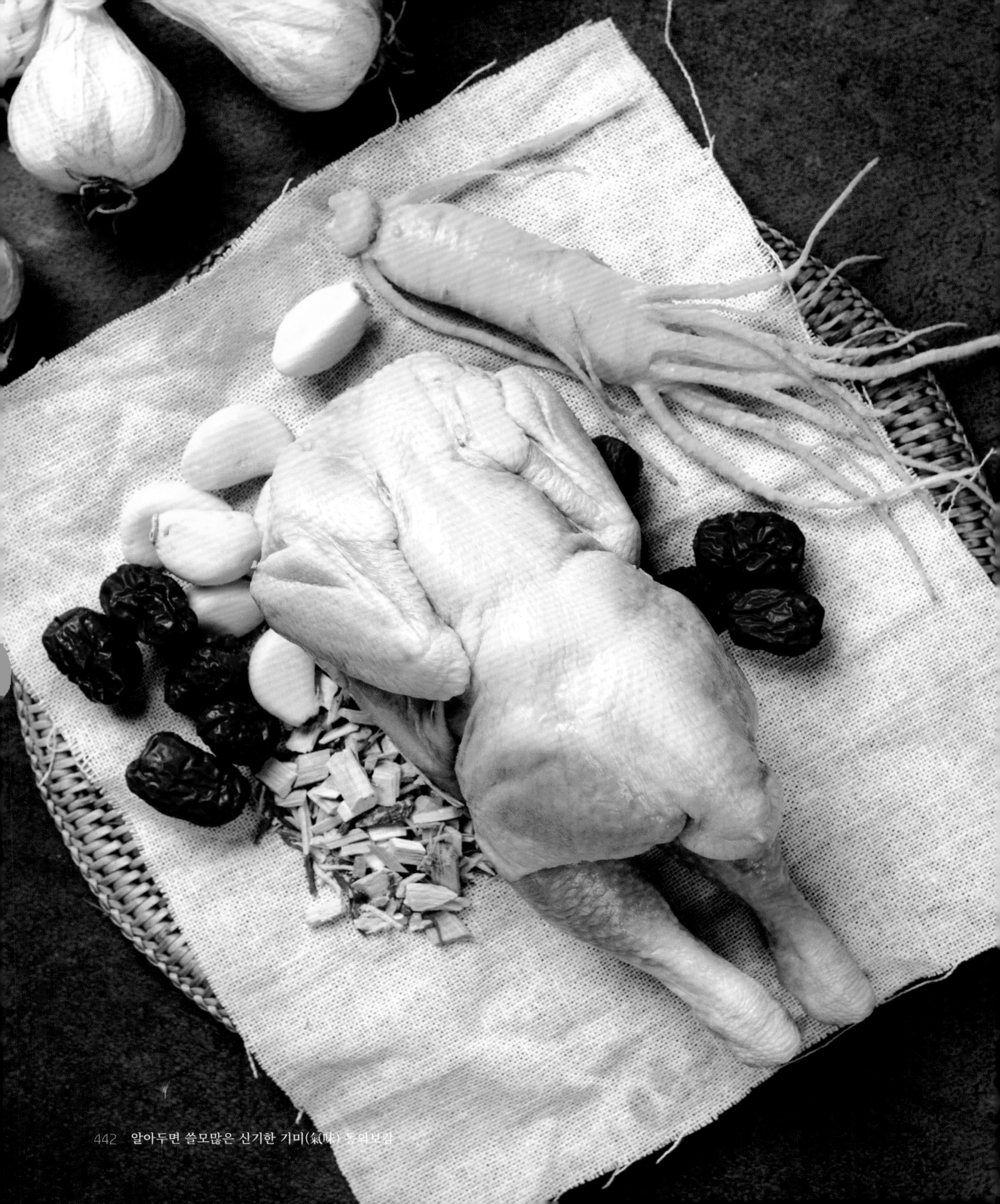

03
영조대왕 수랏상, 꿩고기

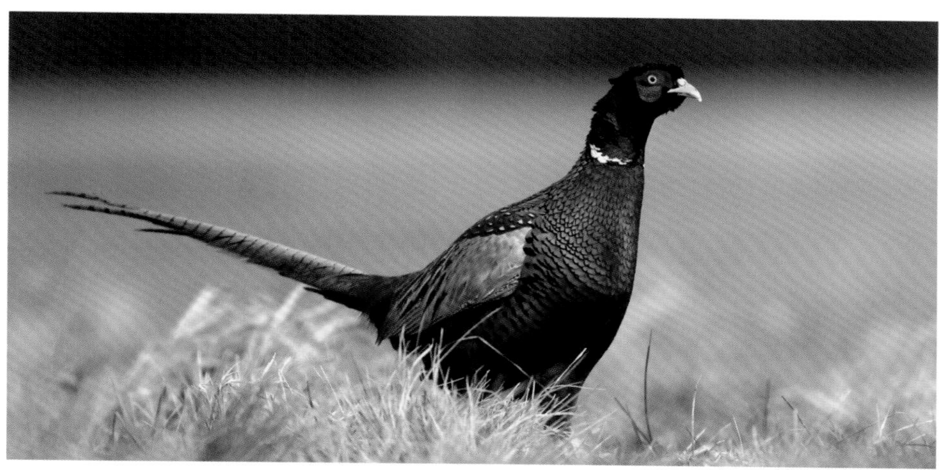

예로부터 우리 민족에게 꿩은 상서로운 동물로 여겨져 특별한 관심과 사랑 속에 민담과 속담이 많았습니다. 신라 시대에 흰 꿩은 하늘이 왕에게 보낸 메시지로 치적이 뛰어나거나 태평 시대를 강조하는 의미를 담아 왔습니다. 왕가에서 꿩고기는 임금님께 진상되는 귀한 궁중음식으로 조선 임금 가운데 가장 장수했던 영조 대왕의 수라상에는 빠지지 않고 올랐다고 합니다. 예부터 선조들의 잔칫상에는 빠지지 않았는데, 조선 시대에 와서는 '양반의 새'로 당시의 유교적 가치관과 윤리관을 대변해 오기도 했습니다. 민간에서 굿을 할 때는 꿩의 꼬리털이 신의 감응을 받는 안테나 역할을 한다고 믿어왔다고도 합니다. 우리 선조들은 제사에 적(炙: 고기를 양념하여 꼬챙이에 꿰어 구운 음식)을 올릴 때 반드시 꿩고기를 사용하였고, 혼례 시 폐백이나 명절에 '병탕(餠湯)'을 끓일 때 꿩고기를 먹는 풍습이 있었다고 합니다. 그만큼 상서로운 새, '하늘의 닭'이라고 하여, 천신(天神)의 사자로 귀하게 여겼다고 전해지고 있습니다. 조선 시대에 와서는 꿩을 파를 가게가 따로 있었을 정도로 보편적인 육류 음식이었지만, 꿩고기를 구하기 힘들어져서 '꿩 대신 닭', '꿩 먹고 알 먹고' 등의 속담까지 나오게 되었다고 합니다.

현대에 와서 꿩고기는 주위에서 쉽게 구할 수 있는 고기는 아니지만 잘 알려진 보양식입니다. 한의학에서는 기(氣)와 혈(血)을 도와주고 근육을 강화하며 위장을 튼튼하게 한다고 바라보고 있습니다. <동의보감>에는 꿩고기를 '치육(雉肉)'이라고 하며, '성질이 약간 차고 맛이 시며 무독 혹은 미독하여 중초(中焦)를 보하고 기가 생기게 하며, 설사를 멈추고 누창을 낫게 한다.'고 전하고 있습니다. 다른 한의서들에도 설사나 이질을 멎게 하고 종기를 없애는 효능이 있으며, 겨울에 몸이 차고 손발이 얼음장 같고 소화 기능이 약한 사람의 원기가 떨어졌을 때 효과적이라고 기록되어 있습니다. 따라서, 꿩고기는 몸이 차고 소화 기능이 약한 소음인의 음식으로 탕을 끓일 때 꿩고기가 없는 경우에는 닭고기를 넣어서 먹으면 됩니다. 반면에 태음인은 쇠고기를, 소양인은 돼지고기나 오리고기를 넣어 먹고, 태양인은 조개를 넣으면 자신의 체질에 맞는 국을 먹을 수 있습니다.

그러나 고혈압이나 당뇨, 동맥경화 등의 성인병이 있는 경우 육류를 먹을 때 살코기 위주로 먹는 것이 좋으며 많이 먹는 것은 피해야 하겠습니다. 또한, 닭가슴살만큼이나 단백질이 풍부하고 저칼로리 음식이라서 원기를 회복해주면서 다이어트할 때 부족해지기 쉬운 단백질을 섭취하기에 좋은 식품입니다. 인체가 스스로 만들지 못하는 필수아미노산이 골고루 함유되었을 뿐 아니라, 지방함량이 적기 때문에 당뇨병에도 좋다고 알려져 있으며, '오메가-3 지방산'도 다량 함유하고 있으므로 '콜레스테롤'을 억제하는 효능도 있다고 보고되고 있습니다. 다른 육류와는 달리 섬유소가 가늘고 연하고, 지방이 없는 고단백 저지방 식품으로 '칼슘, 인, 철분'도 풍부하여서 뼈 건강과 치아 형성이 중요한 노약자나 성장기 아이들에게 아주 훌륭한 식자재라 할 수 있습니다. 여기에 찬 성질의 메밀이 식이섬유를 보충해주고 꿩고기의 기운을 보강해주므로 같이 섭취하면 좋은 궁합을 이룹니다. 하지만, 꿩은 식료품에서 귀한 것이나 약간 독(毒)이 있으므로 평상시에 자주 먹는 것은 적당하지 않습니다. 음력 9-12월 사이에 먹으면 약간 보하지만, 다른 때 먹으면 5가지 치질이나 헌데 또는 옴(瘡疥)이 생긴다고 전해지고 있습니다.

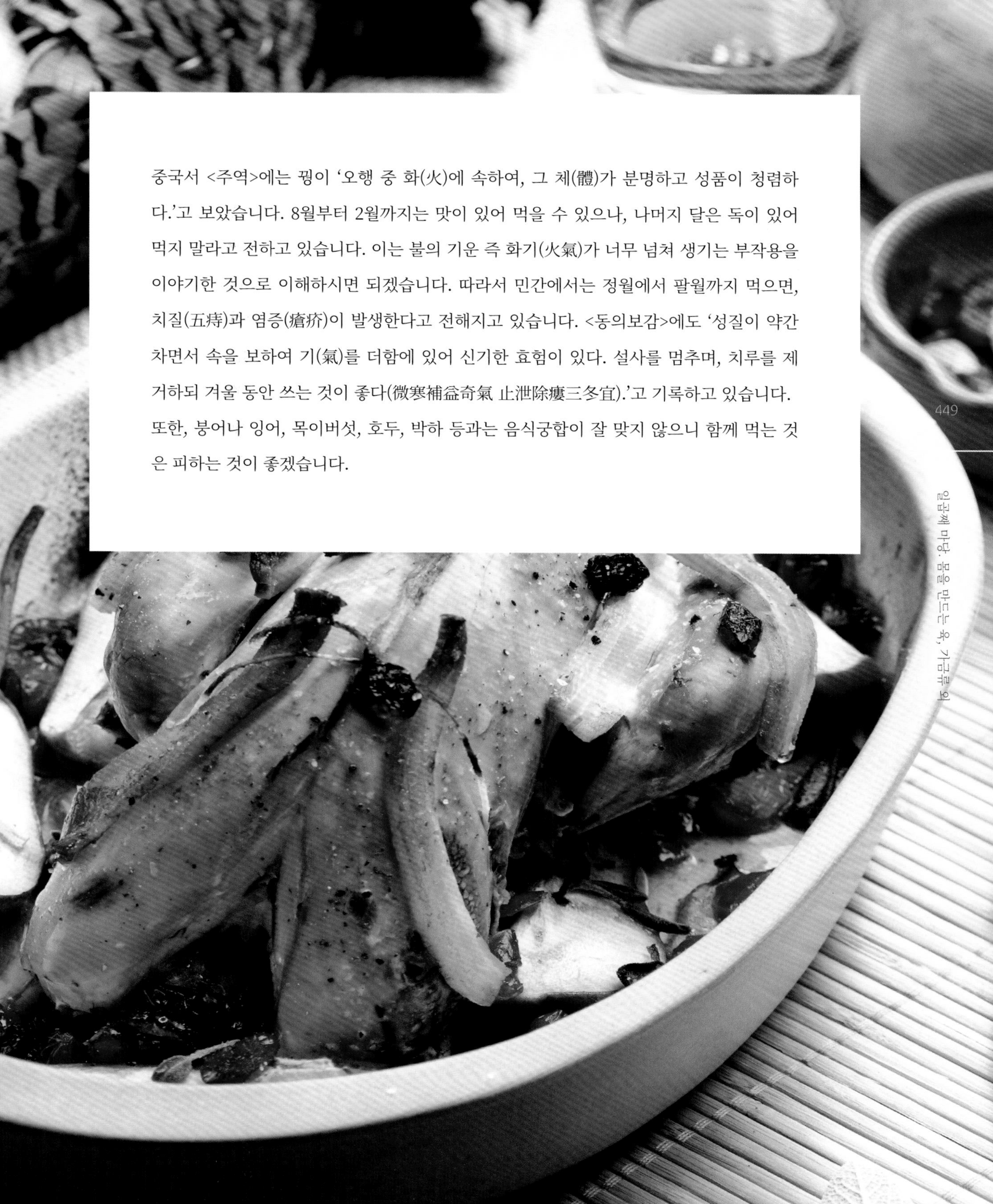

중국서 <주역>에는 꿩이 '오행 중 화(火)에 속하여, 그 체(體)가 분명하고 성품이 청렴하다.'고 보았습니다. 8월부터 2월까지는 맛이 있어 먹을 수 있으나, 나머지 달은 독이 있어 먹지 말라고 전하고 있습니다. 이는 불의 기운 즉 화기(火氣)가 너무 넘쳐 생기는 부작용을 이야기한 것으로 이해하시면 되겠습니다. 따라서 민간에서는 정월에서 팔월까지 먹으면, 치질(五痔)과 염증(瘡疥)이 발생한다고 전해지고 있습니다. <동의보감>에도 '성질이 약간 차면서 속을 보하여 기(氣)를 더함에 있어 신기한 효험이 있다. 설사를 멈추며, 치루를 제거하되 겨울 동안 쓰는 것이 좋다(微寒補益奇氣 止泄除瘻三冬宜).'고 기록하고 있습니다. 또한, 붕어나 잉어, 목이버섯, 호두, 박하 등과는 음식궁합이 잘 맞지 않으니 함께 먹는 것은 피하는 것이 좋겠습니다.

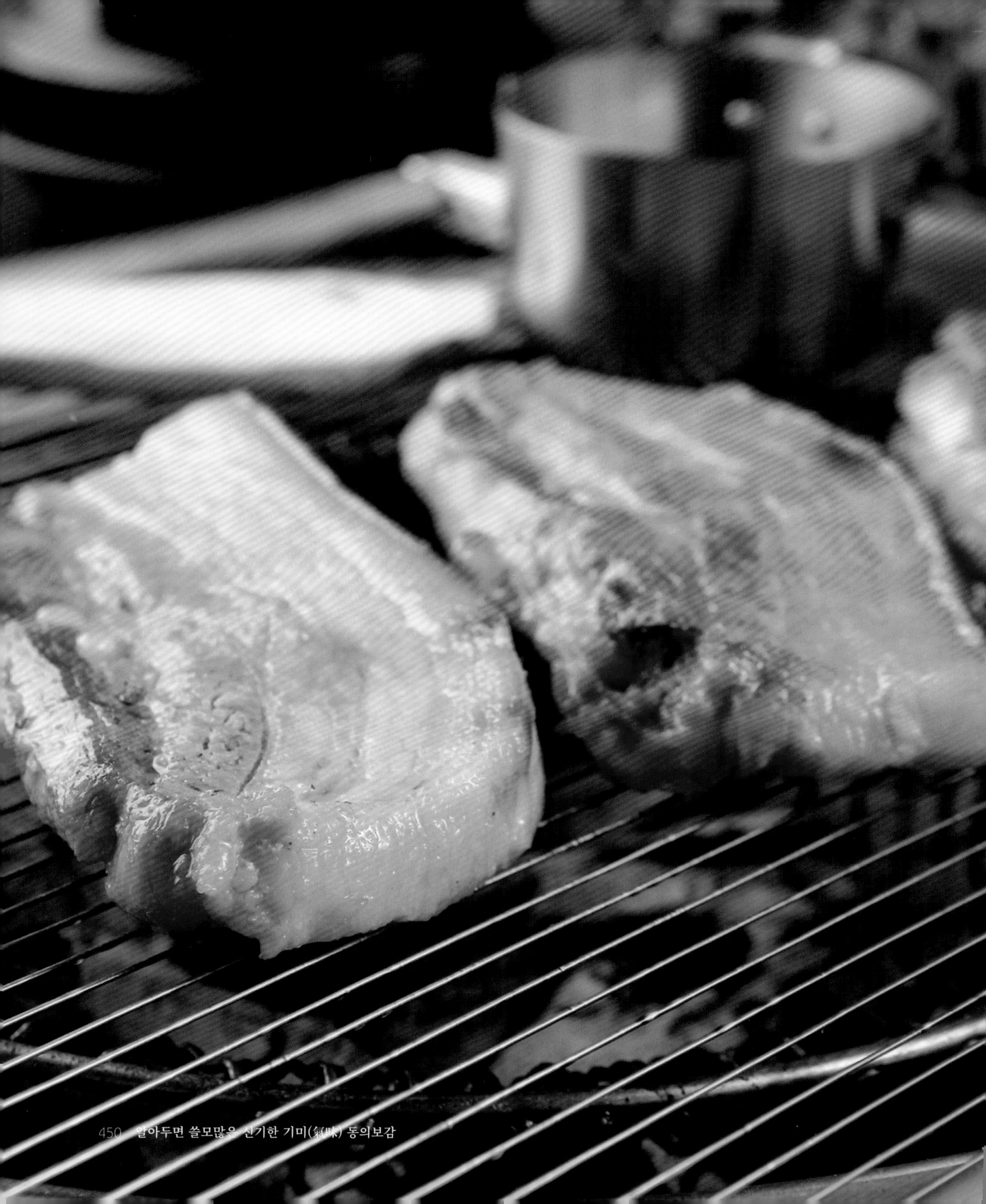

05 제허백손(諸虛白損)을 보(補)하는 소고기

예부터 쇠고기는 사람의 체격과 비슷하기에, '제허백손(諸虛白損)을 보한다.'고 하여 귀한 식자재로 여겨왔습니다. 한의학에서 볼 때, 소는 음(陰)의 성질을 지닌 동물로 바라봅니다. 소가 일어설 때는 뒷발이 먼저 나가고 누울 때는 앞발이 먼저 나가는데, 음(陰)의 성질을 따르기 때문입니다. 반면에, 말은 일어설 때 앞발이 먼저 나가고 누울 때는 뒷발이 먼저 나가는데, 말은 양(陽)의 성질을 지닌 동물이기 때문입니다. 그래서 소가 병이 들면 양기(陽氣)가 드세졌기 때문에 서서 버티고 있다고 합니다. 이를 한의학의 체질 의학에서는 소는 태음인 같고 말은 소양인 같다고 비유하면서, 쇠고기는 음성 체질인 태음인에게 궁합을 이룬다고 할 수 있습니다. <본초강목>에는 '성질이 평하고(혹 따뜻하고) 달며 무독하다.'고 소개되었습니다. 주로 '비위(脾胃)의 기운을 북돋우며 구토와 설사를 그치게 하고 소갈과 수종에 효과가 있으며 근골과 허리, 다리를 강하게 한다.'고 전합니다.

<동의보감>에도 따뜻한 성질로서 비·위장을 보하고 기혈(氣血)을 도와주는 효능이 있다고 기록하며, 비위가 허약하고 영양이 부족하며 몸이 잘 붓고 갈증이 있는 분들에게 좋다고 권하고 있습니다. 근육과 뼈를 튼튼하게 하는 효능이 있으므로 허약하여 근골이 건실하지 못하고 허리와 무릎이 시큰거리고 약하며 팔다리에 힘이 빠지는 경우에도 도움이 됩니다. 쇠고기에는 양질의 '단백질'이 풍부하고 '지방, 비타민, 각종 미네랄'을 많이 함유하고 있어 바이러스에 대항하는 신체의 저항력을 향상하고 면역력을 더해주는 데 탁월합니다.

특히, 쇠고기의 '단백질'에는 8가지의 필수아미노산이 들어 있어 성장기 어린이에게 가장 좋은 영양공급원이 될 수 있으며, 빈혈 예방과 피로회복, 미용에도 훌륭한 영양식입니다. 또한, 아미노산의 일종인 '사르코신(sarcosine)'이라는 성분이 풍부하게 들어 있어서 지구력이 약해지는 것을 예방하며, 근육을 성장시키고 근력을 증강하는 데 좋은 역할을 합니다.

쇠고기의 풍부한 '비타민 B' 성분은 피부 노화를 막아주고, 지방 연소를 도와주기 때문에 건강한 신체로 발달하는데 우수한 식품이 될 수 있습니다. 빈혈치료제로 많이 유효한 '비타민 B12(코발라민 cobalamin)'는 뇌 건강에 도움을 주므로 치매를 예방할 수 있고 면역기능을 향상해주는 데에도 좋습니다. 쇠고기에 함유된 '비타민 B3(니아신 niacin)'는 세포나 조직 내의 활성산소를 제거해주는 항산화 작용을 하며, 손상된 세포를 빠르게 회복해 줍니다. 또한, 우리 몸의 피로를 빠르게 회복해 주고 두뇌에 바로 에너지를 공급하여 뇌를 활성화해 주기도 합니다. 따라서 두뇌를 많이 쓰는 일을 하는 사람이나 수험생에게 영양학적으로 아주 바람직합니다.

쇠고기의 '엽산'이나 아연', '철분' 성분은 백혈구 생산과 면역력을 더해주는 데 도움이 되어 여성분들이나 임산부의 영양과 빈혈 방지에도 훌륭합니다. '칼슘'과 '인'도 많이 함유하고 있어서 뼈와 치아를 튼튼하게 해주고, 관절염에도 효능이 있어 노인들의 골다공증 예방에도 좋습니다. 또한, 근골을 튼튼하게 해주며 영양불량에 의한 부종을 줄여주고 다리 및 허리 근육을 강하게 해주기도 합니다. 하지만, 쇠고기는 따뜻한 성미(性味)이므로 너무 많이 섭취하면 피부가 빨갛게 일어나거나 피부질환이 생길 수 있으니 주의하기 바랍니다. 또한, 돼지고기보다 포화지방산과 콜레스테롤이 많아서 소화흡수가 좋지 못하기 때문에 고지혈증 환자나 동맥경화증이 있는 분들은 채소와 함께 적당량을 드시길 권해드립니다. 따라서, 쇠고기 같은 고칼로리식을 너무 많이 먹으면 건강에 해롭습니다. 포화지방에는 지용성 유해물질이 포함되어 혈관을 막히게 한다는 것을 기억해주시기 바랍니다.

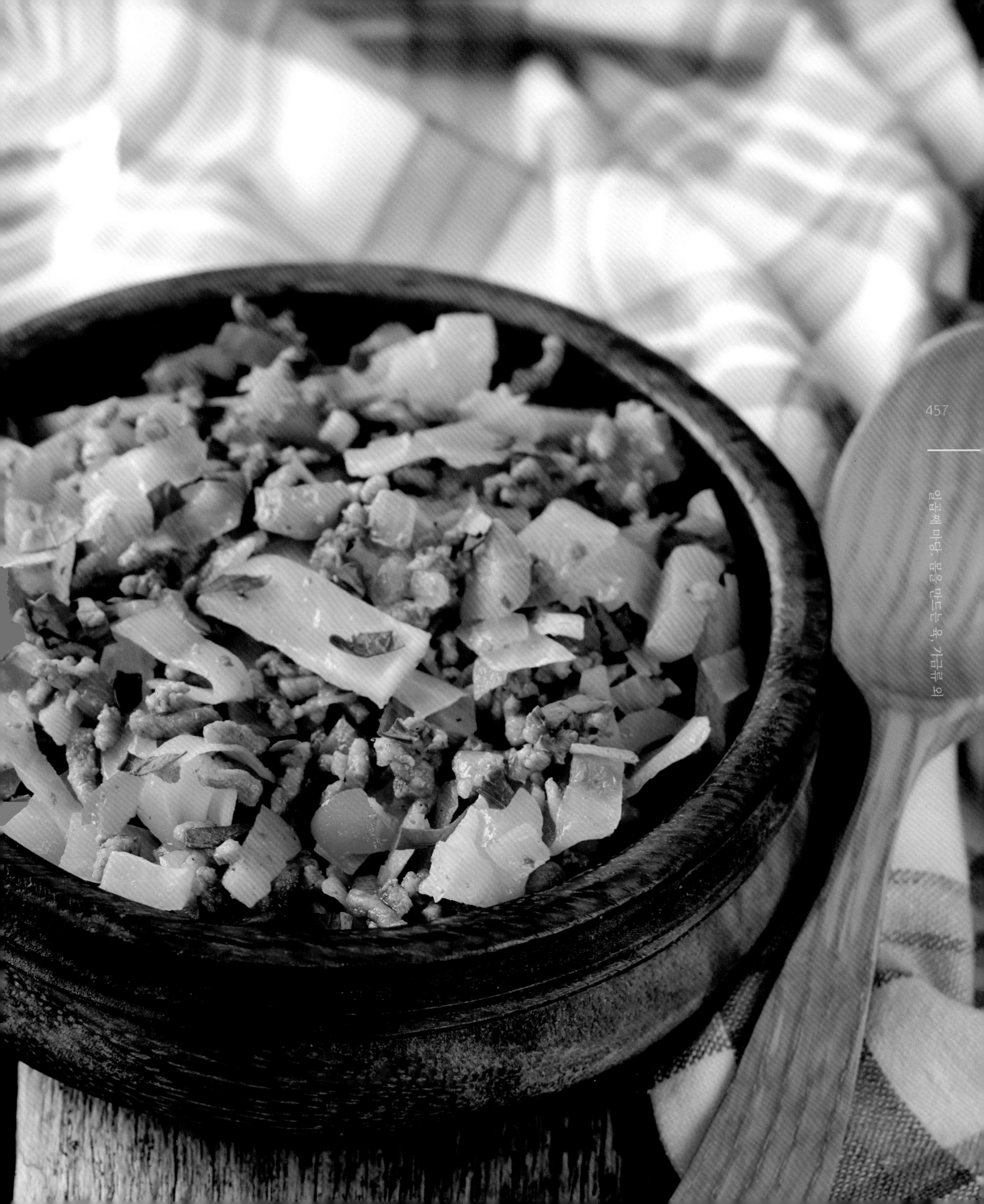

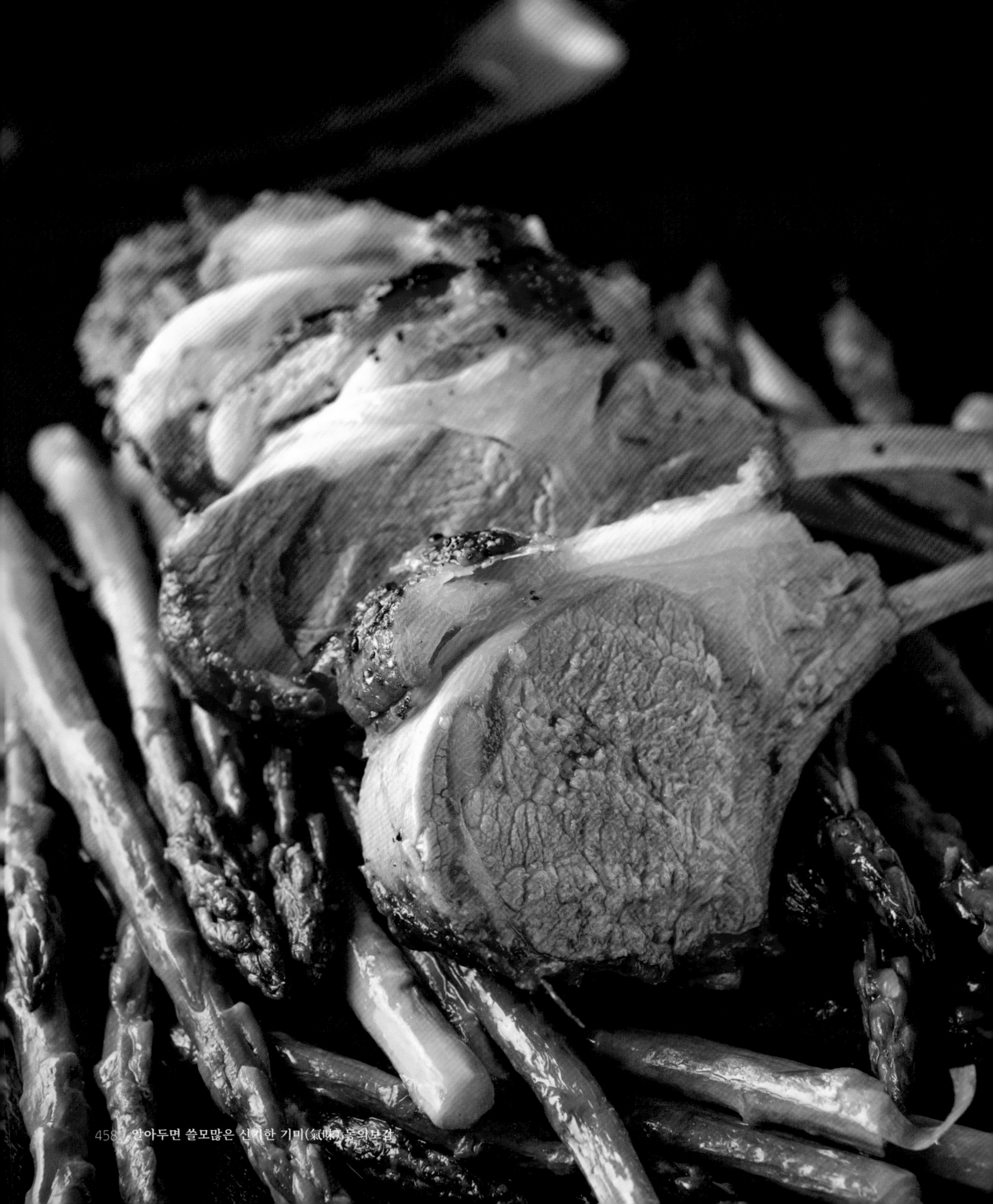

06 유목민 보양식, 양고기

양고기는 유목문화전통을 가진 민족에게는 주요 식자재이자 좋은 보양식품으로 알려져 왔습니다. <동의보감>에는 '성질이 뜨겁고 달다'고 기록되어 있습니다. '정력과 기운을 돋우며, 비장과 위를 튼튼히 하고, 오장을 보호하며 혈압을 다스리는 효능이 있다.'고 전합니다. 따뜻한 성질로 한기(寒氣)를 없애주기에 추위를 잘 타는 사람에게 좋으며, 근골을 튼튼히 해주므로 허약한 사람이나 허리와 무릎에 힘이 없을 경우에 도움이 됩니다. 지혈작용뿐 아니라, 빈혈에도 효과가 있으며 출산 후나 모유가 적을 때에 활용해도 훌륭합니다. 뿐만 아니라, 소화 기능이 떨어지거나 양기 부족, 당뇨, 해독, 살균, 이뇨, 피로회복 등에도 효과가 있다고 전하고 있습니다.

<본초강목>에도 양고기는 '중초인 비위 기능을 보하고 기를 만들어 보해준다(보중익기 補中益氣)'라고 기록되어 있습니다. 쇠고기나 돼지고기보다 아미노산 함량이 높고, '비타민'이나 '칼슘', '인', '철' 등도 많이 함유되어 인체에 이롭습니다. 특히, '비타민 B1'은 불면증이나 초조함, 스트레스 해소에도 도움이 되기도 합니다. 현대에 와서는 단백질이 풍부하고 섬유질이 연하므로 돼지고기의 대용이나 회복식으로도 많이 애용됩니다.

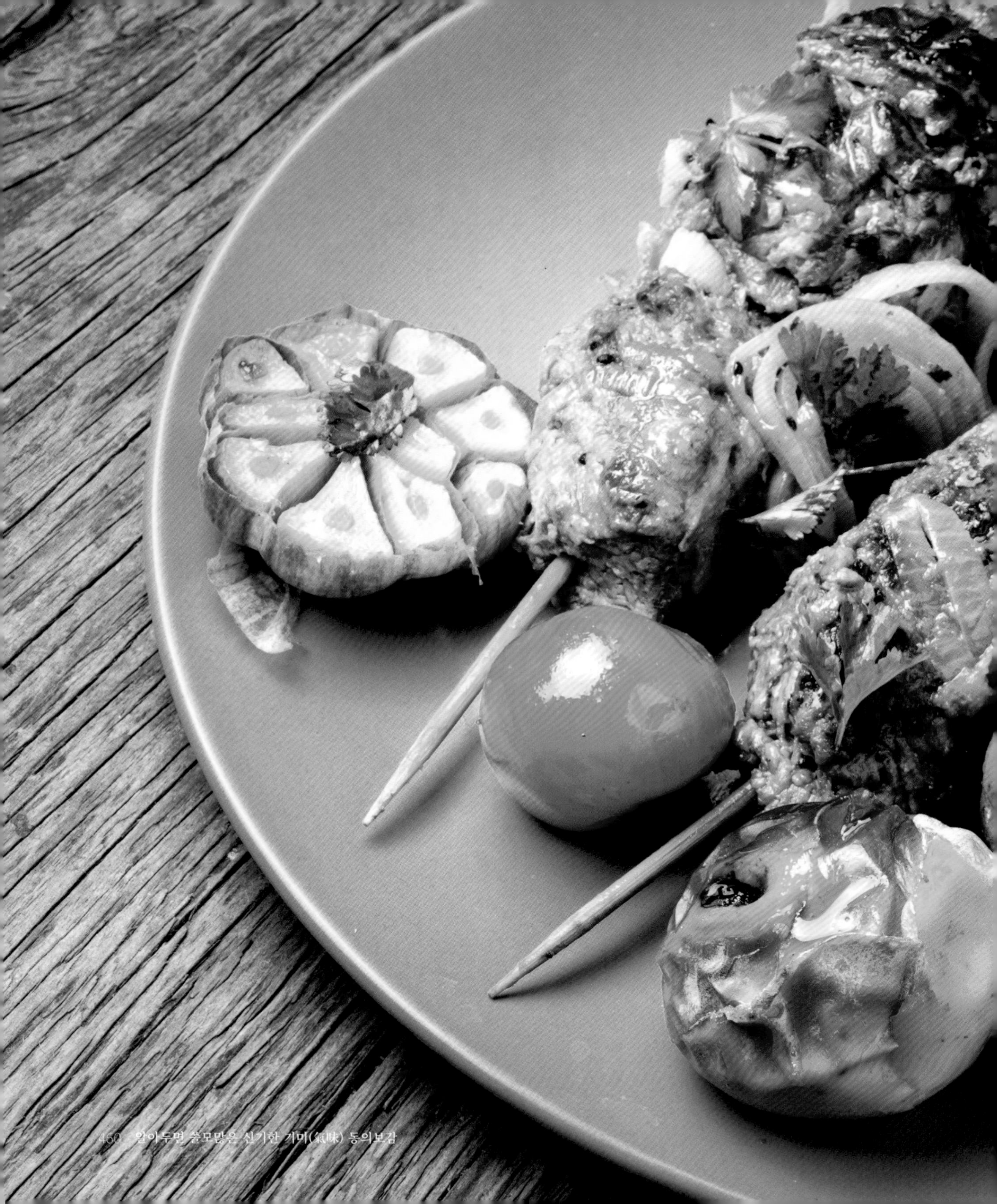

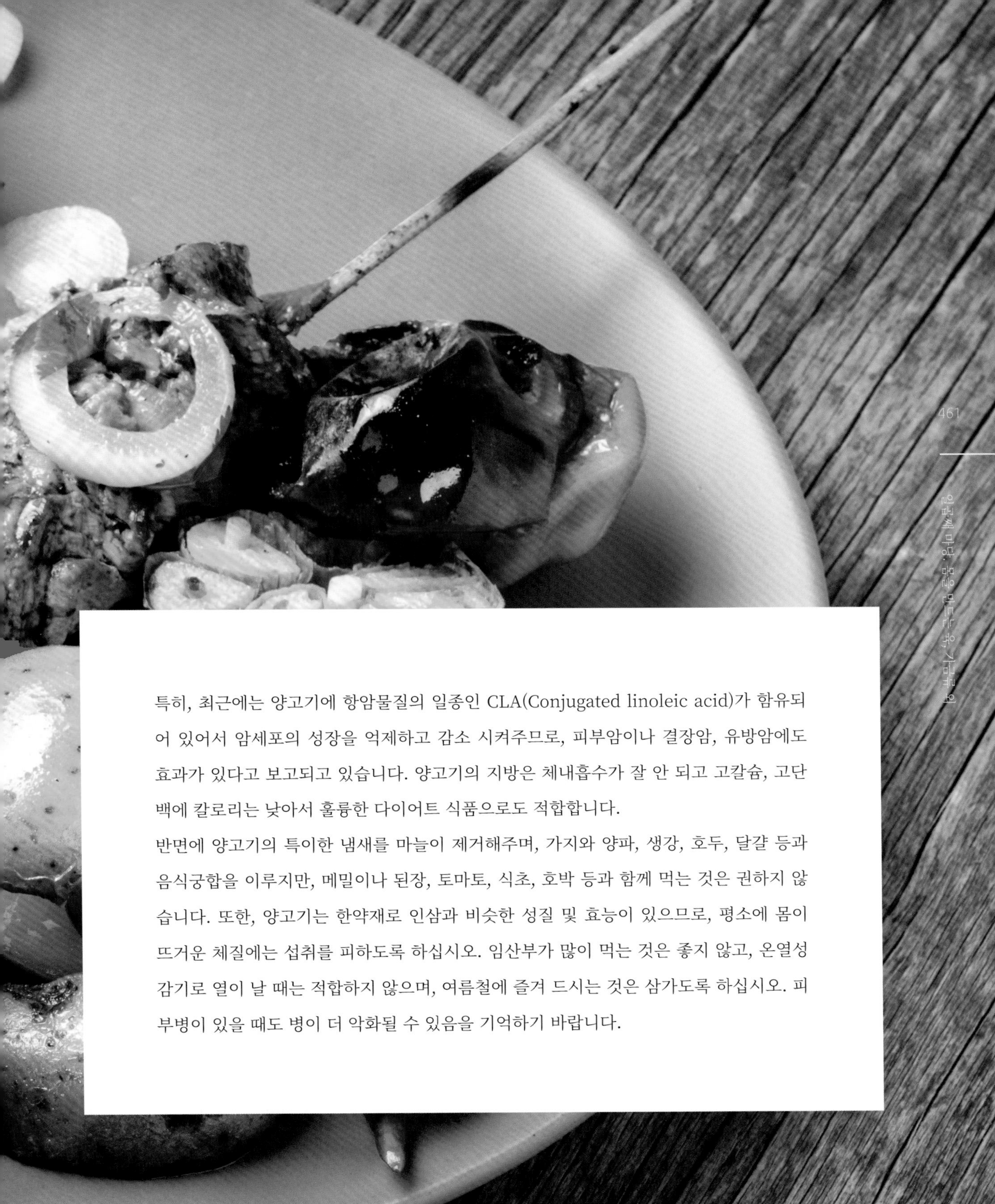

특히, 최근에는 양고기에 항암물질의 일종인 CLA(Conjugated linoleic acid)가 함유되어 있어서 암세포의 성장을 억제하고 감소 시켜주므로, 피부암이나 결장암, 유방암에도 효과가 있다고 보고되고 있습니다. 양고기의 지방은 체내흡수가 잘 안 되고 고칼슘, 고단백에 칼로리는 낮아서 훌륭한 다이어트 식품으로도 적합합니다.

반면에 양고기의 특이한 냄새를 마늘이 제거해주며, 가지와 양파, 생강, 호두, 달걀 등과 음식궁합을 이루지만, 메밀이나 된장, 토마토, 식초, 호박 등과 함께 먹는 것은 권하지 않습니다. 또한, 양고기는 한약재로 인삼과 비슷한 성질 및 효능이 있으므로, 평소에 몸이 뜨거운 체질에는 섭취를 피하도록 하십시오. 임산부가 많이 먹는 것은 좋지 않고, 온열성 감기로 열이 날 때는 적합하지 않으며, 여름철에 즐겨 드시는 것은 삼가도록 하십시오. 피부병이 있을 때도 병이 더 악화될 수 있음을 기억하기 바랍니다.

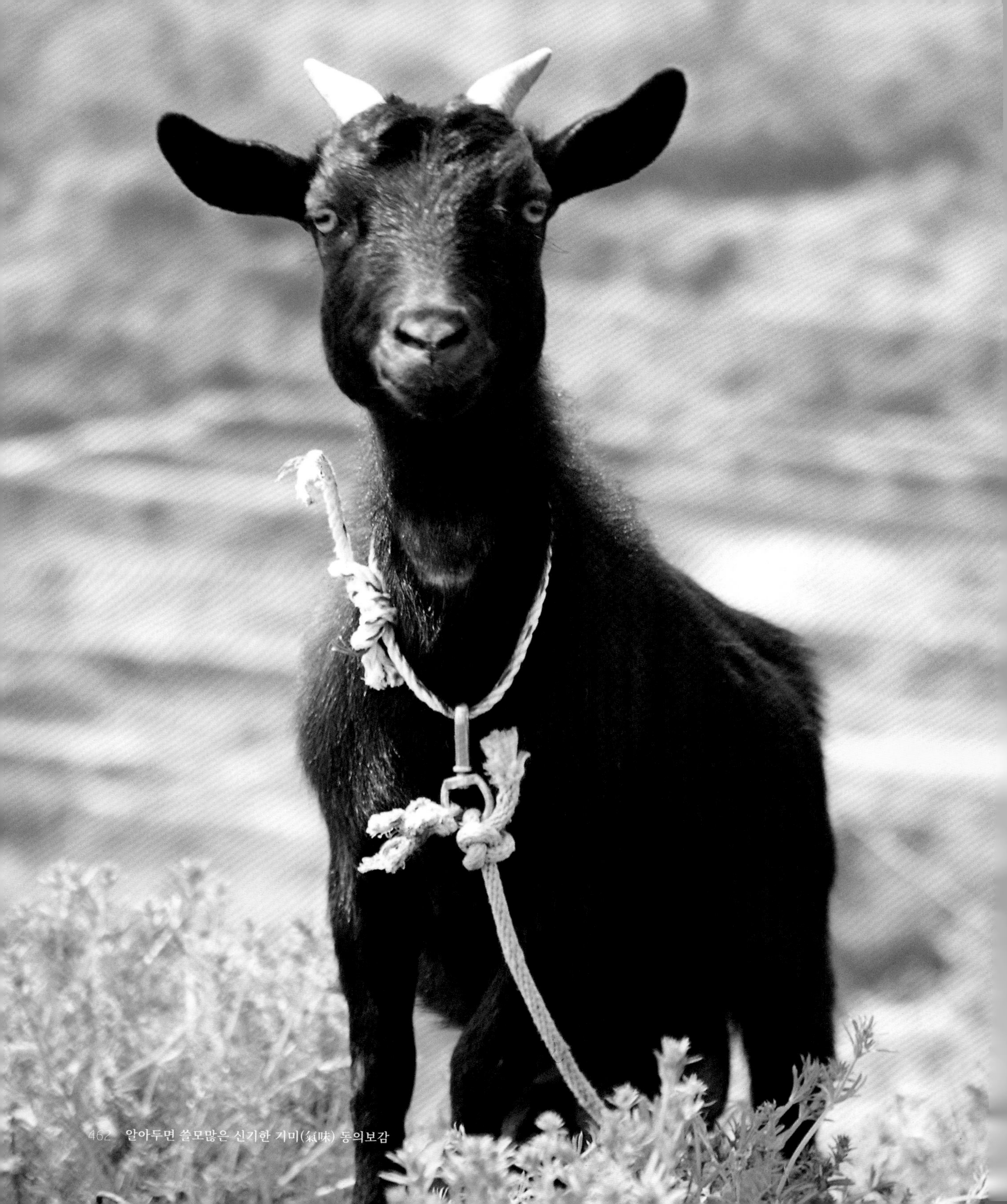

07
환절기명품보양식, 흑염소

일반적으로 대부분의 육류는 산성식품이지만, 흑염소고기는 약산성에 속합니다. 고단백 저칼로리 식품으로 불포화지방산이 다른 육류에 비해 높게 함유되어 있습니다. 즉, 염소의 단백질은 소화흡수율이 매우 높을 뿐 아니라, 염소고기는 속을 따뜻하게 하고 내장을 보하며 기력을 증진해준다고 전하고 있습니다. 따라서 성장기 어린이뿐 아니라, 임신부를 보양하면서 안태를 시키는 데 매우 이로우니 활용해보시기 바랍니다. 한의서 <명의별록>에 의하면 흑염소는 '온양성 식품으로 혈액을 따뜻하게 하고 양기를 보충하며 건강의 영약으로 신비한 약용동물이다.'라고 전합니다. <본초강목>에도 '임산부와 노약자에게 이롭고 위장의 원활한 작용과 원기회복에 효과가 있다.'고 기록되어 있습니다. 특히, '원양(元陽 한의학에서의 생명활동 힘의 원천)을 보하며 허약을 낫게 하고 피로와 추위를 물리치며 위장의 작용을 보호하고 마음을 평안하게 한다.'고도 추천하고 있습니다. 다른 많은 한의서에도 보혈작용과 혈액순환 개선으로 동맥경화나 당뇨병, 고혈압, 심장병 등 성인병을 예방한다고 알려져 있습니다.

<동의보감>에서는 '속을 따뜻하게 하고 비위를 튼튼하게 하며(溫中健脾), 콩팥 기능을 보하고 양기를 튼튼하게 한다(補腎壯陽).'고 전합니다. 따라서 기혈을 보하는(益氣養血) 자양강장식품이 될 수 있습니다. 현대에 와서는 '칼슘, 인, 나트륨' 등 각종 무기질 함량이 일반 육류보다 높게 함유되어 있다고 실험보고되어, 골다공증 예방과 산후회복에 효과적입니다. '철분'은 빈혈을 막아주고 '칼슘'은 임부가 태아에게 빼앗긴 칼슘을 보충해주므로 성장기 어린아이들의 건강식으로도 훌륭합니다.

특히, '비타민 E(토코페롤 tocopherol)'가 많이 함유되어 있어 세포 노화를 방지하고 불임을 막아주는 작용도 하므로, 예로부터 흑염소가 보약으로 전해 온 것도 이 때문이라 할 수 있습니다. 이외에도 'CAL(Conjugated linoleic acid: 불포화지방산의 일종으로 지방의 산화를 촉진해 체지방축적을 억제하고 감소에 도움을 주는 공액리놀렌산)' 함량이 쇠고기의 세 배정도 높게 함유되어 항산화 작용뿐 아니라, 혈중콜레스테롤을 저하해주고 당뇨병과 고혈압 예방 등에 효과가 있다고 보고되고 있습니다. 체지방감소에 효과적인 '카르니틴(carnitine)'도 쇠고기나 돼지고기보다 월등히 높아서, 체내에서 지방의 연소를 촉진하고 비만 개선에 효과가 있으며 항산화 기능과 근육 활동을 강화하고 노화를 억제하여 줍니다. 뿐만 아니라, 염쇠고기는 예부터 민간에서도 보혈작용과 함께 근육을 튼튼하게 하는 것으로 알려져 있습니다.

흑염쇠고기는 근육섬유가 연해서 소화 흡수율이 매우 높습니다. 지방함량도 쇠고기의 절반가량밖에 안 들어있어 소화가 잘되어 고기를 잘 먹는 사람이나 위장병 환자나 허약한 사람에게 좋은 식품이라 할 수 있습니다. 염소의 간에는 '비타민 A'가 다른 동물의 간보다 월등히 많아서 야맹증과 노년기의 시력감퇴에도 도움이 되기도 합니다. 하지만, 성질이 달고 열을 많이 내므로 활동성 질환이나 열이 높을 때 사용하면 오히려 부작용을 반드시 초래합니다. 몸에 열이 난다거나 안면홍조, 흥분되는 증상 등이 동반되기도 하며, 배가 아프거나 구역질이 나기도 하니 주의하기 바랍니다. 민간에서 함부로 한약재를 넣어 먹는 경우가 많은데, 이는 부작용을 초래할 수 있으니 삼가기 바랍니다. 특히, 열이 많은 체질이라든지 들어간 한약들이 맞지 않는 경우, 이럴 때는 열을 더해줘 상체로는 열이 올라가지만, 아래쪽은 더욱 차지는 현상이 발생하기도 하므로 주의해야 합니다.

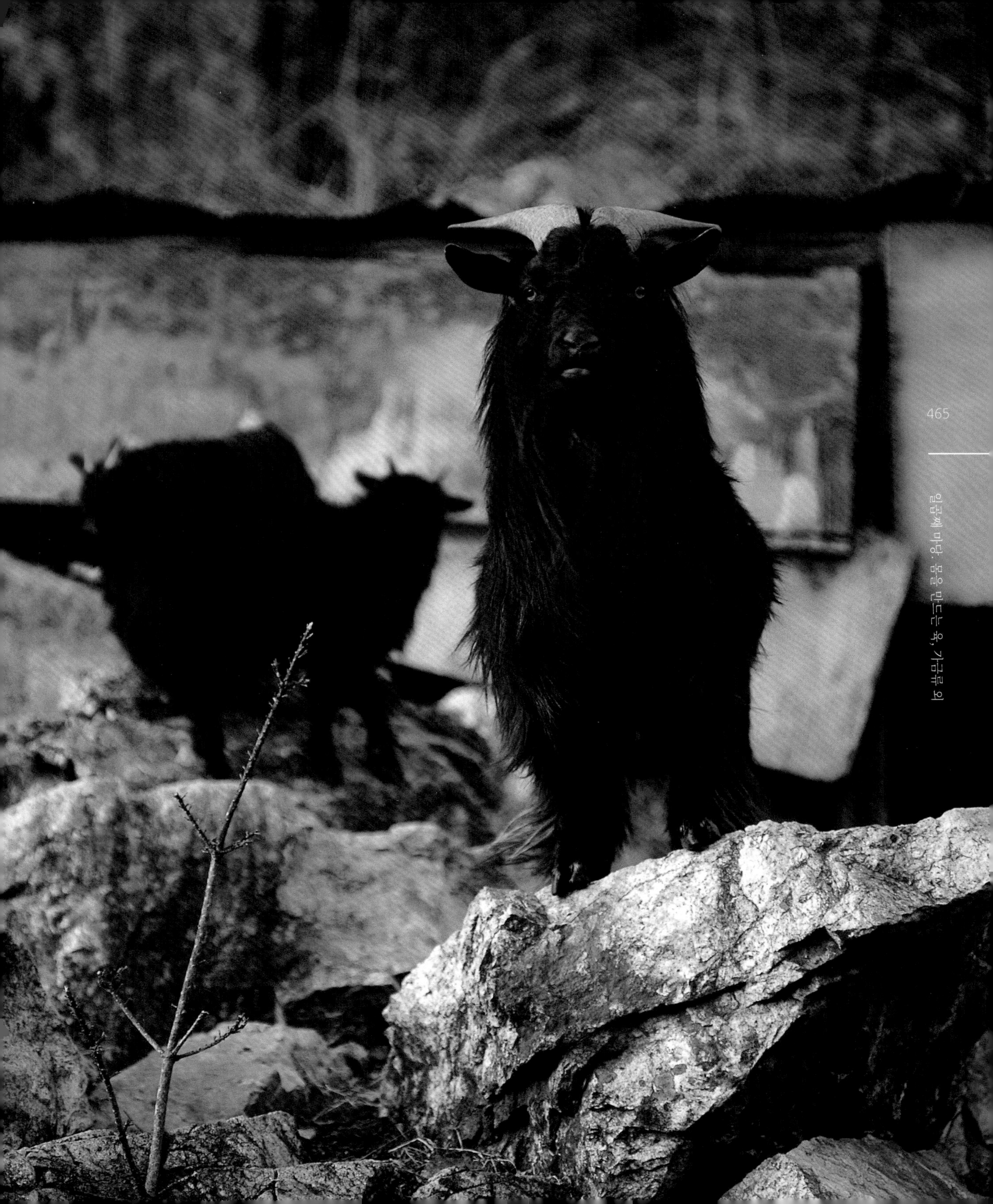

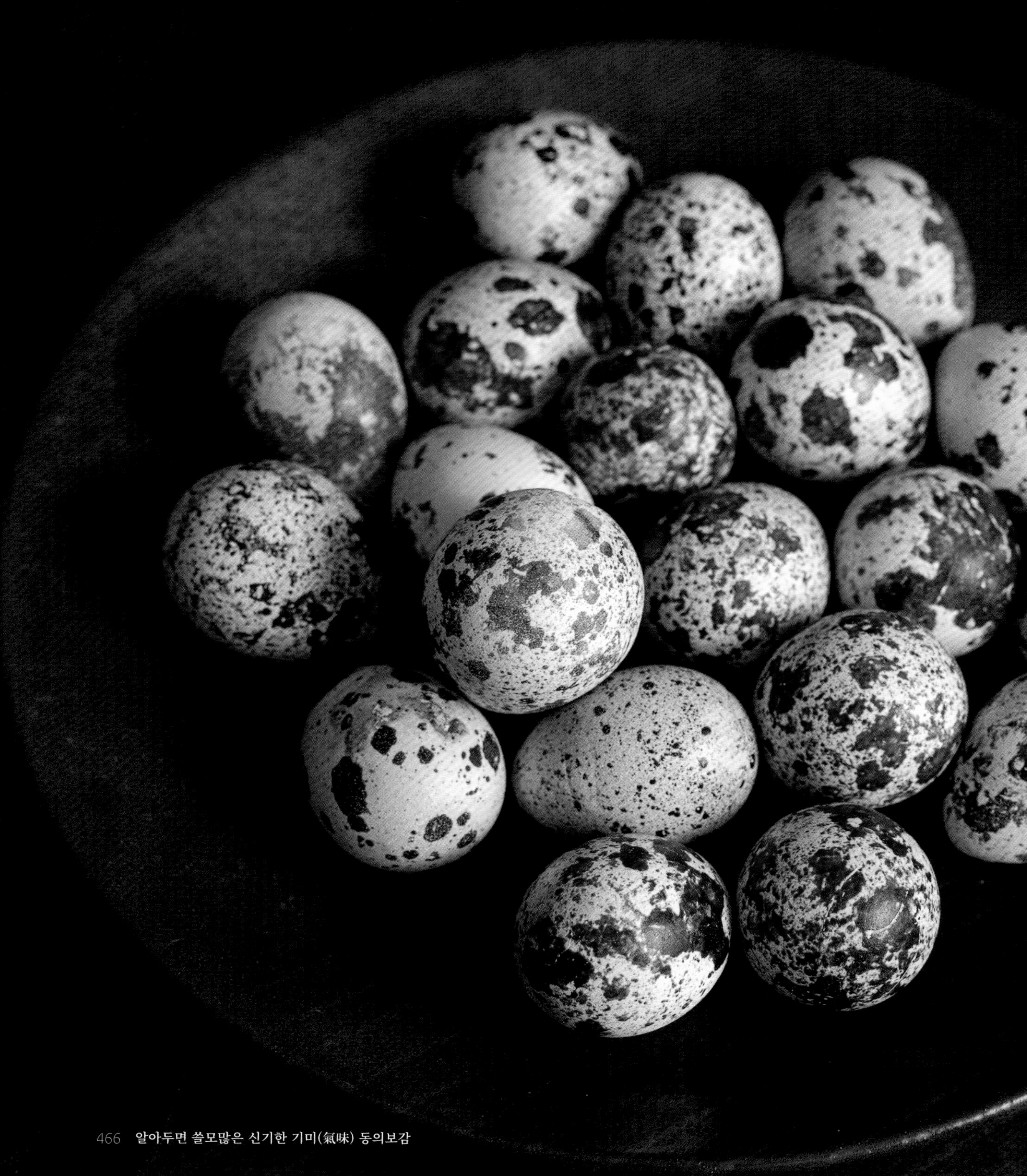

08
측천무후의 스테미너식, 메추리

중국에서 메추리는 당나라 고종황후, 측천무후의 스태미나 식품으로 알려져 왔습니다. 그녀는 메추리를 약한 불에 오래 삶은 국과 술을 즐겨 마셨다고 전해 내려오고 있습니다. 한의학에서 메추리는 따뜻하고 맛이 단 성미(性味)로 주로 소음인 약으로 분류되고 있습니다. '오장육부를 보하고, 뼈와 근육을 강하게 해서 추위와 더위를 이겨내는 효능을 준다.'고 기록되어 있습니다. 따라서 허리와 다리가 약하여 오랫동안 서 있지 못하거나 걷지도 못하는 이들에게 메추리고기를 먹게 하였다고 합니다. 어린아이들의 신체가 허약해서 발달이 더디거나 소화 기능인 비위(脾胃)가 약해서 밥을 잘 먹지 않고 설사를 자주 할 때도 우수한 약효를 보여 왔습니다. 또한, 자율신경 개선 효과가 있어서 땀을 많이 흘리거나 집중력이 저하되는 신경장애나, 정신 불안, 지각장애 등을 개선해주는 작용을 한다고도 보고되고 있습니다. 연구에 의하면, 부신 피질 기능을 정상화하는 긍정적인 역할을 할 뿐 아니라, 혈청 단백에도 유의한 효과를 보여주기도 합니다. 메추리고기는 닭고기보다 단백질은 많지 않으나, 비타민 B1과 B2가 풍부하게 함유되어 있습니다.

메추리알에는 달걀보다 더 많은 양질의 단백질과 비타민, 무기질 등이 들어있으므로 환자의 원기회복이나 노인들의 영양보충뿐 아니라, 성장기 아이들 건강에도 도움이 되니 식탁에서 많이 활용해보시기 바랍니다. 특히, 메추리알은 남성들 정력증강뿐 아니라, 산후풍, 관절염, 폐결핵, 허약체질의 영양식으로도 효과가 좋습니다. 메추리알에는 단백질을 구성하는 필수아미노산 '라이신(lysine), 트립토판(tryptophan), 메싸이오닌(methionine)' 등의 성분이 풍부하게 함유되어서 효능을 더해주고 있습니다. 달걀보다 인이 5배, 철이 7.5배, 비타민 B1이 6배, 비타민 B12가 12배나 더 들어있다고도 보고되어 영양학적으로 우수식품이라 할 수 있습니다. 비타민 A도 달걀이나 오리알보다 풍부하게 함유하고 있어서 여러 질병에 대한 저항력을 높이고 체내 면역력을 높여줍니다. 특히, 눈의 피로를 회복해 주고 좋은 시력을 유지해주므로 눈 건강에 도움이 됩니다. 이 외에도 콜레스테롤 수치를 낮춰주고 지방을 분해하며 지방 대사를 촉진하여 혈압조절과 혈액순환을 도와주며 지방간을 예방해 주는 훌륭한 영양식이라 추천할 수 있습니다.

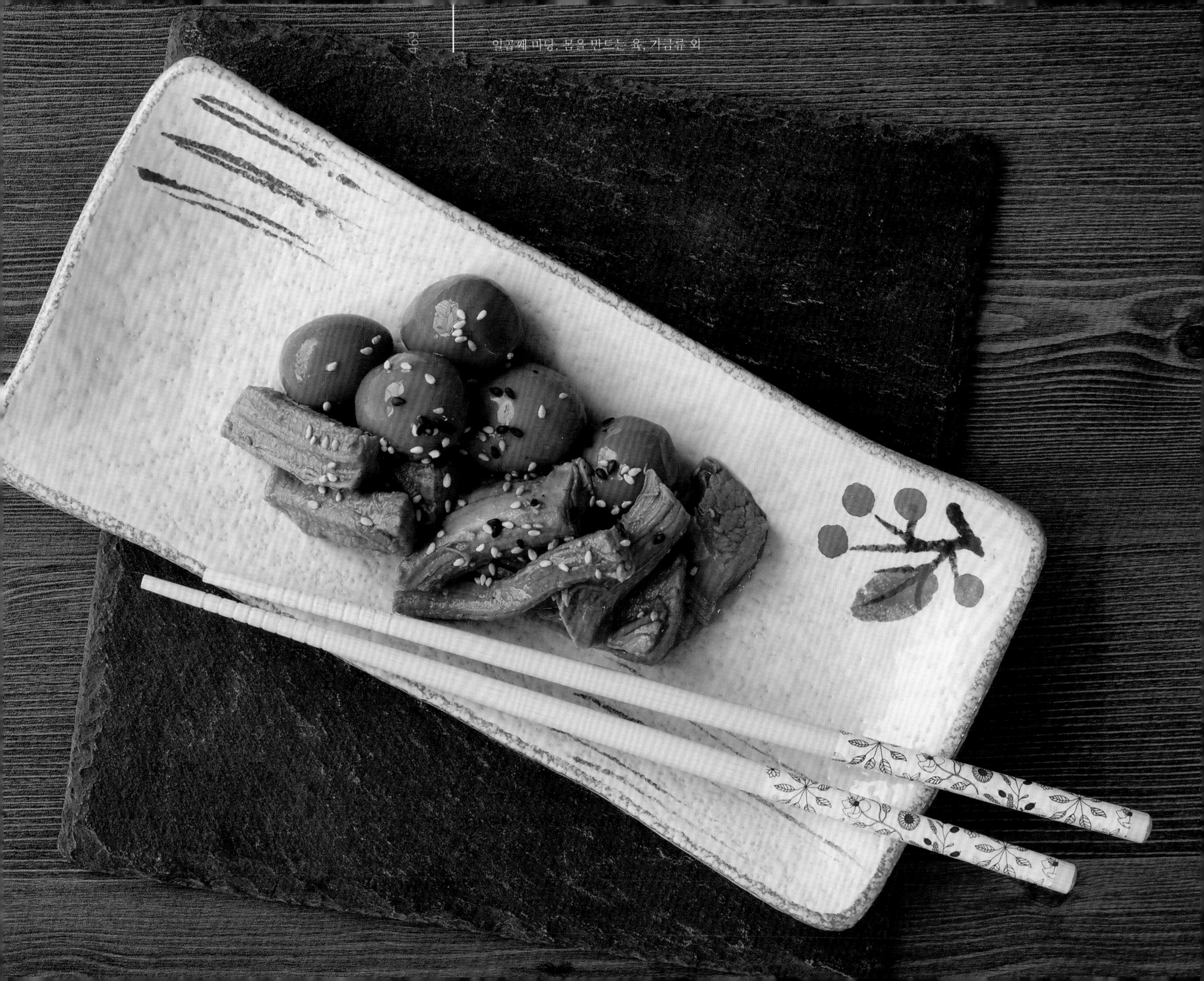

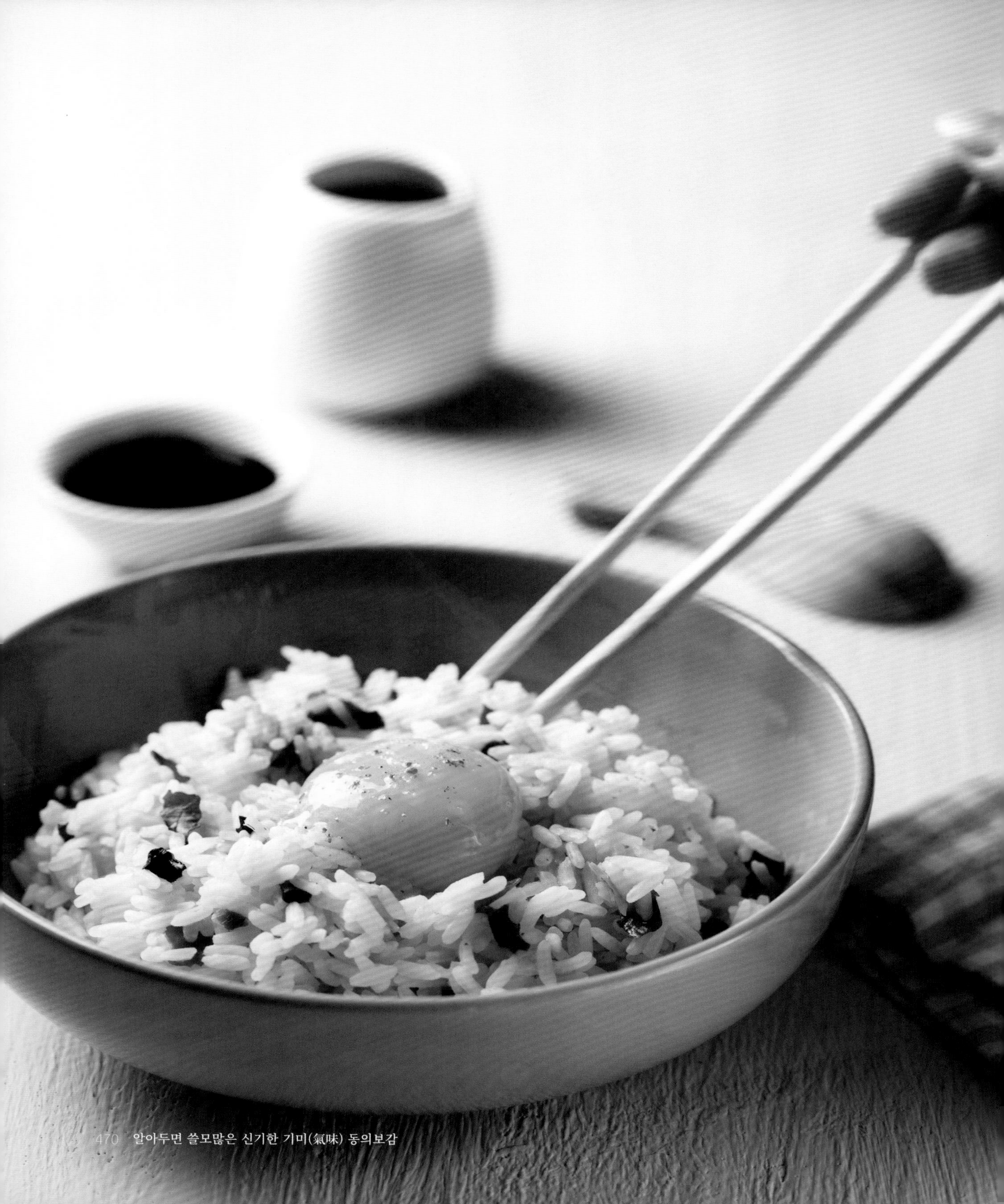

09
백신 푸드,
달걀

한의학에서 달걀은 ‘계자(鷄子)’라고 불리며, ‘성질이 평하고 달다.’고 전합니다. <동의보감>에는 ‘간질로 경련이 생기는 것을 치료하고, 마음을 진정시키고 오장을 편안하게 한다.’고 기록되어 있습니다. 또한 열을 멈추게 하므로 설사를 멈추는 ‘지사제(止瀉劑)’나 인후염, 산후 빈혈, 경련에도 응용되어 왔습니다. 계란노른자(鷄子黃)는 음기(陰氣)를 보하며 윤기(潤氣)를 주며 보혈(補血)을 해주기도 합니다. 따라서 가슴이 답답하며 불면이 있거나 토혈(吐血)할 때, 아이들에게 열성 경기가 있을 때 효과적이며, 기름으로 짜서 치질, 습진이나 궤양, 화상을 입은 데 바르면 상처 치유력도 우수합니다.

노른자에 들어 있는 ‘콜린(choline)’ 성분은 체내에서 뇌의 신경전달물질인 ‘아세틸콜린(acetylcholine)’으로 바뀌는데, 이 ‘아세틸콜린(acetylcholine)’은 기억력을 향상하며 ‘알츠하이머(alzheimer's disease)’ 위험을 줄여줍니다. 또한, ‘콜린(choline)’은 주의력과 기억력을 향상해주기도 합니다. 달걀의 ‘레시틴(lecithin)’ 성분 또한 기억력의 저하를 막아주므로, 성장기 아이들의 시험성적을 높이는 데에 도움이 될 수 있는 완전식품입니다. ‘흰자(鷄子白)’는 ‘계자청(鷄子淸)’이라고도 하는데 서늘한 성질로서 폐에 윤기를 줄 뿐 아니라, 인후질환에 활용되어 열을 내려주고, 독을 풀어주기도 합니다. 따라서 편도가 아프거나 눈이 충혈되고 딸꾹질이 나거나 이질이 계속되면서 열나고 붓는 경우에 활용하여도 우수한 약재가 될 수 있습니다.

10
모든 약을 조화시키고 해독하는 감초

한의서에 보면 감초는 9가지 흙의 기운을 받아 72가지의 광물성 약재와 1,200가지의 초약(草藥) 등 모든 약을 조화시키는 효과가 있으므로, '국로(國老)'라고도 부릅니다. 약재들 중의 원로라는 의미로 처방 안에서 한약재들끼리 서로 충돌하는 것을 잘 조화 시켜 원하는 약효를 얻도록 돕는다고 이해하시면 됩니다. <동의보감>에 감초의 약성(藥性)은 '평하고 맛이 달며 독이 없으며, 12 경락에 들어가 약효를 보인다.'고 전합니다. 감초를 약재로 처방할 때, 생것으로 사용하면 열을 잘 내리고, 구워서 쓰면 상중하 3초의 원기(元氣)를 보합니다. 또한, 오장육부에 들어 있는 한열(寒熱)의 사기(邪氣)를 없애고 근육과 뼈를 든든하게 하며 기운을 솟게 하고 살찌게 하는 효과도 훌륭합니다.

속을 덥게 하며 기침을 멈추고 온갖 약의 독을 풀어주는 효능도 우수한데, 약물에 중독되었을 때 콩과 함께 달여 먹으면 해독에 좋습니다. 따라서 현대에 와서는 각종 오염과 미세먼지로 몸 안에 쌓인 중금속과 독성물질을 배출 시켜주므로 몸을 정화해주는 필수재가 될 수 있습니다. 감초는 기관지에도 좋은 약효를 보이며 오래된 마른기침이나 인후염, 편도선염 등에도 효과가 있는데, 목구멍이 아플 때는 감초를 꿀물에 묻혀 구워서 물에 달여 먹으면 좋다고 전하고 있습니다. 어린아이가 잠자리에서 소변을 눌 때도 감초 달인 물을 밤마다 조금씩 먹이면 효험을 볼 수 있습니다.

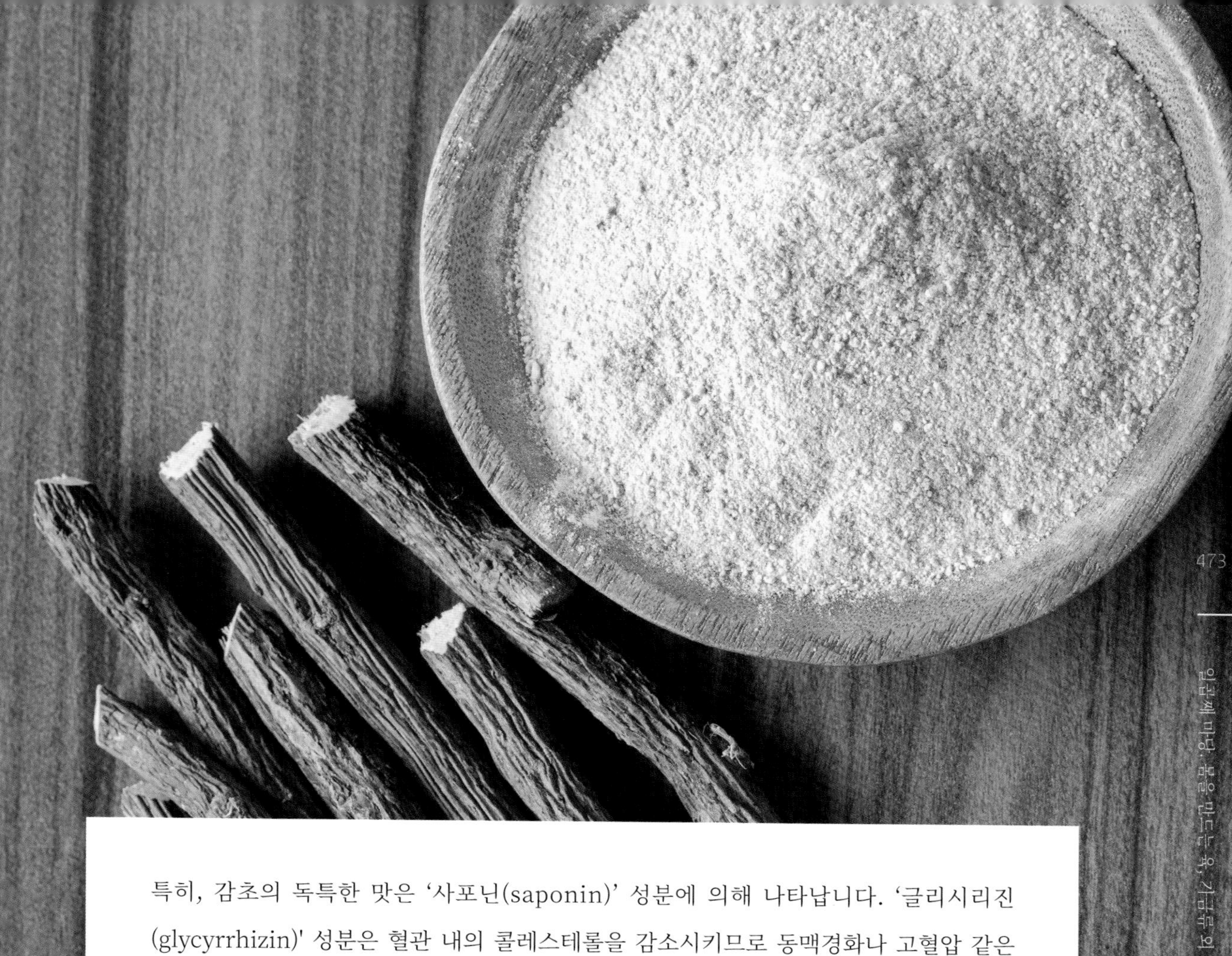

특히, 감초의 독특한 맛은 '사포닌(saponin)' 성분에 의해 나타납니다. '글리시리진(glycyrrhizin)' 성분은 혈관 내의 콜레스테롤을 감소시키므로 동맥경화나 고혈압 같은 심혈관계질환을 예방해주며, 부종 증상을 완화해주기도 합니다. 하지만, 이 성분으로 인해 감초를 많이 드시게 되면 저칼륨혈증이나 혈압이 높아지고, 신경 기능이 저하되며 어지럼증, 피로감, 부종, 팔다리 운동장애나 감각 이상 등의 증상이 나타날 수 있으니 주의하기 바랍니다. '플라보노이드(flavonoid)' 성분은 암세포의 성장을 억제해주기도 합니다. 또한, '글라브리딘(glabridin)' 성분은 '헬리코박터균(hellicobacter pylori)'의 생성을 억제해주며, 위장질환에도 도움이 됩니다. 뿐만 아니라, '멜라닌(melanin)' 색소 침착을 억제해주고, 피부에 진정 소염작용과 상처 치료에도 효과가 탁월합니다. 하지만, 이질 초기에 먹으면 안 되고 토하거나 실증으로 속이 그득하거나 헛배가 불러올 때도 쓰면 안 됩니다. 특히, '술을 즐기는 사람은 오랫동안 먹거나 많이 먹으면 안 된다.'고 기록되어 있으니 삼가기 바랍니다.

11
하늘이 여성에게 준 신약(神藥), 당귀

당귀는 여성에게 하늘이 준 신약(神藥)으로써, '당귀부(當歸夫)'라고도 불려왔습니다, '당귀에는 옛날 임신을 못 해서 남편을 떠났던 불임여성의 자궁을 튼튼하게 하여 다시 남편에게 돌려보낸다.'라는 옛이야기도 전해 내려오고 있습니다. '마땅히 돌아가다.'라는 '당귀(當歸)'라는 해석에서 '혈(血)이 돌아가야 할 곳으로 당연히 돌려보낸다.'는 약재 효능의 의미를 찾을 수도 있겠습니다. 따라서 한의학에서는 당귀 뿌리의 몸통은 혈액을 보충하고, 끝부분은 혈액순환을 촉진하며, 머리 부분은 출혈을 멈추는 약효로 많이 활용하고 있습니다.

<동의보감>에도 성질이 따뜻하며 독이 없고 맛이 달고 약간 매우며, '보심(補心)'. '생혈(生血)' 한다고 기록되어 있습니다. 따라서 심장 기능을 보강하고 혈액생성을 촉진하기 때문에 보혈하는 대표적인 약재라 할 수 있습니다. 또한, 피를 맑게 하므로 심장병에 아주 좋은 약재로써, 순환이 잘 안 되어 혈전(血栓)이 생길 때나 협심증이 있을 때, 차처럼 꾸준히 마시면 효험을 보실 수 있습니다. 특히, '비타민 E' 결핍증을 개선하며, '비타민 B12'를 비롯해서 엽산류 등을 함유하고 있기 때문에 빈혈을 예방하는 효과도 탁월합니다.

이처럼, 당귀는 보혈(補血)하고 혈액을 순환 시켜 행혈(行血)을 촉진해주므로, 항암치료로 쇠약해졌을 때도 응용될 수 있습니다. 따라서 혈액을 보충해주는 작용이 탁월하여 각종 두통이나 어지럼증, 붕루(崩漏 여성 음부로 나오는 출혈)를 치료하기 위해 처방에 잘 사용되고 있는 약재입니다.

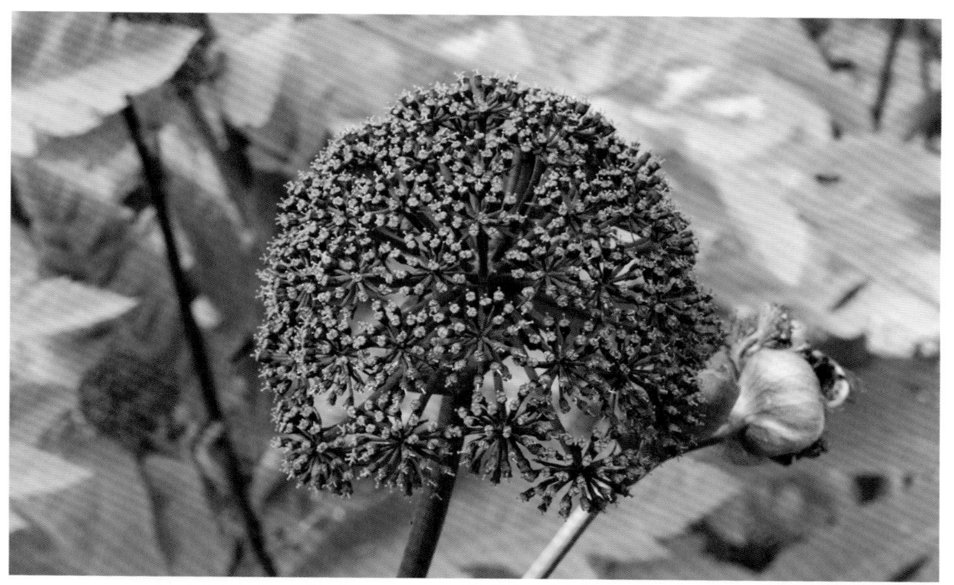

월경불순이나 월경량도 조절하여 월경을 잘할 수 있도록 해주는 효과가 강할 뿐 아니라, 장을 윤택하게 하여 대변을 순조롭게 통하게 해주기도 합니다. 따라서 생리를 조절해주며 불면증이나 뭔가에 쫓기는 등 정서적으로 불안한 것을 다스려주기도 합니다. 특히, 만성피로에 의욕이 없으며 무기력할 때, 얼굴이 누렇게 들뜨고 눈이 침침해지며 머리가 무겁고 어지러울 때도 도움이 될 수 있습니다. 그러므로 손발이 냉하고 잘 저리며, 하복부에 응어리가 있거나 다리에 멍이 잘 들고 탈모증이 심할 때나 냉성 체질, 허약체질에는 큰 효과를 얻을 수 있습니다.

뿐만 아니라, 뛰어난 미용 약재로써, 특히 '멜라닌(melanin)' 색소의 형성을 억제해주기도 하므로 뽀얀 피부를 원할 때는 더할 나위 없이 좋습니다. 이처럼, 당귀는 한의학에서는 우리 몸의 혈(血)을 보충하는 따스한 약재로 혈이 부족한 경우에 대표적으로 처방됩니다.
하지만, 열이 많은 체질에는 열감이 더해져서 피부발진이나 두통, 가슴 답답함이 생길 수 있습니다. 어떤 경우에는 속 쓰림과 설사를 일으킬 수도 있으므로 장기간 복용하는 것은 주의해야 합니다. 차로 드시려면 대추와 함께 달이면 부작용을 줄일 수 있으니 참고하기 바랍니다. 그러나 속이 울렁거리고 더부룩하거나 설사를 하는 사람은 삼가야 합니다. 열이 나거나 오한이 날 때도 쓰지 않아야 하며 생강과 배합은 금기입니다.

12
회춘의 묘약, 황정

'선인반(仙人飯 스님과 선인들이 먹는 음식)' 또는 '여위(女萎 여인들을 아름답게 만든다)'라 불리는 '둥굴레'의 뿌리줄기는 '황정(黃精)'이라는 생약명(生藥名)을 갖고 있습니다. 예로부터, '수명을 연장하여 늙지 않게 하며, 안색을 밝게 하고 머리카락을 검게 하며, 이를 다시 나게 한다'고 하여, 중년 이후에 먹는 '회춘(回春)의 묘약(妙藥)'이 되어왔습니다. <동의보감>에도 '둥굴레'를 만병통치약으로 일컬어지는 인삼보다 앞선 서열에 두었음을 보아도 그 뛰어난 효능을 짐작할 수 있습니다. 식단에 활용하면, 배고픔을 잊게 해주고 몸을 가볍게 하며, 비·위장의 기능이 허약하여 기운이 없고 입맛이 없는 데에도 더 없이 효과가 좋습니다.

<동의보감>에는 '맛이 달고 오장을 편안하게 하며 오로칠상을 다 보할 수 있다(味甘安臟腑 五勞七傷皆可補)'고 훌륭한 보약재로 추천되고 있습니다. 또한, '풍습을 제거하고 오장을 편안하게 하기에 장기간 복용하면 신체가 가벼워지고 안색과 혈색이 좋아진다.'고 기록되어 있습니다. 이 밖에 노후의 정력을 왕성하게 하고 소변이 잦은 것을 막아주며 오장을 보하고 피부를 곱게 하며, 뼈와 근육을 튼튼하게 하는 효능도 있습니다. <음식변록>에도 '황정죽은 모든 허손증(虛損症)을 주치하므로 음허(陰虛), 양허(陽虛), 기허(氣虛), 혈허(血虛) 등 모든 종류의 허쇠 증상에 적합하다.'고 전해지고 있습니다. 특히, 폐를 윤택하게 하고 기(氣)를 돋우며, 음액(陰液)을 자양하는 효능이 있어서 비장(脾腸)의 허쇠로 인해 얼굴이 누렇게 뜨거나 출산 후 기혈(氣血)이 허쇠한 증상을 치료하기도 하였습니다.

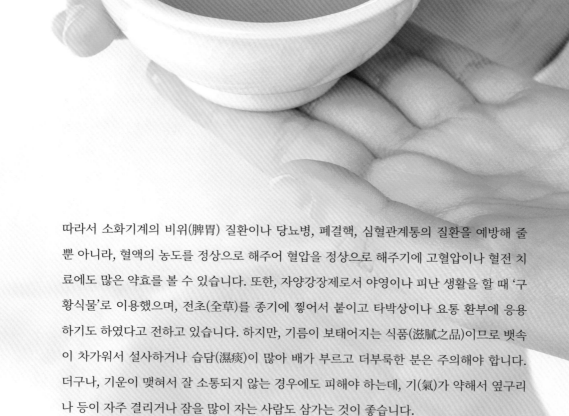

따라서 소화기계의 비위(脾胃) 질환이나 당뇨병, 폐결핵, 심혈관계통의 질환을 예방해 줄 뿐 아니라, 혈액의 농도를 정상으로 해주어 혈압을 정상으로 해주기에 고혈압이나 혈전 치료에도 많은 약효를 볼 수 있습니다. 또한, 자양강장제로서 야영이나 피난 생활을 할 때 '구황식물'로 이용했으며, 전초(全草)를 종기에 찧어서 붙이고 타박상이나 요통 환부에 응용하기도 하였다고 전하고 있습니다. 하지만, 기름이 보태어지는 식품(滋膩之品)이므로 뱃속이 차가워서 설사하거나 습담(濕痰)이 많아 배가 부르고 더부룩한 분은 주의해야 합니다. 더구나, 기운이 맺혀서 잘 소통되지 않는 경우에도 피해야 하는데, 기(氣)가 약해서 옆구리나 등이 자주 결리거나 잠을 많이 자는 사람도 삼가는 것이 좋습니다.

13
면역강화 기억력개선하는 신초(神草), 인삼

인삼은 예로부터 만병통치 불로장생의 '영약(靈藥)'으로 민족 의학에 뿌리 깊게 자리 잡아 왔습니다. 중국본초서 <신농본초경>에도 약재 중에서 으뜸 상품(上品)으로 분류하여, '체내의 오장(五臟)을 보하고 정신을 안정시키며 눈을 밝게 하고 오래 장복하면 몸이 가볍고 수명이 길어진다.'고 전하고 있습니다. 뿌리 모양이 사람과 같다 하여 이름 지어졌는데, 귀신같은 효험이 있어 '신초(神草)'라고도 불리고 있습니다. 인삼은 <동의보감>에 한약재 중의 최고의 약재로 '불로장생에 도움을 주는 상약(上藥)'으로 분류하며, '맛은 달면서 약간 쓰며 성질이 생것은 차고 익힌 것은 따뜻하다.'고 기록되어 있습니다. 한의학에서는 주로 기(氣)를 더해주는 대보원기(大補元氣)의 약으로 많이 처방되었습니다. 따라서 체내의 부족한 원기를 보충시킴으로써 기탈(氣脫)에서 오는 여러 허탈 증상을 예방하여 줍니다. 또한, 위장기능의 쇠약에 의한 신진대사를 더해주는 데에도 효험이 있어서, 주로, 병약자의 위부(胃部) 정체감이나 소화불량, 구토, 흉통, 설사, 식욕부진 등에 응용될 수 있습니다. 신경을 안정시키며(영신익지:寧神益智) 진액을 늘려주는 약재이기도 합니다. 피를 더해주므로(補血生血) 불면이나 가슴 답답함 등 많은 정신질환에도 효과를 볼 수 있습니다. 또한, 진액을 북돋워 주기에 갈증을 없애주고 진액이 밖으로 빠지는 것도 막아줍니다. 따라서 눈을 맑게 하고 정신을 바로 잡아주며 뇌 기능도 더해주는 약효가 있습니다. 이처럼, 인삼은 생체가 가지고 있는 비특이적인 병리 상태를 바로잡아주는 데 탁월한 효험이 있습니다. 특히, '게르마늄(germanium)'을 비롯하여 '사포닌(saponin)', '폴리아세틸렌(polyacetylene)', '산성 다당체' 등의 성분을 많이 함유하여 항피로 작용과 성선(性腺)의 발육 촉진작용, 혈당 강하효과도 실험검증되어 왔습니다. 또한, 부신피질호르몬의 하나인 '글루코코르티코이드(glucocorticoid)'의 분비를 촉진하며, 각종 스트레스에 대한 부신피질 기능 강화 효과도 있다고 연구 보고되고 있습니다.

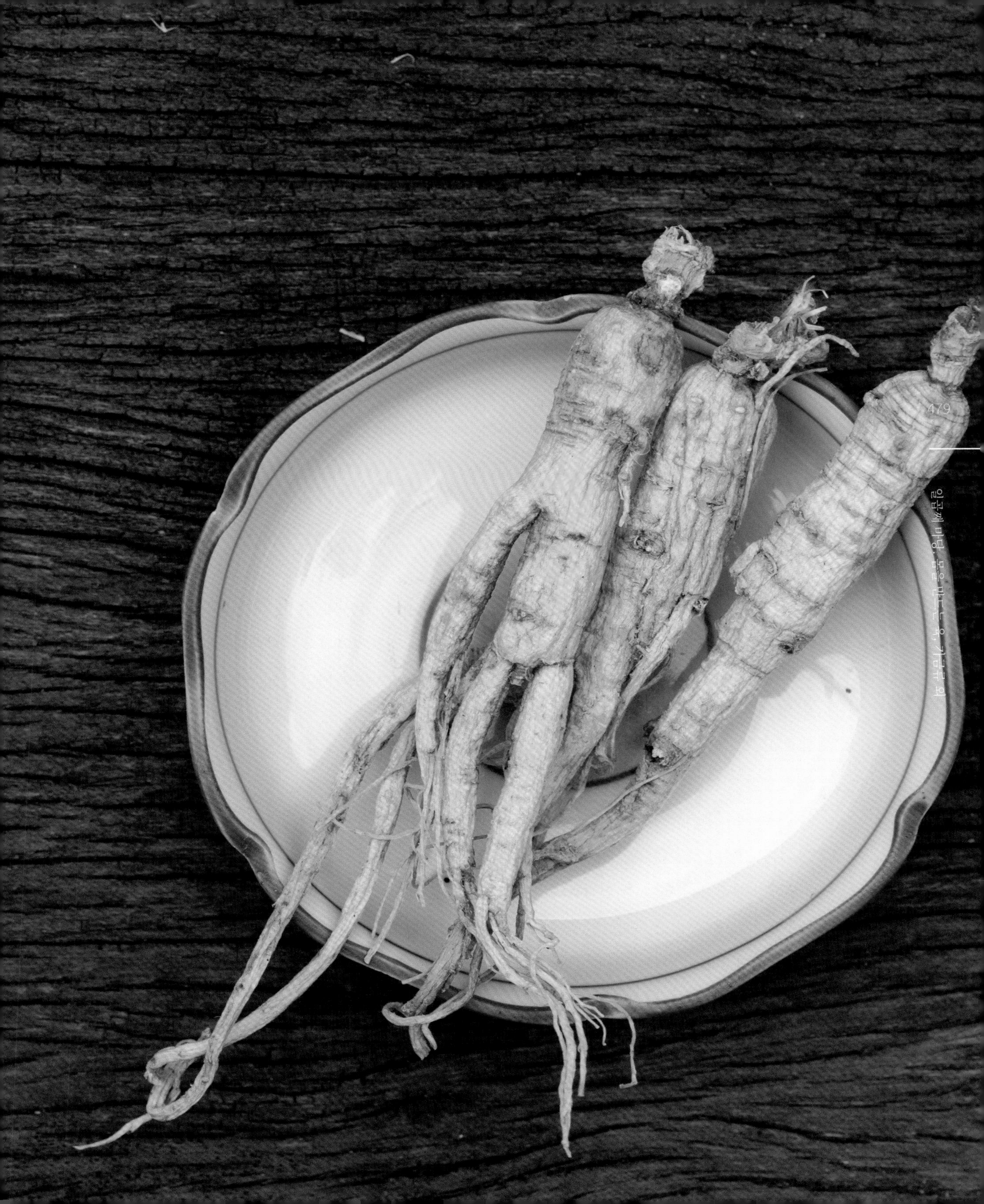

항암작용도 있어 암세포증식과 성장을 억제하고, '비타민 A, B, C, 칼슘, 리놀산(linoleic acid), 팔미트산(palmitic acid), 페놀(phenol)' 등을 함유하고 있어 면역기능도 더해줍니다. 더구나, 혈중 콜레스테롤 수치를 저하해주므로 고지혈증 및 동맥경화 등 성인병 치료에도 훌륭한 약재입니다. 따라서 선천적으로 원기가 부족하여 추위를 잘 타고 허약한 사람에게 많은 도움이 되는데, 땀이 많거나(自汗) 피로와 무기력이 심하고 손발이 냉한 체질에 좋은 약재가 될 수 있습니다. 또한, 중추신경을 각성 시켜 가슴이 두근거리는 증상을 진정 시켜주며 기억력을 좋게 해준다는 효능도 검증되었습니다. 최근에 와서도 인삼은 뇌뿐 아니라, 위장병, 설사, 스트레스, 당뇨, 빈혈, 천식, 피로회복 등에도 큰 도움이 된다고 연구 보고되고 있습니다. 또한, 인삼의 '사포닌(G-Rg1과 G-Rb1)' 성분은 '아세틸콜린(acetylcholine)'의 합성 전구체인 '콜린(choline)'의 흡수를 증가 시켜서 '아세틸콜린(acetylcholine)'의 방출을 촉진하는 등 항치매 효과가 있다고 발표되었습니다.

특히, 인삼의 주된 활성 물질인 '진세노사이드(ginsenoside)'라는 총 30여 종의 사포닌(saponin) 성분은 치매 개선 효과가 좋습니다. 국제인삼심포지엄에서 서울대학교 신경과 김만호 교수팀은 '인삼의 진세노사이드(ginsenoside) 성분이 알츠하이머 인지기능에 좋은 영향을 미치므로 치매에 좋다.'고 연구 발표했습니다. 뿐만 아니라, 많은 연구팀이 인삼에는 고령화에 따른 치매, 파킨슨병 등 퇴행성 뇌 질환을 억제할 수 있는 성분이 많다고 밝혀 왔습니다. 홍삼 또한 인체 면역력을 증강시키고 뇌 활성 물질인 '비 사포닌 아미노산', '산성 다당체' 등이 풍부하여 뇌 기능 강화와 치매 예방에 도움이 됩니다. 하지만, 허증(虛症)에만 사용해야지 염증(炎症)이나 열증(熱症)에는 피해야 합니다. 만약, 사용하게 된 경우에는 대추를 많이 넣어 복용하면 부작용이 덜할 수 있습니다. 화를 잘 내거나 고혈압으로 머리가 아프고 어지러우며, 수축기 혈압이 180mmg 이상인 경우에도 맞지 않습니다. 특히, 철(鐵)과 함께 복용하면 좋지 않음으로 주의하기 바랍니다.

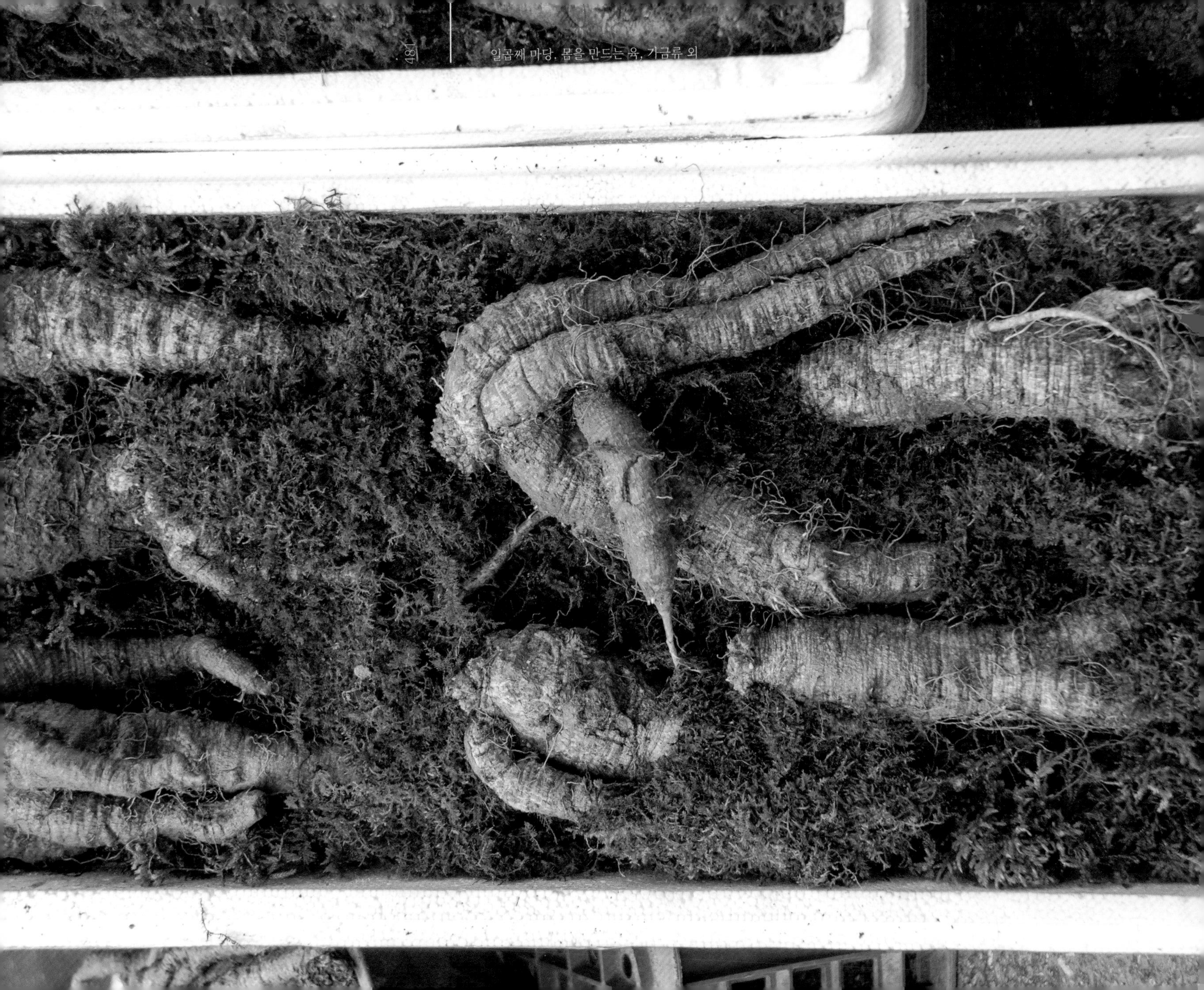

14
천연 말초혈관확장제, 계피

계피는 감초 다음으로 많이 사용하는 한약재(육계:肉桂)로 계피나무의 얇은 껍질을 가리킵니다. 달고 신 맛과 향기를 지닌 가장 오래된 향신료 중 하나로 굵은 몸통부터 얇은 가지로 갈수록(육계→계피→계지) 맛이 매워 신랄(辛辣)해진다고 보시면 됩니다.
한의서에 '육계(肉桂)'는 '맛이 맵고 성미가 열하다. 혈맥(血脈)을 통하며 허하고 찬 것을 따스하게 보하고, 극심한 복통을 다스린다(辛熱通血脈 溫補虛寒腹痛劇).'고 전해집니다. 특히, '몸을 따스하게 보하며(온중보양 溫中補陽) 추위를 몰아내고 통증을 덜어준다(산한지통 散寒止痛)'고 기록되어 있습니다.

<동의보감>에는 '신(腎)을 잘 보하므로 오장(五臟)이나 하초(下焦)에 생긴 병을 치료하는 약으로 쓴다.'고 전하고 있습니다. 대표적인 약효로 항균 효과가 있는데 이 때문에 충치 예방 및 입 냄새 제거와 질 세척제로도 활용되어 왔습니다. 계피가 함유된 빵에는 곰팡이가 생기지 않는다는 사실이 이를 뒷받침할 수 있습니다. 살충작용도 뛰어나서 향으로 피우면 모기나 알레르기를 일으키는 진드기 등을 죽이는 데도 효험을 보여왔습니다.
지속적인 말초혈관 확장작용으로 혈압을 강하 시켜주는 작용을 하고, 혈소판 응집억제 작용도 있으며, 발한(發汗) 및 진토(鎭吐)작용 등도 있습니다. 더구나, 위장의 점막을 자극하여 분비를 왕성하게 하고 위장의 경련성 통증을 억제하고 위장관의 운동을 촉진해 가스를 배출하고 흡수를 좋게 해줍니다.

위산 과다로 속이 쓰리거나 흥분한 마음을 가라앉힐 때 계피차를 마시는 것은 이 때문입니다. 뿐만 아니라, 체온을 높여주기 때문에 체온이 항상 낮아 추위를 잘 타고 온몸이 냉하며 소화기가 약하여 소화 장애나 설사를 잘하는 체질에 잘 맞는 약재입니다. 만성질환인 경우 오래 복용하면 습관성 새벽 설사에도 도움이 될 수 있습니다. 또한, 혈액순환을 원활하게 하므로 몸이 허약하거나 얼굴 혈색이 좋지 않은 사람, 손발이 차거나 신경통이 있는 사람, 손발이 항상 냉하고 혈색이 없는 사람이 끓여 마시면 좋습니다. 이처럼, 계피는 머리가 맑아져 두통이 해소되고, 손발이 저리거나 찬 증상에도 효과가 있습니다. 한의학에서는 감기나 진통(鎭痛), 진경(鎭痙)에도 많이 응용되고 있습니다.
계피의 '시남알데하이드(cinnamaldehyde)' 성분은 항염증 작용으로 신경세포를 보호하고, 혈당감소 효과가 있다고 보고되기도 하였습니다. 우리 몸에서 '인슐린'이 효과적으로 이용될 수 있도록 도와주어 혈당치를 20~30%까지 낮추어 준다고 합니다. 따라서 당뇨병이나 심장병, 뇌혈관질환의 위험을 줄여주기도 합니다. 또한, 계피 추출물에는 강한 항산화 효능과 알츠하이머병을 일으키는 '타우단백질(tau-protein)'의 엉킴을 억제하는 성분이 함유되어 있어서 노화를 억제하고 알츠하이머병을 예방해줄 수 있습니다.

아랫배가 차고 갱년기 장애, 생리불순이 있는 여성에게도 유익하며 성 기능을 왕성하게 해주는 효과도 있습니다. 위(胃)를 따뜻하게 해주고, 어혈을 풀고 통증을 멈추게 해주며, 심신을 안정 시켜주기도 하니 증상이 맞으면 평소에 차로 드셔보길 추천합니다. 하지만, 오래 달이면 육계 성분이 날아가 효과가 없어지므로 분말로 만들어 복용(冲服)하는 것이 약효를 더할 수 있습니다. 계피는 허약하고 차거나 열이 부족한 사람에게는 좋지만, 열이 지나치게 많거나 갈증이 심한 체질은 자주 마시는 것이 좋지 않습니다. 열(熱)한 성질은 보양(補陽)하고 매운맛은 행혈(行血)할 뿐 아니라, 소화가 잘 안 될 때 마시면 효과를 볼 수 있습니다. 특히, 가을이나 겨울에 먹으면 속을 데워 주므로 더욱더 좋습니다. 하지만, 임산부 및 출혈이 있는 사람은 주의해야 하며 예민한 사람은 알레르기를 일으킬 수 있으니 삼가기 바랍니다.

15
눈과 머리를 맑게 하는 국화

국화는 동양에서 재배하는 관상식물 중 가장 역사가 오래된 꽃입니다. 가을이라는 계절의 분위기에 잘 어울리며 꽃도 아름답지만, 향기가 매우 짙어 대중화되어 왔습니다. <동의보감>에는 '국화의 싹, 줄기나 잎, 뿌리, 꽃 모두 효능이 유사하므로, 내복(內服)이나 외용(外用) 모두 양호하다.'고 전해지고 있습니다. 한의학에서는 줄기가 붉고 향긋하며 맛이 단 '단국화'로 불리는 '감국(甘菊)'이 약으로 쓰여 왔습니다. <동의보감>에 국화(菊花)는 '맛이 달며 열과 풍을 제거하여 어지럼증과 눈 충혈을 다스리며, 눈물을 수렴하는 효력이 있다(味甘除熱風 頭眩眼赤收淚功).'라고 전해집니다. 뿐만 아니라, 성미(性味)는 쓴맛(苦味)으로 폐의 숙강(肅降) 작용을 도와주고, 서늘한 성질(凉性)로 청열(清熱) 작용이 있으며, 단맛(甘味)으로 원기(元氣)를 보하는 효과가 있습니다.

이처럼 예로부터, 국화는 몸이 가벼워지고 노화를 이겨내며 불로장수하게 하는 신비의 풀로 자리매김 해왔습니다. 모든 풍기(風氣)를 다스리며 풍기(風氣)와 열기(熱氣)가 함께 뭉친 것을 풀어주기 때문에(소산:疏散), 특히, 혈액 정화에도 강한 효험이 있습니다. 또한, 간(肝)을 보(補)하여 눈을 밝게 할 뿐 아니라, 근육과 뼈를 강하게 하고 골수(骨髓)를 보강해주기도 합니다. 이는 열(熱)을 내리고 음기(陰氣)를 보충하며 풍기(風氣)를 물리치고 눈을 밝게 하기 때문입니다. 흰 국화(白菊)는 간을 평안하게 하고 눈을 좋게 하는 효능(平肝明目)이 양호하나, 청열(清熱)력은 약합니다. 백국(白菊)의 즙을 넣은 선약은 불로장수의 약으로 여기기도 하였습니다.

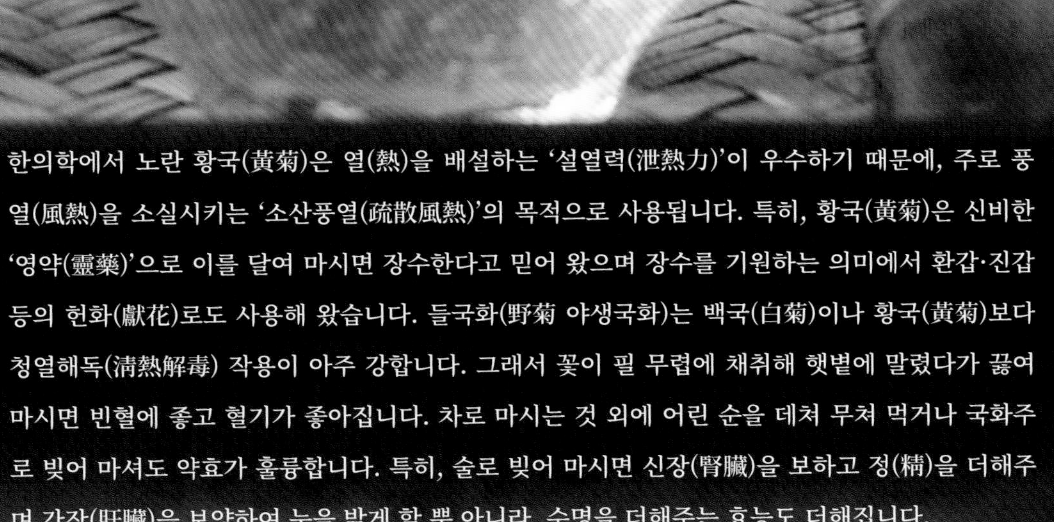

한의학에서 노란 황국(黃菊)은 열(熱)을 배설하는 '설열력(泄熱力)'이 우수하기 때문에, 주로 풍열(風熱)을 소실시키는 '소산풍열(疏散風熱)'의 목적으로 사용됩니다. 특히, 황국(黃菊)은 신비한 '영약(靈藥)'으로 이를 달여 마시면 장수한다고 믿어 왔으며 장수를 기원하는 의미에서 환갑·진갑 등의 헌화(獻花)로도 사용해 왔습니다. 들국화(野菊 야생국화)는 백국(白菊)이나 황국(黃菊)보다 청열해독(淸熱解毒) 작용이 아주 강합니다. 그래서 꽃이 필 무렵에 채취해 햇볕에 말렸다가 끓여 마시면 빈혈에 좋고 혈기가 좋아집니다. 차로 마시는 것 외에 어린 순을 데쳐 무쳐 먹거나 국화주로 빚어 마셔도 약효가 훌륭합니다. 특히, 술로 빚어 마시면 신장(腎臟)을 보하고 정(精)을 더해주며 간장(肝臟)을 보양하여 눈을 밝게 할 뿐 아니라, 수명을 더해주는 효능도 더해집니다.

그러므로 신장과 간장의 기(氣)가 부족하여 생기는 허약, 성기능 장애, 유정, 요통, 무릎 통증, 두통, 어지럼증, 귀 울림증(이명 耳鳴), 시력감퇴, 손발 저림(手足痺) 등의 병증에 응용될 수 있습니다. 더불어, 항균, 소염, 이뇨의 효능도 있으니 많이 응용해보기 바랍니다. 베개를 만들어 베면 강한 방향성으로 눈이 밝아지고 어지럼증(두현 頭眩)을 없애주기도 합니다. 고혈압에는 결명자랑 함께 차 대용(代用)으로 마시면 약효가 더 우수합니다. 하지만, 한의학적으로 기허위한(氣虛胃寒 기가 허하고 위가 찬)한 사람은 조금만 먹어야 합니다. 또한, 산국화는 너무 과하게 먹으면 독이 될 수 있으므로 주의해야 합니다.

16
강한 생명력 민초(民草), 민들레

민들레는 길가에서도 쉽게 발견할 수 있는 풀인데, 뿌리가 곧고 깊이 내리기 때문에 '일편단심 민들레'라는 말이 나왔다고 합니다. 우리 민족은 매년 봄이면 민들레의 어린잎을 채취하여 나물로 무쳐 먹거나 차로 끓여 마셔왔습니다. 민간에서는 '황화지정(黃花地丁)'이라 하여, 꽃이 피기 전에 채취하여 달여 마시면 염증을 풀어주는 '소염(消炎) 소종(消腫)' 효과가 우수하다고 전해오고 있습니다. <동의보감>에서는 민들레를 '포공영(蒲公英)'이라고 부르며, 약재로 처방되어 종기를 치료하고 열로 인한 독을 풀어주며, 땀을 잘 나게 해주므로 유선염이나 임파선, 편도선, 가래톳 등에 응용되어 왔습니다.

특히, 봄과 여름철 개화기에 채취한 민들레 뿌리는 각종 소화기질환이나 위, 십이지장궤양 치료에도 약효가 훌륭합니다. 또한, 소화기계통에 이상이 있을 때, 민들레를 꾸준히 섭취하면 도움이 됩니다. 위액 분비가 적으며 음식이 잘 내려가지 않고 배가 아픈 증상에도 효험을 볼 수 있습니다. 치질의 멍울을 풀어주고 변비를 치료하는데도 처방되어왔는데, '비타민 B12'도 풍부하므로 치질로 인한 과다출혈 빈혈까지 다스릴 수 있습니다. 현대 한의학에서는 '포공영(蒲公英)'을 항암 약재로 많이 사용하고 있는데, 암에 의해 일어나는 빈혈이나 어지럼증 치료에도 매우 효과가 좋습니다.

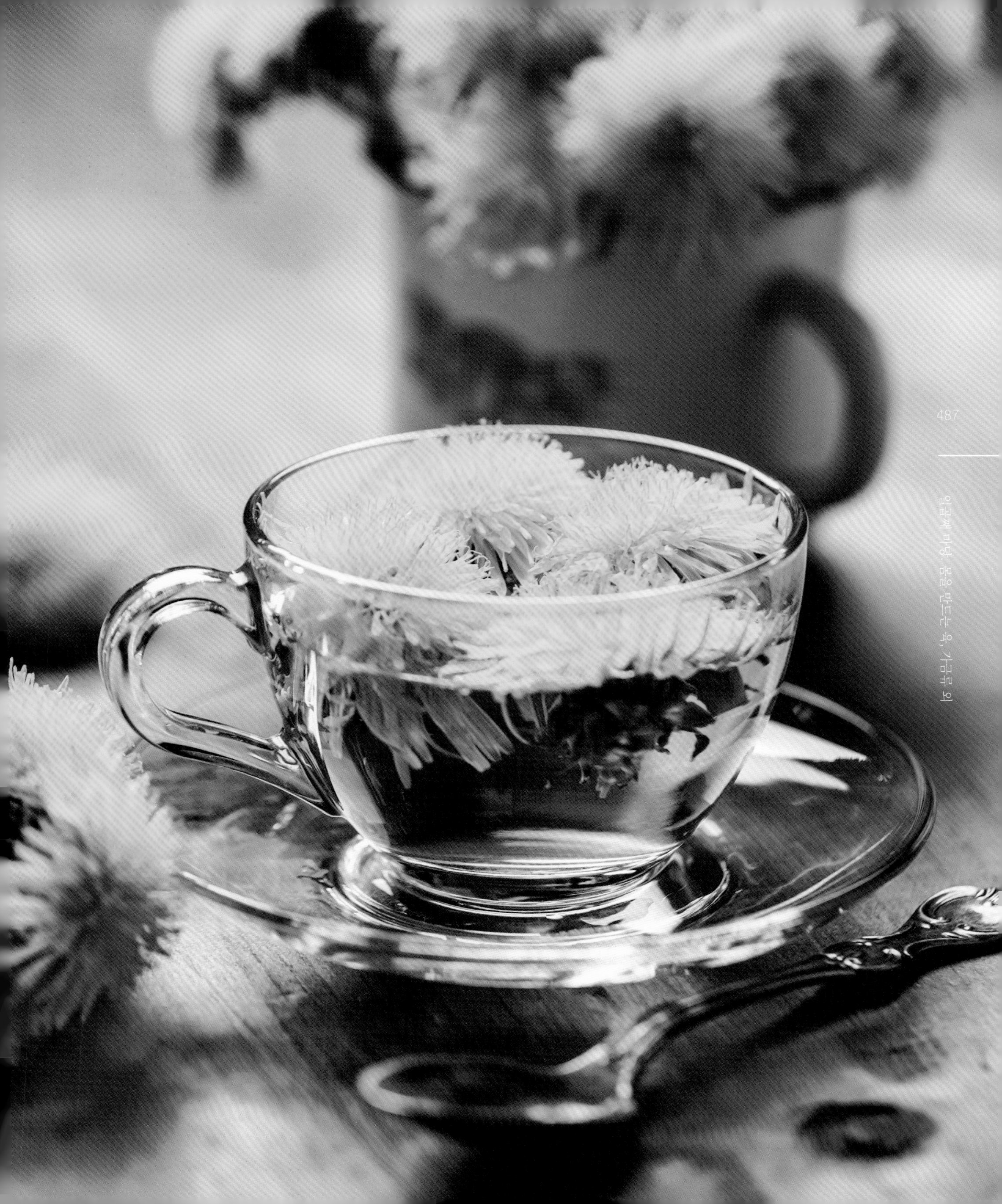

뿌리 및 전초도 설사와 비만 치료를 위해 활용하며 우수하며, 어린잎을 따서 볶아먹으면 어지럼증이 있거나 빈혈이 있을 때도 도움이 됩니다. 또한, 산모의 젖이 잘 돌지 않을 때, 모유가 부족할 때도 뿌리를 끓여 마시면 분비를 촉진하는 약효가 있어 민간에서는 상용되어 왔습니다. <동의보감>에도 포공영(蒲公英)은 '식 독을 제거하고 염증과 결핵을 풀어 준다(除食毒 消腫潰堅結核屬)' 고 기록되어 있습니다. 약성(藥性)도 고(苦) 감(甘) 한(寒)하여 주로 간(肝)과 위(胃) 경락상의 열독을 치료합니다. 따라서 청열해독(淸熱解毒)과 소옹산결(消癰散結)하는 효능이 우수하여 만성지방간 및 간장 질환, 유방암이나 소변불통, 요로감염 등에 응용됩니다. 술을 자주 마시는 경우 간 회복에 좋은데 민들레의 '실리마린(silymarin)' 성분이 간을 해독하며 간세포를 좋게 회복 시켜주는 효과가 있기 때문입니다.

특히, 유옹(乳癰 유방의 악창)에는 한가지의 단방(單方)으로 환부에 도포해도 효험을 볼 수 있으니 활용해보시기 바랍니다. 뿐만 아니라, 신경통에 차처럼 마시면 통증 완화에도 도움이 되고, 눈병에도 좋으며 뼈와 근육을 튼튼하게 하고 흰머리를 검게 하는 등 갖가지 병에도 우수한 약재로 자리매김할 수 있습니다. 따라서, 민들레에는 영양학적으로도 '비타민 A, B1, B2, C, K'와 '나트륨', '칼륨', '칼슘', '마그네슘' 등의 무기질, 쌀에 부족하기 쉬운 '리신(lysine)'등 필수아미노산이 많이 함유되어 있지만, 지방함량과 칼로리가 낮아서 현대인들에게 건강을 지키는 웰빙식품으로 안성맞춤입니다. 하지만, 많이 피로하여 간(肝)과 신(腎)이 허(虛)한 사람은 피해야 하며, 허(虛)하고 한(寒)하면서 기력이 떨어진 분들은 섭취에 주의해야 합니다.

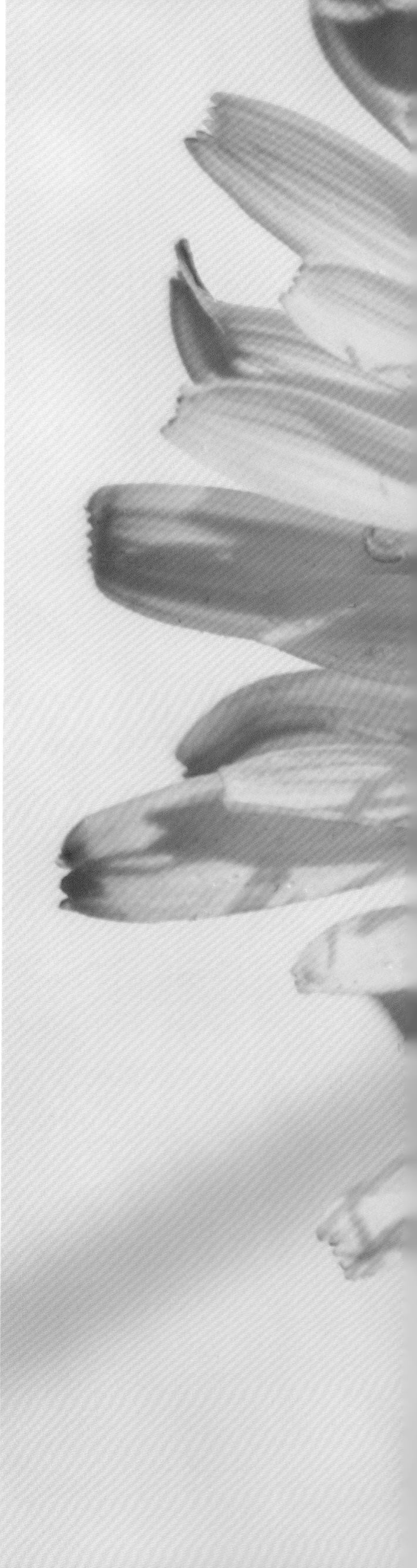

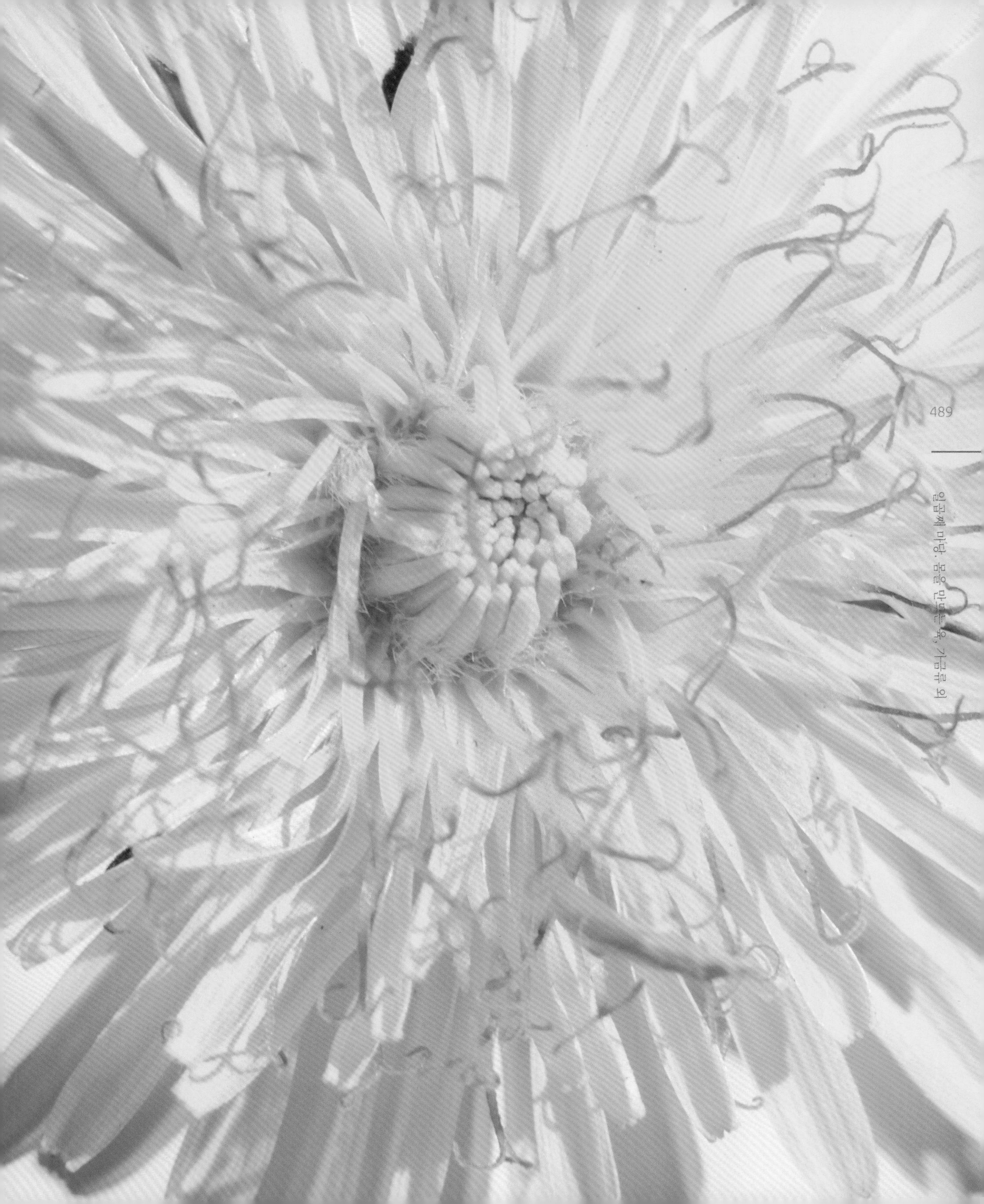

17
천연 항생제, 느릅나무

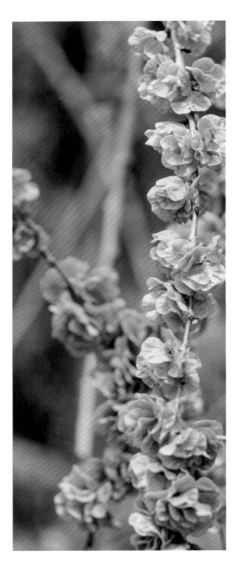

느릅나무는 키가 큰 나무로 예로부터 목재뿐 아니라, 약재로 널리 응용되어 왔습니다. 민간에서는 '구황식품'으로 소나무 속껍질처럼 흉년에 허기를 달랬는데, 껍질을 벗겨 먹거나 잎을 쪄서 먹었으며 열매로는 장을 담가서도 먹었다고 전하고 있습니다. 또한, 율무나 밤, 옥수수와 함께 섞어서 떡이나 국수를 만들어 먹기도 해왔습니다. 한의학에서는 느릅나무 뿌리껍질을 '유근피(楡根皮)'라 하며 약재로 많이 처방하는데, 최고의 종창(腫脹)약이며 각종 비위 질환에도 약효가 뛰어납니다.

내장을 윤택하게 하고 배 속에 있는 모든 염증을 없애며 변통을 순조롭게 하며 부은 것을 내리는 데 효과가 매우 좋습니다. 따라서 위궤양이나 십이지장궤양, 대장암, 직장암, 출혈성 내장기 질환뿐 아니라, 동맥경화, 고혈압에도 매우 다양하게 응용될 수 있습니다. 또한, 옛날부터 소변을 잘 나오게 하는 약으로도 많이 처방되었는데, 물을 빼내고 임증(淋症)을 통하게 하는 효능(利水通淋) 덕분에 소변이 잘 통하지 않는 임(淋)증이나 붓는 것(水腫)을 내리게 합니다.

소변을 잘 못 보고 때로는 통증을 느끼며 소변에 피가 섞이고 몸이 붓는 증상에도 치료 효과를 볼 수 있습니다. <동의보감>에는 '습기(濕氣)로 인한 열과 염증을 제거해주며 임신 중에 소변이 잘 안 나가는 데도 많이 사용되었다.'고 전하고 있습니다. '유근피(楡根皮)'는 한의학적으로 보면 성미(性味)가 달고 평(平)하며 미끄럽고 독이 없습니다. <동의보감>에는 '관절을 부드럽게 하며 물의 흐름을 잘 통하게 하고 임증을 없앨 뿐 아니라, 통증을 없앤다(楡皮味甘利關節 通水除 淋腫痛撤).'고 기록되어 있습니다. 또한, 강력한 진통제가 함유되어 있으며 살충효과도 높으면서 중독성이 없어 오래 먹어도 탈이 없습니다. 특히, 껍질을 벗겨서 입으로 씹어보면 끈적끈적한 점액이 많이 나오는데, 이것이 갖가지 종기나 종창을 치료하는 좋은 약이 됩니다. 또한, 이 '진(津)'이 콧병에 탁월한 효과가 있다고 하여, '코나무' 라고 부르기도 하는데, 딸기코에 느릅나무 잎을 달여 씻으면 약재의 효험을 볼 수 있습니다. 또한, 이 '진(津)'은 염증을 삭힐 뿐 아니라, 살결을 곱게 하는 데에도 으뜸이며, 종기와 종창에 하늘이 내린 신약(神藥)이기도 합니다. 따라서 피부 가려움증, 여드름이나 아토피성 피부염, 습진, 무좀 같은 피부질환에 활용되고 있습니다. 유근피를 날것으로 찧어 붙이기도 하는데, 민간에서는 느릅나무 껍질을 풀처럼 눅눅하게 찧어서 기와나 돌을 붙이기도 하여왔습니다. 이처럼, '유백피(楡白皮)'라는 줄기껍질은 각종 내상기계질환에 많이 쓰일 뿐 아니라, 류머티즘에 의한 통증, 피부의 습진, 종기, 가려움증, 화상이나 황달에도 우수한 약재가 될 수 있습니다. 잎은 한약재 명으로 '유엽(楡葉)'이라 하며, 해열, 해독의 효능이 있고, 유선염, 갑상샘종, 내장 출혈, 화상, 치통에 처방하면 효과가 좋습니다. 또한, 부작용이 없는 천연 수면제로도 활용하기도 하였다고 합니다. 열매는 생김새가 옛날 엽전과 비슷하게 생겨서 '유전(楡錢)'이라 불리는 등, 모두 약으로 사용하여서 그야말로 버릴 게 없다고 할 수 있습니다. 하지만, 느릅나무는 한의학에서는 천지의 음기(陰氣)를 받아 자라므로 뿌리껍질을 채취하거나 말릴 때 햇볕에 노출하면 약효가 반 이하로 떨어집니다. 따라서 해가 뜨기 전 새벽에 뿌리껍질을 채취하여 그늘에서 말려두고 약으로 써야 합니다. 또한, 약성이 다른 약초에 비해 강하므로 과다하면 속 쓰림 증상을 보이니, 위기(胃氣)가 허(虛)하고 찬(寒) 사람은 주의해야 하고 어린아이들은 섭취를 피하는 것을 권해드립니다.

18
천연 소염해독제, 삼백초

‘삼백초(三白草)’라는 약재명은 꽃과 잎, 줄기 3개가 희다고 하여 이름 붙여졌다고 합니다. 토종 자생식물로 습지의 진흙 속에서 옆으로 뻗으며 자라며 약재로 사용하였을 때, 맛은 달고 매우며 성질은 차갑습니다. 삼백초의 약효는 <본초학>이나 <동의보감> 같은 우리나라의 한의서에 많이 기록되어 있지는 않았지만, 일본에서는 거의 ‘만병통치약’이라 할 만큼 갖가지 질병에 뛰어난 효과를 지닌다고 전해지고 있습니다. 중국의 <당본초>나 <본초습유> 같은 책에는 ‘수종(水腫)과 각기(脚氣)를 치료하고 대소변을 잘 나오게 하며 가래를 삭이고 막힌 것을 뚫어 주며 배 속에 있는 딱딱한 덩어리를 풀어주고 종기나 종창을 치료한다.’고 적혀 있습니다. 특히, ‘삼백초(三白草)’의 수용성 ‘타닌(tannin)’ 성분은 기름진 음식에서 오는 과산화지질의 생성을 막고, 과잉하게 축적된 지방을 제거하는 것은 물론 중금속을 흡착하여 체내의 공해 물질을 씻어내는 효과를 줍니다.

또한, 알레르기를 예방하고 유행성 감기 바이러스 감염을 예방하며 멜라닌(melanin) 색소의 침착을 막아 피부미용에도 좋습니다. 또한, 탈모 예방에도 약효를 보여 최근에는 탈모치료제로도 사용되고 있습니다. 뿌리와 줄기 전체를 말린 전초(全草)를 약으로 쓰는데, 몸이 붓고 소변이 잘 안 나올 때, 각기, 황달, 간염 등에도 활용됩니다. 약리작용이 다양하고 뛰어나서 변비나 당뇨병, 간장병, 암, 고혈압, 심장병, 부인병, 신장병 등 갖가지 성인병의 예방과 치료에 주목할 만한 효과가 있는 것으로 알려져 오고 있습니다. 뿐만 아니라, 차로 만들어 장복하면 몸의 응어리진 부분을 풀어주어 혈액 순환이 개선되는 것이 몸으로 느껴지기도 합니다.

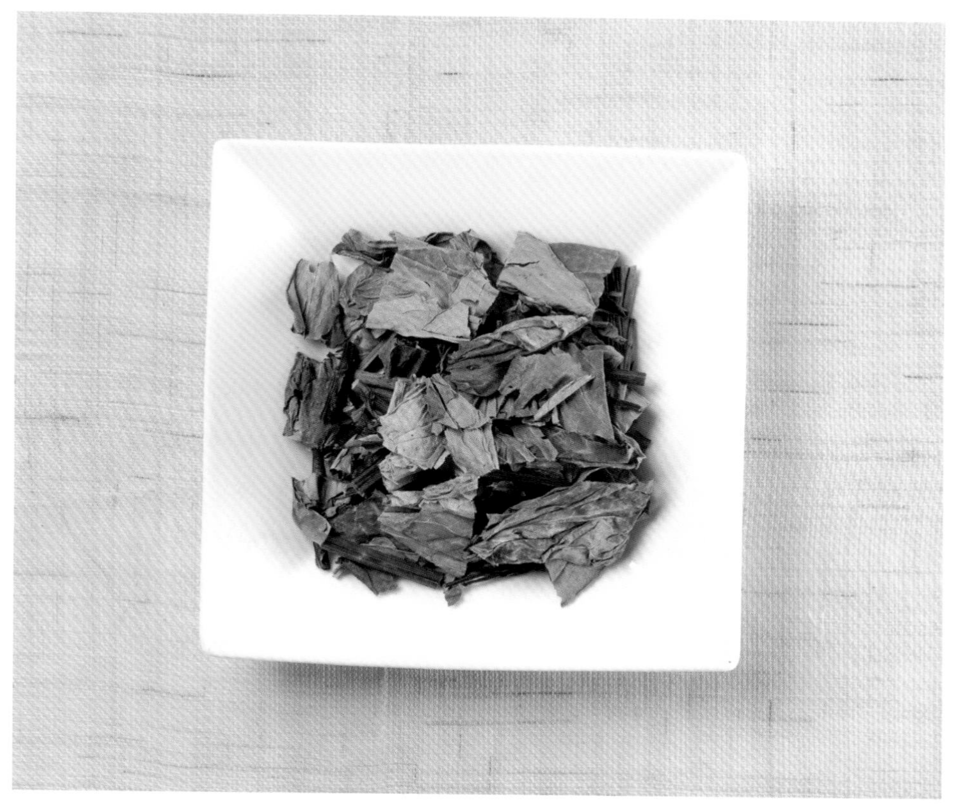

특히, 장내 유익 세균의 증식을 돕고 유해 세균을 억제하는 기능을 가지고 있는 수용성 타닌(tannin)이 숙변 제거 및 지방분해 작용을 하기에 숙변으로 고생하는 이들에게 훌륭한 효험을 더해줍니다. 민간에서는 삼백초를 여드름이나 습진, 화상 등의 치료제로도 사용하는데, 이것은 오장의 열(熱)과 독(毒)에서 오는 변비 문제를 해결하고 소변을 이롭게 하여 근본 치료를 하는데 기본을 두고 있기 때문입니다. 이처럼 피부미용, 탈모는 물론 암 등 현대병 및 난치병에 탁월한 효능이 있다는 내용이 매스컴에서 널리 알려지면서 한때는 멸종의 수난을 겪기도 했습니다. 하지만, 삼백초를 오래 끓이면 호흡기 기능을 원활하게 해주는 성분들이 모두 없어지게 되므로 10~15분 이내의 짧은 시간 동안 끓이도록 함을 기억하기 바랍니다.

19
어혈푸는 엉겅퀴

<동의보감>에 엉겅퀴는 '어혈을 풀리게 하고 피를 토하는 것, 코피 흘리는 것을 멎게 하며 옹종과 옴과 버짐을 낫게 한다.'고 전해지고 있습니다. 또한, '성질이 차가워서 혈 열로 인한 출혈 증상(토혈, 뉵혈, 객혈, 붕루, 뇨혈 등)을 '양혈(凉血)'로 지혈시킨다.'고 기록되어 있습니다. 한의학에서는 '감미(甘味)'로써 중기(中氣)를 보하여 내복이나 외용으로 어혈을 없애 염증을 풀어(산어소종 散瘀消腫)주므로 옹종창독(癰腫瘡毒)에 응용할 수 있습니다. 따라서 위염을 예방 치료하는 대표적인 약재로 피를 맑게 하며 소염(消炎)과 지혈(止血)작용을 하여 폐렴과 폐농양에 좋고 혈압을 떨어뜨리는 작용이 있어 고혈압에 응용되기도 합니다. 신경통이나 견비통, 유방암, 요통, 신경통, 타박상을 입었을 경우에도 활용해보시면, 통증을 가라앉히고 염증을 없애는 작용을 훌륭하게 해냅니다.

특히, 독은 없으면서 이뇨작용과 해독, 소염작용이 있어, 열이 혈액의 정상 순환을 방해하지 않도록 다스립니다. 외국논문에서도 '엉겅퀴가 간과 담낭의 질환 및 황달 등에 뛰어난 약효가 있다.'고 발표한 바 있습니다. 이는 엉겅퀴 씨에서 축출된 '실리마린(silymarin)' 성분으로 간세포의 신진대사를 증가시키고 간세포를 독성의 손상으로부터 보호하는 효과가 탁월하다고 이해하시면 되겠습니다. 이 밖에도, 산후부종과 여자의 적백대하를 낫게 하고 정혈(精血)을 보하여 엉겅퀴 생즙은 '마시는 정력제'라고 할 정도입니다. 치질에는 잎과 뿌리를 삶은 물로 환부를 세척하면 효과가 있으며, 엉겅퀴 술은 강장, 건위, 식중독 및 해독에 효능이 있는 것으로 알려져 있습니다. 하지만, 약재의 성질이 차므로 비위(脾胃) 소화 기능이 냉하고 약하면서, 몸 속에 쓸데없는 혈액응어리가 맺힌 어체(瘀滯)가 없을 때는 피해야 합니다. 몸이 차가운 체질은 과다섭취를 하지 않아야 하고 소화기 장애가 있는 사람은 공복에 먹는 것은 권하지 않습니다. 오래 끓일수록 약효는 떨어지니 참고하기 바랍니다.

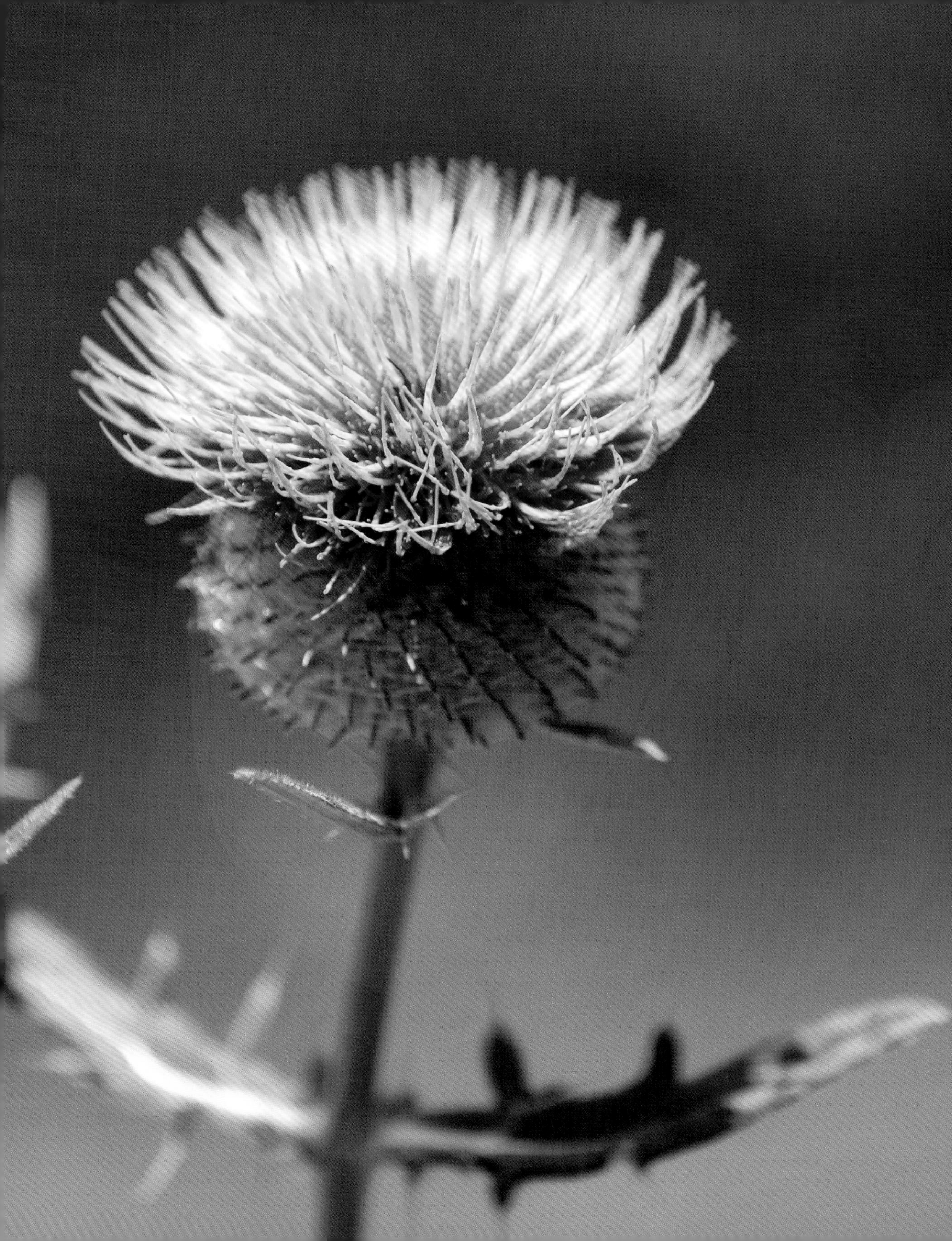

20
불로장생의 명약, 오가피

3000년 전 중국 춘추시대 때부터 오가피는 '불로장생의 명약'으로 잘 알려져 왔습니다. <동의보감>에는 '성질이 따뜻하며 맛은 맵고 쓰며 독이 없다.'고 기록되었으며, '오장이 허약하여 생기는 오로(五勞)와 남자가 허약해서 생기는 일곱 가지 증상인 칠상(七傷)을 보해주고 기를 북돋아 정(精)을 더하며 남자의 음위(陰痿, 발기부전)와 여자의 음양(陰癢, 음부가 가려운 병)을 낫게 한다. 허리나 척추의 아픔과 다리가 쑤시고 시린 것과 골절의 아픔이나 절룩거림을 고쳐주며, 어린아이가 세 살이 되도록 걷지 못한 것(五遲)을 바로 걷게 한다.' 고 전하고 있습니다. 중국의 의서 <본초강목>에도 '한 줌의 오가피는 한 마차의 금옥보다 낫다.'고 적혀있을 정도로 그 효능이 다양하고 우수하다고 예찬하고 있습니다.

한의학에서는 주로 피로를 담당하는 '간장'과 몸 속 에너지, 원기(元氣)를 총괄하는 '신장'의 경락에 작용하여 약효를 보입니다. 의서(醫書)에는 오래 먹으면 몸이 가벼워지고 노화를 늦춘다고 전해집니다. 특히, 술로 만들어 마시면 눈과 귀를 밝게 하고 이(齒)를 다시 나게 하며 머리카락을 검게 하고 안색을 윤택하게 한다고도 기록되어 있습니다. 이것은 노화의 주된 원인 가운데 하나인 신장(腎臟)의 정기부족을 오가피가 보충해주기 때문으로 이해하시면 되겠습니다. 또한, 신장의 정(精)과 기(氣)를 보충해주므로 남성의 성 기능을 강화해주고 성기 주변에 땀이 차서 늘 축축하고 심하면 가려워지는 낭습증(囊濕症)을 치료해주기도 합니다. 양기(陽氣)가 허약해져 소변을 찔끔거릴 때도 좋으니 활용해보시기 바랍니다. 한의학에서는 뼈는 신장이 주관하고 근육은 간장이 주관한다고 바라보고 있으므로 우리 몸의 뼈와 근육이 약해져서 잘 걷지 못할 때는 '간신(肝腎)'을 보해주는 오가피가 효능을 보이는 것입니다. 따라서 인체에 쌓인 풍한습(風寒濕)을 몰아내므로 허리와 척추, 무릎이 아프고 힘이 떨어진 경우에 약재로 처방되고 있습니다. 특히, 급만성 관절염이나 근육경련, 근육통 등에 사용하면 아주 효과적입니다.

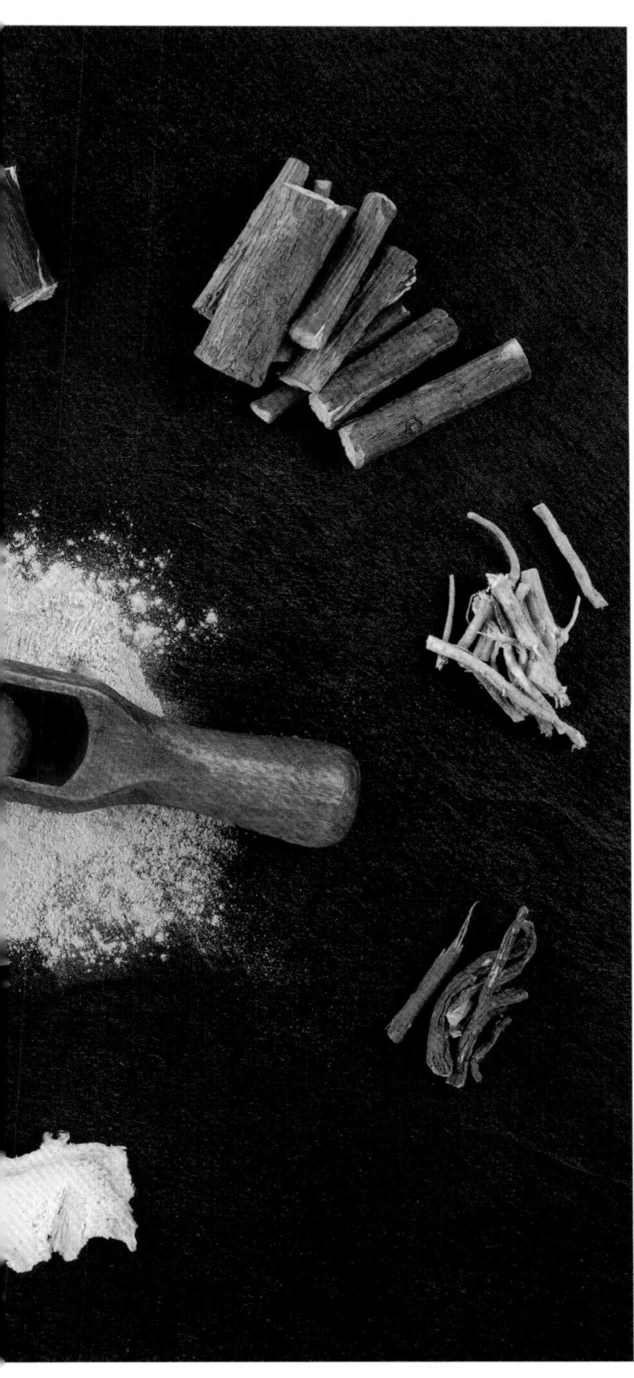

허리와 무릎이 약하고 다리에 힘이 없는 연약한 노인이나 아이들이 다리에 힘이 없어 오래 걷지 못하는 경우에도 효능이 좋고, 붓고 아픈 경우에도 훌륭한 한약재입니다. 관절통과 신경통을 비롯해 피로한 경우나 허약한 경우에 여러 약재를 처방하여 탕약으로 활용해도 좋지만, 오가피를 술로 만들어 마시면 몸 전신에 약효를 전달해주어 효과가 더 배가될 수 있습니다. 현대에 와서는 실험적으로도 오가피가 인체의 저항력을 높여주고 각 기관의 생리기능을 증가 시켜서 체력 및 뇌 활동을 증가시킴을 입증해왔습니다. 또한, 연구 결과 면역기능 및 추위와 더위를 견디는 힘도 크게 함이 밝혀져 보고되고 있습니다.

즉, 항산화 기능과 스트레스 해소, 항히스타민, 항 지방간 연성(軟性) 작용, 해독작용에도 효능이 뛰어난 것으로 알려져 왔습니다. 따라서 정신적인 피로뿐 아니라, 근육 활동으로 쌓인 피로회복에도 많이 활용하시면 좋겠습니다. 그러나 오가피는 따뜻한 성질이므로 인체 내의 음기(陰氣)가 허약하여 열이 달아오르거나 입이 마르고 쓴 사람은 섭취를 피해야 합니다. 뿐만 아니라, 열이 있으면서 소변이 시원하게 나오지 않거나 열이 나면서 통증이 있는 경우에도 적합하지 않으니 삼가기 바랍니다.

21
진시황 불로장생애장템, 구기자

진시황의 불로장생을 위한 애장템이었다는 구기자는 잎과 꽃, 뿌리 모두 약효가 있어 약재로 사용됩니다. 봄에 채취한 잎을 '천정초(天精草)', 여름에 채취한 꽃을 '장생초(長生草)', 가을에 채취한 열매를 '구기자(九杞子)'라 합니다. 특히, 겨울에 채취한 뿌리껍질은 '땅의 정기를 듬뿍 받은 골수' 같다고 해서 '지골피(地骨皮)'라고 부르고 있습니다. 또한, 늙지 않는다고 해서 '각로(却老)'라고도 부르며, 구기자나무 줄기를 지팡이로 만들어 사용하기도 합니다. <동의보감> 기록에 의하면, 구기자는 맛은 달며 성질은 약간 차고 독이 없어서, 한의학적으로는 주로 간장과 신장에 작용한다고 합니다. <본초강목>에서도 구기자의 효능은 '독성이 없고 열을 식히고 체내에 쌓인 사기와 흉부의 염증, 소갈과 당뇨병, 관절, 류머티즘 신경통 등에 좋고 오래 복용하면 근육을 건전하게 하고 전신이 상쾌하고 더위와 추위를 모르며 젊음을 찾게 된다.'고 전해지고 있습니다.

이처럼 약재로 사용되어 인체 내에서는 음액(陰液)과 간신(肝腎)을 보하고 정수(精水),골수(骨髓)를 충족시키며, 근육과 뼈를 튼튼하게 하는 효과를 보입니다. 따라서 구기자 효능을 양간(養肝), 자신(滋腎), 윤폐(潤肺)라 할 수 있습니다. 양간(養肝)이란 간 기능 보호 및 강화작용이 뚜렷하고 간세포의 재생을 촉진한다는 것을 뜻하는데, 간염이나 간경화 뿐 아니라, 간세포 내의 지방 침착을 억제하여 지방간을 치료 예방해줍니다. 또한, 눈을 밝게 하고 피로를 빨리 회복 시켜주므로 백내장이나 노인성 안혼, 눈이 침침한 것, 눈에 뭔가 떠다니는 증상 등에 활용해보길 추천합니다.

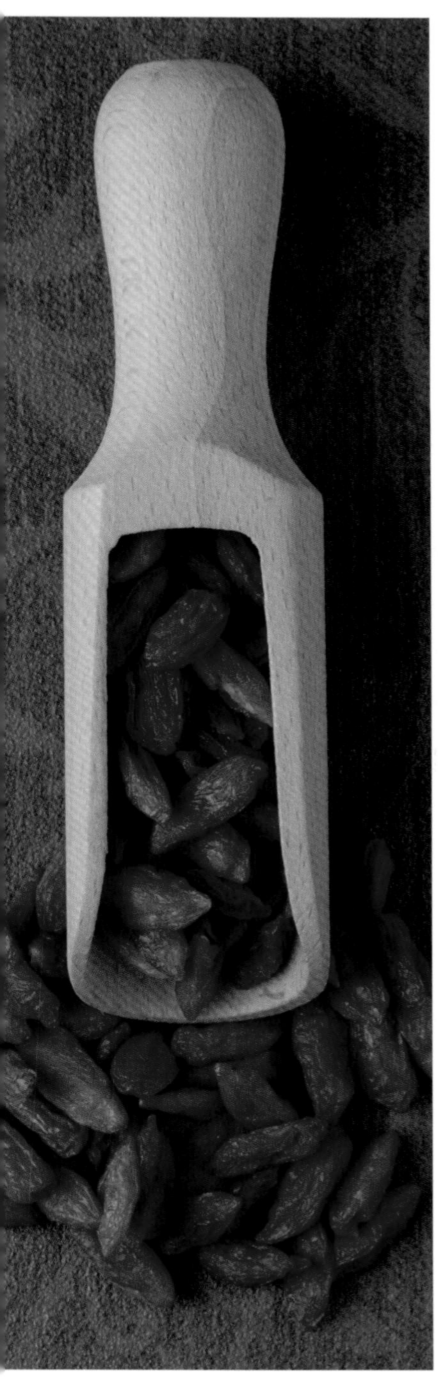

그리고 한의학에서의 에너지 창고인 신장을 채워주고, 건조한 폐를 윤택하게 하는 '자신(滋腎) 윤폐(潤肺)'하여 허로를 보충해 줄 뿐 아니라, 윤활제 역할을 하기도 합니다. 특히, 구기자가 피를 보충하면서 말라든 부분을 적셔 주기 때문에 노인에게는 더욱 약효가 좋습니다. <동의보감>의 가장 앞부분인 '신형(身形)편'에 구기자가 기록되어 있는 것은 바로 이 까닭이라 할 수 있겠습니다. 따라서 허약해져(腎虛) 허리 다리가 시큰거리고 힘이 없거나 정액이 저절로 흐른다든지(陰痿), 폐결핵, 신경쇠약, 당뇨병, 마른기침 등에 많이 활용되어 쓰입니다. 정력이 쇠약해진 경우나 '신허(腎虛)'에 의한 귀 울림이 심할 때도 약재로 사용하면 효능이 우수합니다. 또한, 피부와 관절의 풍사(風邪)와 열독(熱毒)을 없애고 부은 것을 가라앉히기도 합니다. 성장기 아이들에게도 도움이 되며 활성산소나 자외선으로부터 피부 노화를 막고 멜라닌 색소침착(기미, 주근깨) 억제에도 도움이 된다고 연구 검증되고 있습니다.

구기자 내에는 '베타인(betaine)'이나 '단백질(protein), 콜린(choline), 비타민 A, B1, B2, C' 등이 많이 함유되어 있는데 특히, '베타인(betaine)' 성분은 콜레스테롤을 떨어뜨리는 데도 도움이 됩니다. 이 외에도 혈당과 혈압을 떨어뜨리며, 동종 피부 이식을 할 경우 잘 붙게 한다고도 보고되어 있습니다. 이처럼 구기자는 약효의 우수성과 효용성이 높아서 한의학의 오래된 의서 <신농본초경>에도 많이 먹거나 계속해서 복용해도 해가 없고 '불로장수'할 수 있는 귀중한 '상약(上藥)'으로 분류되어 있습니다. 하지만, 속이 차고 소화 기능이 떨어진 사람이 많이 섭취하면 복통이나 설사 등이 발생하기도 하니 주의해야 합니다. 피부발진이 있거나 염증이 있을 때도 염증이 심해질 수도 있으니 피하는 것이 좋습니다.

22
간을 해독하는 헛개나무

헛개나무의 열매 모양은 닭의 발가락처럼 특이하며, 산호처럼 생겨서 '목산호, 현포리, 백석목' 등으로 불립니다. 한약재로 사용되었을 때는 '지구자'라고 부르는데, <동의보감>에 '맛이 달고 성질이 평하며 주독을 풀어 주고 갈증과 답답함을 멈춰주며 대소변을 잘 통하게 한다(枳椇甘平解酒擅 止渴去煩通二便)'고 전해지고 있습니다. <본초강목>에도 '주독 해소, 구취 제거 및 간 해독, 변비에 탁월한 효과를 보이며, 술을 썩히는 작용이 있다. 또한, 생즙은 술독을 풀고 구역질을 멎게 한다.'고 기록되어 있습니다. 현대에 와서는 지구자(헛개)나무에서 추출된 '암페롭신(ampelopsin)'과 '호베니틴스(hovenitins)'라는 활성화학물질이 간을 보호해 주고 알코올 중독과 숙취를 없애준다고 연구 보고되었습니다.

한의학에서 보면 간에 쌓인 열(熱)을 내리기 때문에 소변을 편안히 보게 하며, 갈증을 없애며 해독작용이 있는 것입니다. 민간에서는 '호깨나무'라 하며 간질환에 많이 응용되고 있습니다. 따라서 술로 인한 간경화나 지방간 등의 간질환에 효험이 있으며 염증 치료에 다른 약재와 병행하면 효과가 훌륭합니다. 헛개나무의 열매와 잎, 가지 모두에 '포도당, 사과산(malic acid), 칼슘, 하벤산(hovenic acid)' 등 인체 내의 유익한 성분을 함유하고 있어서 술 해독과 피로회복, 구토증 등에 치료 효과가 있다는 실험연구도 발표되었습니다. 또한, 이뇨작용이 좋아서 소변이 잘 안 나오는 증상이나 고혈압, 동맥경화 등에도 일정한 효력이 있습니다. 더구나, 손발이 마비되거나 근육과 뼈가 아픈 데, 소화가 잘 안되고 헛배가 부르거나 복수가 차는 데에도 응용될 수 있습니다.

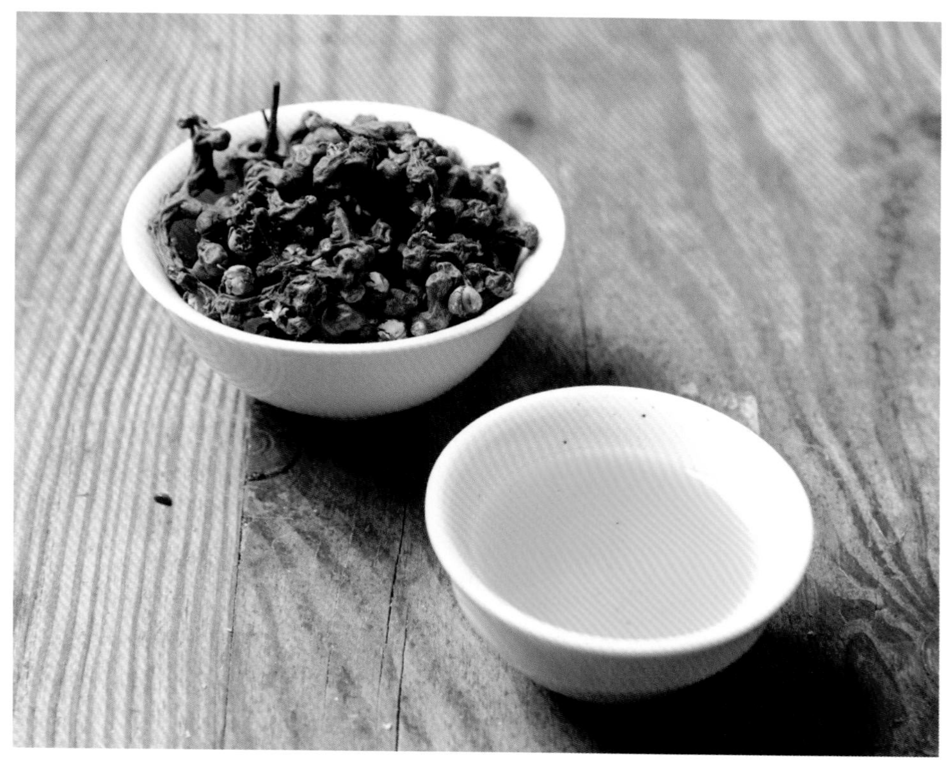

뿐만 아니라, 풍습을 없애고 근육을 풀어주는 등 경락 기능을 활발하게 하는 작용도 있어서 만성 관절염을 치료하는 데에도 활용하면 효험을 볼 수 있습니다. 이처럼 헛개나무의 차가운 성질은 한의학적으로 뜨거운 간을 차갑게 식혀주므로 간 열을 꺼줘서 병을 치료하는 데 유효합니다. 하지만, 평소에 몸이 차거나 설사를 많이 하는 분들이 먹으면 오히려 차가운 체질을 더욱더 차갑게 하여 냉기를 가중하고 설사를 유발하는 등 해로움을 줄 수도 있습니다. 또한, 과량으로 오래 복용하게 되면 피부발진이나 간수치를 일시적으로 올릴 수 있으므로 주의해야 합니다. 과용하면 안 되고 전문 한의사와 상의 없이 민간에서 다른 약재와 함부로 섞어 써서는 문제가 있을 수 있으니 삼가기 바랍니다.

23
천연수면제,
치자

치자의 열매는 술잔을 닮아서 술잔 '치(卮)'자라고 불리기 시작하였다고 합니다. 오랜 옛날부터 염료로 사용해온 치자열매는 현대에 와서도 식용색소로 음식에 많이 활용되고 있습니다. 특히, 향기가 좋아서 서양에서는 '코사지(corsage)'로 만들거나 향료로써도 이용이 증가하고 있습니다. <동의보감>에는 '성질이 차고 맛이 쓰며 독이 없다.'고 전하면서, '소변을 내리며 토혈, 뉵혈, 울혈, 심번 및 위화가 성하는 것을 다스린다(性寒降小便 吐衄鬱煩胃火).'라고 기록되어 있습니다. 따라서 화(火)를 꺼뜨려 주고 답답함을 풀어주므로(瀉火除煩) 열병으로 인한 번열, 불안증 등을 다스려줍니다. 그리고 '열(熱)을 풀어주어 습(濕)을 내려주기(泄熱利濕) 때문에 습열이 뭉쳐 생긴 발황(發黃)을 치료해준다.'고 하며, 독을 없애고 5림(五淋)을 낫게 하며 소변을 잘나가게 하고 5가지 황달을 낫게 하며 소갈을 멎게 한다.'고 전해지고 있습니다.

또한, 지혈(止血)효과도 우수하여 습열로 인한 코피(鼻衄), 주사비(酒齇鼻), 간열로 인한 충열(肝熱目赤) 등에 응용됩니다. 이 외에도 단방(單方)으로 복용하여 코피(鼻衄)를 다스리며 외용(外用)으로는 화상(火瘡)에도 처방되었습니다. 한의학적으로 치자는 껍질과 격막이 있어서 꼭 심포(心包)의 형상과 닮았다고 봅니다. 속에 들어 있는 씨도 붉으니 심장질환과 관계된 화(火)를 치료하는 데 도움이 되는데, 심장이나 소장 열로 인한 코피(血)나 소변혈(尿血)에도 사용되고 있습니다. 또한, 가슴이 두근거리고 편안하지 않거나 괜히 가슴이 답답하여 잠을 이루지 못하며 엎치락뒤치락하는 증상에 '천연수면제'로 활용하여도 효과가 좋습니다. 치자의 '플라보노이드(flavonoid)' 성분이 신경을 안정 시켜주고 스트레스 해소에 도움을 주기 때문입니다. 신경정신질환과 신경과민, 정신분열증에도 효험이 있어 처방에 많이 활용되고 있습니다.

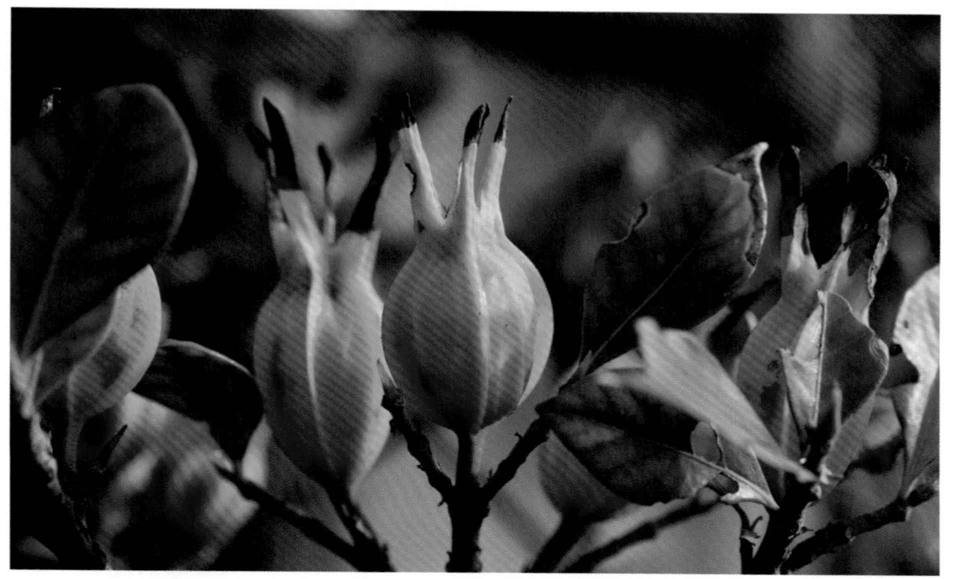

치자열매의 붉은 색소 '크로틴(crotin)' 성분은 혈액 중의 담즙색소의 분비량을 증가시키고 혈중 '빌리루빈(bilirubin)'의 출현을 억제한다고 연구되어 있습니다. 따라서 담즙 분비를 촉진하고 간장의 기능을 활성화하는데도 자주 쓰이고 있습니다. 너무 차니까 볶아서 사용하며 주로 간(肝)과 심포(心包)의 열을 내리는데 응용되기도 합니다. 특히, 발열 중추를 억제하여 해열작용과 함께 진정작용도 있어서 열성병으로 인한 뇌출혈이나 정신흥분으로 인한 불면, 심계항진 등의 증상도 완화해줍니다. 또한, 몸의 열을 꺼뜨리고 항균작용을 하기 때문에 목감기나 여드름에 효과가 있습니다. 뿐만 아니라, 세균성 설사나 유행 결막염에도 응용되며, 급성통풍 발작으로 인한 심한 통증을 가라앉히고자 할 때는 치자열매를 검게 구워 사용하기도 합니다. 내장기(內臟器)에 열이 쌓여 구취가 심할 때는 치자를 차로 만들어 먹어도 좋습니다. 치자가 장기 내에 열이 쌓이지 않도록 스트레스를 풀면서 열을 떨어뜨려 주는 효과가 있기 때문입니다. 이 외에도 관절염이나 거담, 고혈압, 당뇨, 두통, 불면증, 어혈, 위장병, 임질, 진통, 항균, 항염, 소염, 청열, 황달 등에도 도움이 됩니다. 하지만, 성질이 아주 쓰고 차기 때문에 비위가 허약하거나 몸이 찬 사람은 부작용이 생길 우려가 있으므로 전문가의 조언을 받아 처방하는 것이 옳습니다. 또한, 평소에 음식을 잘 먹지 못하고 설사 증상이 있을 때(脾虛便溏)는 쓰지 말아야 하니 주의하기 바랍니다.

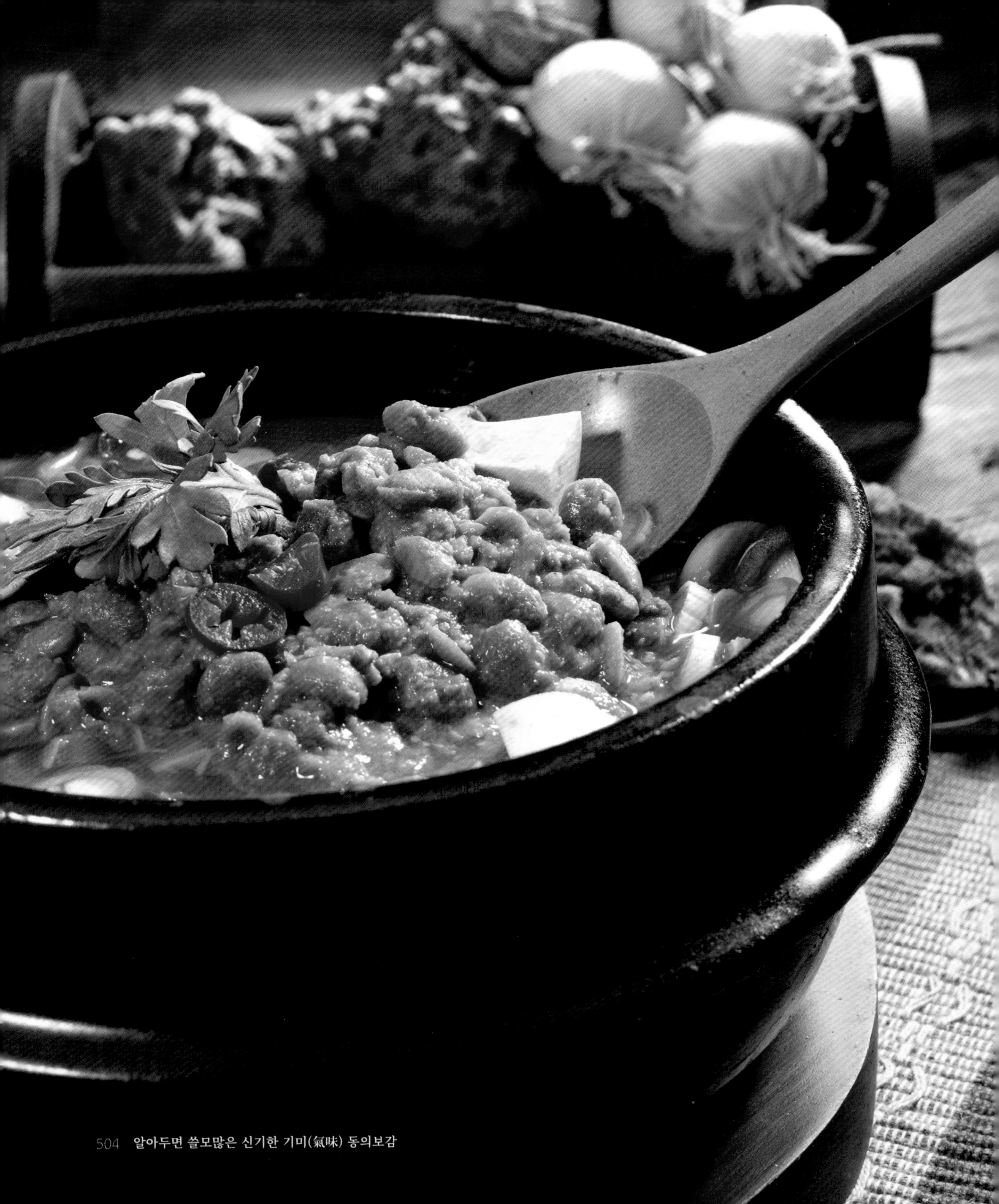

24
고단백 식물성 건강식, 청국장

<동의보감>에서 콩은 오장을 보하고 배 속을 다스린다고 전해집니다. 콩 속에 들어 있는 '이소플라본(isoflavon)'은 여성호르몬의 역할을 대신해주기 때문에 갱년기 증상을 완화해 준다고 할 수 있습니다. 특히, 대두(大豆:흰콩)는 오장(五臟)을 보하고 십이경락의 순환을 돕고 장위(腸胃)를 따뜻하게 하는 효과가 있고 피를 맑게 하며 변비를 풀어주며 고단백의 식물성으로 훌륭한 건강식입니다. 반면에, 검은콩은 한약재로 많이 쓰이며 감초와 같은 비율로 섞어서 다리면 '감두탕(甘豆湯)'으로 백약과 백물의 독을 풀어 줍니다.

그리고 대부분의 독을 풀고 습독(濕毒)을 없애고 부어서 오는 무릎이나 허리, 관절의 통증이나 저린 증세에도 약효가 훌륭합니다. 청국장은 고려 시대부터 내려온 우리 선조의 과학적 지혜가 담긴 대표적 발효식품입니다. 대두(大豆)가 발효하면서 미생물이 증식하고 단백질 분해효소, 고분자 핵산, 고초균에 의한 점성물질이 발생하는데, 각종 항암물질과 항산화물질, 면역증강물질, 생리활성물질 등이 함께 생성되게 됩니다.

또한, 콩이 발효되어 청국장이 되면서 각종 영양성분의 흡수율이 증가하면서 콩에 없던 미생물과 효소, 생리활성물질이 새롭게 만들어집니다. 특히, 인체의 신진대사를 극대화해 장을 튼튼하게 해주며 해독작용도 탁월합니다. 장의 기능은 몸의 다른 모든 기능의 뿌리가 되어 청국장의 여러 효능이 더해지면서 비만과 성인병이 자연스럽게 해소되는 것입니다.

원래는 전쟁 중에 빨리 만들어 먹는다고 하여 '전 국장'이라고 불리다가 나중에 청국장으로 바뀌었다고 합니다. 성질은 차면서 써서 찬바람의 감기 기운이나 몸살에 효과가 있으며 해독도 우수하여 두통, 발열 오한, 물을 갈아먹어서 오는 풍토병(風土病)을 다스리고 관절의 순환을 돕는 효과도 있습니다. 고단백의 음식을 공급하여 줄 뿐 아니라, 약의 중독을 풀고 벌레 독이나 학질을 다스리기도 합니다. 복통이나 이질, 벌레나 개에 물리거나 홍반, 구역, 생채기 등의 증세에도 좋으니 즐겨 먹길 권해드립니다.

최근에는 다양한 생리활성효능이 더해져서 '21세기 건강식품'으로 주목받고 있습니다. 변비 및 설사를 해결하는 강장효과, 다이어트, 항암, 혈압강하, 천연인슐린으로 당뇨 개선, 조혈 기능으로 빈혈 예방, 치매, 천연 칼슘제로 골다공증 예방, 간 기능개선, 숙취 해소 등, 현대인의 심각한 질환에 놀라운 효능을 발휘한다고 연구 보고되고 있습니다. 특히, '비타민 B2와 B6'뿐 아니라 '리놀레산(linoleic acid)' 등의 지방산 또한 풍부하게 들어 있어 피부에도 좋은 효과가 있습니다.

이 외에도 청국장에 있는 '아미노산(amino acid)'과 '레시틴(lecithin)'은 남성의 정액을 이루는 구성성분으로 천연 비아그라 약효까지도 기대할 수 있습니다. 하지만, 고혈압이나 당뇨 등 혈액이 탁한 경우는 혈전의 위험이 있으므로 청국장을 오래 먹거나 자주 먹으면 혈액에 혈전(혈액 덩어리, 응고 현상)이 더해지게 됩니다. 따라서, 혈액순환이 원활치 못해 뇌혈관의 모세혈관 협착이나 관상동맥, 심근경색 같은 심장질환 등 큰 병을 일으킬 수 있으므로 주의해야 합니다. 또한, 항응고제 기능을 막으므로 뇌졸중이나 심장질환 환자는 피하시길 바랍니다.

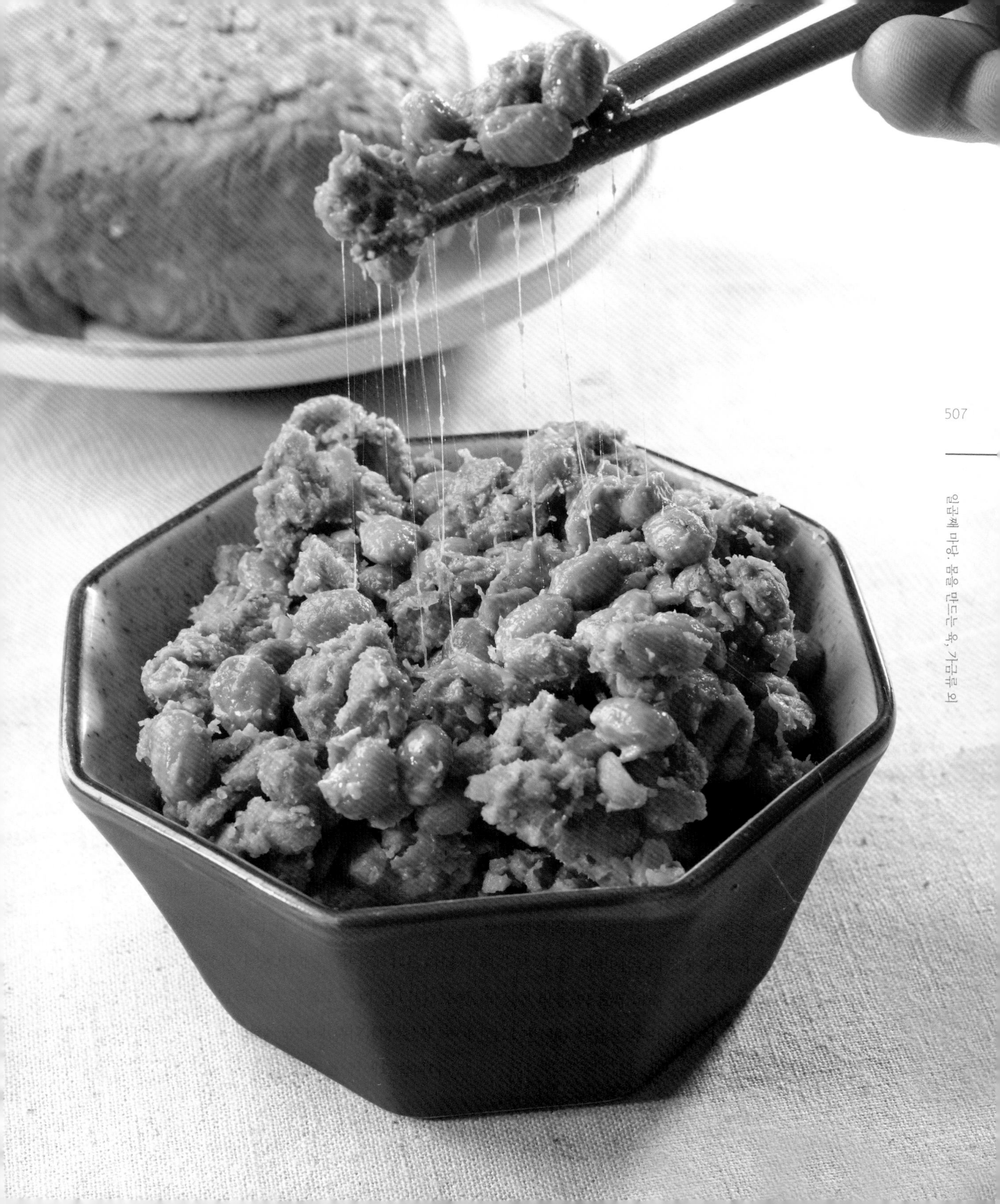

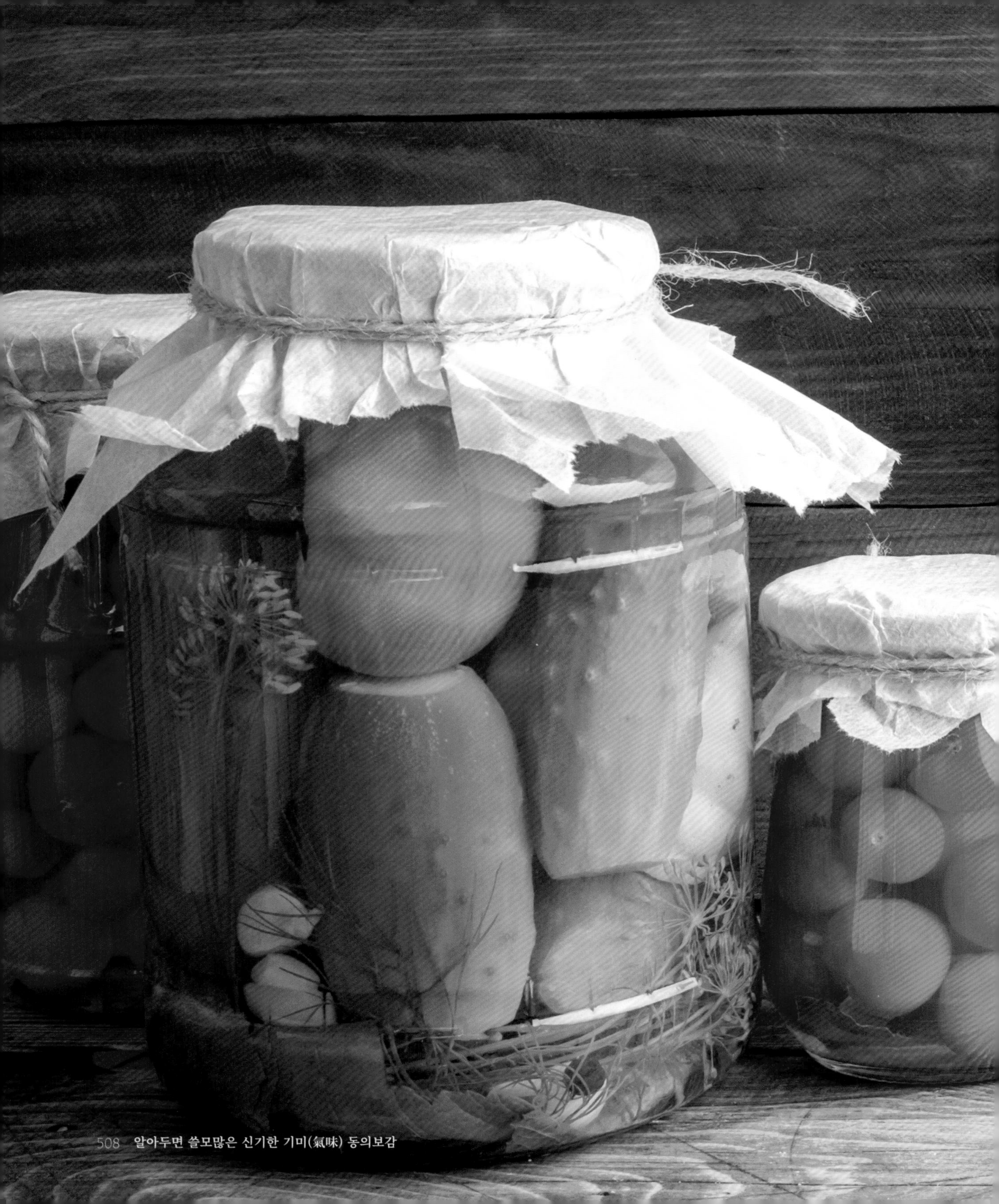

25 천연 방부제, 식초

옛날 서양의 탐험가들은 생야채류를 식초에 절여 장기항해를 다녔다고 합니다. 식초의 주성분인 초산이 방부작용을 해주는 것은 물론, 나쁜 균들을 죽여서 '비타민'이 그대로 보존되기 때문입니다. 우리나라에서도 '고주(苦酒), 순초(淳酢), 혜(醯), 미초(米醋)'라고 불리며, 예로부터 음식의 맛을 내기 위해서 뿐 아니라, 각종 약재의 수치(修治)방법에 이용되어 왔습니다. <동의보감>에 의하면 식초가 쓴맛이 나기 때문에 '고주(苦酒)'라고 하며, 쌀로 만든 식초(米醋)를 일컫기도 한다고 전합니다. 약으로는 반드시 2~3년이 된 쌀초(米醋)를 사용하여야 하는데, 곡기(穀氣)가 온전하기 때문입니다. 또한, '초(醋)'라는 뜻은 조치한다는 '조(措)'와 같은데, 5가지 맛을 잘 조절하여 알맞게 한다는 것을 의미한다고 기록되어 있습니다. 한의학에서는 식초의 신맛이 간을 보호해주기 때문에 해독기능을 더해주고 스트레스를 풀어준다고 이해될 수 있습니다. 식초는 부신에 있는 스트레스 호르몬 분비체계의 정상화 기능에 관여하기 때문입니다. 특히, <동의보감>에서는 식초의 '성질이 따뜻하고, 맛이 시며 독이 없다.'고 기록되었는데요. '옹종(癰腫)을 제거하고 어지럼증을 치료하며, 고기나 어류, 채식으로 인한 독을 해독하고, 산후의 빈혈과 피를 많이 흘려 일어나는 어지럼증과 심장부위와 인후부위의의 통증을 치료한다.'고 전해지고 있습니다. 이외에도 지혈(止血)작용과 뭉친 것을 풀어주는 기능을 하고, 부종(浮腫)을 없애주며, 대변으로 피가 나온다거나 음부소양(陰部搔痒 음부 쪽이 가려운 증상) 등을 치료해주기도 합니다.

현대에 오면서 감기나 기관지염, 설사, 부종, 딸꾹질, 항암 등에 도움이 되며, 외용으로는 화상과 동상, 두드러기, 부종 그리고 사마귀 등에도 응용될 수 있습니다. 특히, <동의보감>에서는 식초의 '성질이 따뜻하고 맛이 시며 독이 없다.'고 기록되어있습니다. '옹종(癰腫)'을 제거하고 어지럼증을 치료하며 고기나 어류, 채식으로 인한 독을 해독하고, 산후의 빈혈과 피를 많이 흘려 일어나는 어지럼증과 심장부위와 인후부위의 통증을 치료한다.'고 전해지고 있습니다. 이 외에도 지혈(止血)작용과 뭉친 것을 풀어주는 기능을 하고 부종(浮腫)을 없애주며 대변으로 피가 나온다거나 음부소양(陰部搔痒 음부 쪽이 가려운 증상) 등을 치료해주기도 합니다. 현대에 오면서 감기나 기관지염, 설사, 부종, 딸꾹질, 항암 등에 도움이 되며 외용으로는 화상과 동상, 두드러기, 부종 그리고 사마귀 등에도 약재로 응용될 수 있습니다. 또한, 산소와 '헤모글로빈(hemoglobin)'의 친화력을 높여서, 어혈을 제거하고 빈혈을 개선해주기도 합니다. 정장작용과 소화촉진작용은 물론, 설사를 멈춰주는 지사(止瀉)효과까지 있습니다. 특히, 식초의 성분인 '아미노산(amino acid)'이 요소생성을 억제해줄 뿐 아니라, 요산의 체외배설을 촉진하므로 '통풍'에도 활용하면 좋습니다. 뿐만 아니라, 지방 화합물의 합성을 방지하고 콜레스테롤 수치도 떨어뜨려 주기도 합니다. 따라서 동맥경화나 혈전 등의 질병을 일으키는 '과산화지질'의 생성을 막아 동맥경화증을 예방하며 고혈압과 당뇨, 비만에도 탁월한 효과를 보입니다. 식초의 '유기산(organic acid)' 성분과 '아미노산(amino acid)'은 신진대사를 활발히 하여 에너지 대사에도 관여하는데, 에너지 방출을 도와주고 피로의 원인이 되는 젖산과 활성산소를 제거하는 데에도 도움이 될 수 있습니다. 특히, '식초가 몸을 유연하게 한다.'는 설은 식초의 '구연산(citron)'이 '칼슘'과 결합해 칼슘의 흡수를 높여준다는 설명입니다. 따라서 식초를 즐겨 먹는 사람이 무리한 동작에도 쉽게 다치거나 통증을 느끼지 않는다는 이치를 뒷받침해 준다고 할 수 있겠습니다. 식초의 '비타민 E'은 피부의 젖산을 분해해 혈액순환을 촉진하고 피지 등의 기름을 융해하기도 합니다. 따라서 피부의 세균이나 바이러스를 억제하므로 노폐물이 남지 않아 피부미용에도 약효가 훌륭합니다. 하지만, 식초는 위산 분비를 촉진하기 때문에 위염이나 위궤양이 있는 사람이 공복에 섭취하는 것은 위에 부담을 주므로 피해야 합니다. 또한, 식초는 안으로 모으는 수렴(收斂) 약성(藥性)이 있기 때문에 한기(寒氣)를 발산해야 하는 감기 초기에는 삼가기 바랍니다. 뿐만 아니라, 같은 의미에서 몸에 수분이 탁해져 뭉쳐진 '담음(痰飮)' 환자도 장복하는 것은 주의해야 합니다.

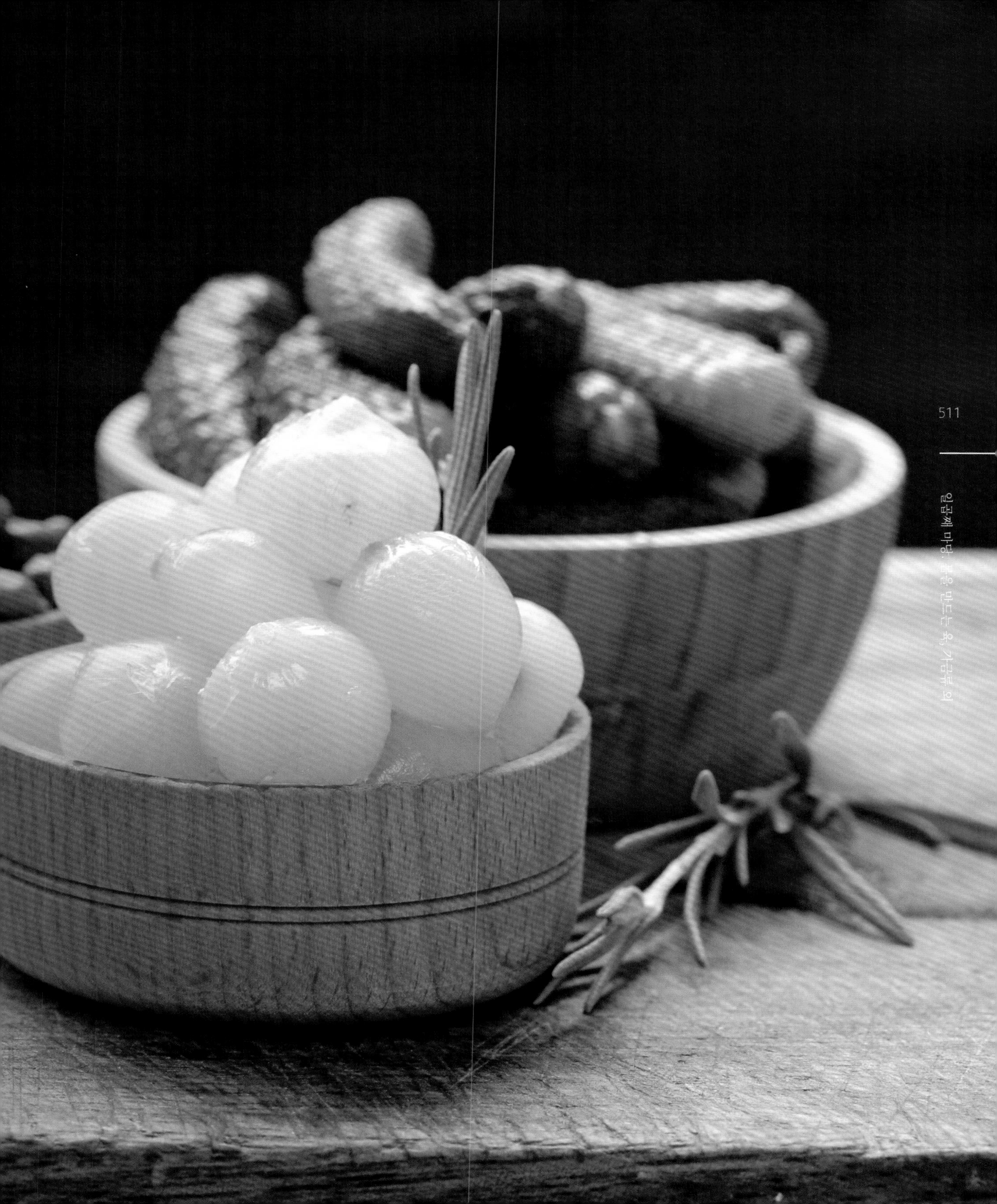

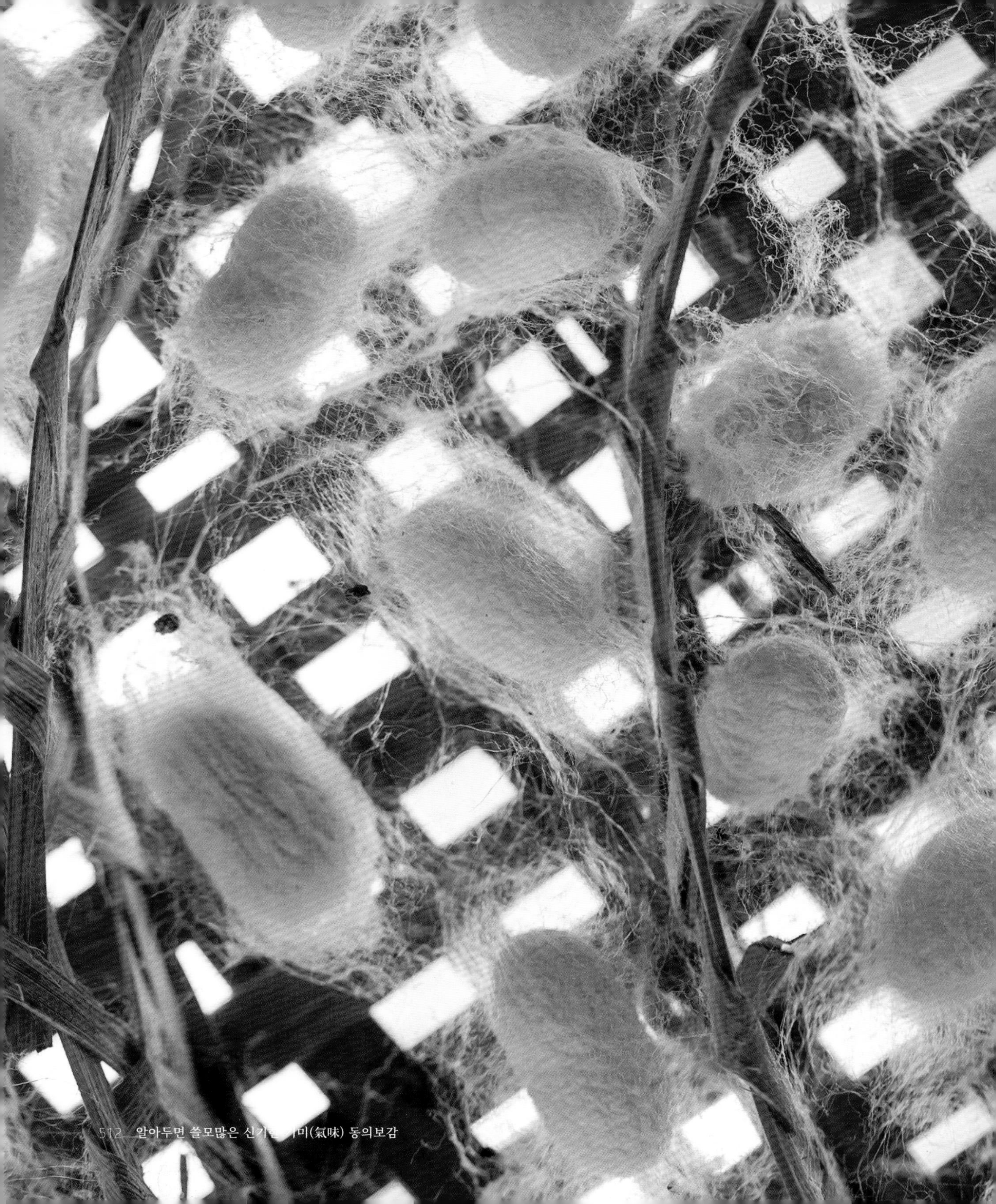

26 뽕나무를 먹는 누에

한약재로 쓰이는 '누에(백강잠-白殭蠶:백강잠균이라는 균사에 걸려서 죽어버린 누에의 유충)'는 '풍기(風氣)를 물리치고 열을 내려주며 담을 삭혀주고 습기를 말려준다.'고 전해오고 있습니다. 따라서 일반적으로 순환기 질환에 많이 처방되어 왔습니다. 성미가 신(辛)하고, 평(平)하며 혈맥과 경락을 잘 통하게 하여 경련을 멎게 하고 응어리를 풀어주기 때문입니다. 현대에 와서는 각종 성인병의 치료와 예방에 즐겨 드시면 훌륭한 약효를 더할 수 있습니다. <동의보감>에는 '성질이 평하고 맛이 짜면서 매우며 독이 없다.'고 전하고 있습니다. 또한, '어린이의 경간을 치료하고 3가지 충을 죽이며, 주근깨와 여러 가지 헌데의 흠집을 없애고, 모든 풍병과 피부가 가렵고 마비된 것을 낫게 하며, 부인이 붕루로 하혈하는 것을 멎게 한다.'고 기록되었습니다.

다른 한의서에도 '식풍해경(熄風解痙 풍을 내려서 경련을 풀어줌), 소산풍열(疏散風熱 풍열을 풀어준다), 화담산결(化痰散結 담을 삭히고 맺힌 것을 푼다), 해독리인(解毒利咽 인후와 목을 풀어줌)'한다고 우수한 약재로 추천되어왔습니다. 특히, 뇌의 기(氣)를 잘 소통시켜(順氣) 뇌 안의 혈관을 확장하여주므로, 건망증이 심한 자의 뇌신경을 보강해주며, 뇌졸중과 뇌혈전 등과 같은 뇌혈관 질환을 예방 시켜줍니다. 중풍으로 인해 반신불수나 안면신경마비, 언어장애가 된 경우에도 효과가 탁월합니다. 손발 저림이나 뻣뻣하고 떨리는 경우는 물론이고, 머리가 무겁고 어지러우며, 두피와 입, 혀의 감각이 이상하거나 혹은 귀가 먹먹하고 눈이 아프고 눈썹 주위가 당기면서 아픈 '두풍(頭風)' 치료에도 널리 처방되고 있습니다. 또한, 갑상샘기능항진증과 신부전증 치료에도 도움이 되며 뽕잎에서 나오는 혈당강하 물질인 '데옥시노지리마이신(deoxynojirimycin)'이 누에의 몸속에도 모여서 혈당강하 작용을 합니다.

혈당이 높은 경우 '잠사(蠶砂 누에똥과 뽕잎 찌꺼기를 아울러 말함)'와 함께 사용하면 효험을 더할 수 있습니다. 이 밖에 아이들의 '야제증(夜啼症 갓난아이가 낮에는 일없다가 밤이면 불안해 하고 계속 우는 병증)'과 놀라는 '경기(驚氣)'증상에도 도움 되니 활용해보기 바랍니다. <본초강목>에는 인후염이나 폐결핵, 소양, 은진 등의 피부질환에도 응용된다고 기록되어 있습니다. 여드름 등으로 피부에 남은 상처나 흉터의 흔적을 없애는데도 약재의 효과를 볼 수 있습니다. 누에 가루 속의 '칼륨'은 혈압을 정상화해주고 '아스파틱산(asparic acid)' 성분도 혈관 강화, 콜레스테롤의 침착 개선을 통해서 동맥경화를 예방해줍니다. 또한, 항산화 작용을 통해 혈액 내의 활성산소를 분해하고, 심장의 기능을 활발하게 해주기도 합니다. 면역력 강화와 함께 폐 기능도 촉진해줌으로써 감기 예방과 함께 피로도 회복시켜 줍니다. 따라서 멜라토닌(melatonin) 리듬도 조절하여 불면증을 개선해주며 항염증 작용이 천식, 알레르기 피부염 등을 완화해주는 약효가 있습니다.

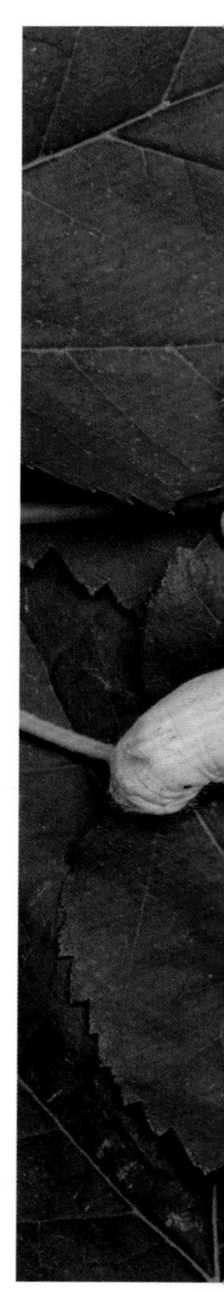

누에의 '비타민 E' 성분은 항산화 기능을 더해주므로 노화 방지와 정력증가, 기력촉진 등 남성들의 자양강장에 좋은 효과를 더해줍니다. 뿐만 아니라, 호르몬 생성촉진 및 조절력을 향상해주므로 노쇠해진 세포 활성화, 호르몬 분비조절, 자율신경 조절, 면역력 강화를 통하여 갱년기 장애 및 활력 있는 건강을 유지해줍니다. '원잠아(原蠶蛾-누에나방: 아직 교배하지 않은 수컷)'는 따뜻한 성질로써 신장의 양기를 보하여 성 기능을 강하게 하고 정액이 새어나가는 것을 막아주어 정력제로도 효과가 탁월합니다. 하지만, 몸이 많이 허로 해져 음기(陰氣)가 허약하면서 열이 있는 경우에는 피해야 합니다. '잠용(蠶-누에 번데기)'은 비·위장을 조화롭게 하고 만성간염이나 지방간, 만성기관지염의 치료에 쓰입니다. 특히, 번데기의 기름은 당뇨병의 치료에 상당한 효과가 있습니다. '잠사(蠶砂 누에똥과 뽕잎 찌꺼기를 아울러 말함)'는 팔다리가 저리거나 중풍으로 손발을 잘 쓰지 못하는 경우와 월경 불통이나 협심증 등에도 활용됩니다. 혈당 강하에 효과가 있을 뿐 아니라, 누에똥의 '폴피린(porphyrin)' 성분은 항암효과도 있다고 보고되고 있습니다. 하지만, 풍한(風寒)으로 설태(舌苔)가 백색이며 오한(惡寒)이 심한 자는 피해야 합니다. 또한, 혈허(血虛)로 경락(經絡)이 경급(硬急)한 병증(중풍구금:中風口噤 중풍으로 아귀가 꽉 물려 입을 제대로 벌리지 못하는 병증, 소아야제:小兒夜啼 갓난아이가 낮에는 일없다가 밤이면 불안해 하고 계속 우는 병증) 등에는 좋지 않습니다. 심장의 기가 허약하여 정신이 편안하지 않은 경우에도 주의해야 하니 기억하기 바랍니다.

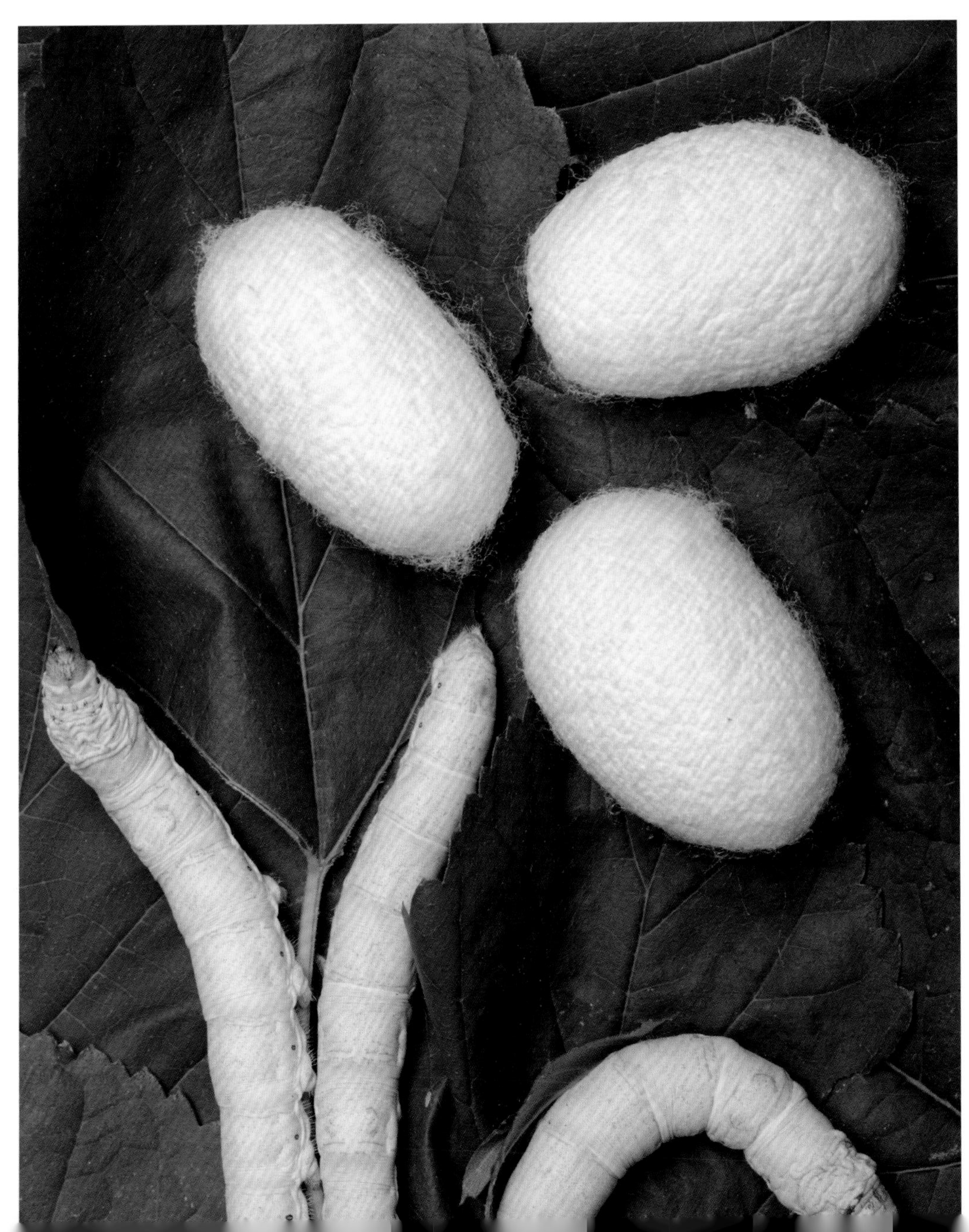

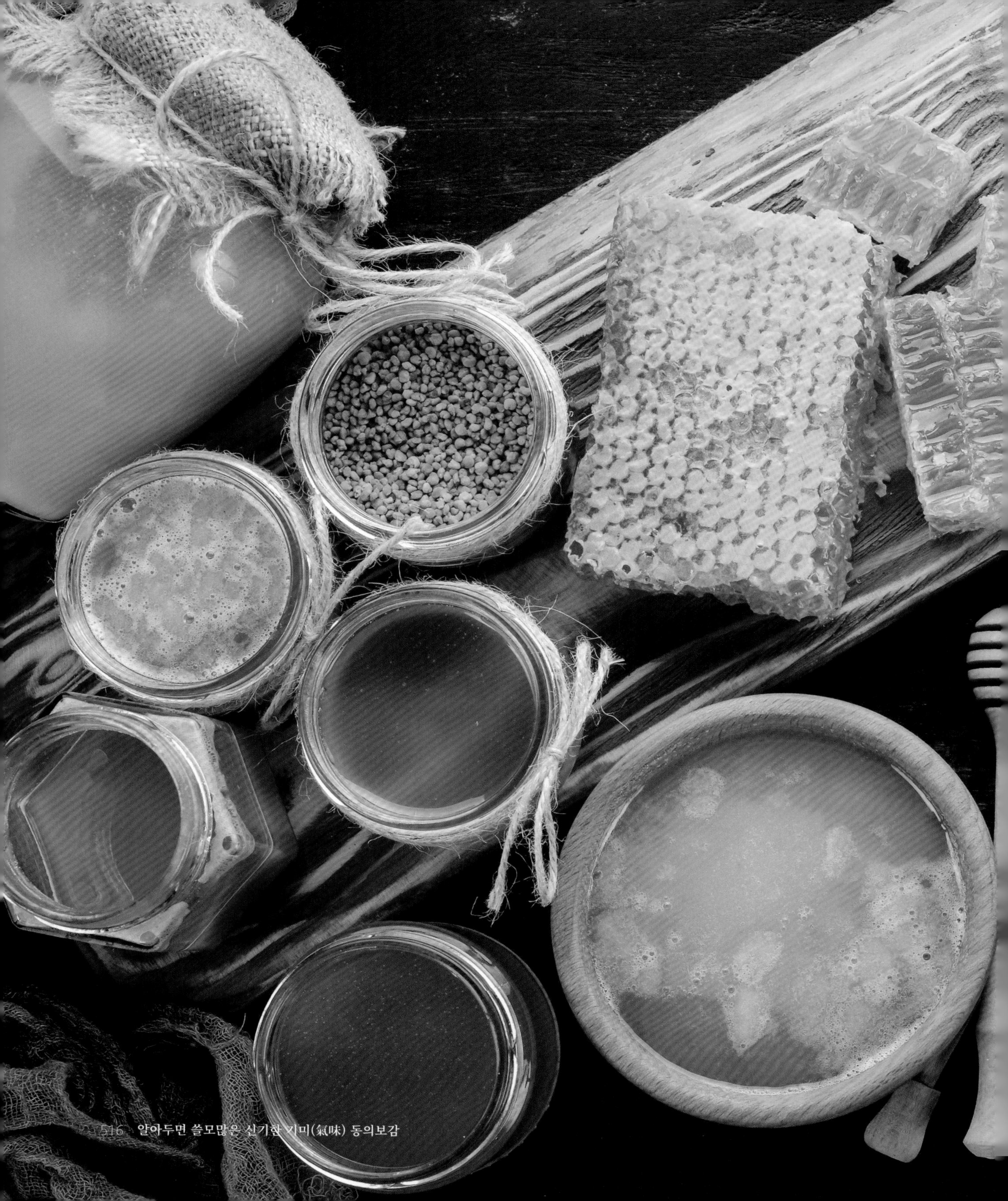

27
히포크라테스 치료의 영약, 벌꿀

꿀은 인류역사상 가장 오래된 천연 감미료로 히포크라테스도 치료에 영약(靈藥)으로 사용했습니다. <동의보감>에 꿀은 한약재로 '밀(蜜)' 또는 '봉밀(蜂蜜)'이라 하며, 인삼, 녹용과 더불어 대표적인 '자양강장제'로 알려져 있습니다. 중국 대표 한의서 <신농본초경>에서는 '기운을 북돋고 통증을 그치도록 하며 해독하는 작용이 있어 여러 질환에 두루 쓰인다.'고 기록되어 있습니다. <본초강목>에도 '꿀은 오장을 편안하게 하고 기가 부족한 것을 보충한다. 비위를 보하고 비위를 조화롭게 하는 데는 제일 좋은 약이다. 이질을 치료하는 데 아주 좋다. 입술과 입안이 허는 것을 치료하는데 늘 머금고 있어야 한다. 갑자기 가슴이 아픈 것을 치료한다.'라고 전해집니다. 특히, <동의보감>에서는 '맛이 달고 독은 없으며 오장을 편안하게 하고 기를 이롭게 한다.'며, 그 효능을 헤아리기 어려울 정도로 만병통치약처럼 여기고 있습니다.

꿀은 특유의 '비타민, 단백질, 각종 미네랄, 방향성물질, 아미노산' 등 이상적인 종합 영양성분 이 외에도 효소를 함유하고 있으므로 '살아있는 무해성 식품'입니다. 주성분은 당질이 대부분이나 비타민 B1, B2, 판토텐산(pantothenic acid), 젖산(lactic acid), 개미산(formic acid), 철분, 칼슘 등 성분이 다양합니다. 꿀 속의 과당은 체내 당분 흡수를 지연시키고 소비를 촉진해 혈당 상승을 막아주기도 합니다. 또한, 빨리 분해되기 때문에 신장을 편하게 할 뿐 아니라, 피로회복, 진정 및 보혈작용을 합니다. '비타민 B6'가 풍부하여 피부에도 좋으며, '칼륨'이 상당량 들어 있어 박테리아가 생존하지 못하게 할 뿐 아니라, 벌꿀에는 수분이 21% 미만으로 들어있어 방부제 역할을 하기 때문에 다른 보관 방법이 필요 없습니다. 따라서 원기를 더해주고 식욕 증진과 배뇨 촉진뿐 아니라, 소화흡수와 성장발육을 도와줍니다. 일상생활에서 간판하게 섭취하여 기침 해소나 빈혈 예방, 스트레스 해소와 속을 따뜻하게 하며 피곤함을 풀어주는 데에는 꿀만 한 것이 없습니다.

하지만, 꿀은 삼투압작용을 하므로 많이 먹은 후 속이 편치 않거나, 심한 경우 혼수상태에 빠질 수도 있습니다. 예로, 위궤양 환자는 꿀이 다량의 수분을 흡수해버림으로써 이러한 현상이 일어날 수 있으니 주의해야 합니다. 또한, 부스럼 등으로 살이 헤졌을 때, 끓는 물이나 불에 데었을 때도 외상용으로 응용되기도 합니다. 혓바늘이 돋거나 입안이 헐거나 창(瘡)이 생긴 데도 꿀에 무 잎을 담가 물고 있으면 효험을 볼 수 있다고 전해집니다. 이 또한 꿀의 수렴작용을 응용한 선조의 지혜라 할 수 있겠습니다. 하지만, 꿀은 습(濕)을 조장하여 속을 답답하게 할 수도 있고, 또한 장(腸)을 원활하게 하므로 습열(濕熱)이 쌓여 있어 가슴이 갑갑하고 변이 무르고 설사하는 사람은 복용하는 것이 좋지 않습니다.

임신부가 먹으면 태열(胎熱)이 발생할 수 있으므로 조심해야 합니다. 만약 임신부가 한의학적으로 위장이 허약하고 냉하면 도움이 되지만, 몸에 쌓인 습독(濕毒)이 많거나 가슴이 갑갑하고 변이 무르면 해가 될 수도 있으니 삼가야 합니다. 보통 아이들은 열이 많으므로 열을 더 조장할까 봐 해가 된다고 보는데, 돌 전 아이라도 폐가 건조해서 기침하거나 위장기능이 약하고 냉한 체질이면 복용을 해도 괜찮습니다. 또한, 과학적 근거는 없지만, 우리 조상들은 예로부터 게장과 꿀을 함께 먹으면 안 된다고 하여 이를 금지해 왔습니다. 게는 찬 성질이므로 약간 따뜻한 성질의 꿀과는 상반된 성질이기에 함께 먹으면 안 되기 때문입니다. 물론, 게와 꿀이 둘 다 설사를 잘 일으키므로 주의해야 합니다. 특히, 꿀에는 각종 비타민 및 다량의 효소가 있으므로 높은 온도에서 끓여서는 안 된다는 것을 기억해두기 바랍니다. 우리에게 '프로폴리스(propolis)'라 익숙한 말벌집은 한의학에서는 '노봉방(露蜂房)'이라고 하여 예전부터 산삼보다 더 귀하게 여겨왔습니다.

<동의보감>에는 '맛이 달고 성질은 평하나 독이 있으며 거풍(擧風), 공독(攻毒), 살충(殺蟲)하는 효능이 있다.'고 전하고 있습니다. 옛말에 '이열치열(以熱治熱)'이란 말이 있듯이 인체에 쌓인 독을 노봉방의 독으로 상쇄시키므로 몸에 침입한 풍을 날리고 살충과 지통(止痛) 시켜주는 효과를 볼 수 있습니다. 따라서 중풍이나 천식, 기관지염, 당뇨병, 간기능 개선, 유방암(염), 각종 신장염, 뱃속 염증, 종창, 통증에 활용하시면 우수한 약효를 얻게 될 것입니다. 한의서 <본초강목>에서도 '풍(風)을 물리치고 독(毒)을 없애며 종기(腫氣)를 없애고 통증을 멎게 한다.'고 전해지고 있습니다. 외용으로는 '노봉방(露蜂房)'을 달여서 유옹(乳癰), 옹저(癰疽), 악창(惡瘡) 등에 발라 씻어 주라 하였으며, 외과와 치과 치료 및 살균에 효과가 있다고 기록되어 있습니다. 하지만, '노봉방(露蜂房)' 속의 정유 성분은 독성이 강하여 과량 복용 시 급성 신장염을 일으킬 수 있으므로 오래 달여 먹거나 볶아서 정유를 날려 보내고 먹는 것이 안전하겠습니다. 또한, 한의학적으로 기혈(氣血)이 허약한 사람은 신중히 복용해야 하므로 주의하기 바랍니다.

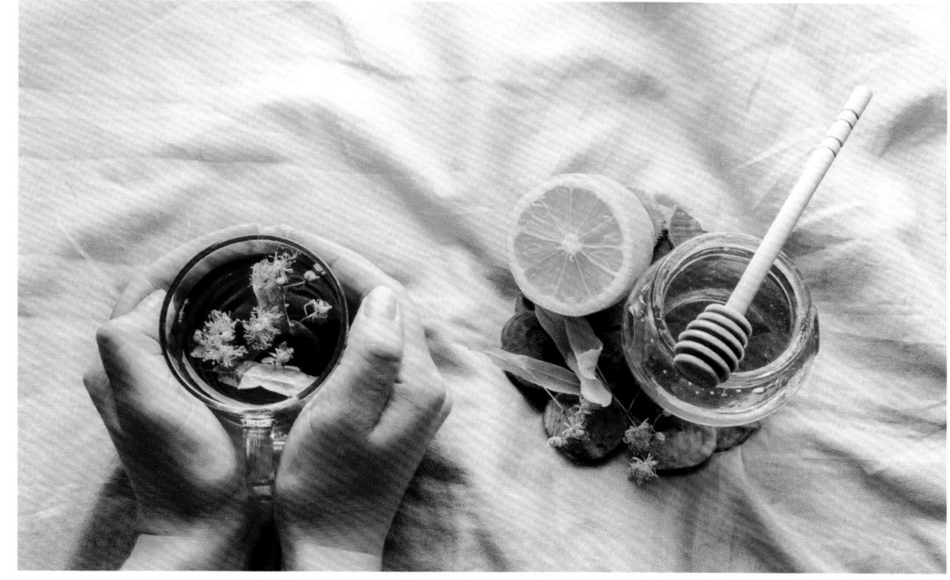

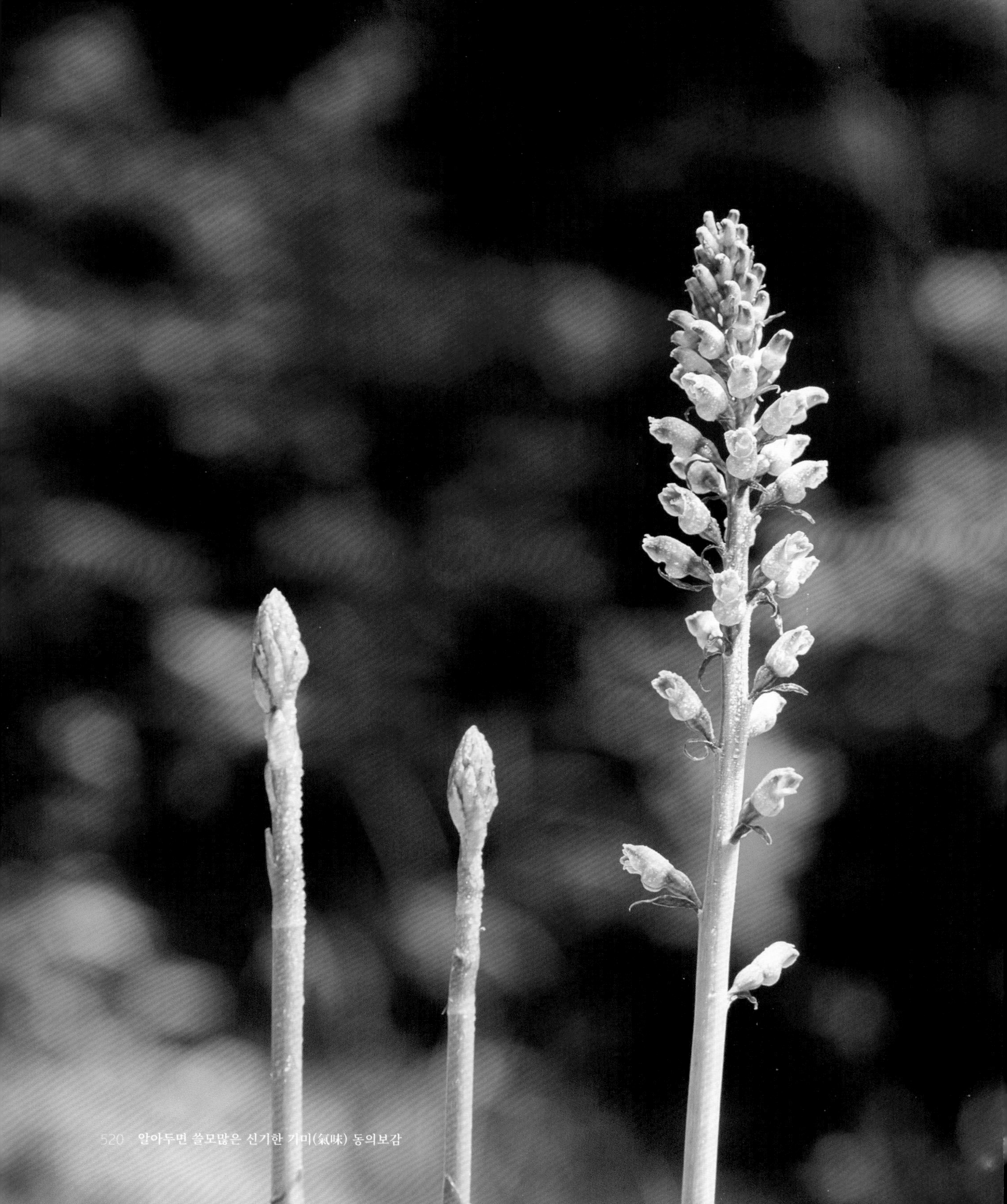

28
천가지 병을 다스리는 천마

천 가지 병을 다스린다는 '천마'는 특히, 두뇌를 활발하게 하여 뇌신경을 보호하고 노화를 억제하는 약효가 있습니다. <동의보감>에는 약재로 사용하였을 때 '약성이 평(平)하고 맛은 매우며 독이 없다.'고 하며, '여러 가지 풍습비(風濕痺)와 팔다리가 오그라드는 것, 어린아이 풍간(風癎)과 경풍(驚風)을 낫게 하며, 어지럼증과 풍간으로 말이 잘되지 않는 것과 잘 놀라고 온전한 정신이 없는 것을 치료한다.'고 기록되어 있습니다. 뿐만 아니라, '힘줄과 뼈를 튼튼하게 하며 허리와 무릎을 잘 쓰게 한다.'고도 전하고 있습니다. 또한, 천마는 건뇌(健腦) 효능이 뛰어나 예로부터 중풍을 다스리고 뇌 질환을 개선한다고 전하였으며, 건망증이나 기억력 저하, 노인성 치매에 많이 처방되어 왔습니다.

천마에는 '게스트로딘(gastrodin)'이라는 성분이 다량으로 함유되어 혈관에 쌓인 유해산소를 제거하고 뇌혈관을 깨끗하게 해주므로 혈관이 막히지 않게 해줄 뿐 아니라, 기억력 감퇴를 막고 뇌신경을 보호해주기 때문입니다. 또한 각종 심혈관질환을 예방해 주기 때문에 판단력이 저하되거나 건망증이 심하고 기억력이 감퇴할 때 효과를 볼 수 있습니다. 이 외에도 '바닐릴 알코올(vanilllyl alcohol)' 성분은 항염증과 항산화, 항암 작용을 하며, 노화 억제물질인 '에르고티오네인(ergothioneine)' 성분이 영지버섯보다 60배 이상이나 많음으로 항산화, 치매 억제, 피부보호 등에 약리작용을 하는 것으로 보고되어 있습니다. <동의보감>에는 '여러 가지 허약으로 생긴 어지럼증에는 이 약이 아니면 없앨 수 없다.'고 전하며, 중풍 치료에도 권하는 약재입니다.

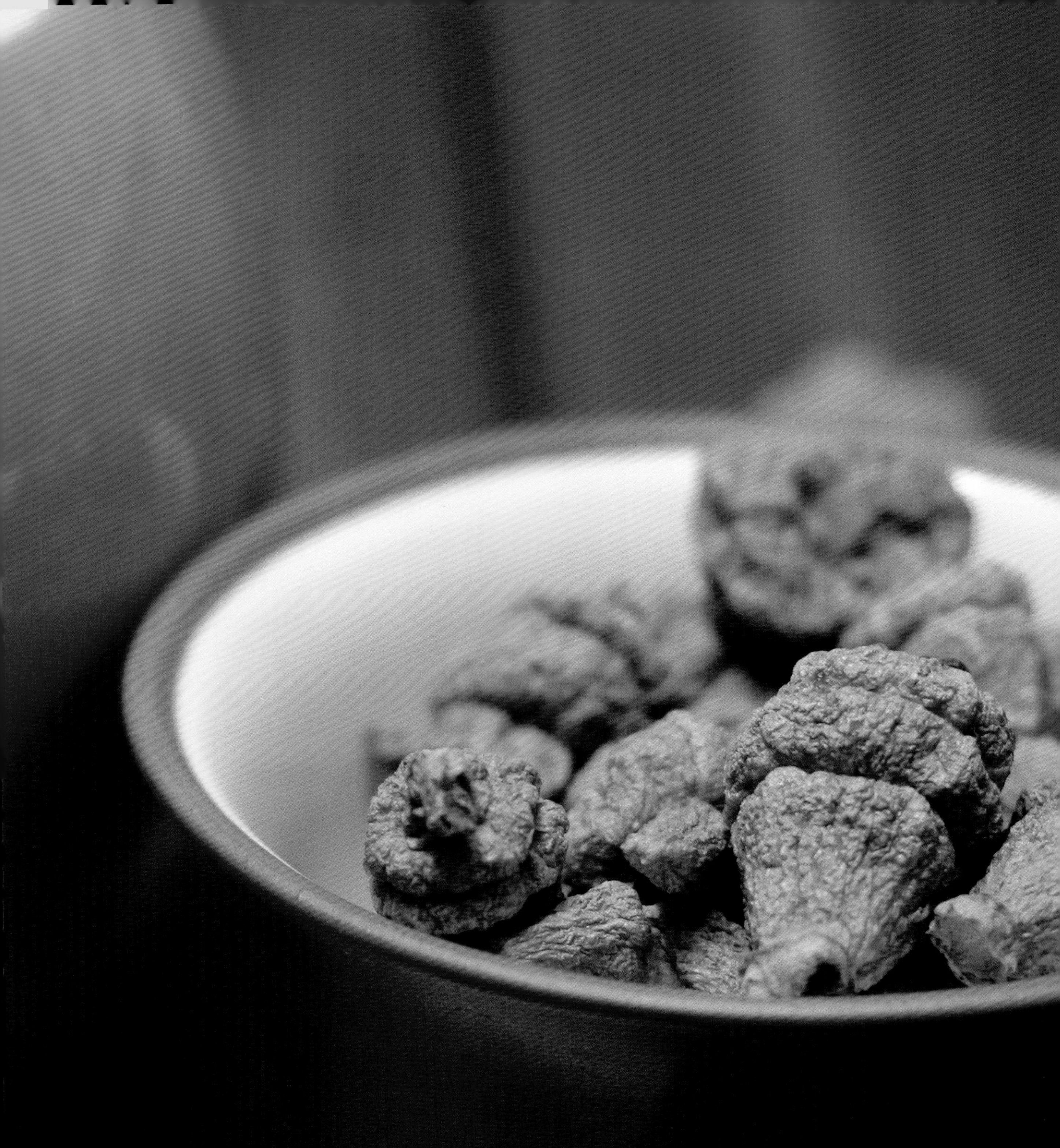

29
천연 두뇌영양제, 초석잠

초석잠은 석잠풀 뿌리 열매를 말하는데, 뿌리 모양이 누에와 닮았고 누에가 잠을 잘 때 피어나는 풀, 혹은 풀 아래 잠든 누에라는 뜻에서 '초석잠'이라고도 불리고 있습니다.
<동의보감>에는 '독성이 없고 성질이 평(平)하며 어혈이나 적혈을 풀며 기를 내리고 정신을 맑게 하는 효과가 있다.'고 기록되어 있습니다. 따라서 뇌를 맑게 하고 혈액순환 증강에 도움을 주는 약재로 많이 사용되어 왔습니다. 특히, 덩이줄기를 가진 초본식물로 치매에 좋고 기억력 증진과 뇌혈관에 효과가 매우 좋아서 한의학에서는 다양하게 처방되어 왔습니다.

현대에 와서는 초석잠의 '콜린(choline), '페닐에타노이드(phenylethanoid)' 성분은 노인성 질환에 좋을 뿐 아니라, 기억력 향상에 큰 도움이 연구 보고되어 있습니다. 특히, '아세틸콜린(acetylcholine)'성분 중 하나인 '콜린(choline)'이 다량 함유된 약재로 뇌세포에 직접 작용해 기억력을 도와주므로 기억력 증진과 노인성 치매 예방을 도와줍니다. 초석잠에 함유된 '스타키드린(stachydrine), 비타민 B4, 아르긴산(alginic acid), 페닐에타노이드(phenylethanoid)' 성분은 몸속에 지방과 콜레스테롤이 쌓이는 것을 풀어주므로 동맥경화나 간경화 그리고 지방간의 형성을 막아주기도 합니다. 또한, 섬유질이 많아서 변비 예방에도 활용하시면 좋습니다. 이처럼 초석잠은 뇌혈관질환이나 치매를 예방해주며 기억력 감퇴에 큰 효과를 보이지만 너무 과하게 섭취하면 배탈이 나거나 자궁 수축 현상이 발생할 수 있으므로 산모는 가급적 삼가시길 권해드립니다.

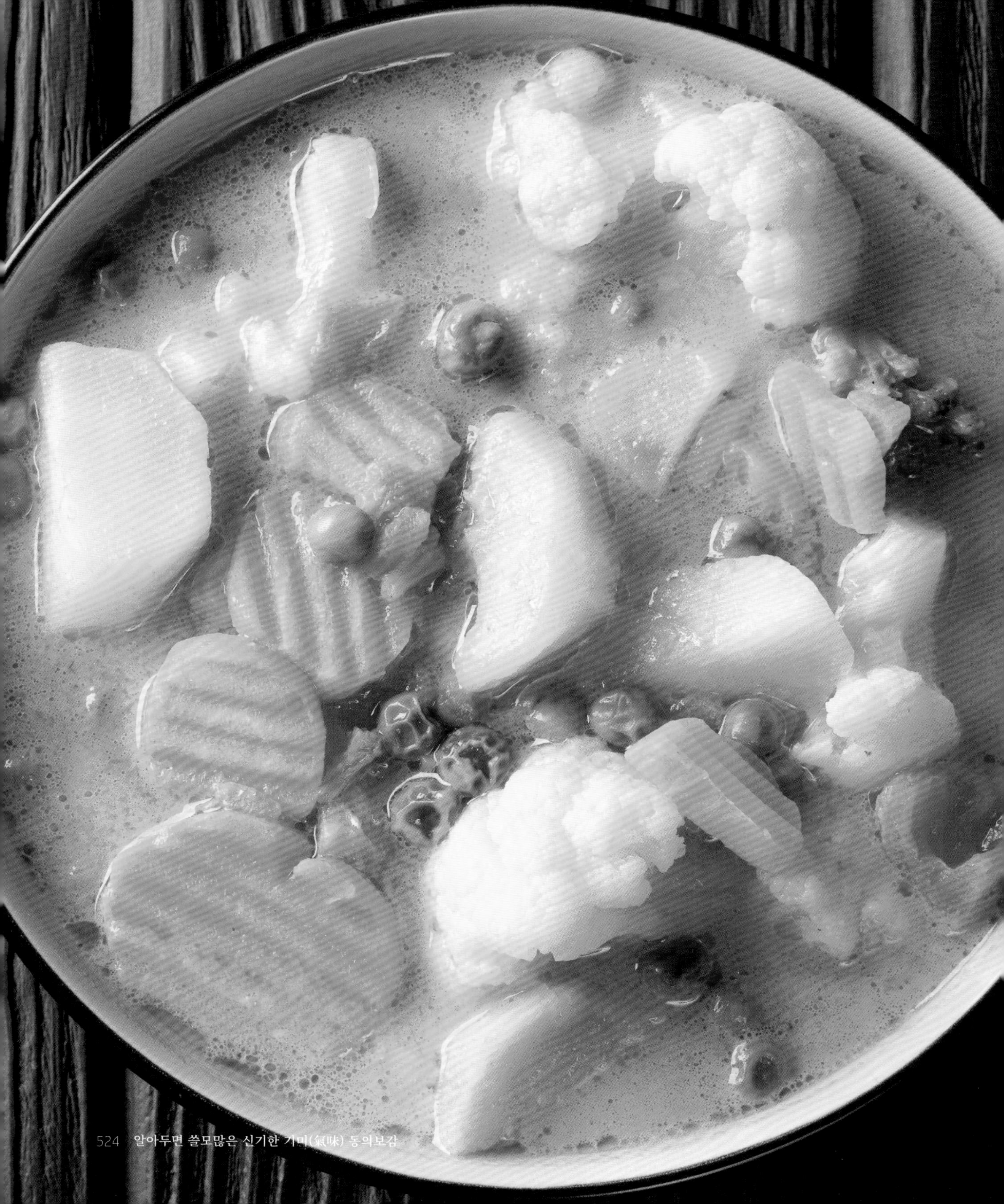

30
활성산소를 제거하는 강황

강황은 성질이 열하며 맛은 맵고 쓰며 독이 없는 약재입니다. <동의보감>에는 '징가(癥瘕)와 혈괴(血塊), 옹종(擁腫)을 낫게 하며 월경을 잘하게 한다.'고 전하며, '다쳐서 어혈이 진 것을 삭게 하고 냉기를 헤치고 풍을 없애며 기창(氣脹)을 삭아지게 한다.'고 기록되어 있습니다. 따라서 한의학에서는 '활혈(活血 혈액순환을 좋게 한다)'하고 '거어(祛瘀 나쁜 피를 제거해 준다)'하는 효과를 보기 위해 약재로 많이 처방되어 왔습니다. 서양에서는 '향신료의 여왕'이라고도 불리는데, 미국화학학회에서는 항산화, 항바이러스, 항균, 항암, 항염작용으로 혈관을 맑게 한다고 보고하고 있습니다. 또한 단백질, 식이섬유, 니아신, 비타민 C, E, K, 칼륨, 칼슘, 구리, 철, 마그네슘, 아연 등이 다양 함유되어 영양학적으로도 우수한 약효를 보입니다. 특히, 강황에는 '튜머릭(turmeric)'이라는 노란색을 내는 성분이 있는데, 이 '튜머릭(turmeric)' 성분 중 가장 활성이 강한 '커큐민(curcumin)' 성분은 천연 '폴리페놀(polyphenol)'로 혈관을 깨끗하게 해주므로 노화 억제와 치매 치료에 효과가 있다는 연구 결과가 많이 보고되었습니다. 뇌의 혈류를 늘려 뇌의 노화 예방과 함께 치매 위험도 줄여줄 뿐 아니라, 치매 원인 물질인 '아밀로이드 베타(amyloid-β)'를 억제하고 분해하기 때문입니다. 즉, 강력한 항산화 물질인 '커큐민(curcumin)'이 세포의 산화를 방지하고, 염증을 감소 시켜 뇌 염증을 풀어주고 신경세포를 보호해 준다고 이해하시면 됩니다. 이를 통해 치매 및 퇴행성 신경질환의 발생을 억제하는 것입니다. 따라서 강황 속 '커큐민(curcumin)'이 뇌신경망의 형성을 촉진하는 호르몬 농도를 증가 시켜 우울증과 치매를 개선해 주므로 뇌 건강을 위해 많이 섭취하면 효과를 볼 수 있을 것입니다. 또한 활성산소를 제거하고 쓸개에서 담즙 분비를 촉진하여 나쁜 콜레스테롤을 제거하는 역할도 하므로 혈관 건강을 지켜주기도 합니다. <동의보감>에는 약재로써 효력이 비슷한 '울금'보다 약효가 강하며 식초에 축여 볶아서 사용한다고 전하고 있습니다.

31
불로초,
영지

한의학에서 영지버섯은 예로부터 '불로초, 만년버섯, 영지초'라고 부르며, 보약으로 많이 처방되어 왔습니다. <본초강목>에서는 영지를 산삼과 함께 상약 중의 상약이라고 취급하며 '심기를 보하며 정신을 안정시키고 피와 기를 잘 돌게 한다.'고 여겼습니다. 영지를 오래 복용하면, '몸이 가벼워지고, 불로장생하여 마침내 신선이 된다.'고 기록될 정도였습니다. 심, 폐, 간 등 장기를 보하고 근육과 뼈를 튼튼하게 하며 기운을 보강해주므로 오래 먹으면 늙지 않으며 오래 살 수 있게 된다고 믿는 것입니다. 또한, '귀를 밝게 하며 뼈마디를 잘 움직일 수 있게 하고 정기를 보하며 몸을 든든하게 하고 얼굴색을 좋게 한다.'라고도 전하고 있습니다. 영지버섯에는 식이섬유와 여러 미네랄이 함유되어 있어서, 우리 몸에 많은 우수한 약효를 보여줍니다. 우선, 칼로리가 낮고 식이섬유가 풍부하므로 장내 독소를 배출 시켜 변비 개선뿐 아니라, 비만을 예방하고 장내 환경을 건강하게 유지해줍니다.

항산화 성분인 '베타글루칸(β-glucan)'이 많이 들어 있어서 암세포 증식을 막아주므로 항암치료제로도 활용될 수 있습니다. 또한, DNA를 보호하고 몸의 면역계를 활성화해서 많은 질환을 예방하는 데도 훌륭한 약재입니다. '프로테오글리칸(proteoglycan)'이라는 성분은 신장을 보호하고 기능을 도와주는 효능이 있어 체내 노폐물과 독소 배출뿐 아니라, 중금속 배출에도 효능이 좋으며 신장이 안 좋은 당뇨 환자에게도 도움이 될 수 있습니다.

영지버섯의 '트리테르펜(triterpene)' 성분은 혈관에 쌓인 나쁜 콜레스테롤 LDL 배출을 도와주고, 각종 노폐물을 제거함으로써 피를 맑고 깨끗하게 해주어 혈관 건강을 유지해줍니다. 따라서 혈전 생성을 억제하고 혈액순환을 원활하게 도와주기 때문에 고혈압이나 동맥경화 등의 심혈관질환 예방에 약효가 우수합니다. 특히, 영지에는 칼륨이나 칼슘, 인 등이 풍부하고, 불포화지방산 함유량이 많아서 각종 성인병 예방에도 큰 역할을 해주기도 합니다.

뿐만 아니라, 간에 축적된 독소와 노폐물들도 배출시켜줌으로써 과로나 과음으로 손상된 간세포의 빠른 회복을 도와주어 간의 기능을 개선하여 줍니다. 따라서 면역력도 좋아지고 기관지 점막을 보호하고 염증 등도 없애주므로 감기나 천식, 기관지염 등 호흡기질환에도 활용되어 왔습니다. 또한, 스트레스를 해소해주며 심신을 안정시켜 숙면을 취하는데도 효과가 있습니다.
성미(性味)가 매우 쓴 맛이 나므로 최소량의 대추나 감초를 함께 사용하여 적당량을 꾸준히 복용하면 건강을 유지하는 데 도움이 될 것입니다. 하지만, 한꺼번에 많이 먹으면 체하고 복통이나 구토, 설사, 어지럼증 등이 발생할 수 있으므로 삼가야 합니다. 또한, 음주 후 영지버섯을 드시면 간이 손상될 수도 있으며, 체질에 따라서는 두통, 발진, 두드러기나 알레르기 등 부작용이 나타날 수도 있으니 주의해야 합니다.

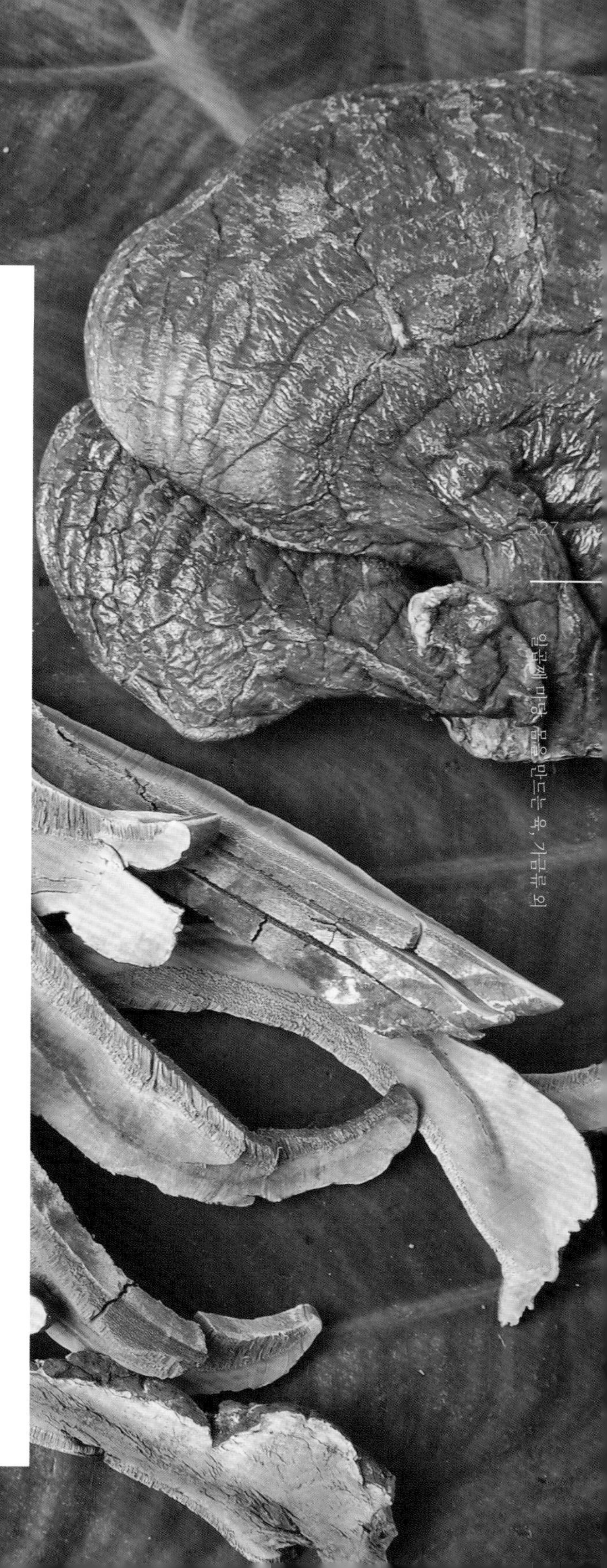

32
살균소염의 알로에

알로에는 2차 세계대전 이후부터 새로운 약효가 많이 연구 개발되어 오늘날에는 실생활에서 거의 만병통치약처럼 친숙해 왔습니다. 한의학에서는 '노회(蘆薈)'라 불리며, 약재로 사용하였을 때는 맛은 쓰고 성질이 차며, 대변을 잘 보게 하는 사하약(瀉下藥)으로 분류하고 있습니다. <동의보감>에는 '내장 기능이 나빠서 빼빼 마르며 발육이 잘 안 되는 병을 고치고, 장내 기생충을 죽이며 암치질, 옴 등에도 효과가 있다. 소아가 열을 내며 경기하는 데도 사용한다.'라고 전해옵니다. 특히, 정혈작용이 강하므로 열이 많은 체질의 변비에 알로에의 차가운 성질을 이용하여 치료해 왔습니다. 변비증을 고쳐 위장장애에 효과가 있으므로 건위(健胃) 기능을 하기도 합니다. 또한, 열이 축적되어 나타나는 어지럼증과 두통, 몸에서 열이 나는 번조(煩燥)증과 경간(驚癎)을 치료하는데도 훌륭한 약재가 되어 왔습니다. 알로에는 살균 소염효과가 커서 상처의 치유효능도 높습니다. 화상이나 찰과상, 동상, 치질, 무좀, 습진 등의 피부염뿐 아니라 부인과 질환이나 수족냉증에도 뛰어나서 처방에 많이 활용하고 있습니다. 차가운 성질을 이용해 열독이 심한 외상 부위에 발라서 열독을 제거하는 외용약(外用藥)으로도 응용하기도 합니다. 살균력이 굉장히 강해서 독소를 제거하는 효과가 있고 '스테론(sterone)' 성분과 '사포닌(saponin)' 성분 등이 들어 있어 상처를 치료하는 약효 또한 우수합니다. 게다가, 탁월한 보습작용과 함께 '멜라닌(melanin)' 색소 형성억제로 피부보호 및 미용용품으로도 응용되고 있습니다. 알로에의 세포재생 및 증식유도 효과가 피부 또는 신체의 노화를 방지하기 때문입니다. 알로에는 '비타민 A, B 복합체, C, E와 엽산' 등을 풍부하게 함유하고 있어서 항염증이나 항암효과 외에도 당뇨의 위험을 줄여주기도 합니다. 또한, 각종 독성으로부터 뇌신경 세포를 보호하므로 치매를 비롯한 퇴행성 뇌 질환 예방에도 효과가 좋습니다.

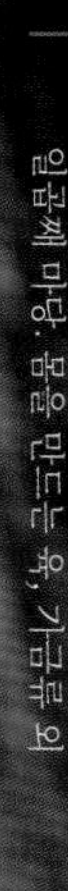

특히, 간세포도 재생 촉진하여 간암 발생을 억제할 뿐 아니라, 혈청의 지질과산화가 억제되어 그로 인한 질병의 발생률을 현저하게 저하시키는 기능이 있습니다. 면역작용에 의하면 '알프로젠(alprogen)' 성분이 알레르기 반응을 억제하며, 알로에에서 추출한 '프로키딘(prokidin)'이라는 성분은 항암효과가 있습니다. 하지만, 알로에는 성질이 약간 서늘하므로 몸이 차거나 진액이 부족한 여성이나 노인에게는 변비를 조장할 수도 있으므로 먹는 것을 주의해야 합니다. 또한, 알레르기를 유발하기도 하고 과도하게 섭취했을 때는 위장 경련과 전해질 불균형을 보일 수도 있습니다. 설사가 잦은 사람에게는 오히려 악영향을 줄 수 있으니, 자신의 건강 상태에 맞춰 전문 의료인과 상의하는 것이 필요하겠습니다.

33
슈퍼 항산화 푸드, 적포도주

포도주의 오랜 역사는 <구약성서> 「창세기」에 노아가 포도주를 만든 것으로 거슬러 올라갈 수 있습니다. 또한, 고대 그리스나 로마, 이집트 등의 점령지에 계곡을 따라 포도를 재배하여 포도주를 생산하여왔다고도 합니다. 동양에서는 <신농본초경>에 포도는 '뼈와 근육이 저리고 아플 때 기력을 도우며 의지를 강하게 하고 몸을 살찌게 하고 튼튼하게 하고 찬바람에 잘 견디도록 한다.'고 전해집니다. 따라서 포도주는 이러한 포도의 약효와 함께 술이 가지는 성미도 함께 발휘될 수 있습니다. 앞 <과일 편>에서 살펴본 바와 같이, 한의학에서는 포도 자체를 약재로 많이 활용하지는 않지만, 포도 뿌리를 '포도근'이라고 하여 주로 태양인 체질의 약으로 처방하여 왔습니다. 흔히, 소화불량과 만성 호흡기질환에 유효한 효과를 보여 왔습니다. 포도의 성미(性味)는 떫은맛을 내는 신맛으로 비타민이 아주 적고, 칼슘이나 칼륨, 철분 등의 무기질 성분을 많이 함유하고 있습니다. 포도 껍질의 색소는 '안토시아닌(anthocyanin)' 성분으로 적포도주의 색소가 됩니다. 적포도주에는 '레스베라트롤(resveratrol)'이라는 식물성 '폴리페놀(polyphenol)' 성분이 풍부하게 들어 있습니다. 이 성분은 항산화와 항염증 효과가 있고, '아밀로이드(amyloid)'가 만들어지는 것을 방해하여 인지기능 저하와 치매를 예방해 주는 약효가 우수합니다. 또한, 학습과 기억을 담당하는 뇌의 해마를 활성화하므로 치매의 예방에 도움을 주기도 합니다. 일본 나고야시립대 오카지마켄지 교수는 '폴리페놀(polyphenol)'을 첨가한 뇌에서 해마를 자극하는 물질인 'CGRP(Calcitonin gene-related peptide)' 방출량이 증가한다고 연구 발표하였습니다.

미국 조지타운대학의 스캇 터너 박사도 적포도주, 포도 껍질, 라즈베리, 다크 초콜릿, 땅콩 등에 들어 있는 '레스베라트롤(resveratrol)' 성분이 알츠하이머 치매의 진행을 지연시키는 효과가 있다고 보고하였습니다. 이 성분이 독성을 띠는 '베타 아밀로이드 단백질(β-amyloid protein)'을 감소 시켜 치매를 약화하기 때문이라고 강조하였습니다. 적포도주를 소량씩 규칙적으로 섭취하면 전립선암을 예방한다는 연구도 보고되었습니다. 포도 껍질의 보라색 색소 '플라보노이드(flavonoid)'가 강력한 항암작용을 하는 것으로 밝혀졌습니다. 이 성분은 혈액에 혈전이 생기는 것을 막아주므로 심장병과 동맥경화예방에도 효과를 보여줍니다. 뿐만 아니라, 포도주의 떫은맛을 내는 '타닌(tannin)'과 '폴리페놀(polyphenol)' 성분은 몸에 유익한 고밀도 콜레스테롤 HDL을 활성화해서 동맥경화를 예방해주기도 합니다. 포도 과피에 묻어있는 효모에 의해서 자연적으로 발효되어 포도주가 만들어지는데, 포도 알이 떨어지거나 썩지 않은 상품을 권합니다.

이 외에도 포도주를 백포도주와 적포도주로 나누는데, 백포도주는 생선이나 해산물, 흰 살코기 요리에 음식궁합이 잘 맞고, 적포도주는 육류요리와 잘 어울립니다. 이것은 한의학의 이론과도 부합하는데, 붉은색은 혈(血)에, 흰색은 기(氣)에 배속되기 때문입니다. 따라서 우리 인체에 들어가 적포도주는 혈분(血分)에 많은 효능을 보이고, 백포도주는 기분(氣分)에 우수한 효과를 보여주게 됩니다. 하지만 무알코올 포도주가 아닌 이상 알코올 또한 치매, 암을 일으킬 수 있으므로 하루에 한 잔 이상은 삼가는 것이 좋겠습니다.

또한, 포도가 체질 의학에서는 태양인 체질 음식이므로 태음인 체질이 와인을 너무 즐겨 섭취하시면, 눈이 어두워지거나 혈당이 오르고 지방간이 생길 수도 있으니 주의하기 바랍니다. 당뇨병 환자도 포도를 너무 많이 섭취하면 속에서 열이 발생하거나 가슴이 답답해지는 증상도 있으니 삼가기 바랍니다.

34
콜레스테롤을 낮추는 완전식품, 우유(牛乳)

우유는 우리 몸에 필요한 5대 영양소가 골고루 함유되어 있으므로 영양소면에서는 남녀노소에게 모두 필요한 완전식품입니다. 한의학에서 보면, 약성(藥性)은 약간 차고 맛이 달며 독이 없습니다. <동의보감>에는 '허하고 여윈 것을 보하며 번갈(煩渴)을 멎게 하고 피부를 윤택하게 한다. 또한, 심폐를 보양하고 열독(熱毒)을 푼다.'고 그 효과를 기록하고 있습니다. 옛 의서에는 우유를 먹을 때에는 반드시 한두 번 끓어오르게 끓여 식힌 다음 마셔야 한다고 전하고 있습니다. 당시에는 '날것으로 우유를 마시면 이질이 생기고, 뜨겁게 하여 먹으면 곧 기가 막히며, 또한, 단숨에 먹으려 하지 말고 천천히 먹어야 한다.'고 풀이하고 있습니다. 우유 속의 지방과 단백질은 위 점막과 식도를 코팅 시켜 보호해주므로 위 건강에 약효가 훌륭합니다. 뿐만 아니라, 우유에는 단백질의 일종인 '콜라겐(collagen)'과 칼슘, 비타민 B2가 뼈와 치아를 튼튼하게 하고 근육 성장 및 골격 건강을 지켜주므로 어린이의 성장과 발달에도 우수한 효과를 보여줍니다. 특히, 우유에는 다른 식품에 비해서 '칼슘' 성분이 많이 함유되어서 뼈를 건강하게 해주므로 어린이 성장과 골다공증 예방 그리고 치아 건강에도 효과가 좋습니다. 우유에 함유된 '칼슘'은 체내흡수율이 멸치보다 2배나 높을 뿐 아니라, 신경 기능을 조절해서 뇌 건강에 많은 도움을 주므로 치매를 예방해주는 효능을 보여주기도 합니다. 또한, 대뇌 신경조직의 손상을 줄이고 치매를 예방해준다는 비타민 B12도 함유되어 있습니다. 체내흡수율이 높기 때문에 하루에 500ML 씩 매일 마시면 치매 예방에 충분히 도움을 준다고 보고되어 있습니다. 단백질과 칼슘 뿐 아니라, '철분'과 각종 미네랄 성분이 풍부하게 들어 있어서, 피부 보호막을 형성해주고 신진대사를 활발하게 해주므로 피부미용에도 도움이 됩니다.

우유의 '트립토판(tryptophan)' 성분은 스트레스를 완화시켜주므로 마음을 진정하거나 불면증에도 탁월한 약효를 더한다는 연구도 발표되어 있습니다. 우유의 항산화 성분 '글루타티온(glutathione)'은 뇌세포 손상을 억제하는 효과가 있고, 뇌 기능을 활성화해주어 치매를 예방해 줄 수 있습니다. 우유에서 얻어지는 식품들을 '유제품'이라고 하는데, 여기에도 비타민 B가 많이 함유되어 뇌 조직의 성장을 돕고 신경전달물질 역할을 하므로 식생활에서 많이 활용해보기 바랍니다. 하지만, 우유의 성미(性味)가 차가워서 평소에 몸이 차가운 체질이나 아랫배가 냉한 분들은 섭취에 주의해야 합니다. 체질에 따라서는 알레르기 부작용도 발생할 수 있으니 이상 증상이 있으면 전문의와 상담을 권해드립니다. 또한, 신 것(酸物)과는 상반된 관계에 있으므로 함께 섭취하는 것은 피하도록 하십시오.

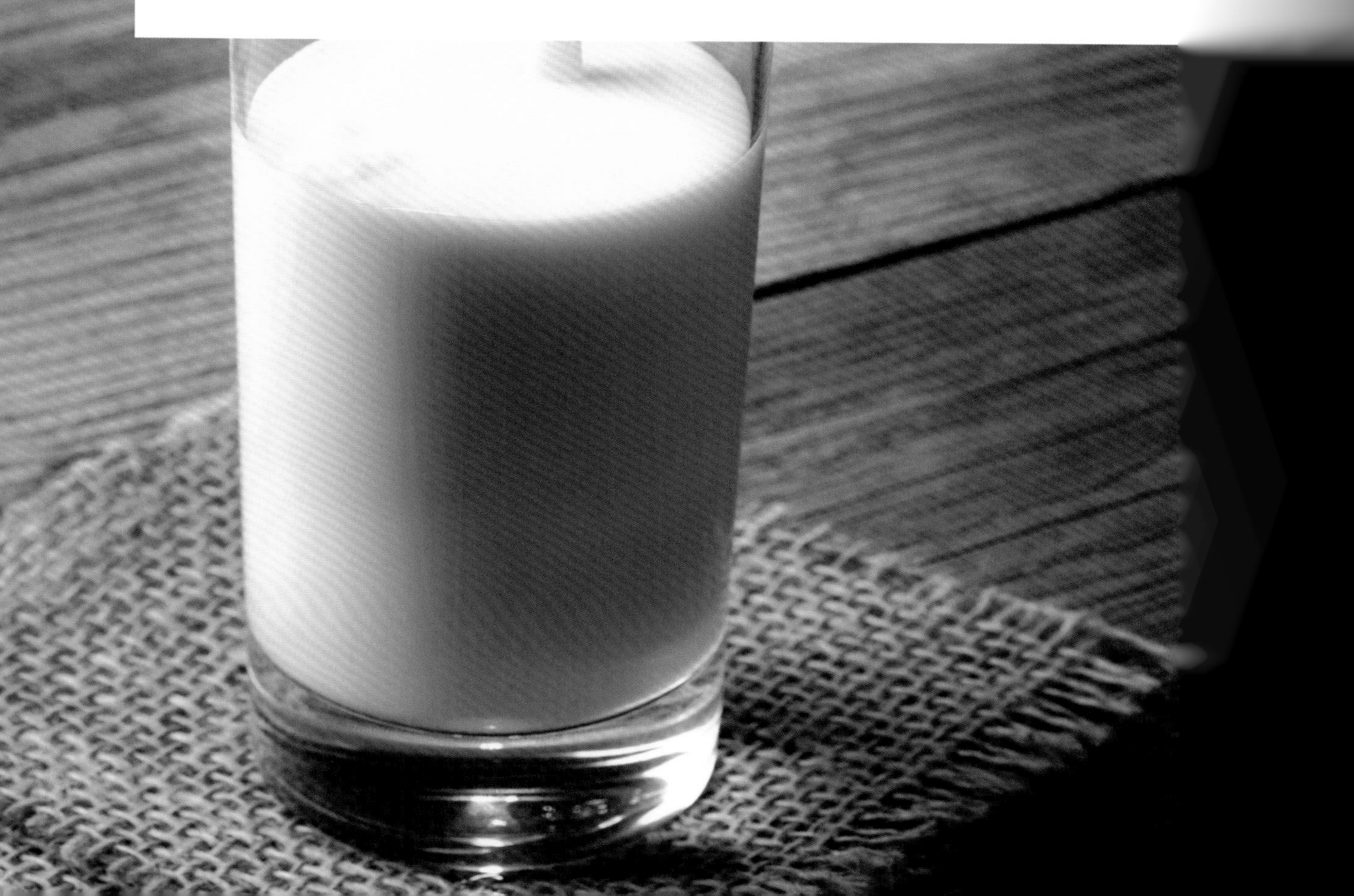

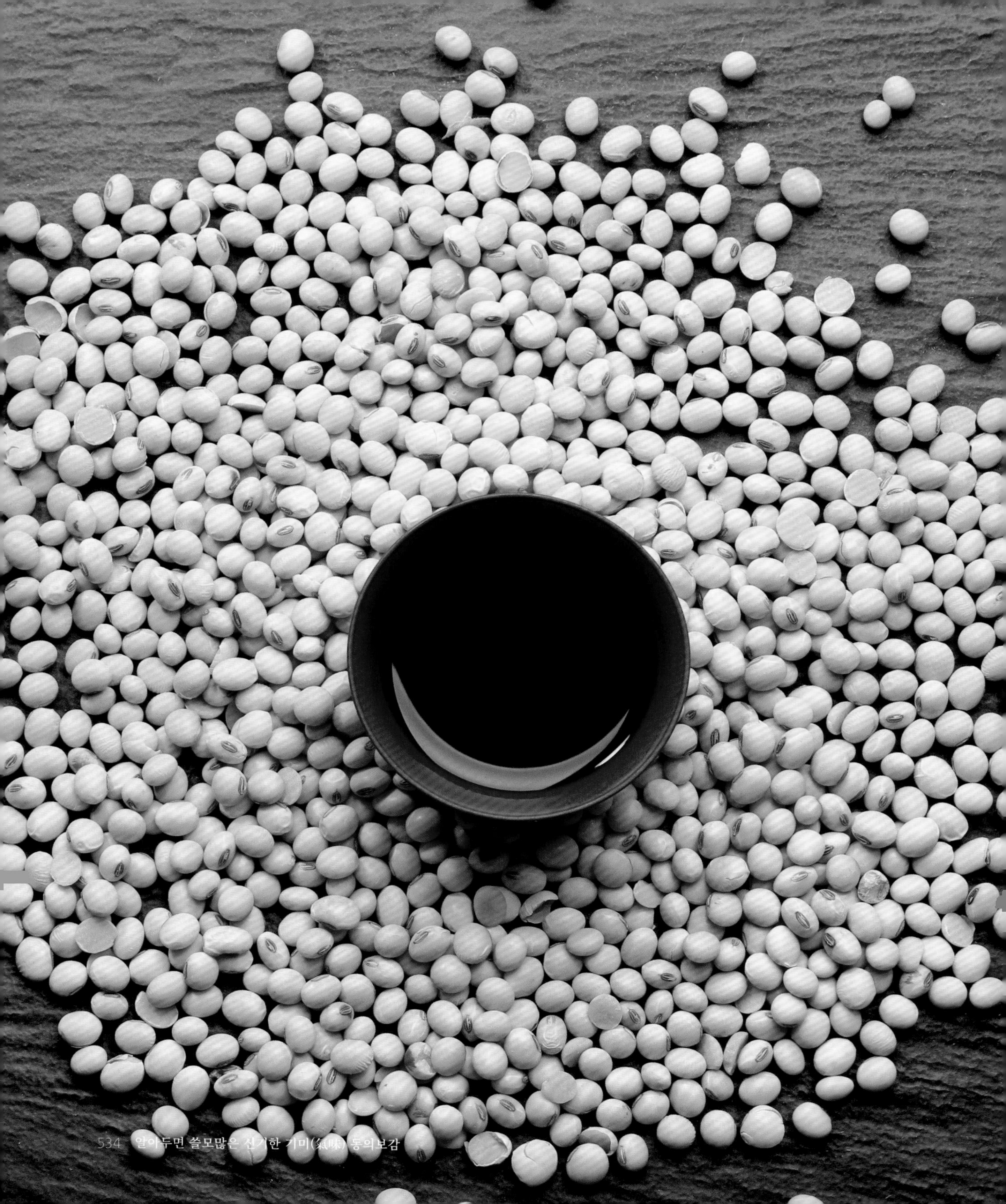

35
자연을 닮는 장(醬)

우리나라의 전통 장(醬)은 노란 콩으로 쑨 메주를 소금물에 담가 최소 10개월에서 1년 여간 발효 시켜서 완성됩니다. 예로부터 우리 식생활 가운데 흔하게 접할 수 있는 조미료로 자리 잡아 왔는데, 특히, 세월이 묵을수록 진한 감칠맛이 올라오면서 질 좋은 간장으로 만들어집니다. 간장(醬)은 '가질 장(將)' 자의 뜻을 딴 것인데, 간장에 양념을 잘 배합하면 오장을 편안하게 하므로, '성인(聖人)이 먹지 않을 수 없었다.'라는 기록도 있습니다.

<동의보감>에는 '성질은 냉하고 맛이 짜면서 시고 독이 없다.'고 전합니다. 따라서 '열을 내리고 답답하고 그득한 것을 멎게 한다.'고 기록되어 있습니다. 또한, 여러 가지 생선이나 채소, 버섯을 먹고 중독된 것을 풀어주며, 여러 약들로 생긴 열에 상하였거나(백약열상, 百藥熱傷), 불에 덴 독을 없애주는 약효도 보여줍니다. <동의보감>에 따르면, '흔히 콩으로 만들며 오래 묵은 것이 좋다.'고 추천하고 있습니다. 민간에서는 밀을 이용하여 장을 만들기도 하나, 콩으로 만든 것보다는 효능이 못하다고 합니다. 고기 장이나 물고기 장은 젓갈이라고 부르며 장의 일종이지만, 약으로 사용되지는 못합니다. 따라서 장(醬)은 콩을 발효시켰으므로 충분한 단백질, 아미노산과 유산균이 생성되면서 항산화 작용을 도와주므로 우리 몸에 여러 유익한 효능을 보여줍니다. 특히, 장(醬)에는 '메티오닌(methionine)'이라는 필수아미노산 성분이 많이 함유되어 혈관 속 노폐물을 걸러내어 해독작용을 도와줍니다. 따라서 담배나 술에 의한 니코틴(nicotine)과 알코올 해독을 도와주고, 혈액불순물을 제거해주어 인체 내에서 해독작용을 더해 훌륭한 식품이 될 수 있습니다. 하지만, 염장식품이어서 고혈압 환자들은 염분 함량이 많음으로 소량으로 먹거나 섭취를 제한하길 권해드립니다.

황폐해진 백성들이 생활 속에서
쉽게 이해하고 편하게 활용할 수 있도록 만들어진
삶의 치유 프로젝트

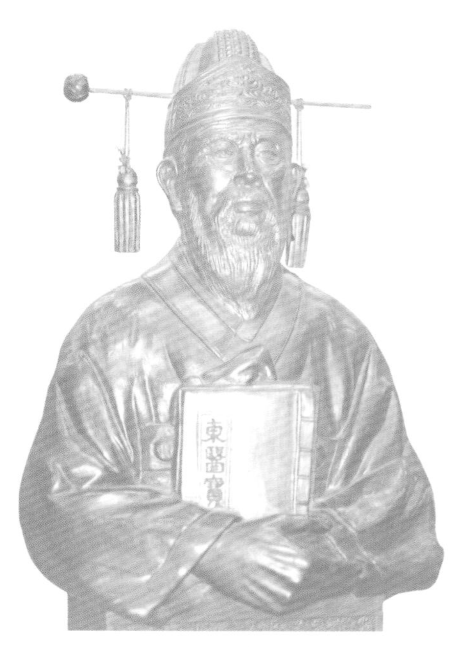

나오며

우리가 살아가는 동안 먹는 음식이 얼마나 중요한가는 새삼 강조하지 않아도 당연한 논제입니다. 고대 그리스 의학의 중심역할을 한 '히포크라테스'가 '음식으로 치료할 수 없는 병은 약으로도 고칠 수 없다'고 주장하였으니 말입니다.

땅에서 자라는 식물이 병을 치료하는 약으로 쓰이게 된 역사는 선사시대까지 거슬러 가지만, 가장 오래되고 중요한 기록은 기원전 1550년경 파피루스에 이집트어로 기록된 <치병의 서>입니다. 여기에는 박하나 마늘, 무화과, 회향, 양귀비 그리고 피마자 등의 천연물을 이용한 700가지 이상의 처방이 포함되어있다고 합니다.

그 후, A.D. 40~90년경에 와서 그리스의 외과 의사이자 식물학자인 '디오스코리데스(Pedanius Dioscorides)'는 <약물에 대하여>라는 책에서 약 600종에 이르는 식물에 대한 4,700가지 의학적 사용법을 체계적으로 실었습니다. 이 책은 약초학의 가장 중요한 문헌일 뿐 아니라, 고대 그리스·로마 시대의 약초 지식과 사용법을 알려준다는 점에서 현재까지도 귀한 자료가 될 수 있습니다.

유럽의 수도원에서는 A.D. 500년경부터 약초 정원을 마련하여 재배한 약초를 일반진료소에서 사용하였으며 허브 사전을 편찬하기도 하였습니다.
15세기를 지나 허벌리스트(herbalist)라고 불리는 약초학자, '존 라드(John Gerade)'는 본인이 직접 약초 정원을 가꾸며 <약초지>를 펴냈습니다. 여기에 자기 정원의 식물목록을 정리해 삽화와 함께 실었는데, 이것은 여러 언어로 번역되어 세계의 약초학 전파에 이바지해오고 있습니다.

동양에서는 후한시대에 '신농'이 약초와 독초를 맛보며 편찬하였다는 <신농본초경>이 한의학의 원전으로 전해지고 있는데, 잘못된 명칭과 약효, 중복기록 등을 포함하고 있습니다. 그래서 교정을 거듭하여, 중국 명나라 말 의사이자 약사였던 '이시진'이 30여 년에 걸쳐 52권에 달하는 방대한 약학서, <본초강목>을 엮어 황제에게 헌상하였습니다. 이 책은 당시 동아시아뿐 아니라, 유럽에까지 전해져서 세계 본초학 역사의 큰 뿌리를 이루고 있습니다.

<동의보감> 「잡병편-용약(用藥)」에는 중국 당나라의 명의 '손진인'의 의견으로 '의사는 먼저 병의 근원을 밝혀 무엇이 잘못되었는지 알고 나서 음식으로 치료해야 한다. 음식으로 치료해도 낫지 않은 뒤에야 약을 쓴다.'고 기록되어 있습니다. 또한, 「잡병편-내상(內傷)」에 보면, '몸을 편안히 하는 근본은 음식에 달려있고, 질병을 치료하는 것은 오직 약에 달려있다. . . . . . 사람은 근본이 따로 없고 음식물이 생명이 된다.'고 전하며 식료(食療)의 중요성을 강조하고 있습니다.

프리드리히 니체는 자서전 <이 사람을 보라>에 '나의 병은 나의 모든 습성을 바꿀 수 있는 권리를 나에게 부여하였다.'고 기록하고 있습니다. 좋은 습관만이 우선적으로 건강한 삶을 만들 수 있음을 자전적으로 풀어내고 있는 내용입니다.

현대의 원인 모를 질병과 스트레스들은 과도한 패스트푸드와 잘못된 식문화, 생활습관 등에 노출되어 발생한다는 것은 분명합니다. 따라서 우리는 일단 몸이 아프면 무조건 안 좋은 음식들과는 결별해야 하고, 그 전에 일상생활 속에서 건강한 먹거리 문화와 생활습관으로 몸과 마음의 양생의 길을 찾아가는 지혜를 예비하여야만 합니다.

본 <알. 쓸. 신. 기. 동의보감>으로 선조들의 지혜를 찾아가는 길은 여러분들에게 분명 뭉클하고 익사이팅한 채널이 될 수 있을 것입니다.

한의학 박사 박은서

건강한 먹거리문화와 생활습관
몸과 마음의 양생을 찾아가는 참살이지혜서

알아두면 쓸모많은 신기한 氣味
알쓸신기 동의보감

초판 1쇄 발행 2019년 09월 20일

지은이 **박은서**
발행인 **송정현**
기　획 **신명희**
디자인 **신혜연**

펴낸곳 **(주)애니클래스**
주소 **서울 금천구 가산디지털1로 19 대륭테크노타운 18차 1803호**

등록 2015년 8월 31일 제2015-000072호
문의 070-4421-1070
값 26,000원

ISBN 979-11-89423-12-4 (03510)
Copyright 2019 by anyclass Co.,Ltd.

잘못된 책은 구입처에서 바꾸어 드립니다.
이 책의 저작권은 지은이와 애니클래스에 있습니다.
이 책 내용의 전부 또는 일부를 재사용하려면 반드시 양측의 서면 동의를 받아야 합니다.

이 도서의 국립중앙도서관 출판예정도서목록(CIP)은 서지정보유통지원시스템 홈페이지(http://seoji.nl.go.kr)와 국가자료종합목록 구축시스템(http://kolis-net.nl.go.kr)에서 이용하실 수 있습니다. (CIP제어번호 : CIP2019035923)